Jorge Cervantes

Marihuana drinnen

Alles über den Anbau im Haus

Update 2002

NACHTSCHATTEN VERLAG

4. Auflage

ISBN: 3-907080-92-0

Verlegt durch:
Nachtschatten Verlag AG
Kronengasse 11
CH-4502 Solothurn
Fax: +41 32 621 89 47
info@nachtschatten.ch
www.nachtschatten.ch

Autor: Jorge Cervantes
Redaktion: John the Pothead, Martin Trip
Grafik: Eddie Cervantes
Fotos: Jorge Cervantes, Martin Trip, Skip Stone
Umschlagfotos: Jorge Cervantes
Layout: Martin Trip (amerikanische Ausgabe)
Layout & Umschlaggestaltung der vorliegenden Ausgabe, unter Verwendung der amerikanischen Vorlage: Trigger.ch, Berlin - Zürich
Übersetzung: Walter Hartmann
Lektorat: Cornelia Schönfeld
Korrektur: Anupama Grell
Fachliche Beratung für die deutsche Ausgabe: Jochen Kolkmeyer

Inhaltsverzeichnis

Jorge Cervantes

Marihuana-Anbau im Haus

Update 2002

Mein Dank gilt all den zahllosen Anbauern, die mich unterstützt und mit ihrem wertvollen Input dieses Buch ermöglicht haben. Ich hatte Gelegenheit, Hunderte von neuen Indoor-Gärten zu besuchen – auf der ganzen Welt, nur in den USA nicht, denn auf Grund der dortigen Gesetzeslage könnte ich schon allein wegen des Besuches eines einzigen Gartens hinter Gittern landen. Viele neue Informationen, die ich für diese Neuausgabe zusammengetragen habe, basieren auf persönlichen Interviews und Besichtigungen in Hunderten von Anbauräumen in Australien, Kanada, England, Frankreich, Deutschland, Holland, Spanien und der Schweiz. Ich danke euch allen! Ebenso wird euch der Dank der Leser dieses Buches gewiss sein.

Teil 1

Vorwort

Zweck dieses Buches ist es, eine leicht verständliche und umfassende Beschreibung der grundlegenden Anbautechniken zu vermitteln, wie sie heute in Nordamerika, Europa, Australien und Neuseeland bei der Kultivierung von Marihuana in Innenräumen angewendet werden. Die Verfügbarkeit von Hochdruck-Gasentladungslampen hat dazu beigetragen, dass sich die Kunst des Anbaus in Innenräumen über die ganze Welt ausgebreitet hat. Seit den 80er Jahren des vergangenen Jahrhunderts sind Anbauer in der Lage, große Mengen von qualitativ hochwertigem Marihuana ganz privat innerhalb der eigenen vier Wände anzubauen. Alle Angaben in diesem Buch wurden in der Praxis getestet und haben sich als erfolgreich erwiesen. Trotzdem betonen wir ausdrücklich, dass wir niemanden dazu ermuntern, Marihuana anzubauen oder gegen bestehende Gesetze zu verstoßen, sondern dass wir hier lediglich Bericht erstatten über den aktuellen Stand des Innenraumanbaus.

Beim Marihuana-Anbau im Haus sind viele Faktoren zu berücksichtigen. Will ein Gärtner gute Erträge erzielen, muss er sämtliche Umweltfaktoren im Auge behalten und genau über die Bedürfnisse seiner Pflanzen Bescheid wissen. Welche Klimafaktoren haben sich beim Anbau im Haus als wichtig für eine gute Ernte erwiesen? Was sind die am häufigsten auftretenden Probleme, denen der Anbauer begegnet?

Wichtige Infos werden in geraffter Form wiederholt und mit Symbolen kenntlich gemacht.

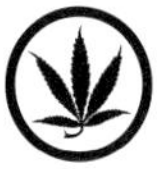

Faustregeln geben Hinweise zum schnellen Nachschlagen. Sie vermitteln in einprägsamer Kurzform empirische Erfahrungswerte aus der ganzen Welt.

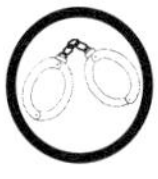

Sicherheitshinweise erinnern daran, dass es immer wichtig ist, cool zu bleiben und jegliche Probleme mit Behörden zu vermeiden.

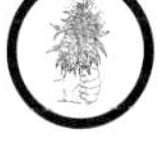

Heiße Tipps verraten dem Anbauer, wie er möglichst effizient arbeitet.

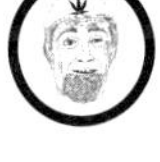

Technik-Tipps liefern über das Grundwissen hinausreichende, vertiefende Informationen.

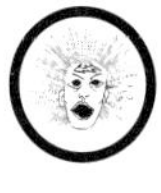

Warnungen sollen vor Fehlern und Irrtümern bewahren, die in der Praxis gerne vorkommen.

Was ist als anständiger Ertrag zu betrachten? Diese Fragen und Hunderte weitere werden in diesem Buch beantwortet.

In diesem Buch wird der Anbauer schrittweise in leicht verständlicher, doch detailgenauer Weise mit den Methoden vertraut gemacht, die Gärtner anwenden, um in geschlossenen Räumen Cannabis unter Hochdrucklampen anzubauen.

Im Anhang des Buches finden sich einige typische Fallstudien, die zeigen, wie erfolgreiche Gärtner Supergras zum Preis von wenigen Cents pro Tag anbauten. Die mitgelieferter Daten über Wattstärke der Lampen, Zeitraum, Kosten, Gewicht des Ertrags etc. machen diese Fallstudien nachvollziehbar. Die Beispiele zeigen, wie mit geringer Investition pfundweise bestes Gras zu ernten ist – und zwar saisonunabhängig das ganze Jahr hindurch!

Ebenso finden sich am Ende des Buches ein Gartenkalender und eine Checkliste, mit deren Hilfe der Anbauer den Überblick behält.

Heißer Tipp

Die Fülle neuer Informationen und ihre Verbreitungsgeschwindigkeit ist die wichtigste Innovation beim Marihuana-Anbau.

Zwei hervorragende Nachschlagewerke zum Thema sind zu nennen, die jeder Heimgärtner im Bücherregal haben sollte: *The Marijuana Grower's Guide* von Mel Frank, erschienen bei Ronin Press; Hanf – Botanik, Anbau, Vermehrung und Züchtung von Robert Connell Clarke, erschienen beim AT Verlag. Beide Bücher gelten als Klassiker für Anbau und Zucht.

Betreffs Krankheiten und Problemen mit Schädlingen sei verwiesen auf *Hemp Diseases and Pests – Management and Biological Control* von John McPartland, Rob Clarke und David Watson, im Vertrieb der Oxford University Press. Wer auf dem Laufenden bleiben will, sollte sich an einschlägige Zeitschriften halten und sich auch im Internet umschauen, z.B. bei:
www.hanf-koordination.ch, www.hanfarchiv.ch, www.hanfsamen.at, www.canna.com, www.yahooka.com, www.chillout-chat.de, www.hanfnet.de, www.acmed.org, www.cannabislegal.de.

Und dann gibt es natürlich www.marijuanagrowing.com, die Website des Autors, die vollgepackt ist mit aktuellen Infos, Artikeln und vielen Tipps zum Thema. Auch kann es nie schaden, hin und wieder einen Blick in eine Gartenbauzeitschrift oder auf die Gartenseite der lokalen Tageszeitung zu werfen, um ergänzende Informationen zu erhalten.

Das Internet · Hier gibt's Infos umsonst!

Marihuana-Gärtner finden immer einen Weg, neu erworbenes Wissen mit anderen zu teilen. Im Internet haben Millionen Anbauer rund um den Globus die Möglichkeit zum Informationsaustausch.

Hier einige meiner Lieblingsseiten:

www.lightingsciences.com befasst sich mit der Lichtmessung.
www.naturescontrol.com bietet nützliche Infos zum Thema Insekten.
www.hightimes.com ist die offizielle Site der Zeitschrift HIGH TIMES.
www.marijuana.com tolle Site mit aktuellen Cannabis-Infos.
www.cannabis.com bietet Infos rund ums Thema Cannabis.
www.hydroponics.com ist eine exzellente kanadische Site über Hydroponik.
www.hydromall.com noch eine großartige kanadische Site mit regelmäßigen Updates.
www.greenair.com bietet Wissenswertes über Pflanzenwuchs und Hydroponik.
www.altgarden.com Infos zum Anbau in Innenräumen und im Treibhaus sowie zu Hydroponik.
www.cannabisworld.com muss jeder Gärtner gesehen haben!
www.seedbankupdate.com hier gibt's Ratings von Samen-Firmen.

Information aus dem Internet können problematisch sein, denn im Internet sind alle gleichberechtigt und jeder kann auf seiner Site seine Informationen präsentieren. Es kommt vor, dass schlecht recherchierte und nicht verifizierte „Fakten" lediglich der Untermauerung des eigenen Standpunktes dienen und keineswegs der Wahrheit entsprechen. Es sollte also stets eine gewisse Distanz gewahrt werden. Falls etwas zu gut klingt, um wahr zu sein, dann ist es vermutlich nicht die ganze Wahrheit. Ich schaue mir oft etliche Sites an, ehe ich auf Infos stoße, die mir ein Abspeichern wert sind. „Gratis" bedeutet oft, dass das Informationsangebot verkaufsfördernd eingesetzt wird. Postings in Newsgroups sind häufig mit Fehlern behaftet, bieten aber ein brauchbares Forum zum Austausch von Grow-Storys.

Entwickelt wurde das Internet in der zweiten Hälfte des vergangenen Jahrhunderts vom Verteidigungsministerium. Diese Leute wussten natürlich, wie ein „World Wide Web" angelegt werden muss, damit sich jeder Klick zurückverfolgen lässt. Ein simpler Weg, Schnüfflern das Handwerk zu erschweren, ist mit öffentlichen E-Mail-Adressen wie seniorstoned@yahoo.com oder bud420@hotmail.com zu operieren. Smarte Anbauer (vor allem in den USA) verschicken niemals Mails oder besuchen Grow-Sites von einem Computer, der in dem Haus steht, in dem sich ihr Garten befindet. Nie vergessen: Heutzutage weiß der User nie, wer alles seine Nase in die E-Mail steckt. Firewall-Software schützt bzw. warnt den User im Falle eines fremden Zugriffs oder bei Schnüffeleien von außen. Erkundigen Sie sich bei Ihrem Softwarehändler nach entsprechender Sicherheitssoftware, um sich vor Schnüffeleien zu schützen.

Technologisch versierte User benutzen einen Proxy bzw. Remote Server, um ihre IP(Internet Provider)-Information unter Verputz zu halten. Zugang via Proxy ist der erste Schritt, die Adresse des eigenen Computers zu verschleiern. Weitere Infos über Sicherheitsmaßnahmen für Anbauer gibt es unter www.overgrow.com. Auf dieser Site gibt's zudem Wissenswertes über nahezu 200 verschiedene Cannabissorten.

Warnung

Nie auf Grow-Sites surfen oder online über den Heimanbau plaudern, wenn der Indoor-Garten sich im gleichen Hause befindet wie das Computerterminal!

Chemische Details

Cannabis ist die einzige Pflanze, die Cannabinoide produziert – obschon es wohl nur eine Frage der Zeit sein wird, wann auch andere Pflanzen via Genmanipulation Cannabinoide bilden können. Die psychoaktiven Cannabinoide sind verantwortlich für die berauschende Wirkung des Hanfs. Etwa 40 Cannabinoide wurden inzwischen nachgewiesen, die meisten davon sind allerdings nicht psychoaktiv. Hier ein kurzer Abriss über die sechs wichtigsten Cannabinoide.

Δ^9–THC, auch bekannt als Δ^9-Transtertrahydrocannabinol, ist der qualitativ und quantitativ wichtigste psychotrope Inhaltsstoff. Jeder Hanf, ob nun Faser- oder Rauchhanf, enthält Δ^9-THC. Faserhanf enthält eine sehr geringe Menge, während getrocknete Blütenspitzen (so genannte Buds) bei potentem Marihuana bis zu 25 Prozent Δ^9-THC enthalten können. Bei potenten Sorten ist vermutlich die gesamte berauschende Wirkung dem Δ^9-THC zuzuschreiben.

Δ^8-THC kommt in Cannabis nur in sehr geringer Konzentration vor. Auch dieser Inhaltsstoff ist am High beteiligt. Er ist jedoch in den meisten Cannabissorten nur in so geringer Menge vorhanden, dass Forscher, Züchter und Anbauer sich auf das stärkere und in größerer Menge vorhandene Δ^9-THC konzentrieren. Um die Sache zu vereinfachen, werden wir fortan diese Unterscheidung ignorieren und hier nur noch von THC sprechen.

Cannabidiol, bekannt als CBD, kommt ebenfalls in praktisch allen Cannabissorten vor. Die CBD-Menge variiert enorm. CBD kann in Spuren vorhanden sein oder über 95 Prozent aller in einer Pflanze enthaltenen Cannabinoide ausmachen. Hinsichtlich des Highs hat das CBD im Allgemeinen eine sedierende Wirkung. In Kombination mit THC neigt CBD dazu, den Beginn des Highs hinauszuzögern. Die gute Nachricht ist aber, dass CBD die Dauer des Highs verdoppeln kann. Ob CBD nun die Stärke des Highs verstärkt oder abschwächt, ist ein subjektives Phänomen und muss von jedem Raucher selbst entschieden werden.

Cannabinol oder CBN ist ein Abbauprodukt von THC, das durch Oxidation und Einwirkung von Sauerstoff, Licht und Wärme gebildet wird. In frischen Buds ist CBN nur in Spuren enthalten. Bei getrockneten Buds ist der CBN-Gehalt (durch Oxidation von THC) höher. Marihuana mit hohem CBN-Anteil gibt dem Raucher im Allgemeinen ein Gefühl der Desorientiertheit. Er fühlt sich oft schläfrig oder groggy – eine Wirkung, die oft als Abstumpfung empfunden wird. CBN enthält höchstens zehn Prozent der psychoaktiven Potenz des ursprünglichen THC.

Tetrahydrocannabivarin, kurz THCV, ist ein Propyl-Homolog, bei dem die ursprüngliche Pentyl-Gruppe mit fünf Kohlenstoffatomen gegen die kürzere Seitenkette mit drei Kohlenstoffatomen, die so genannte Pentyl-Gruppe, ausgetauscht worden ist. Diese Substanz wird mit dem Geruch der Pflanze in Verbindung gebracht. Mit anderen Worten, stark duftendes Marihuana enthält normalerweise THCV. Wärmere Temperaturen führen zu einem stärkeren Duft. THCV findet sich in sehr potentem Marihuana aus südost- oder zentralasiatischen Anbaugebieten, aber auch im Marihuana aus afrikanischen Regionen. THCV-Konzentrationen führen gewöhnlich dazu, dass das High rascher eintritt und früher nachlässt. Bei diesem Cannabinoid gibt es noch viel zu erforschen.

Technik Tipp

Wer sich ernsthaft für die komplexen chemischen Hintergründe der Cannabinoide interessiert, dem sei der folgende Klassiker empfohlen: Cannabis und Cannabinoide – Pharmakologie, Toxikologie und therapeutisches Potenzial von Franjo Grotenhermen (Hrsg.), erschienen im Verlag Hans Huber, 2001.

Sicherheit

In den USA hat die Bundesregierung mit ihrem so genannten „Krieg den Drogen“ Anbauer wie Raucher gleichermaßen zum Feind gestempelt. Aufgabe der Polizeibehörden ist es, harmlose Anbauer hinter Gitter zu bringen. In diesem Krieg gegen die eigenen Bürger verfügen die Behörden über ein erstaunliches Arsenal – hierzu gehören drakonische Gesetze und eine imposante High-Tech-Überwachung.

Sicherheitshinweis

Erzählen Sie anderen Personen niemals etwas über Ihren Garten! Und zeigen Sie ihn auch niemandem!

Achten Sie stets darauf, wohin Sie gehen und wo Sie sich aufhalten. Halten Sie sich von anderen Indoor-Gärten fern, ebenso von wilden Partys oder wirklich kriminellen Personen. Den Weg zum Grow-Shop sollten Sie eher selten einschlagen. Nehmen Sie bei Autofahrten stets den Wagen eines Freundes, der keine Pflanzung zu Hause hat. Wann immer möglich, fahren Sie bei anderen mit, denn Ihr eigenes Auto lässt sich leicht verfolgen.

Halten Sie Ihre Konsumgewohnheiten in vernünftigen Grenzen. Erregen Sie niemals Verdacht durch Prahlerei mit großen Bargeldbeträgen. Verteilen Sie größere Anschaffungen wie Haus oder Auto über einen größeren Zeitraum. Sie sollten immer einen Job vorweisen können und eine plausible Begründung für Ihre Aktivitäten haben. Verhalten Sie sich stets unauffällig!

Halten Sie das eigene Heim und die unmittelbare Umgebung stets gut in Schuss. Keinen Müll herumliegen lassen und immer hübsch den Rasen mähen! Wenn die Farbe der Fassade abblättert, empfiehlt sich ein frischer Anstrich. Achten Sie darauf, dass sich der Stromverbrauch in vernünftigen Grenzen hält und kein verräterischer Geruch nach draußen dringt. Empfangen Sie lieber nicht zu häufig Gäste. Beschränken Sie Ihre Gespräche mit Nachbarn auf ein Minimum.

Sicherheitshinweis

Sprechen Sie niemals am Telefon über Anbauthemen!

Trauen Sie absolut keinem Menschen auf der Welt – nicht einmal der eigenen Familie, weder Bruder, Schwester noch der eigenen Mutter! In Amerika, dem (laut Nationalhymne) „Land der Freien“, können Sie schon im Knast landen, wenn Sie einem Anbauer einen Gartentipp weitergeben! Das so genannte RICO-Gesetz (Racketeer Influenced and Corrupt Organizations Act) wurde einst erlassen, um die Mafia zu knacken. Heute wird damit sowohl gegen Anbauer als auch gegen Personen vorgegangen, die lediglich mit freundschaftlichen Tipps helfen. Ihr Ratschlag, die Pflanzen lieber morgens zu wässern, gilt genauso als Straftat, als hätten Sie selbst Gras angebaut – auch wenn Sie niemals im Leben einen Grasgarten von innen gesehen haben.

Jeder Anbauer sollte tunlichst vermeiden, mit anderen Anbauern zu telefonieren oder sie zu besuchen. Die Polizeibehörden verfügen über raffinierte Abhörgeräte und Wanzen, hochempfindliche Richtmikrofone, Infrarot-Nachtsichtgeräte, Wärmebildfotografie und so weiter. Telefongesellschaften, Internet-Provider und Stromversorger können gerichtlich dazu verdonnert werden, Einsicht in Kundenakten zu gewähren. Es kam mehr als einmal vor, dass Fahnder sich auf illegale Weise Telefondaten beschafften und illegal die Telefone von Gartenbaugeschäften abhörten. Benutzen Sie nur öffentliche Telefone.

Sicherheitshinweis
Geben Sie niemals irgendetwas zu!

Sämtliche Rechnungen sollten in bar bezahlt werden. Gleiches gilt für Ihre Einkäufe, denn Bargeld ist verschwiegen und hinterlässt keine verräterischen Spuren. Bei Versandbestellungen zahlen Sie am besten per Überweisung und lassen sich die Ware an eine andere Adresse schicken.

Sollten Sie Fotos von Ihren Pflanzen machen, lassen Sie diese nur von Läden in Großstädten entwickeln, die so etwas innerhalb einer Stunde machen. Vergessen Sie niemals: Der Film gehört jemand anderem. Sie geben ihn nur ab. Außerdem sollte auf den Bildern nichts zu sehen sein, womit sich irgendetwas beweisen lässt – also nie Personen, Tattoos, identifizierbare Adressen oder dergleichen ablichten.

Checkliste Sicherheit

- Ihre Stromrechnung sollte sich etwa in der gleichen Höhe bewegen wie die Ihrer Nachbarn bzw. Vormieter.
- Bei einem Eigenheim oder einem angemieteten Haus sollte die Außenanlage immer ordentlich sauber sein. Ihr Grundstück bzw. Ihr Garten sollte ähnlich aussehen, wie die von den Nachbarn.
- Achten Sie darauf, dass kein Lichtschein aus dem Anbauraum nach draußen dringt.
- Fahren Sie lieber mit dem Auto eines Freundes zum Grow-Shop.
- Vermeiden Sie Lärm. Verwenden Sie keine summenden Geräte und keine Ventilatoren, die sich nachts ein- oder abschalten.
- Lassen Sie keine fremdartigen Gerüche nach außen dringen – hierzu gehört auch Ozongeruch.

Alle Steckdosen, Sicherungen und Anschlüsse müssen geerdet sein. Überprüfen Sie Elektrokabel und -anschlüsse regelmäßig auf eventuelle Erhitzung. Schaffen Sie umgehend Abhilfe, sobald etwas angekokelt ist oder seltsam riecht!

Halten Sie einen funktionsfähigen Feuerlöscher bereit, der zur Bekämpfung von Bränden fester Stoffe, brennender Öle, Fette und Lacke sowie von Kabelbränden zugelassen ist.

Wenn Ermittlungsbehörden in den USA „Hinweise" auf eine Hanfplantage haben, werden sie die Sache unter die Lupe nehmen. Dann werden beispielsweise Aufzeichnungen über Telefonverkehr und Stromrechnungen überprüft. Meist kommt noch eine Wärmebildkamera zum Einsatz und gelegentlich werden auch Hunde eingesetzt, die auf Cannabisgeruch trainiert sind. Aufgrund der gesammelten Informationen wird ein Durchsuchungsbefehl beschafft. Werden im Haus Pflanzen entdeckt, werden diese den übrigen Indizien hinzugefügt. Alles, was der Anbauer fortan sagt, kann ebenfalls gegen ihn verwendet werden. Die meisten belastenden Informationen entlocken die Cops gewöhnlich dem Anbauer selbst!

Blumenbeete vor dem Haus sollten statt mit der üblichen zerkleinerten Baumrinde lieber mit Zedernspänen bestreut werden, denn diese maskieren andere Gerüche. Der strenge Cannabisharzgeruch lässt sich am besten mit einem Ozon-Generator neutralisieren. Für hohen Stromverbrauch sollten Sie einen triftigen Grund parat haben.

Der beste Vermieter ist ein Hausbesitzer, der nicht mit im Haus wohnt. Jeder Anbauer sollte sicherstellen, dass sein Vermieter nach dem Einzug keine Inspektionen mehr durchführt. Im Mietvertrag sollte vereinbart sein, dass er sich bei eventuellen Besuchen rechtzeitig anzumelden hat.

Sicherheitshinweis

Beseitigen Sie durchdringenden Geruch mit einem Ozon-Generator.

Damit kein verdächtiger Lärm oder Geruch nach draußen dringt, wird der Indoor-Garten mit Dämmplatten isoliert. Hierzu eignen sich auch Rigips-Platten. Laute Ventilatoren werden mit Seilschlingen aufgehängt oder unter den Füßen mit Gummiplättchen versehen, um ihre Geräusche zu dämpfen. Zur Schalldämpfung von Vorschaltgeräten wird eine kleine separate Kammer gebaut oder eine kleine Box gezimmert, in der ausreichend Platz für die Luftzirkulation sein muss! Dicke schalldämpfende Unterlage verwenden. Rohrventilatoren sind geräuscharmer und effizienter als Schneckenventilatoren. Sollte von außen ein Lichtschein im Schacht sichtbar sein, wird ein 90-Grad-Knick eingebaut und das Rohr an der Knickstelle schwarz gestrichen. Ozonbehandelte Luft sollte über einen Auslass im Dach oder den Kamin abgeleitet werden, da sie in Riechhöhe auffallen könnte (siehe Ozon-Generatoren). Vorsicht beim Einbau von Abzügen: Ein Lichtschein aus dem Kamin oder aus Dachöffnungen wirkt immer verdächtig!

Der Stromverbrauch des Vormieters lässt sich über den Stromversorger herausfinden und (in den USA) wie folgt berechnen: durchschnittlich kann pro Schlafzimmer eine 1.000-Watt-Lampe eingesetzt werden. Bei einem Haus mit zwei Schlafzimmern wären das also 2.000 Watt. Notfalls lässt sich der Gebrauch stromfressender Haushaltsgeräte einschränken. Der Wäschetrockner wird abgeschaltet oder der Boiler auf 50 Grad runtergedreht und anderswo geduscht.

Sicherheitshinweis

Niemals fremde Stromleitungen anzapfen!

Wer Strom klaut, macht sich erst recht verdächtig. Ein solches Risiko geht nur ein Wahnsinniger ein. Außerdem gilt: Stehlen ist uncool.

Cops mit Wärmebildtechnik

In den USA sind preiswerte Wärmebildkameras mittlerweile auch für Polizeibehörden in kleineren Städten erschwinglich. Sie sind schon in diversen Fällen eingesetzt worden, um über den Nachweis „verdächtiger" Hitzeabstrahlung einen Durchsuchungsbefehl zu erwirken. Kürzlich hat das Oberste Bundesgericht den Einsatz von Wärmebildgeräten für verfassungswidrig erklärt. Sie dürfen nicht mehr verwendet werden, um einen Durchsuchungsbefehl für ein Privathaus zu erwirken.

Heißer Tipp

Der Anbau sollte effizient sein, d.h. der Ertrag sollte ein Minimum von 0,5 Gramm pro Lampen-Watt im Blüteraum erzielen.

Kapitel 1

Der Anbau im Haus

Der Schlüssel zum erfolgreichen Anbau liegt im Wissen, wie und wovon sich eine Pflanze ernährt und unter welchen Bedingungen sie am besten gedeiht. Ob Marihuana nun im Haus oder im Freien angebaut wird – für sein Wachstum stellt es die gleichen Anforderungen. Zur Aufrechterhaltung seiner Lebensvorgänge braucht es Licht, Luft, Wasser und Nährstoffe. Es braucht ein Medium, in dem es gedeihen kann, sowie genügend Wärme. Fehlt eine dieser Voraussetzungen, stellt die Pflanze ihr Wachstum ein und stirbt ab.

Beim Anbau in Innenräumen muss das Licht das richtige Spektrum und die ausreichende Intensität haben. Die Luft muss warm sein, trocken und reich an Kohlendioxid. Die Bewässerung darf reichlich, aber nicht übermäßig sein. Das Medium muss die erforderlichen Nährstoffe enthalten, um gesunden, kräftigen Wuchs zu gewährleisten. Werden all diese Bedürfnisse kontinuierlich und in optimaler Weise erfüllt, so wird es die Pflanze mit optimalem Wachstum danken.

Faustregel

Marihuana wächst normalerweise als einjährige Pflanze. Raffinierten Indoor-Anbauern gelingt es jedoch, Marihuana früh zur Blüte zu bringen und auf diese Weise alle sechs bis zehn Wochen fette Buds zu ernten.

Marihuana wird normalerweise als einjährige Pflanze angebaut, d.h. sie beendet ihren Lebenszyklus innerhalb eines Jahres. Ein Samenkorn, das im Frühling gesät wird, wächst den Sommer über zur kräftigen Pflanze heran, die im Herbst Blüten bildet und Samen produziert. Mit diesen selbstproduzierten Samen beginnt der jährliche Zyklus von neuem.

Der Same ist von einer festen Hülle umgeben – der Samenschale, die den Embryo schützt – und mit einer Nährstoffreserve ausstattet. Unter günstigen Bedingungen, also bei entsprechender Temperatur, genügend Feuchtigkeit und Frischluftzufuhr, wird ein gesunder Same in der Regel keimen. Die Samenschale platzt auf. Eine winzige Keimwurzel wächst unten heraus, und ein Spross mit zwei Keimblättern drängt Licht suchend nach oben. Ein Hanfspross ist geboren!

Die Wurzel des Keims wächst in die Tiefe und verzweigt sich im Boden in ähnlicher Weise, wie der nach oben sprießende Stängel. Winzige Wurzeln nehmen Wasser und Nährstoffe auf – all die chemischen Substanzen, welche die Pflanze zum Leben braucht. Die Wurzeln dienen außerdem dazu, die Pflanze im Boden zu verankern. Während die Pflanze heranwächst, übernimmt ihre Wurzel besondere Aufgaben. So kann sie im oberen Wurzelabschnitt Nährstoffreserven speichern. Im Zentrum der Wurzel entwickeln sich wasserleitende Gefäße. An den Spitzen bildet sie in der so genannten Wachstumszone aufs Längenwachstum spezialisierte Zellen, die auf der Suche nach Wasser und Nahrung immer weiter ins Erdreich vordringen. Aufgenommen werden Nährstoffe und Wasser durch die einzelligen Wurzelhaare.

Ist kein Wasser vorhanden, trocknen die empfindlichen Wurzelhaare ein und sterben ab. Sie sind äußerst empfindlich und können leicht durch ungeschickte Hände beschädigt werden – wenn sie etwa beim Umpflanzen aus der Erde gezogen werden und plötzlich Luft und Licht ausgesetzt sind. Beim Umpflanzen ist also mit äußerster Sorgfalt vorzugehen!

Ähnlich der Wurzel wächst auch der Stängel, indem er sich verlängert. Die End- oder Terminalknospe wächst nach oben, wobei sich am Stängel Seitentriebe bilden, die sich zu Ästen und Blättern auswachsen. Wasser und Nährstoffe, die die Wurzelhaare im Boden aufnehmen, werden im Stängel hinauf zu den Sprossen, Blättern und Blüten transportiert. Auch die in den Blättern gebildete Glukose und Stärke wird im Stängel durch die Pflanze geleitet. Dieser Flüssigkeitsaustausch findet dicht unter der Stängeloberfläche statt. Wird der Stängel zu fest eingeschnürt (etwa beim Anbinden), so kann es dazu führen, dass der Fluss der Leben spendenden Nährstoffe unterbrochen, die Pflanze also regelrecht stranguliert wird und abstirbt. Die in der Innenwand des Stängels eingelagerte Zellulose sorgt für den aufrechten Stand der Pflanze. Eine Freilandpflanze ist Wind und Wetter ausgesetzt. Sie muss heftigem Wind und Regenschauern trotzen. Entsprechend hoch ist ihre Zelluloseproduktion. Beim Anbau in geschlossenen Räumen findet hingegen nur eine minimale Zelluloseproduktion statt. Mitunter muss die Pflanze gestützt werden, vor allem zur Blütezeit.

Faustregel

Anbauer machen sich simple Facts zunutze, um aus der Pflanze das Optimum herauszuholen: Sie klonen mehr potente weibliche Pflanzen, um ein Super-Gewächs zu ziehen – bekannt als „Sinsemilla“.

Sobald die Blätter des Sämlings eine gewisse Größe erreicht haben, beginnen sie mit der Nahrungsproduktion (Kohlenhydrate). Mit Hilfe von Chlorophyll – jener Substanz, die der Pflanze ihre grüne Farbe verleiht – produzieren die Blätter aus Kohlendioxid (dem CO_2), der Luft, Wasser und Lichtenergie nun Kohlenhydrate und Sauerstoff. Dieser Prozess wird als Photosynthese bezeichnet. Sie funktioniert nur, wenn im Stängel genügend Wasser aus den Wurzeln zu den Blättern hinaufgeleitet wird, wo sich der Wasserstoff mit Kohlendioxid verbindet. Winzige Atemporen an der Unterseite des Blattes, die so genannten Stomata, schleusen das Kohlendioxid in das Blatt herein. Damit die Photosynthese stattfinden kann, muss das Innengewebe des Blattes über genügend Feuchtigkeit verfügen. Die Stomata können sich öffnen und schließen. Sie regulieren auf diese Weise den Austausch an Feuchtigkeit und verhindern das Austrocknen der Pflanze. Über die Stomata erfolgt auch die Verdunstung von Wasser und die Abgabe des Abfallprodukts Sauerstoff. Sie sind von größter Wichtigkeit für das Wohlergehen der Pflanze und müssen stets sauber gehalten werden, um für ein gesundes Wachstum zu sorgen. Verschmutzte und verstopfte Stomata können genauso wenig atmen wie ein Mensch mit einer Plastiktüte über dem Kopf!

Sobald die Tage im Herbst kürzer werden, beginnt Cannabis Blüten zu treiben. Die kürzer werdenden Tage signalisieren der Pflanze, dass sich ihr Lebenszyklus dem Ende zuneigt. Ihre Funktionen verändern sich. Das Wachstum ihrer Blätter wird gedrosselt, sie beginnt Blüten zu bilden.

Bei Cannabis gibt es männliche und weibliche Pflanzen. Wenn beide in Blüte stehen, landet der Pollen der männlichen Blüte auf der weiblichen und befruchtet sie. Hat die männliche Pflanze ihren Pollen produziert und abgegeben, stirbt sie ab. Samenbildung und -wachstum findet in der weiblichen Pflanze statt. Während die Samen reifen, stirbt die Pflanze allmählich. Die ausgereiften Samen fallen auf den Boden und keimen dann auf natürliche Weise, oder sie werden eingesammelt und im nächsten Frühling ausgesät.

Bleibt die weibliche Cannabispflanze jedoch unbefruchtet, bildet sie immer größere Blüten und immer mehr Harz, während sie auf die Befruchtung durch männliche Pollen wartet, damit sie ihren Lebenszyklus erfolgreich abschließen kann. Nach einigen Wochen heftiger Blütenbildung und Harzproduktion erreicht der THC-Gehalt der unbefruchteten, frustrierten Sinsemilla seinen Höhepunkt.

Anbau im Haus contra Freilandanbau

Der Anbau im Haus unterscheidet sich wesentlich von der Kultivierung im Freien, auch wenn Cannabis für sein Gedeihen hier wie da die gleichen Anforderungen stellt. Die entscheidenden Faktoren der Freilandumgebung müssen im Innenraum simuliert werden, wenn die Pflanze ordentlich wachsen soll. Im Freien muss der Gärtner nur einen minimalen Aufwand leisten, denn Mutter Natur wird viele der Faktoren regeln, die fürs Pflanzenwachstum wichtig sind. Beim Anbau im Haus übernimmt der Gärtner die Rolle von Mutter Natur. Er kontrolliert also eine Vielzahl von Faktoren, die das Wachstum steuern. Wer das noch nie gemacht hat, wird staunen, was alles dazugehört. Er muss im Hause die wesentlichen Bedingungen der Freilandsphäre herstellen. Dies erfordert natürlich umfassende Kenntnisse über die Umgebung, die es zu schaffen gilt. Es müssen bestimmte Richtlinien befolgt werden.

Der Marihuana-Anbau im Freien beschränkt sich normalerweise auf eine Ernte im Jahr. In wärmeren Klimazonen ist eine zusätzliche Ernte im Frühjahr möglich. Beim Treibhausanbau sind es unter Anwendung von Verdunklung sogar bis zu fünf Ernten. Im Freien sind die Lichtverhältnisse nicht selten unzureichend, weil das Marihuanafeld an einem verborgenen Ort angelegt werden muss. Im Mittleren Westen hatte einer meiner Bekannten einmal eine tolle Plantage, die hinter etlichen prächtigen Sumacbäumen verborgen lag. Die Tarnung war perfekt, denn die Plantage lag mitten in der Stadt und blieb trotzdem den ganzen Sommer lang unentdeckt. In einer Septembernacht jedoch gab es einen jähen Frosteinbruch – so schlimm, dass die Sumacbäume über Nacht ihr Laub verloren. Das zähe Marihuana hielt dem Frost stand, allerdings war es jetzt meilenweit sichtbar!

An frischer Luft mangelt es draußen zwar nicht, doch kann das Klima unangenehm feucht, trocken, kalt oder windig werden. Die Versorgung mit Wasser und Nährstoffen stellt im Allgemeinen kein großes Problem dar, sofern es sich nicht um die völlig abseits gelegene Plantage eines Guerillafarmers handelt. Allerdings wird die wunderschöne freie Natur bisweilen von Schlitzohren heimgesucht, die Graspflanzen klauen, oder von unerbittlichen Polizeibeamten, die mit Steuergeldern dafür bezahlt werden, dass sie jedes Marihuanagärtchen niedermachen und friedliche Anbauer festnehmen.

> **Faustregel**
> Beim Anbau im Haus lassen sich Temperatur, Lichtverhältnisse, Luftfeuchtigkeit, Ventilation, Kohlendioxidgehalt, Bodenbeschaffenheit, Bewässerung und Nährstoffzuführung präzise steuern und somit die optimalen Voraussetzungen für das Wachstum der Pflanzen schaffen.

Hochdruck-Gasentladungslampen liefern wie Halogen-Metalldampflampen und Natriumdampf-Hochdrucklampen den Spektralbereich und die Lichtstärke, die Marihuana benötigt, um beim Innenraumanbau zu gedeihen. Mit solchen Gasentladungslampen und noch ein paar weiteren Tools ist ein Anbauer in der Lage, sämtliche Aspekte der Umgebung im Innenbereich zu kontrollieren. Diese Hochdrucklampen lassen im Keller, auf dem Speicher, oder wo immer angebaut wird, tatsächlich die Sonne aufgehen. Mit einer Zeitschaltuhr wird ein regelmäßiger Tag-und-Nacht-Wechsel (Photoperiode) simuliert, so dass sich nur noch zwei Jahreszeiten abwechseln: der Sommer und der Herbst. Den kühlen Frühling und den unangenehmen Winter gibt es einfach nicht mehr!

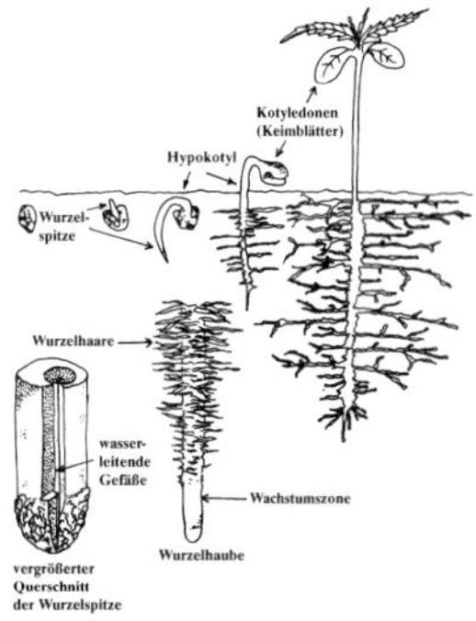

Abb. 1 | Nach dem Keimen entwickelt sich der Same zum Sämling. Ihm wachsen zunächst zwei Keimblätter. Nährstoffe nimmt er über winzige Wurzelhärchen auf.

Im Freien werden Cannabissamen normalerweise im Frühjahr ausgesät. Im Sommer wachsen die Pflanzen heran, um dann im Herbst zu blühen. Die Blüte setzt ein, sobald im Herbst die Tage kürzer werden. Lange Nächte signalisieren der Pflanze, dass der Winter naht und es Zeit zur Blüte ist. Das kalte Wetter verlangsamt die Entwicklung der Blüten. Ein jäher Temperaturabfall kann der Pflanze sogar das Leben kosten. Regenwetter dämpft ihr Wachstum und fördert die Schimmelbildung in den Blütenständen.

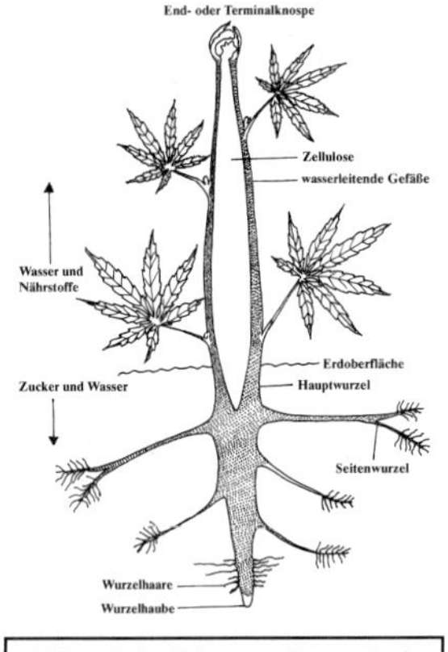

Abb. 2 | Diese schematische Zeichnung zeigt die elementaren Teile und Prozesse der Pflanze.

Beim Anbau im Haus lassen sich sämtliche Wachstumsfaktoren optimal kontrollieren. Hier erhält die Pflanze immer genau das, was sie in der jeweiligen Wachstumsphase braucht. Werden die Tage von 18 auf 12 Stunden verkürzt, kommt die Pflanze zur Blüte. Bei der Arbeit mit Klonen (Stecklingen) können bis zu sechs Ernten im Jahr erzielt werden.

Im Freien hat frische Luft normalerweise einen Kohlendioxidgehalt von 0,03 bis 0,04 Prozent. Mitunter pfeift der Wind so heftig, dass die Pflanzen austrocknen oder gar entwurzelt werden. Feuchtigkeit und Temperatur entziehen sich hier jeglicher Kontrolle. Hilfe bietet lediglich ein Treibhaus, dessen Bau allerdings teuer ist und letztlich wie eine große Neonreklame wirkt, auf der steht: „Hier gibt's was zu holen!"

Im Haus lassen sich die klimatischen Bedingungen hingegen so regulieren, dass optimale Wachstumsbedingungen für die Pflanzen herrschen – jedoch nicht für Schädlinge und Krankheitserreger. Um die Wachstumsrate zu steigern, kann der Kohlendioxidgehalt der Luft angereichert werden. Um frische Luft im Raum zu gewährleisten, sorgen elektrische Ventilatoren für die nötige Zirkulation. Die Luftfeuchtigkeit lässt sich mittels Sprühflasche oder Aufstellen eines Wassereimers (Verdunstung) erhöhen. Zur Reduzierung wird ein Heizgerät oder einen Lufttrockner in den Raum gestellt. Klone bilden viel schneller Wurzeln bei feuchtwarmem Innenklima. Meist wird die Wärme des Lampensystems für genügend Wärme sorgen. Die Lufttemperatur lässt sich mit einem zusätzlichen Heizgerät erhöhen oder mittels eines Ventilators mit Thermostat senken.

Der Boden im Freien kann so sauer bzw. so alkalisch sein, dass die Pflanzen Schaden nehmen. Er kann mangelhafte Dränage haben, voller Ungeziefer, Krankheitserreger und Mikroorganismen sein. Das Pflanzmedium für den Anbau im Haus hingegen gibt es im Gartenfachhandel zu kaufen – die dort erhältlichen sterilisierten Substratmischungen sind frei von Pilzen, Insekten oder Unkrautsamen und haben im Allgemeinen auch den richtigen pH-Wert. In den Pflanzbehältern können Nährstoffe je nach Bedarf zugesetzt oder herausgespült werden – das Medium ist also jederzeit kontrollierbar. Der Feuchtigkeitsgehalt lässt sich mit einem Feuchtigkeitsmesser überwachen. Topferde und erdlose Mischungen sind von ihrer Konsistenz her so angelegt, dass sie eine gleichmäßige Wasserspeicherung und gute Durchlüftung bieten, um gesundes Wurzelwachstum zu gewährleisten.

Im Freien sorgt normalerweise Mutter Natur dafür, dass schädliche Insekten und Pilzkrankheiten nicht überhand nehmen. Beim Innenraumanbau schützt Reinlichkeit vor Schädlingen. Händewaschen, regelmäßige Reinigung des Bodens und das Benutzen sauberer Werkzeuge sollten selbstverständlich sein. Wenn sich dennoch einmal Insekten oder Pilzkrankheiten bemerkbar machen, lassen sie sich in einem geschlossenen Raum leicht unter Kontrolle bringen.

Banditen oder Polizisten, die ohne lange zu überlegen Freilandpflanzen klauen oder ausreißen, bleiben beim Innenraumanbau außen vor. Selbst wenn sie von der Existenz eines Anbauraumes wissen, ist ihnen klar: Einbruch wird streng bestraft. Und ein Polizeibeamter braucht einen Durchsuchungsbefehl. Jedenfalls sollte kein Gärtner einem anderen Menschen etwas von seinem Anbauprojekt erzählen und die Außentüren mit stabilen Sperrschlössern sichern. Wer in einer Mietwohnung oder einem gemieteten Haus wohnt, wechselt am besten das Schloss in der Eingangstür aus und achtet darauf, dass die Tür zum Anbauraum immer abgeschlossen ist. Unter gegebenen Umständen dürfen sich Vermieter und Hausmeister zwar legal Zutritt in die Wohnung verschaffen, doch ein neues Schloss wird sie erst einmal aufhalten.

Insgesamt lässt sich sagen, dass viele Marihuanapflanzer der Ansicht sind, der Anbau im Haus sei dem im Freiland weit überlegen. Er ermöglicht die präzise Steuerung aller Wachstumsfaktoren, lässt Dieben kaum eine Chance, erlaubt der Polizei kein leichtes Spiel und bietet vor allem einen großen Vorteil: im Haus lässt sich sechs Mal im Jahr ernten!

Der geeignete Anbauraum

Ein sehr guter Ort für den Anbauraum ist ein abgelegener Winkel im Keller – dort lässt sich am einfachsten das ganze Jahr über eine konstante Temperatur halten, dafür sorgt die gute Isolierung durch Betonwände und Erdreich. Ein Raum ist leicht durch Zwischenwände abzutrennen. Davor wird zur Tarnung altes Gerümpel, eine Werkbank oder ein Regal aufgestellt. Wer besonders vorsichtig sein will, baut sich eine Geheimtür in die Rückwand eines Schranks und rückt diesen vor den Eingang zum Anbauraum. Auch der Speicher eines Hauses lässt sich zum Anbau nutzen, allerdings ist dort im Sommer mit Hitzestau zu rechnen. Kein naseweiser Zeitgenosse wird sich die Mühe machen, auf einen schwer zugänglichen Speicher zu steigen. Als Zugang zu einer Plantage diente auch schon mal eine Falltür, die unter einem Teppich verborgen lag.

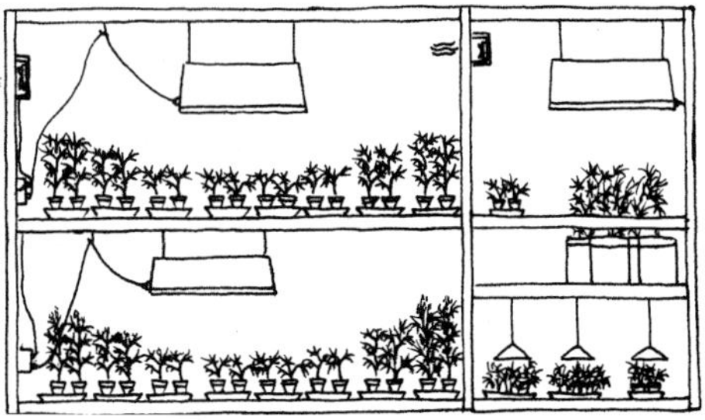

Abb. 3 | Zwei Blüteräume werden mit Klonen versorgt, die in zwei kleinen Klon/Vegetativräumen gezogen wurden.

In den USA reicht es nicht aus, wenn Drogenfahnder allein aufgrund einer verdächtig hohen Stromrechnung einen Durchsuchungsbefehl beantragen. Präsentieren sie aber noch andere „Beweise" – wie im Freien gelagerte, eindeutige Überreste oder Abfälle vom Indoor-Anbau, Wärmebilder, Aussagen von Informanten –, kriegen sie einen. Wer clever genug ist, sein Gras nicht einem hergelaufenen Spitzel zu zeigen oder gar zu verkaufen, der weiß auch, wie er Wärmebildkameras austrickst: einfach tagsüber das Licht anlassen.

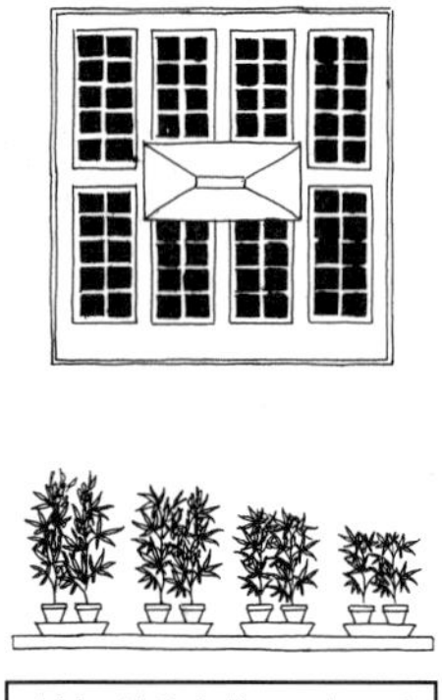

Abb. 4 | Bei dieser Anordnung stehen je zehn Pflanzen auf einem Tablett. Die insgesamt 80 Pflanzen tummeln sich unter einer einzigen 1.000-Watt-Hochdrucklampe. Jede Woche wird ein Tablett mit zehn Pflanzen geerntet, während zehn neue ihren Platz einnehmen.

Am wenigsten geeignet sind Außengebäude, also Garagen, Schuppen oder Scheunen abseits vom Haus. Schnüffler haben wenig Scheu, ihre Nase in eine Scheune oder Garage zu stecken. Ein Wohnhaus betreten sie hingegen nicht so ohne weiteres. Anbau im Wohnhaus ist auf jeden Fall sicherer! Es gibt sogar fahrbare Gärten! Ganz im Ernst! Innovative Gärtner haben schon Wohnwagen und Busse zu Pflanzräumen umgebaut. Ich habe sogar schon einen Anbauraum in einem komfortablen Campingbus gesehen. Ein anderer Pflanzraum befand sich an Bord einer 18 Meter langen Segelyacht! Größe und Wattzahl der benutzten Hochdrucklampen richten sich nach der Raumgröße. Für unsere Zwecke sind Lampen mit 150, 175, 250, 400, 600, 1.000 und 1.100 Watt brauchbar. Wattstärken von 150 bis 400 sind für Schränke oder Räume mit 0,8 bis 2 Quadratmeter Grundfläche geeignet. Für größere Flächen empfehlen sich dann 600 Watt oder mehr.

Wie die nachstehenden Zeichnungen zeigen, gibt es verschiedene Raumaufteilungen. Fast alle Pflanzer beginnen mit einem Einzelraum. Nach der Ernte wird mit Klonen weitergemacht. Die Photoperiode wird auf 18 Stunden Tageslicht zurückgesetzt, ein neuer Zyklus beginnt.

Produktiver ist der Anbau freilich mit zwei Räumen. Der erste Raum ist dem vegetativen Wachstum und dem Anpflanzen von Klonen vorbehalten. Er hat etwa ein Viertel von der Größe des Raumes, in dem die blühenden Pflanzen stehen. Im Blüteraum wird geerntet. Die Pflanzen in der vegetativen Phase kommen nun in den Blüteraum. Die Klone werden in größere Töpfe umgepflanzt und beginnen ihre vegetative Phase.

Die höchste Ausbeute ermöglicht ein permanent währender Kreislauf. Jeden Tag oder einmal die Woche werden einige Stecklinge (Klone) gesetzt. Gleichzeitig werden täglich einige Pflanzen geerntet. Jede geerntete Pflanze wird durch einen frischen Klon ersetzt.

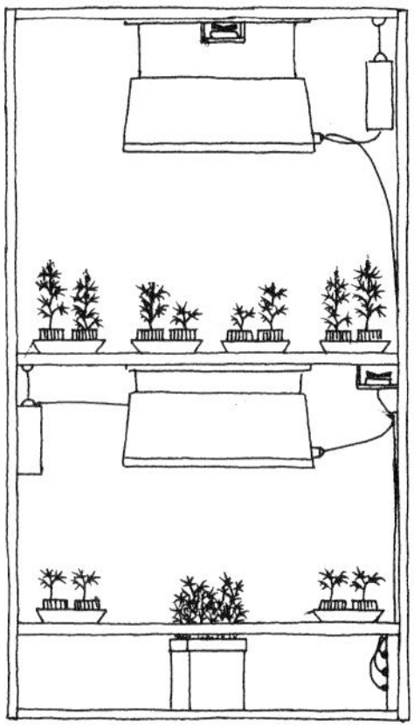

Abb. 5 | Eine in zwei Etagen unterteilte Grow-Schrankanlage.

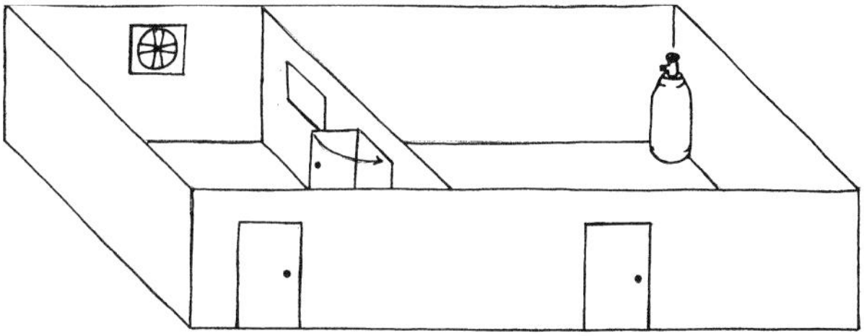

Abb. 6 | Hier wird mit zwei Räumen gearbeitet. Im linken findet das vegetative Wachstum statt. Hier stehen Mutterpflanzen und Klone. Seine Größe beträgt etwa ein Drittel des rechts angeschlossenen Blüteraums.

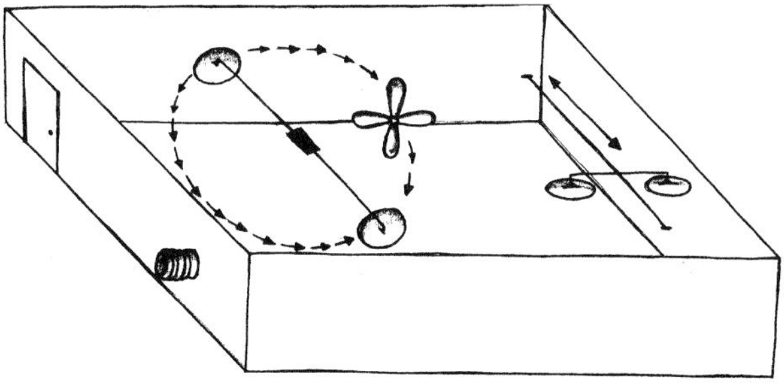

Abb. 7 | Zwei Lichtbeweger (Kreis- und lineare Schiene) tragen vier 1.000-Watt-Hochdrucklampen und sind damit so effizient wie fünf oder sechs fest installierte Lampen.

Die Einrichtung des Anbauraums

Bevor das Hantieren mit den Pflanzen beginnt, sollte der Anbauraum geplant und eingerichtet sein. Hier gibt es einiges zu erledigen, bevor der Raum für die Pflanzen bereit ist!

Erster Schritt: Wählen Sie einen abgelegenen Raum aus, in den andere Personen selten oder nie hinkommen, etwa eine Ecke im Keller oder ein ungenutztes Zimmer. Vergewissern Sie sich, dass der vorgesehene Raum groß genug ist. Eine 1.000-Watt-Hochdrucklampe sorgt für ausreichendes Licht in einem 1,80 x 1,80 Meter großen Raum, sofern sie als Wanderlicht installiert wird. Die Decke sollte mindestens 1,50 Meter hoch sein, da die Pflanzkübel meist 0,30 Meter hoch sind und die Lampe etwa 0,30 Meter Abstand zur Decke braucht. So bleiben für die Pflanzen noch 0,90 Meter. Sind Sie gezwungen, in einem sehr niedrigen Raum mit vielleicht nur 1,20 Meter Höhe zu arbeiten, so lässt sich das durch Klonen, Beschneiden und Herunterbinden sowie den Einsatz von 400-Watt-Lampen kompensieren.

Zweiter Schritt: Grenzen Sie den Raum durch Zwischenwände ab, sofern es sich um eine Keller- oder Speicherecke handelt. Entfernen Sie alles, was nicht mit der Gärtnerei zu tun hat. In alten Möbeln und besonders in alten Vorhängen könnten Schimmelpilze sitzen. Ein vollkommen abgeschlossener Raum ermöglicht eine genaue Kontrolle von allem und jedem, der ihn betritt und verlässt. Viele Indoor-Gärtner ziehen im Keller oder Speicher ein paar weiß angestrichene Rohspan- oder Rigips-Platten ein. Vergewissern Sie sich, dass von außen kein Licht sichtbar ist. Isolieren Sie die Außenwände gut, damit keine verräterische Hitze abstrahlt. Wird ein Fenster dichtgemacht, darf dies nicht einfach mit Brettern vernagelt werden, sondern muss eine sinnvolle Tarnung erhalten. Ein Kellerfenster sollte zum Beispiel so getarnt sein, dass es wie die Fassade aussieht. Sie können auch einen Kasten hinter das Fenster bauen, in den Sie einige Gebrauchsgegenstände platzieren. So wirkt es von außen wie ein ganz normales Fenster. Ein strahlend heller Lichtschimmer, der nachts aus einem mangelhaft abgedichteten Fenster dringt, kann auf neugierige Nachbarn oder Ganoven wie ein Leuchtturm wirken.

Dritter Schritt: Verpassen Sie Wänden, Decke und Boden einen gut reflektierenden Anstrich. Nehmen Sie mattweißen Lack oder weiße Wandfarbe. Je besser er reflektiert, desto mehr Lichtenergie steht für die Pflanzen zur Verfügung. Bei guter Lichtreflexion lässt sich die Effizienz einer Hochdrucklampe um 10 bis 20 Prozent steigern – es lohnt sich also durchaus, ein paar Euro in Farbe zu investieren. Sie können auch weiße Plastikfolie verwenden.

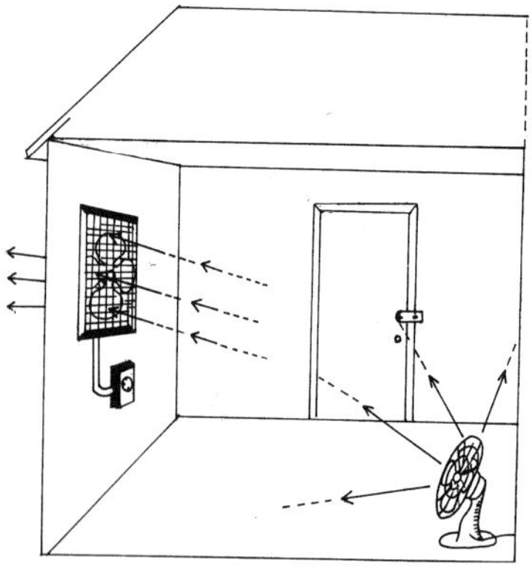

Abb. 8 | Wand- und Schwenkventilator sind für ein gesundes Wachstum notwendig.

Vierter Schritt: Siehe *Einbau des Ventilators* in Kapitel 6. Kontinuierliche Zirkulation und ausreichende Versorgung mit Frischluft sind sehr wichtig. In einem Raum von 3 x 3 Meter sollte mindestens eine Öffnung für die Frischluftzufuhr vorhanden sein. Es genügt eine offene Tür, ein Fenster oder ein ins Freie führender Luftschacht. Ein Absaugventilator und eine offene Tür sorgen normalerweise für die ideale Belüftung. Ein kleiner Schwenkventilator lässt die Luft im Raum zirkulieren. Achten Sie beim Aufstellen darauf, dass er nicht auf eine Richtung fixiert ist und zu heftig auf die Pflanzen bläst, damit die Blätter keinen Schaden nehmen oder die Pflänzchen (sofern es sich um junge Sämlinge oder Klone handelt) austrocknen lässt. Ist im Raum ein Heizluftschacht vorhanden, sollte er zwecks Wärmezufuhr bzw. Luftzirkulation geöffnet sein.

Fünfter Schritt: Je größer der Garten wird, desto mehr Wasser braucht er. Eine Fläche von 3 x 3 Meter könnte wöchentlich bis zu 200 Liter Wasser benötigen. Natürlich können Sie das Wasser eimerweise heranschleppen. Bedenken Sie aber, dass jeder Eimer mit zehn Litern Wasser zehn Kilo wiegt. Pro Woche sind das 200 Kilo! Einfacher ist es, einen Gartenschlauch mit Ventildüse in den Raum zu legen oder einen Wasserhahn mit Schlauchanschluss zu installieren. Wenn Sie einen Berieselungsstab an den Gartenschlauch anschließen, lässt sich – ohne das Blattwerk zu beschädigen – ein üppig wuchernder Garten wässern. Am besten montieren Sie an den Schlauch eine Mischbatterie, damit die Wassertemperatur regulierbar ist.

Faustregel

Eine heiße Hochdrucklampe kann explodieren, wenn auch nur ein einziger Tropfen kaltes Wasser draufspritzt! Gehen Sie also stets mit äußerster Vorsicht ans Werk. Vergewissern Sie sich, dass die Lampe außer Reichweite ist, wenn Sie die Pflanzen pflegen!

Sechster Schritt: Ideal wäre ein Betonboden oder eine glatte Oberfläche, die sich leicht ausfegen oder aufwischen lässt. Ein Abfluss im Boden ist äußerst praktisch. Räume mit Teppich- oder Dielenboden lassen sich mit Plastikfolie (Malereibedarf) vor Feuchtigkeit schützen. Wenn Sie ganz sichergehen wollen, stellen Sie unter jeden Pflanzbehälter einen Untersetzer.

Siebter Schritt: Installieren Sie für jede Leuchte an der Decke einen stabilen Haken, der 15 Kilo tragen kann. Zwischen Haken und Leuchte sollten Sie eine verstellbare Kette oder einen Seilzug anbringen. Auf diese Weise können Sie später dafür sorgen, dass die Lampe immer den richtigen Abstand zu den emporwachsenden Pflanzen hat. Außerdem können Sie die Lampe jederzeit hochziehen, damit sie Ihnen bei der Arbeit mit den Pflanzen nicht im Weg ist.

Achter Schritt: Es gibt ein paar Gartengeräte, ohne die kein Heimgärtner auskommt. Daneben noch einige, die den Anbau im Haus wirtschaftlicher und präziser machen. Diese zusätzlichen Geräte helfen die Gärtnerei so effizient zu gestalten, dass sie sich binnen weniger Wochen bezahlt machen. Die erforderlichen Werkzeuge sollten vorhanden sein, bevor Sie Pflanzen in den Raum bringen. Liegen sie nämlich griffbereit, werden sie auch benutzt! Dies zeigt beispielsweise ein Hygrometer. Wenn die Pflanzen nur sehr langsam und kränkelnd wachsen, ist oft nicht auf Anhieb zu erkennen, was die Ursache dafür ist. Der Gärtner wird abwarten und sich fragen, woran es wohl liegen mag. Vielleicht kommt er sogar darauf, bevor die Pflanze von einer Pilzkrankheit befallen wird und eingeht. Ist im Raum jedoch ein Hygrometer vorhanden, ehe die Pflanzen in den Raum kommen, erkennt er sofort, ob eventuell die Luftfeuchtigkeit zu hoch ist und das Wachstum der Pflanzen beeinträchtigt.

Neunter Schritt: Lesen und befolgen Sie die Anweisungen unter *Die Installation der Hochdrucklampe.*

Zehnter Schritt: Nun können Sie die Sämlinge oder Klone dicht an dicht unter der Lampe aufstellen! Stellen Sie sicher, dass die Entladungslampe nicht zu dicht über den Pflanzen hängt und die Blätter verbrennt. Bei einer Lampe mit 400 Watt sollte der Abstand zu Sämlingen und Klonen 0,45 Meter betragen, bei 600 Watt gut 0,60 Meter, bei 1.000 Watt dann 0,75 Meter. Überprüfen Sie den Abstand täglich! Erleichtert wird dies durch eine entsprechend präparierte Schnur oder ein aufgehängtes Maßband.

Das benötigte Werkzeug:

- *Thermometer*
- *Wasserzerstäuber*
- *pH-Meter*
- *Flüssigseife (biologisch abbaubar)*
- *Hygrometer*
- *Garten- oder Haushaltsschere*
- *Verschlussclips*
- *Schrauben für Rigips-& Rohspanplatten*
- *Schraubenzieher*
- *Messbecher und -löffel*
- *Notizbuch und Schreibstift*
- *Feuchtigkeitsmesser*
- *Lichtmesser*
- *Zollstock zum Messen der Pflanzenhöhe*

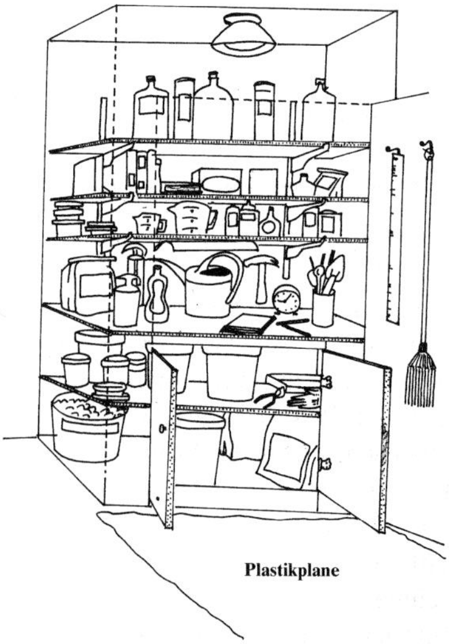

Abb. 9 | Werkzeuge und Gartenmaterial bringen Sie am besten in einem Schrank unter.

Treibhausanbau

Treibhausanbau, der Sonnenlicht mit Kunstlicht kombiniert, ist sehr produktiv. Hier gelten die gleichen Prinzipien wie beim Innenraumanbau, auch wenn beachtliche Unterschiede hinsichtlich Temperatur und Lichtintensität bestehen können.

Wird Kunstlicht mit natürlicher Sonnenbestrahlung kombiniert, so findet der optimale Einsatz von Kunstlicht während jener Stunden statt, in denen kein Tageslicht vorhanden ist. Treibhausanbauer schalten die Hochdrucklampen ein, wenn das Sonnenlicht nachlässt. Sie schalten sie ab, sobald die Sonne ihre volle Power entfaltet. Eingeschaltet wird die Lampe, sobald die Helligkeit des Tageslichts weniger als doppelt so stark ist wie die der Hochdrucklampe. Gemessen wird dies mit einem Lichtmessgerät. Ist die Intensität des Tageslichts höher als die zweifache Intensität des Lampenlichts, wird die Lampe abgeschaltet.

Zusätzliches Kunstlicht ist am wirksamsten, wenn es bei den jüngsten Pflanzen einsetzt wird. Bei denen kommt es auch am billigsten.

Für Gewächshäuser und Frühbeete werden verschiedene Arten von Eindeckmaterialien angeboten. Die besten Gewächshausfolien sind UV-resistent und lassen dennoch jede Menge Licht durch. Lexan ist ein steifes Material, das von wärmespeichernden Kanälen durchzogen ist. Es ist eines der besten Eindeckmaterialien, die es gibt. Es hält jahrelang, lässt fast soviel Licht durch wie Glas und hält trotzdem die Wärme. Einziges Problem bei Lexan: Das Material ist glasklar! Deshalb tarnen manche Gärtner ihr Marihuana, indem sie Plastikblumen an die von außen sichtbaren Pflanzen binden. Dergleichen empfiehlt sich jedoch nur in Gegenden, in denen die Nachbarschaft nicht allzu neugierig und die Gesetzeslage eher lax ist.

Faustregel

Schalten Sie die Hochdrucklampe im Treibhaus eine Stunde vor Sonnenuntergang ein und eine Stunde nach Sonnenaufgang ab.

Die Regulierung der Temperatur ist im Treibhaus schwieriger als im geschlossenen Innenraum. Bei Sonnenschein heizt sich ein Treibhaus rasch auf, kühlt aber ebenso rasch ab, sobald sich die Sonne hinter eine Wolke verzieht oder am Horizont versinkt. Diese Hitzeschwankung ist nur schwer und mit erheblichem finanziellen Aufwand zu kontrollieren. Temperaturschwankungen beeinflussen auch, in welchem Verhältnis die Pflanze Nährstoffe und Wasser auf-

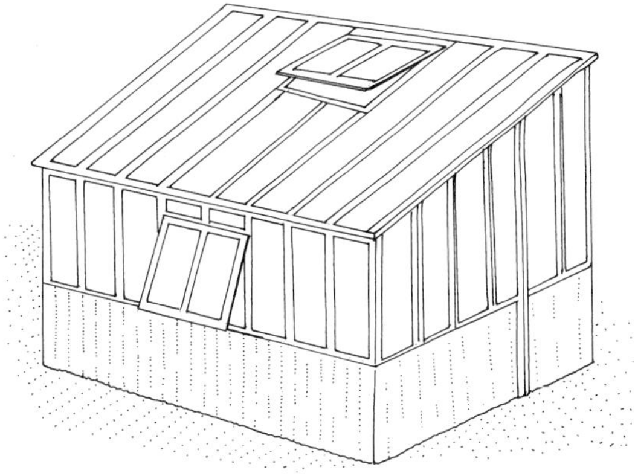

Abb. 10 | Ein am Haus angebautes Treibhaus ist leicht zu beheizen und bietet weniger Anreize für Diebe.

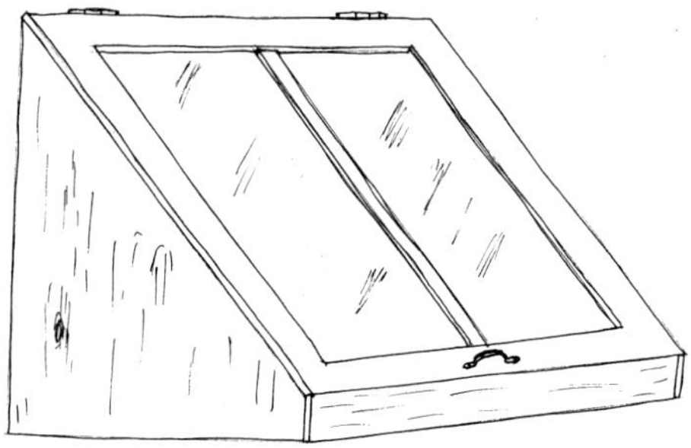

Abb. 11 | Ein schlichtes Frühbeet ist bestens geeignet, um Indoor-Pflanzen abzuhärten, bevor sie ins Freie verpflanzt werden.

nimmt – all dies macht den Anbau im Treibhaus aufwändiger als im normalen Innenraum. Ein eigenes Kapitel zum Thema „Treibhaus" würde den Rahmen dieses Buches sprengen. Zu meiner Lieblingslektüre über den Treibhausanbau gehören die folgenden zwei Titel: *Gardening Under Cover* (Sasquach Books, 16,95 US-Dollar) und *Gardening in Your Greenhouse* (Stackpole Books, 18,95 US-Dollar).

Kapitel 2

Licht, Lampen und Elektrizität

Beim Anbau im Haus war die adäquate Beleuchtung noch bis in die 80er Jahre des vergangenen Jahrhunderts jener Faktor, an dem es ganz entscheidend mangelte. Wenn Sie wissen, wie sich Licht auf das Gedeihen der Pflanze auswirkt, können Sie sich die Technologie, die Ihnen heutzutage mit Hochdrucklampen zur Verfügung steht, optimal einsetzen, um bestes Marihuana zu ziehen. Das Thema Licht und seine Auswirkungen auf die Pflanze kann sehr komplex werden - wir wollen uns hier auf die wichtigen Grundlagen beschränken.

Licht, Spektrum und Photoperiode

Unter Verwendung von Lichtenergie und Kohlendioxid (CO_2), Wasser und Nährstoffen bildet die Pflanze Chlorophyll und Kohlenhydrate und gibt als Nebenprodukt Sauerstoff ab – dieser Vorgang wird als Photosynthese bezeichnet. Ohne Licht ist eine Pflanze nicht in der Lage, Blattgrün zu bilden. Ihre Blätter verfärben sich gelb. Schließlich geht sie ein. Steht ihr jedoch Licht im erforderlichen Spektralbereich und in genügender Helligkeit zu Verfügung, wird sie im Nu Chlorophyll bilden und schnell heranwachsen.

PAR und Lichtspektrum

Im Freien werden die Pflanzen im Allgemeinen von der Sonne mit der Lichtmenge versorgt, die sie für ihr Gedeihen benötigen. Die Sonne liefert jedoch auch Licht, für das die Pflanze keine Verwendung hat. Pflanzen benötigen nämlich nur bestimmte Teile des Lichtspektrums. Die für optimale Chlorophyllbildung und photosynthetische Reaktion entscheidenden Farben liegen im blauen und roten Bereich des Spektrums.

Dieser Teil des von den Pflanzen benötigten Spektrums liegt zwischen 400 und 700 Nanometer. Bezeichnet wird dieses Spektrum als photosynthetisch wirksame Bestrahlung (PAR = Photosynthetically Active Radiation). Manche Wissenschaftler jedoch sind anderer Meinung, was die genaue Definition der PAR-Zone angeht. Sie kalkulieren mit einem Bereich zwischen 350 und 750 Nanometer. Danach gemessene PAR-Wattzahlen werden also etwas höher sein.

Ein Nanometer (nm) = 0,000001 Millimeter (mm). Das Licht wird in Wellenlängen gemessen. Die Wellenlängen sind in Nanometer unterteilt.

Technik Tipp

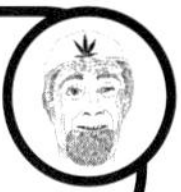

Die von Photobiologen entwickelte PAR-Watt-Methode ermöglicht eine objektive Bestimmung, der vom Marihuana benötigten Lichtenergie.

Von Photobiologen wurde die Einheit PAR-Watt entwickelt, um die Lichtenergie bestimmen zu können, die eine Pflanze zum Leben braucht. Mit der PAR-Watt-Methode ist eine objektive Messung, der vom Marihuana tatsächlich aufgenommenen Lichtenergie möglich. Dies verdeutlicht folgendes Beispiel: Eine 400-Watt-Glühbirne liefert etwa 24 tatsächliche Watt, während eine 400-Watt-Halogen-Metalldampflampe etwa 160 tatsächliche Watt abgibt. PAR-Watt beziehen sich auf die tatsächlich von der Lampe produzierte Energie, die in Joule* gemessen wird. Eine Natriumdampf-Hochdrucklampe mit 400-Watt liefert 130 PAR-Watt. Wir sehen an diesem simplen Beispiel, dass eine 400-Watt-Halogen-Metalldampflampe 30 PAR-Watt mehr liefert als eine 400-Watt-Natriumdampf-Hochdrucklampe. Das sind rund 20 Prozent mehr effektive Lichtausbeute bei der Halogen-Metalldampflampe, obwohl die Natriumdampflampe mehr Lumen abgibt!

Die Lichtenergie lässt sich auch über **Photonen** messen. Hierbei handelt es sich um einzelne Partikel ohne Masse. Sie haben keine elektrische Ladung und ein ewiges Leben. Lichtenergie wird in Photonen ausgestrahlt und assimiliert – die Photosynthese wird durch Assimilation von Photonen aktiviert. Um herauszufinden, wie in welcher Geschwindigkeit die Photosynthese verläuft, messen Wissenschaftler die Anzahl der Photonen, die pro Sekunde auf die Oberfläche eines Blattes treffen. Die Photonen im PAR-Bereich des Spektrums stimulieren die Photosynthese. Nur sie werden gezählt.

„Radiant Flux“ bzw. „Radiant Flux Of Photons“ ist ein Begriff, mit dem Photobiologen die Photonen beschreiben, die pro Sekunde auf die Oberfläche eines Blattes fallen. Dieser Photonenstrom beschreibt präzise die Menge des verwertbaren Lichts, das auf die Blattoberfläche trifft. Die Sache ist aber noch komplexer. Die Messung der Lichtenergie basiert auf der Grundlage, die als Photosynthetic Photon Flux (PPF) bezeichnet wird. Damit lässt sich die exakte Anzahl der Photonen bestimmen, die pro Sekunde auf einen Quadratmeter Fläche fallen.

Die Lichtmessung geht aber noch weiter ins Detail. Yield Photon Flux Photosynthetically Active Radiation (YPF PAR) gibt an, wie effizient eine Pflanze die Photonen verarbeitet.

Sowohl PPF und YPF PAR sind Maßsysteme, die auf den winzigen Photonen basieren. Diese Photonen sind jedoch nicht nur winzig klein, sondern eine Hochdruck-Gasentladungslampe produziert jede Sekunde Milliarden davon. Deshalb drücken Wissenschaftler PPF und YPF PAR in Mikromol (Mikro = Millionstel, Mol = Molekulargewicht) Photonen aus. Ein Mol (µmol) entspricht 6 x 1023 Photonen. Die Maßeinheit für Lichtenergie, gemessen in Mikromol Photonen pro Quadratmeter pro Sekunde, wird abgekürzt zu µmol-2.-S1.

**) Die in Joule gemessene Energie wird als Watt bezeichnet, wenn ein Joule pro Sekunde produziert wird. Beispiel: Eine 100-Watt-Glühbirne verbraucht 6 Joule pro Sekunde. Die Effizienz dieser Birne wird mit 6 Prozent angegeben. Es werden also 6 Prozent der Elektrizität in Lichtenergie umgewandelt, der Rest in Wärmeenergie. Hochdruck-Gasentladungslampen verwandeln 30 bis 40 Prozent der von ihnen verbrauchten Elektrizität in Lichtenergie oder Watt. Allerdings nehmen Pflanzen nur einen Teil dieser Lichtenergie auf.*

Micro-Einstein (Es) ist eine Maßeinheit, mit der ein Mol pro Quadratmeter pro Sekunde bezeichnet wird. Ein Mikro-Es = 6 x 1023 Photonen, die auf einen Quadratmeter Blattoberfläche fallen. Mit diesem System kann die Leistung, welche die Photosynthese initiiert, in Micro-Einstein definiert werden, bzw. µmol-2.-S1 oder PAR-Watt pro Quadratmeter.

Um die Beziehung zwischen Lichtenergie und Photosynthese noch schwieriger zu machen, bringen blaue Photonen mehr PAR-Watt als rote Photonen. Allerdings hat die Wissenschaft Probleme, hier genaue Messungen durchzuführen.

Bisher befindet sich die Messung der von den Pflanzen aufgenommenen Lichtenergie wohl erst im Anfangsstadium. Die Wissenschaft ergründet fortlaufend mehr darüber, wie Pflanzen bestimmte Teile des Lichtspektrums verarbeiten. Das PAR-Maßsystem wird jedenfalls beibehalten. Genaueres werden wir zu diesem Thema in Zukunft noch erfahren. Marihuana-Gärtner, die bei der Lichtenergie mit PAR kalkulieren, werden qualitativ wie quantitativ die besten Erträge erzielen. Über die Fortschritte auf diesem Gebiet werde ich im *HIGH TIMES* Magazin berichten.

PAR-Watt bietet die genaueste Methode, um das beim Marihuana-Anbau für die Pflanze verwertbare Licht zu messen – auch wenn Licht ansonsten fast immer in Footcandles, Lux oder Lumen gemessen wird. Footcandles und Lux messen das fürs menschliche Auge sichtbare Licht. Das Auge ist sensibilisiert für den Bereich zwischen 525 und 625 Nanometer. Es sieht weit weniger vom Spektrum, als Pflanzen „sehen". Die Bedeutung der Blau- und Rot-Bereiche im Spektrum wird bei der Lichtmessung in Lux, Lumen oder Footcandles jedoch völlig vernachlässigt.

Bis zum Redaktionsschluss dieser Auflage meines Buches konnte ich nur zwei wissenschaftlich kontrollierte Vergleichsstudien finden, die den Pflanzenwuchs unter Halogen-Metalldampflampen und Natriumdampf-Hochdrucklampen untersucht haben – ohne freilich ein schlüssiges Ergebnis vorzulegen. Nach seiner Erfahrung mit Lampen befragt, antwortete der Chef einer sehr großen Salatfarm, die Anbau unter Kunstlicht betreibt und in den vergangenen fünf Jahren die meisten der auf dem Markt erhältlichen Leuchtmittel getestet hat: „Ich bevorzuge die 1.000-Watt SunMaster WarmWhite. Die stellt alle anderen in den Schatten." Das höre ich auch oft von Marihuana-Gärtnern. Gegen diese empirische Tatsache spricht, dass unter Natriumdampf-Hochdrucklampen außergewöhnlich fette Buds heranreifen. Ich bin noch immer auf der Suche nach einer verlässlichen Vergleichsstudie über Halogen-Metalldampf- und Natriumdampflampen.

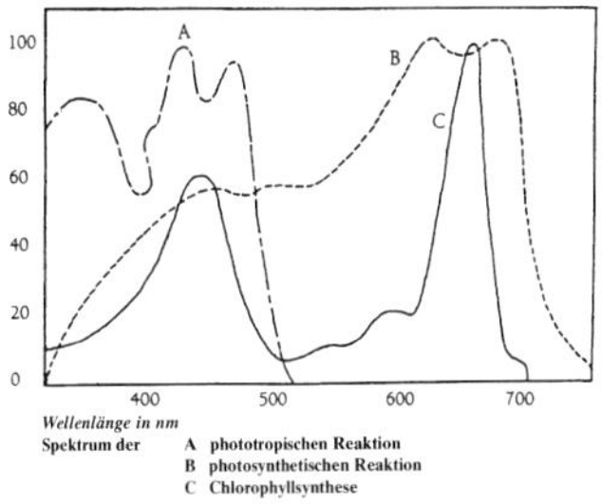

Abb. 12 | Das Diagramm zeigt den Verlauf von phototropischer Reaktion (A), photosynthetischer Reaktion (B) und Chlorophyllsynthese (C).

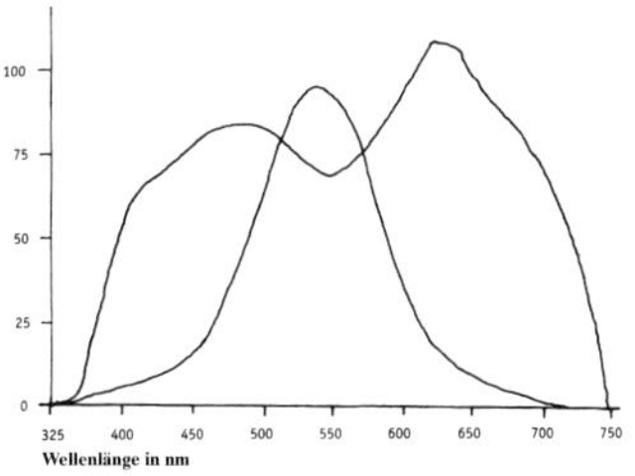

Abb. 13 | Die einzelne Parabel in der Mitte des Diagramms zeigt das für das menschliche Auge sichtbare Lichtspektrum. Die Kurve mit den zwei Höckern entspricht dem von Cannabis benötigten Spektrum.

Als **Phototropismus** werden die vom Licht ausgelösten Krümmungsbewegungen der Pflanze bezeichnet. Positiver Tropismus bedeutet, dass sich die Blätter zum Licht drehen. Negativer Tropismus liegt vor, wenn Teile der Pflanze sich vom Licht wegkrümmen. Der positive Tropismus wird am stärksten vom blauvioletten Spektralbereich bei etwa 450 nm stimuliert. Hier liegt der optimale Bereich, in dem sich die Pflanzen der Strahlenquelle entgegen strecken und die Blätter horizontal spreizen, um möglichst viel Licht zu absorbieren.

Lichtmessung

Das menschliche Auge nimmt Licht anders wahr als dies eine Pflanze tut. Während für Menschen der mittlere Bereich des Lichtspektrums Bedeutung hat, können Pflanzen weite Teile des Spektrums verwerten, die von den üblichen Photometern gar nicht registriert werden. PAR-Bereich der Pflanze und der fürs Menschenauge sichtbare Bereich sind im Diagramm in Abbildung 13 dargestellt.

Die so genannte Farbtemperatur des Lichts wird in Kelvin gemessen, womit eine Angabe über die von der Lampe erzeugte Lichtfarbe gemacht wird. Lampen mit 3.000 bis 6.500 Kelvin sind für den Marihuana-Anbau am besten geeignet. Wir erwähnten schon, dass Pflanzen nur bestimmte Teile im blauen und roten Bereich des Spektrums verarbeiten. Bei Lampen mit einem ähnlichem Spektrum wie jenen, die mit einem PAR-Wert versehen sind, kann über die Kelvin-Temperatur der ungefähre PAR-Wert der Lampe ermittelt werden. Die Farbtemperatur gibt die Lichtfarbe an, und das Farbspektrum ergibt sich aus einer bestimmten Mischung verschiedener Farben.

Lichtmesser

Die meisten handelsüblichen Lichtmessgeräte messen Licht in Footcandle oder Lux, also nur in dem Bereich, den das menschliche Auge registriert. Sie machen keinerlei Angabe über die photosynthetische Reaktion (siehe unter PAR-Watt, weiter oben).

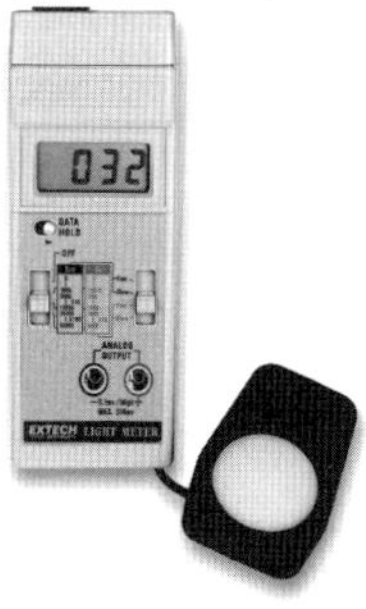

Abb. 14 | Ansicht eines in USA erhältlichen Photometers.

Ich habe viele unterschiedliche Messungen mit Footcandle und Lux gemacht. Diese Information ist nützlich, weil hier die Menge von reflektiertem Licht über einer bestimmten Oberfläche aufgezeichnet wird. Das Lichtspektrum der Lampe ist jedoch eine ganz andere Sache. Unabhängig von der benutzten Lampe ist die reflektierte Lichtmenge stets konstant – sofern sich Entladungsgefäß und Kolben konsistent verhalten. Sobald der beste Reflektor für eine bestimmte Verwendung gefunden ist und mit einer PAR-Lampe gearbeitet wird, lassen sich die besten Resultate erzielen – also die fettesten Buds und den größten Ertrag.

Photoperiode

Das Verhältnis zwischen Licht- und Dunkelphasen, Photoperiode genannt, steuert den Lebenszyklus der Pflanze. Marihuana konzentriert sich allein auf das Längenwachstum, solange die Photoperiode aus 18 bis 24 Licht- und 6 bis 0 Dunkelstunden besteht. 18 Stunden Licht pro Tag versorgen Marihuana mit der Lichtmenge, die es in der vegetativen Phase zum optimalen Wachstum benötigt. Längere Lichtphasen könnten bei Sämlingen dazu führen, dass sie zu männlichen Pflanzen werden (siehe *Garantierte Weiblichkeit* in Kapitel 8). Manche Anbauer verabreichen Sämlingen und Klonen sogar 24 Stunden Licht pro Tag. In diesem Fall reagieren die Klone, als sei permanent der 21. Juni – der längste (und meist sonnigste) Tag im Jahr.

Aus den Tropen stammende Sativa-Sorten reagieren träge bei der Umstellung auf 12 Lichtstunden pro Tag. So hat die berühmte tropische *Haze* eine sehr lange Blütezeit – drei Monate oder noch länger.

Faustregel

Photoperiode ist das Verhältnis zwischen Licht- und Dunkelphasen innerhalb von 24 Stunden (in freier Natur der Tag-und-Nacht-Rhythmus). Bei einer Photoperiode von 12 Stunden Licht und 12 Stunden ununterbrochener Dunkelheit beginnt Marihuana zu blühen.

Besonders aus den nördlichen Breiten stammende Indica-Sorten neigen zu einer früheren Blüte, sie reagieren rasch auf eine 12-stündige Tageslichtphase.

Im normalen 24-Stunden-Zyklus lässt sich bei den meisten Sorten die Blütenbildung am wirksamsten mit einer ununterbrochenen Dunkelphase von 12 Stunden einleiten. Bis vor kurzem war ich der Ansicht, dass eine optimale Blütenbildung erreicht wird, wenn die Pflanze in der 12-stündigen Lichtphase intensives Licht aus dem roten Spektralbereich erhält. Intensive Helligkeit halte ich nach wie vor für sehr wichtig, aber die Pflanzen nur mit Natriumdampf-Hochdrucklampen zu bestrahlen (wegen ihres höheren Rot-Anteils), hat nicht die Wirkung wie einst von mir angenommen.

Bei Pflanzen, die mindestens zwei Monate alt sind, wird die Umstellung der Photoperiode auf einen konstanten Turnus von 12 Tag- und 12 Nachtstunden binnen ein bis drei Wochen zu sichtbaren Anzeichen der Blüte führen (bei älteren Pflanzen geht es meist rascher). Dieser Turnus stellt die klassische Tagundnachtgleiche dar und ist das optimale Hell-Dunkel-Verhältnis, um Cannabis zur Blüte zu bringen. Untersuchungen haben gezeigt, dass weniger als 12 Stunden Licht keine schnellere Blütenbildung bewirkt, sondern zu einer beträchtlichen Reduzierung von Blütenbildung und Ertrag führen kann. Mehr als 12 Lichtstunden führt in den meisten Fällen zu einer Ausdehnung der Blütephase. Ich sprach auch mit Anbauern, die bis zu 10 Prozent Ertragssteigerung erzielten, indem sie die Blüte mit der 12-Stunden-Lichtphase einleiteten, die täglichen Lichtstunden jedoch nach zwei bis drei Wochen auf 13 erhöhten.

Eine simulierte Photoperiode, wie sie in freier Natur stattfindet – also ganz allmählich reduzierte Tageslichtstunden bei zunehmenden Dunkelstunden –, verlängert die Blütezeit um etliche Wochen. Eine Ertragssteigerung proportional zur investierten Zeit ist dabei jedoch keineswegs zu erwarten.

Manche Anbauer, die mit Sativa-Samen aus den Äquatorialregionen arbeiten, verabreichen ihren Pflanzen während des ganzen Lebenszyklus 12 Lichtstunden pro Tag. Damit ahmen sie die weniger dynamische Photoperiode der Tropen nach, denn am Äquator sind Tage und Nächte das ganze Jahr über fast gleich lang. Bei dieser Methode neigen die Pflanzen zu blühen, wenn sie chronologisch dazu bereit sind, also nach Abschluss ihrer vegetativen Phase. Außerdem wachsen die Pflanzen bei einer Tagesdauer von 12 Stunden langsamer als bei einer Tageslänge von 18 Stunden, und dauert es länger, sie zur Blütenbildung zu bringen.

Technik Tipp

Wird während der Blüte in Dunkelphasen mehrere Minuten lang (bzw. mehr als zweimal während der Blütezeit) das Licht eingeschaltet, kehren die Pflanzen zum vegetativen Wachstum zurück. Sie werden später möglicherweise üppiger blühen, doch wird in jedem Fall die Blütenreife verzögert.

Die Photoperiode signalisiert der Pflanze, Blüten zu bilden. Sie kann sie aber genauso gut veranlassen, beim vegetativen Wachstum zu bleiben oder zu ihm zurückzukehren. Marihuana braucht 12 Stunden ununterbrochene und völlige Dunkelheit, um richtig zu blühen. Versuche haben gezeigt, dass sowohl bereits vor wie auch in der Blütezeit ein sehr schwacher Lichtschein während der Dunkelperiode ausreicht, um die Ausreifung der Blüte zu stören. Eine Unterbrechung der 12-stündigen Dunkelperiode irritiert die Pflanze, die jeden Lichtschimmer als ein Signal interpretiert, das soviel heißt wie: „Schau, es wird Tag, beginne mit deinem vegetativen Wachstum.“ Die Pflanze wird versuchen, wieder auf Vegetativwachstum umzuschalten, was die weitere Blütenbildung erheblich verzögert oder stoppt.

Wird das Licht während der gesamten Blütezeit nur ein- oder zweimal nachts für wenige Minuten eingeschaltet, hört Marihuana nicht gleich auf zu blühen. Ob nun Kunst- oder Tageslicht einfällt: es sollte so gedämpft wie möglich sein, um die Auswirkungen möglichst gering zu halten. Cannabis wird aufhören zu blühen und zum vegetativen Wachstum zurückkehren, wenn es in mehreren aufeinander folgenden Dunkelphasen Licht ausgesetzt wird.

Smarte Leute nehmen Grünlicht, wenn sie schon nachts in den Anbauraum müssen, denn auf den grünen Bereich des Spektrums reagiert Marihuana nicht.

Faustregel

Bei nächtlichen Visiten im Anbauraum stets nur grünes Licht einschalten.

Manche Pflanzer sind sogar der Ansicht, es sei am besten, die Entladungslampe 24 Stunden am Tag brennen zu lassen! Die Pflanze kann aber nur 16 bis 18 Stunden Licht pro Tag effizient verarbeiten. Jedes Mehr an Licht bringt ihr nichts. Es wird nur Strom vergeudet (siehe *Garantierte Weiblichkeit* in Kapitel 8).

In Kanada und den Niederlanden sprach ich mit Anbauern, die behaupten, dass sie Marihuana mit einer verkürzten Photoperiode zur Blüte bringen, bei der sich im 18-Stunden-Turnus 12-stündige Lichtphasen mit 6-stündigen Dunkelphasen abwechseln. Angeblich funktioniert das. So ganz überzeugt bin ich davon aber nicht. Diese Anbauer erklären, dass sie durch die Zeitersparnis 25 Prozent mehr Marihuana als sonst ernten. Ich habe ihre Anbauräume nicht besucht.

Helligkeit

Entladungslampen strahlen unglaublich hell – jeder Anbauer, der dieses intensive Licht vernünftig einzusetzen weiß, wird mehr Marihuana pro Watt ernten als andere. Helligkeit ist die Lichtleistung pro Fläche. Am stärksten ist sie an der Lichtquelle. Das Diagramm in Abbildung 16 macht deutlich, wie rapide die Beleuchtungsstärke mit wachsender Entfernung nachlässt. Genau gesagt: Die Helligkeit auf einer Fläche nimmt mit dem Quadrat ihrer Entfernung von der Lichtquelle ab.

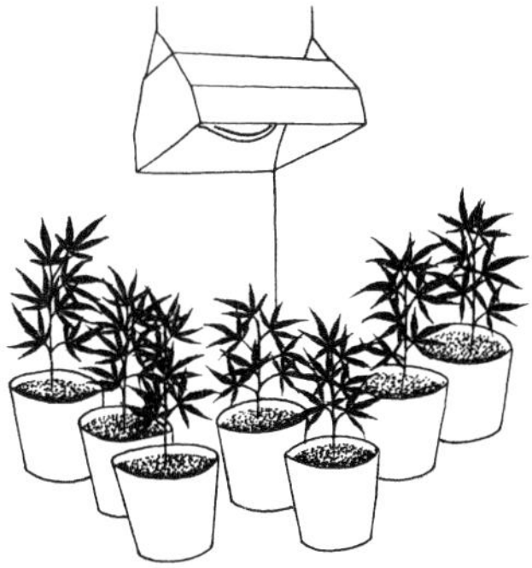

Abb. 15 | Wird eine 0,30 bis 0,90 Meter lange Schnur an den Schirm der Hochdrucklampe gebunden, lässt sich der Abstand zwischen Pflanze und Lampe leicht kontrollieren.

Zum Beispiel erhält eine Pflanze in 1,20 Meter Entfernung nur noch 1/14 der Lichtmenge, die eine 0,30 Meter entfernte Pflanze erhält! Bei einer Halogen-Metalldampflampe mit 115.000 Lumen sind das bei 1,20 Meter Abstand nur noch mickrige 8.200 Lumen. Bei einer 400 Watt starken Natriumdampf-Hochdrucklampe mit 50.000 Lumen bleiben in 1,20 Meter Abstand gerade noch 3.600 Lumen! Hat die Armatur dann noch einen schlecht konstruierten Reflektor, sieht es für die Buds im wahrsten Sinne des Wortes finster aus.

Je näher die Pflanze der Lichtquelle steht, desto besser wächst sie. Natürlich muss genügend Abstand herrschen, damit die Hitze der Lampe nicht Blätter oder Spitzen verbrennt.

Eine Halogen-Metalldampflampe mit 1.000 Watt gibt in der Anfangszeit 80.000 bis 100.000 Lumen und später 65.000 bis 88.000 Lumen ab. Lumen ist die grundlegende Maßeinheit für die von einer Lichtquelle produzierte Lichtmenge. (Der historische Ursprung von Lumen ist eine Kerze: Wenn die Kerze eine bestimmte Materialzusammensetzung und Größe aufweist, strahlt sie 1 Kerzenstärke aus. Wird diese Kerze in einen Raum mit einem Radius von 30,48 Zentimeter [1 foot] platziert, fällt per Definition 1 Lumen auf 929,029 Quadratzentimeter [1 ft2] der Raumoberfläche.)

Hochleistungs-Halogen-Metalldampflampen bringen es auf 115.000 bzw. 92.000 Lumen. Eine Natriumdampf-Hochdrucklampe mit 1.000 Watt bringt es in der Anfangszeit gar auf 140.000 Lumen, eine mit 600 Watt auf 90.000 Lumen. Das sind unter Berücksichtigung der Wattzahl 7 Prozent mehr Lumen als bei der 1000-Watt-Lampe.

Die emittierten Lumen sind natürlich nur eine Seite der Medaille. Weit bedeutsamer ist die Zahl der Lumen, die unten ankommen. Gemessen wird das empfangene Licht in Watt pro Quadratmeter (so genannte Wärmeflussdichte), in Lux (ein Lichtstrom von 1 Lumen erzeugt auf einer Fläche von 1 Quadratmeter eine Beleuchtungsstärke von 1 Lux) oder in Footcandles (ein auf 929,029 Quadratzentimeter [1 ft2] der Oberfläche fallendes Lumen erzeugt 1 Footcandle [fc] Licht; 1 fc = 10,76391 Lux).

Watt pro Fläche sind leicht zu berechnen. Dies wäre jedoch die falsche Methode, um die erforderliche Lichtmenge für einen Garten zu bestimmen. Diese Vorgehens-

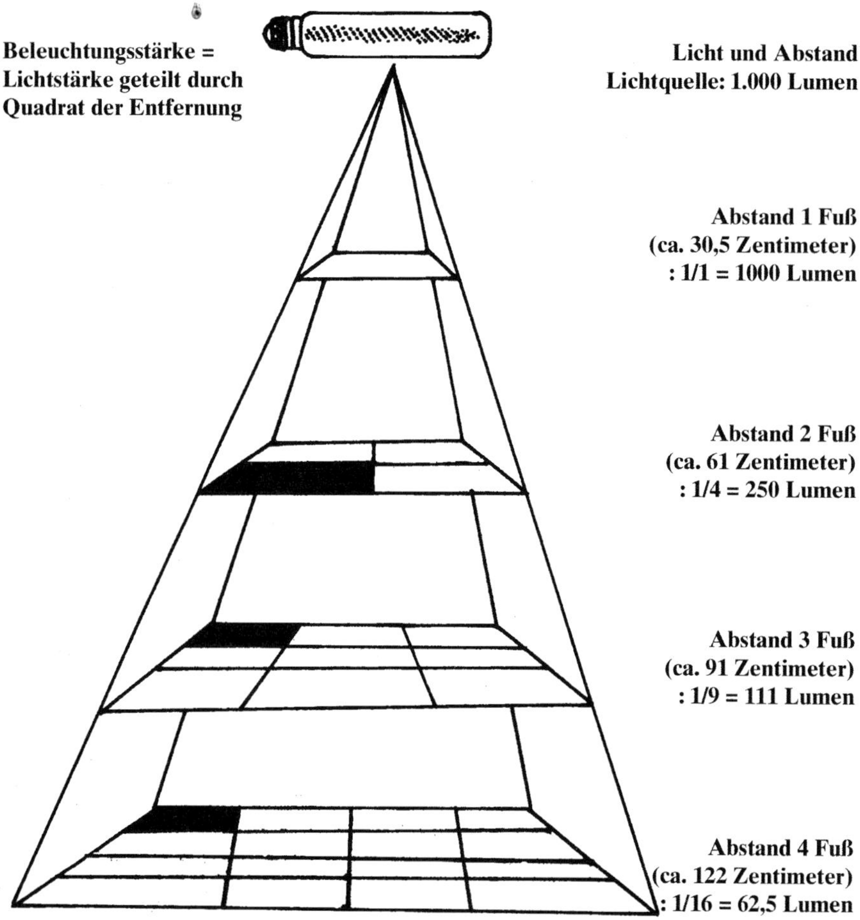

Abb. 16 | Je weiter der Abstand zur Lampe, desto weniger Licht! Immer bedenken, dass die Lichtintensität ungeheuer schnell nachlässt.

weise ist lediglich zu ermitteln, wie viele Watt eine Lichtquelle für ein bestimmtes Areal liefert. So hat beispielsweise eine 400-Watt-Glühbirne die gleiche Wattzahl pro Fläche wie eine 400-Watt-Halogen-Metalldampflampe. Auch bleibt unberücksichtigt, in welcher Höhe die Lampe hängt, ebenso PAR-Watt oder Effizienz des Leuchtmittels.

Footcandles können eine genauere Berechnung zur Bestimmung des von den Pflanzen empfangenen Lichts bieten. Doch auch sie geben keinen Aufschluss darüber, wie viel Licht von den Pflanzen verarbeitet wird. Bei Lampen mit genauer Angabe der PAR-Watt ist ein Messgerät für Lux ausreichend.

Faustregel

Hängt die Hochdrucklampe an einem Lichtbeweger, sollte der Abstand zu den Pflanzen mindestens 30 Zentimeter betragen. Je dichter die Lampe an den Pflanzen dran ist – ohne sie zu schädigen! –, desto mehr Licht erhalten sie.

Ein gutes Beispiel dafür, wie sehr mangelnde Lichtintensität das Gedeihen der Pflanze beeinträchtigt, ist der Gemüseanbau im Freien. Vielleicht haben Sie ja schon mal Broccoli angepflanzt, der angeblich nach 65 Tagen geerntet werden sollte, aber dann teilweise doch gut 100 Tage brauchte? Woran lag das? Bekamen alle Pflanzen den ganzen Tag über volles Sonnenlicht? Ein Samenhändler geht natürlich von Idealbedingungen aus: permanenter Sonnenschein, perfekte Temperaturen. Aber Pflanzen, die weniger PAR-Watt erhalten, reifen langsamer und gedeihen weniger prächtig als jene, die den ganzen Tag lang in der Sonne stehen. So ist es auch bei unserem Indoor-Garten. Marihuanapflanzen, die weniger Licht erhalten, gedeihen schlechter.

Faustregel

Bekommt eine Pflanze weniger intensives bzw. gefiltertes Licht, wird sie weniger gut gedeihen und länger zur Reife brauchen.

Abb. 17.1 | Diese Hochdrucklampe liefert genügend Licht für eine Anbaufläche von 60 x 60 Zentimeter.

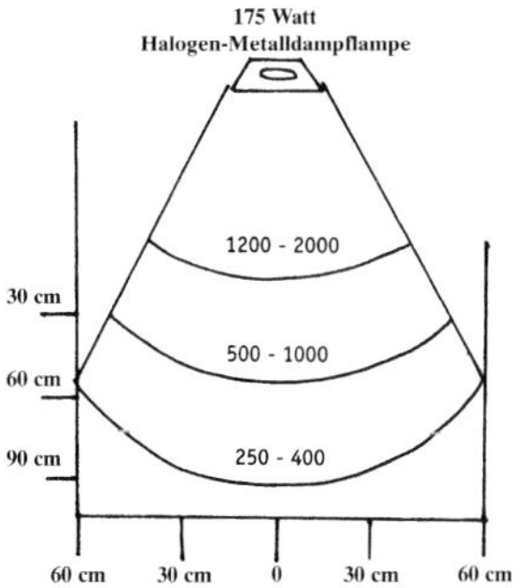

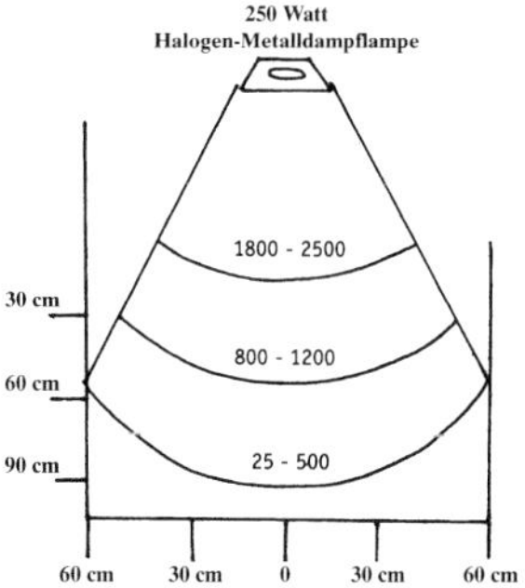

Abb. 17.2 | Hier lässt sich eine Fläche von 90 x 90 Zentimeter anbauen. Zwischen Lampe und Pflanzen 30 bis 45 Zentimeter Abstand halten!

Abb. 17.1 - 17.4 | Wattstärken und Lichtverteilung

Abb. 17.3 | 400 Watt reichen für eine Fläche von 1,20 x 1,20 Meter. Die Lampe sollte 30 bis 60 Zentimeter Abstand haben.

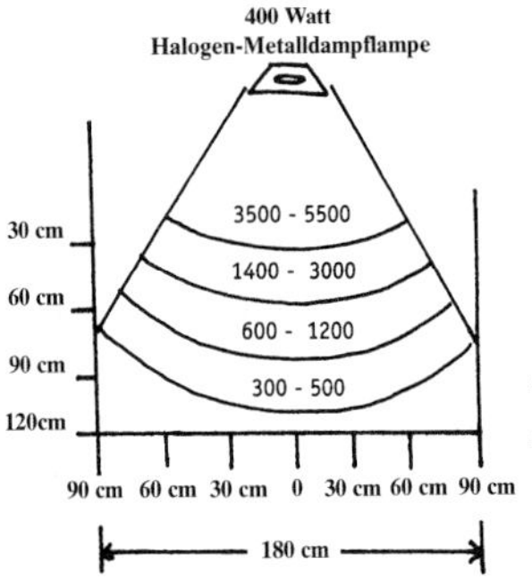

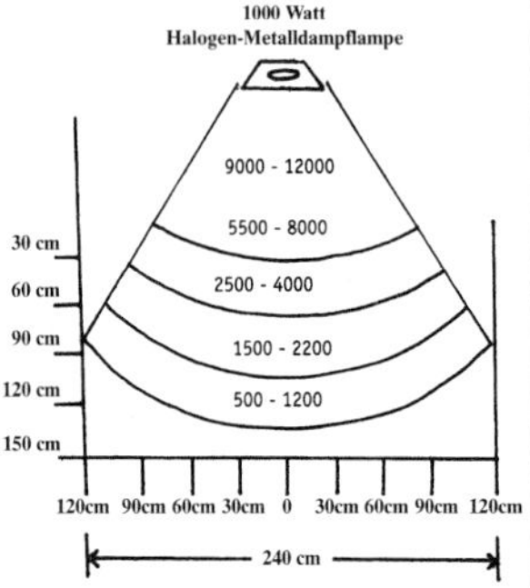

Abb. 17.4 | 1000 Watt reichen für 1,80 x 1,80 Meter. Mindestens 60 Zentimeter Abstand halten, sonst Verbrennungsgefahr. Mit Lichtbeweger ist etwas weniger Abstand möglich.

Abb. 17.1 - 17.4 | Wattstärken und Lichtverteilung

Faustregel

Der richtige Abstand zwischen Hochdrucklampe und Pflanze beträgt bei 1.000 und 600 Watt 60 bis 90 Zentimeter, bei 400 Watt 45 bis 60 Zentimeter und bei kleineren Wattzahlen 15 bis 30 Zentimeter.

Der Abstand zwischen Lampe und Pflanzen

Geringe Lichtintensität hat zur Folge, dass die Pflanzen sich nach der Lichtquelle strecken und die Zweige sich am Stängel in größeren Abständen bilden, als sie das normalerweise tun. Ursache von mangelnder Intensität ist meist ein zu großer Lampenabstand.

Der Ertrag lässt sich steigern, wenn auf der gesamten Anbaufläche für eine gleichmäßige Lichtverteilung gesorgt ist. Bei ungleich verteiltem Licht werden sich die kräftigen Zweigspitzen dort hinstrecken, wo es am intensivsten ist. Ein Großteil der Blätter wird im Schatten liegen bzw. ungenügend mit Licht versorgt werden.

Der Reflektorschirm diktiert letztendlich den Abstand der Pflanzen zueinander sowie zwischen Lampe und Pflanze. Praktisch alle stationären Lampen haben einen Hot Spot – einen hellen Punkt, in dem sich das Licht bündelt und zu dem die Pflanzen hinwachsen.

Das Licht der Hochdrucklampen ist am effizientesten, wenn es von mehreren Punkten zugleich kommt. Wie wir wissen, nimmt die Beleuchtungsstärke mit dem Quadrat ihrer Entfernung von der Lichtquelle ab.

Diesem Problem können wir auf verschiedene Weise begegnen:

- *Lampen mit hoher Wattzahl benutzen.*
- *Lampen dichter an die Pflanzen bringen.*
- *Mit einer höheren Anzahl von Lampen arbeiten.*
- *Effiziente Reflektoren verwenden.*

Natürlich ist bei Lampen mit hoher Wattzahl – 400, 600, 1000 und 1.100 Watt – die Lichtausbeute (lm/W) höher als bei kleineren Formaten. Auch wenn die wattstarken Lampen mehr Abstand zu den Pflanzen haben als 400er und 600er, liefern sie dennoch mehr Licht für das Pflanzenwachstum.

Bei fachgerechter Platzierung können freilich auch 400-Watt-Lampen mehr Licht für die Pflanzen liefern (obwohl ihre Lichtausbeute eigentlich geringer ist!). Die 600-Watt-Lampe hat die höchste Lichtausbeute (150 lm/W) und kann dichter über dem Blätterdach hängen als eine 1000- oder 1100-Watt-Lampe.

Lampen sollten stets möglichst dicht über den Pflanzen hängen. Aber eine 1000-Watt-Lampe emittiert nicht nur jede Menge gleißendes Licht, sondern auch eine enorme Hitze. Hier muss also ein größerer Abstand eingehalten werden, damit es nicht zu Verbrennungen kommt. Oft ist es effizienter, mit kleineren Wattstärken zu arbeiten. Zwei 400-Watt-Lampen können beispielsweise dichter über den Pflanzen hängen als eine 1000-Watt-Lampe. Der Nachteil: Zwei 400er-Systeme sind teurer als ein 1000er-System.

Die Vorteile bei geringeren Wattstärken:

- *mehr Lichtquellen im Raum*
- *gleichmäßigere Lichtverteilung*
- *geringerer Abstand zwischen Lampe und Pflanzen möglich*

Orientieren Sie sich an den vier Diagrammen in Abbildung 17, auf denen die Lichtverteilung verschiedener Wattstärken dargestellt ist. Mit dem Photometer können Sie sich an das Feintuning der Anbaufläche machen.

Einige simple Rechenbeispiele verdeutlichen, wie viel effizienter es ist, kleinere Wattstärken (400 und 600) zu benutzen, die in vernünftigem Abstand zu den Pflanzen platziert werden.

Beim Vergleich mit einer 1000-Watt-Lampe, die an der Quelle 100.000 Lumen emittiert, ergeben sich folgende Zahlen – wobei es unser Ziel ist, den Pflanzen 10.000 Lumen zu verabreichen:

1000 Watt, 140 lm/W (Lumen per Watt)

in 30,48 Zentimeter Entfernung:	140.000 Lumen
in 61 Zentimeter Entfernung:	35.000 Lumen
in 91 Zentimeter Entfernung:	15.555 Lumen
in 122 Zentimeter Entfernung:	9.999 Lumen

1000-Watt-Hochdruck-Natriumdampflampe bei 1,22 Meter Abstand= 10.000 Lumen
1,22 x 1,22 Meter = 1,48 Quadratmeter
1000 Watt / 1,48 Quadratmeter = **675 Watt pro Quadratmeter**

1000 Watt, 115 lm/W

in 30,48 Zentimeter Entfernung:	115.000 Lumen
in 61 Zentimeter Entfernung:	28.750 Lumen
in 91 Zentimeter Entfernung:	12.777 Lumen
in 122 Zentimeter Entfernung:	8.214 Lumen

1000-Watt-Hochdruck-Halogen-Metalldampflampe bei 0,99 Meter Abstand = 10.000 Lumen
0,99 x 0,99 Meter = 0,98 Quadratmeter
1000 Watt / 0,98 Quadratmeter = **1020 Watt pro Quadratmeter**

600 Watt, 150 lm/W

in 30,48 Zentimeter Entfernung:	90.000 Lumen
in 61 Zentimeter Entfernung:	22.500 Lumen
in 91 Zentimeter Entfernung:	9.999 Lumen
in 122 Zentimeter Entfernung:	6.428 Lumen

600-Watt-Hochdruck-Natriumdampflampe bei 0,91 Meter Abstand = 10.000 Lumen
0,91 x 0,91 Meter = 0,83 Quadratmeter
600 Watt / 0,83 Quadratmeter = **722 Watt pro Quadratmeter**

400 Watt, 125 lm/W

in 30,48 Zentimeter Entfernung:	50.000 Lumen
in 61 Zentimeter Entfernung:	12.500 Lumen
in 91 Zentimeter Entfernung:	5.555 Lumen
in 122 Zentimeter Entfernung:	3.571 Lumen

400-Watt-Hochdruck-Natriumdampflampe bei 0,68 Meter Abstand = 10000 Lumen
0,68 x 0,68 Meter = 0,46 Quadratmeter
400 Watt / 0,46 Quadratmeter = **869 Watt pro Quadratmeter**

400 Watt, 100 lm/W

in 30,48 Zentimeter Entfernung:	40.000 Lumen
in 61 Zentimeter Entfernung:	10.000 Lumen
in 91 Zentimeter Entfernung:	4.444 Lumen
in 122 Zentimeter Entfernung:	2.857 Lumen

400-Watt-Hochdruck-Halogen-Metalldampflampe bei 0,61 Meter Abstand = 10.000 Lumen
0,61 x 0,61 Meter = 0,37 Quadratmeter
400 Watt / 0,37 Quadratmeter = **1081 Watt pro Quadratmeter**

Benutzen Sie drei 600-Watt-Hochdruck-Natriumdampflampen, kommen Sie auf 270.000 Lumen bei einem Energiepreis von 0,27 Euro pro Stunde (Grundlage ist ein Preis von 0,15 Euro für 1 Kilowatt pro Stunde).

Arbeiten Sie hingegen mit zwei 1000-Watt Hochdruck-Natriumdampflampen, so liefern diese 280.000 Lumen zu einem Preis von 0,30 Euro pro Stunde.

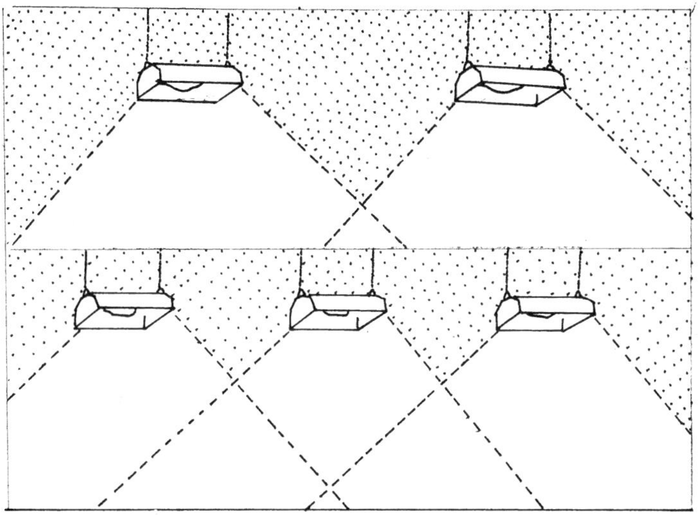

Abb. 18 | Drei 600-Watt-Hochdruck-Gasentladungslampen liefern im Grunde mehr Licht als zwei mit 1.000 Watt. Auf diese Weise sind mehr Lichtquellen vorhanden. Zudem können sie tiefer über den Pflanzen hängen

Heißer Tipp

Je näher die Lampe an den Pflanzen ist, desto besser. Mit jeden 15 Zentimetern, um die sich der Abstand verringert, verdoppelt sich die Beleuchtungsstärke!

Wer nach den vorstehenden Beispielen verfährt, wird feststellen, dass die 1.000er Hochdruck-Natriumdampflampe bei einer Zielvorgabe von 10.000 Lumen eine höhere Beleuchtungsstärke (Lichtstrom per Flächeneinheit) bietet. Freilich gibt es bei dieser Lampe auch den berüchtigten Hot Spot etwa in der Mitte der bestrahlten Fläche. Das ausgeprägte Wachstum der Pflanzen, die an dieser Stelle stehen, wird dafür sorgen, dass andere Pflanzen im Schatten stehen.

Obschon 400-Watt-Lampen eine geringere Lichtausbeute liefern, können sie also effizienter als hohe Wattstärken sein, sofern sie richtig einsetzt werden. Eine 1000-Watt-Halogen-Metalldampflampe liefert 115.000 Lumen, eine mit 400 Watt nur 40.000. Das bedeutet, dass jede 400-Watt-Lampe dichter über den Pflanzen hängen muss, wenn sie eine vergleichbare Lichtmenge liefern soll. Es bedeutet auch, dass sich nur mit mehreren Lichtquellen eine gleichmäßige Lichtverteilung erzielen lässt.

Seitenlicht

Eine Bestrahlung von den Seiten des Anbauraumes trägt ebenfalls zur gleichmäßigen Lichtverteilung bei. Sie ist weniger effizient als von oben kommendes Licht, denn sie muss das Blattwerk an der Peripherie durchdringen, also gerade dort, wo gewöhnlich ein dichter Blattwuchs bei geringer Hormonkonzentration vorzufinden ist. Hier geht das Wachstum langsamer vor sich.

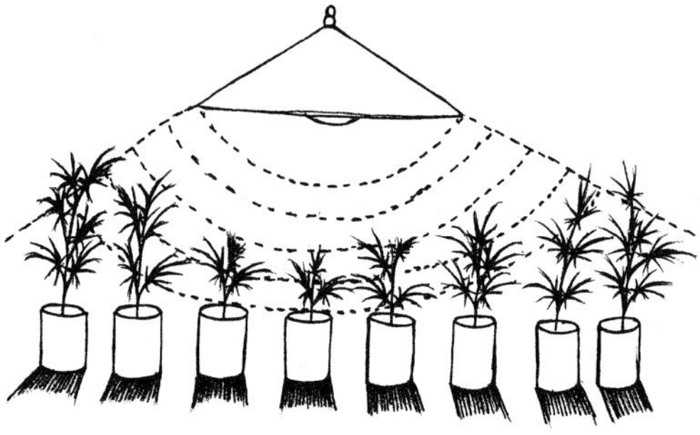

Abb. 19 | Direkt unter der Lampe ist die Lichtintensität am stärksten. Ein konkaves Gartenprofil sorgt für gleichmäßigen Wuchs.

Auch durch regelmäßiges Umstellen der Pflanzen wird eine gleichmäßige Bestrahlung gewährleistet. Manche Anbauer verrücken die Pflanzen täglich oder alle zwei Tage um eine Vierteldrehung. Sorgen Sie für Rotation unter der Lampe. Die Pflanzen danken es Ihnen mit gleichmäßigem Wuchs, denn so kann jede einzelne ihr Blattwerk voll entwickeln.

Stellen Sie verschieden große Pflanzen so auf, dass jede von ihnen die größtmögliche Lichtmenge erhält. Kleinere Pflanzen kommen in die Mitte, größere an die Peripherie. Sorgen Sie bei jüngeren Pflanzen für höheren Stand, indem Sie etwas unter den Topf stellen – so gleichen Sie das Gartenprofil aus. Ein konkaves Profil (siehe Zeichnung) bewirkt, dass keine Pflanze benachteiligt wird. Pflanzcontainer auf Rollen erleichtern vor allem bei größeren Pflanzen die regelmäßige Rotation.

Seitlich installierte Lampen bedeuten natürlich zusätzliche Stromkosten, doch nur auf diese Weise erreichen Sie eine perfekt ausbalancierte Bestrahlung der Anbaufläche. Sie kommen dort zum Einsatz, wo das von oben strahlende Licht am schwächsten ist. Wer eine wirklich optimale Beleuchtung installieren will, kombiniert Lichtbeweger an der Decke mit Bestrahlung von der Seite.

Ein Ausgleich im Anbauraum lässt sich natürlich auch schaffen, indem Sämlinge und Stecklinge, deren Lichtbedürfnis ja noch geringer ist, einfach an der Peripherie platziert werden, während blühende Pflanzen direkt unter der Lampe Platz finden.

Manche Reflektoren haben eine bessere Streuung als andere. Ein Schirm, der das Lampenlicht gleichmäßig verteilt und die Bildung des Hot Spot verhindert, kann tiefer über den Pflanzen hängen, weil unter ihm keine Verbrennungsschäden zu befürchten sind.

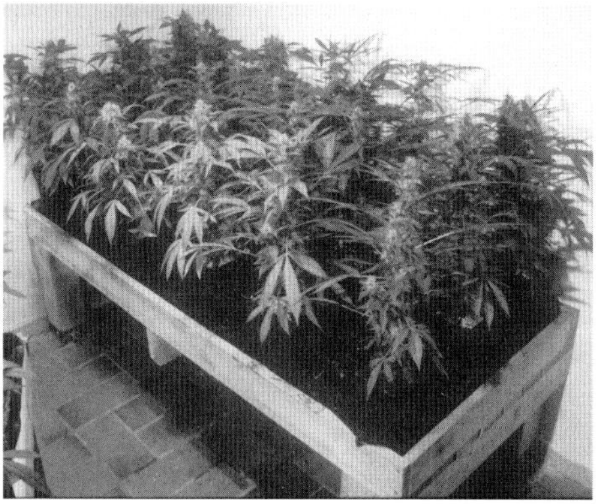

Abb. 20 | Dieser Anbauer verschiebt die Pflanzen samt Beet. Rollen am Beet erleichtern die Rotation.

Je tiefer die Lampe hängt, desto besser. Ein 1000-Watt-Reflektor mit Hot Spot muss 90 Zentimeter über den Pflanzen hängen, während eine 600-Watt-Lampe, deren Reflektor das Licht gleichmäßig verteilt, nur 45 Zentimeter Abstand braucht. Ein 600-Watt-System liefert letzten Endes genauso viel Licht wie eins mit 1.000 Watt!

Wer auf kurzen Abstand zwischen Lampe und Pflanze achtet, verhindert unnatürlich hohen, dünnen Wuchs. Beim Anbau der von Natur aus schlankeren Sativa ist es dann schon schwieriger, mit dem großen Abstand zwischen den Ästen klarzukommen.

Wenn die Lampe von oben herab scheint, erhalten die oberen Blätter intensiveres Licht als die unten sitzenden – sie liegen im Schatten der oberen. Wenn sie zu wenig Licht erhalten, werden sie gelb und sterben ab. Pflücken Sie dennoch im oberen Bereich keine gesunden Blätter ab, damit die unteren mehr Licht bekommen! Große Pflanzen von 1,80 bis 2,40 Meter Höhe brauchen mehr Zeit zum Wachsen und bringen mehr Ertrag als kürzere von 1,20 Meter Höhe. Der Ertrag an potenten Blütenständen wird jedoch in etwa gleich sein. Hochwachsende Pflanzen tragen große Blüten im Bereich der oberen 90 bis 120 Zentimeter. Mangels Licht werden die tiefer stehenden Blüten mickriger ausfallen. Weil hohe Pflanzen gern schwere Blütentrauben bilden, sind die Stängel dann mitunter zu schwach für diese Last, und die Pflanze muss gestützt werden. Kurze Pflanzen sind besser gerüstet, ihre Blütenfracht zu tragen. Sie bringen bei der Ernte weit mehr Blüten- als Blattanteil auf die Waage.

Faustregel

Bei zarten Sämlingen, bei Stecklingen und umgetopften Pflanzen sollte der Abstand zwischen Pflanze und Hochdrucklampe 60 bis 90 Zentimeter betragen.

Faustregel

Sobald eine Pflanze Hüfthöhe (0,90 bis 1,20 Meter) erreicht hat, kann mit der Umstellung auf 12 Stunden Tageslicht die Blütenbildung eingeleitet werden.

Im Alter von zwei Wochen haben rund 100 Sämlinge oder Stecklinge unter einer 1000-Watt-Hochdrucklampe Platz. Wenn sie heranwachsen, müssen sie auseinandergerückt werden. Zu dicht stehende Pflanzen spüren die räumliche Enge und entfalten ihr volles Wachstumspotential nicht. Werfen die Blätter einer Pflanze Schatten auf die Nachbarn, wird deren Wachstum beeinträchtigt. Es ist sehr wichtig, die jungen Pflanzen so zu platzieren, dass sich ihre Blätter nicht berühren. Damit verhindern Sie Schattenbildung. Je weniger Schatten, desto besser der Wuchs! Überprüfen Sie alle paar Tage den Abstand der Pflanzen und rücken Sie diese bei Bedarf auseinander. Wenn sie nach drei bis vier Monaten ausgewachsen sind, finden etwa 8 bis 16 weibliche Pflanzen unter einer 1000-Watt-Hochdrucklampe Platz.

Reflektoren

Ein Reflektor optimiert die Lichtausbeute um mehr als 30 Prozent. Mit dem richtigen Reflektorschirm und reflektierenden Wänden lässt sich die Anbaufläche unter Umständen verdoppeln oder verdreifachen. Wenn Sie hocheffiziente Reflektoren einsetzen, ernten Sie doppelt so viel wie andere Gärtner.

Reflektoren gibt es in den unterschiedlichsten Formen und Größen. Einige sind für

eine bestimmte Anwendung besser geeignet als andere. Entscheidend ist der richtige Schirm.
Als Sämling, Steckling oder in der vegetativen Phase braucht die Pflanze weniger Licht als in der Blütezeit. Sämlinge und Stecklinge werden in den ersten Wochen auch unter Leuchtstofflampen wunderbar gedeihen. Die vegetative Phase erfordert dann etwas mehr Licht. Hier liefert eine Halogen-Metalldampflampe die geeignete Bestrahlung.

Von den Pflanzen benötigte Lichtmenge

	Lux	**Stunden Licht**
Sämling	4.000	16 bis 24
Steckling	4.000	18 bis 24
vegetative Phase	27.000	18
Blütephase	107.500	12

Im Handel werden Reflektoren aus Stahlblech, aus Aluminium und aus rostfreiem Stahl angeboten. Der Stahl wird entweder kaltgewalzt oder galvanisiert, dann wird eine reflektierende Schicht aufgebracht. Galvanisierter Stahl ist rostbeständiger als kaltgewalzter. Dieses Metall kann lackiert, poliert oder mit einer Textur versehen werden. Lackierte Schirme sind normalerweise weiß. Bei hochwertigen Reflektoren wird das Weiß als Pulverbeschichtung aufgebracht. Beachten Sie, dass es verschiedene Weißtöne gibt – manche sind weißer als andere. Mattes Titanweiß reflektiert am besten und hat die beste Streuung. Eine glänzend weiße Oberfläche ist zwar leichter zu reinigen, neigt aber zur Bildung von Hot Spots. Blechschirme sind meist preiswerter als solche aus Aluminium – das Material ist halt billiger.

Oberflächenvergütete Aluminiumreflektoren haben einen hohen Reflexionsgrad. Es sind verschiedene Oberflächengüten und Strukturen im Handel: hochglanzverspiegelt, mattiert und Hammerschlag grob oder fein. Hammerschlagqualitäten bieten den Vorteil einer größeren Oberfläche bei gleichzeitig guter Lichtstreuung. Diese Eigenschaft vermeidet so genannte Hot Spots, die durch ungleiche Lichtverteilung bei spiegelnden Reflektoren auftreten können.

Horizontale Reflektoren

Horizontale Reflektoren sind für Marihuana-Gärtner am besten geeignet. Eine Lampe in horizontaler Brennlage bringt bis zu 40 Prozent mehr Licht als eine in vertikaler Brennlage. Da sich das Entladungsgefäß parallel zur Bodenfläche befindet, fällt das nach unten emittierte Licht direkt auf die Pflanzen und muss nur das nach oben strahlende Licht nach unten reflektiert werden.

Horizontale Reflektoren gibt es in verschiedenen Ausführungen. Je dichter der Reflektor am Lampenkolben sitzt, desto kürzer der Weg, den das Licht zurücklegen muss, bis es vom Reflektor nach unten geworfen wird. Ein kürzerer Abstand bedeutet mehr reflektiertes Licht.

Bei den horizontalen Schirmen bildet sich nicht selten ein Hot Spot direkt unter der Lampe. Um diesen und die dabei entstehende Hitze zu verhindern, installieren manche Hersteller unter der Lampe einen Deflektor. Lampen mit Deflektor können näher an die Pflanzen herangebracht werden, da hier kein Hot Spot entsteht. Waagerecht montierte Hochdruck-Natriumdampflampen für den Treibhausanbau haben einen relativ kleinen Reflektor. Er sitzt nur wenige Zentimeter über dem länglichen Glaskolben, so dass eine maximale Lichtmenge nach unten auf die Pflanzen reflektiert wird, wobei der kleine Schirm selbst nur wenig Schatten verursacht. Es gibt auch ein Fabrikat, bei dem der Schirm mit einem Schutzglas ausgerüstet ist, um die Lampe beim Wässern der Pflanzen vor Spritzwasser zu schützen.

Vertikale Reflektoren

Reflektorschirme in vertikaler Brennlage sind weniger effizient. Das Licht aus dem vertikal montierten Glaskolben strahlt zunächst seitwärts zum Reflektor und wird von dort nach unten auf die Pflanzen geworfen. Reflektiertes Licht ist stets weniger intensiv als direktes Licht, da es einen weiteren Weg zurücklegen muss.

Parabolreflektoren sind unter den Vertikalschirmen diejenigen, die noch am ehesten für Anbauräume taugen. Bei ihnen ist die Reflexion relativ gleichmäßig, auch wenn insgesamt weniger Licht reflektiert wird als bei den Horizontalmodellen. Kegelförmige und andere vertikale Reflektoren vergeuden viel Licht und sind sehr ineffizient. Wer glaubt, mit dem Kauf eines billigen Kegelschirms Geld zu sparen, wird im Grunde nur drauflegen aufgrund verschenkter Effizienz.

Große Parabolschirme bieten eine gleichmäßige Lichtverteilung und ausreichende Reflexion für die vegetative Phase. Das Licht breitet sich zunächst unter dem-Schirm aus und wird dann nach unten auf die Pflanzen geworfen. Die beliebten Parabolreflektoren sind billig herzustellen. Hier erhalten Sie einen guten Gegenwert für den gezahlten Preis.

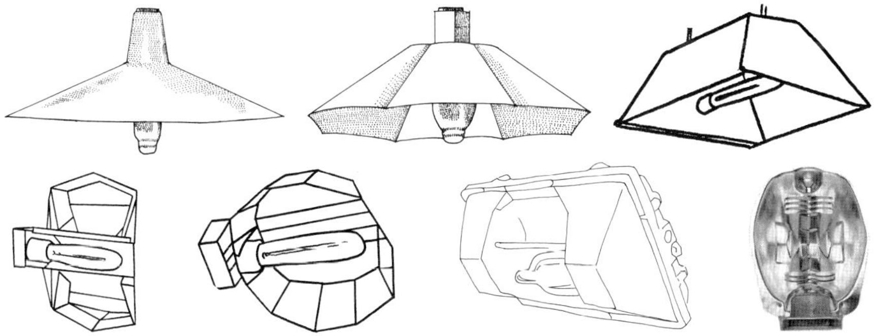

Abb. 21 | Verschiedene Reflektorformen

Heißer Tipp

Die effizientesten horizontalen Reflektoren liefern bis zu 40 Prozent mehr Licht als die meisten vertikalen Reflektoren.

Polierte Parabolreflektoren sind kuppelförmig und neigen dazu, das Licht direkt unter der Quelle zu konzentrieren. Sie funktionieren am besten als Wanderlicht bzw. mit Lichtbewegern, welche die Lampen dicht über den Pflanzen hin- und herziehen.

Die großen Kegelreflektoren (bis zu 1,20 Meter Durchmesser) werden normalerweise in vier bis acht Teilen geliefert. Das vereinfacht den Transport. Der Käufer schraubt sich den Schirm dann zu Hause zusammen. Bei großen Parabolschirmen verhält es sich ebenso, sie kommen zumeist in neun Teilen.

Heißer Tipp

Die Form der PL-Reflektoren ist computerberechnet, um eine optimale Lichtverteilung zu erreichen.

Nehmen wir mal an, Sie haben sich statt eines hochwertigen Horizontalschirms zu 40 Euro einen vertikalen Kegelschirm für 20 Euro gekauft. Betrachten wir zunächst die Effizienz. Der Kegelreflektor bietet eine Effizienz von 60 Prozent, der horizontale hingegen von 100 Prozent. Das sind 40 Prozent Unterschied! Bei täglich 12 Betriebsstunden zu 0,15 Euro pro Kilowattstunde (kWh) kostet jede Lampe pro Monat 54 Euro. Wenn 100 Prozent = 0,15 pro kWh, dann bedeutet eine Effizienz von nur 60 Prozent 0,09 Euro bzw. einen Verlust von 0,06 Euro pro kWh! Wir schließen daraus: 54 Euro geteilt durch 0,06 = 900 Stunden. In 900 Stunden (das sind 75 Tage zu je 12 Stunden) hat der Horizontalschirm die 20 Euro Mehrkosten wieder hereingeholt. Der vertikale Schirm liefert nicht nur 40 Prozent weniger Licht, er ist auch 40 Prozent teurer im Betrieb! Der bessere Schirm hätte sich nach 75 Tagen bezahlt gemacht. Doch nun besitzen Sie statt dessen ein mieses Ding, das Sie obendrein in jeder Sekunde Geld kostet, weil es einfach zu wenig Lumen liefert und damit Strom vergeudet (siehe Abbildung 23).

Bei leichtgewichtigen Reflektoren, die an beiden Enden offen oder mit mehreren Abzugsöffnungen versehen sind, kann die Hitze am besten entweichen. Ein Aluschirm leitet die Hitze schneller ab als einer aus Stahl. Richten Sie einen Ventilator auf den Schirm, wenn er zu heiß wird. Das verschafft ihm nach und nach Kühlung. Bei offenen Armaturen strömt zusätzliche Luft direkt am heißen Kolben vorbei und kühlt so gleichzeitig Kolben und Armatur.

Geschlossene Schirme, bei denen sich die Lampe hinter einer Glasscheibe befindet, entwickeln eine höhere Temperatur. Dafür ist der heiße Kolben aber gegen Spritzwasser geschützt. Außerdem kommen Pflanzenspitzen nicht mit ihm in Berührung. Geschlossene Reflektoren müssen genügend Öffnungen zur Luftzirkulation aufweisen, sonst brennt die Lampe frühzeitig durch. Bei solchen Armaturen ist oft ein kleiner Ventilator eingebaut, der für Kühlung sorgt.

Faustregel

Horizontale Reflektoren sind am effizientesten und sind immer ein besserer Kauf als die vertikale Ausführung.

Je weiter sich das Licht von seiner Quelle entfernt, desto schwächer wird es. Je dichter ein Schirm an der Lampe sitzt, desto intensiver ist das reflektierte Licht. Hat der Schirm beispielsweise 30 Zentimeter Abstand zur Lampe, ist das reflektierte Licht viermal so intensiv wie bei einem Reflektorabstand von 60 Zentimeter (siehe Abb. 16).

Ohne Reflektor

Sind die Pflanzen zu hoch geworden, können Sie den Reflektor natürlich auch entfernen – ohne Schirm herrscht weniger Hitze rings um die Lampe. Zudem sorgt ja auch ein weißer Deckenanstrich für Reflexion, wenn auch nicht so gut wie ein Lampenschirm. Hängt die Lampe zu dicht unter der Decke (Abstand weniger als 60 Zentimeter), müssen Sie aus Sicherheitsgründen einen hitzefesten Schutzschild installieren (siehe *Zweiter Schritt* bei *Die Installation der Hochdrucklampe*).

Technik Tipp

Parabolreflektoren sind zwar ineffizient von der Lichtausbeute her. Beim Ziehen von Stecklingen und in der vegetativen Phase genügen sie aber vollkommen, da sie eine akzeptable Lichtverteilung bieten.

Reflektor-Test

Für meinen Test habe ich einen Raum mit 3 x 3 Meter Bodenfläche konstruiert, mit schwarzen Wänden und schwarzer Decke. Auf dem Boden liegt schwarze Teerpappe. Die schwarzen Oberflächen reflektieren maximal drei Prozent des Lichts. Es gibt keine weitere Lichtquelle im Raum. Gemessen wird am Boden alle 30 Zentimeter innerhalb eines entsprechenden Koordinatennetzes. Die Wände sind in gleicher Art markiert.

Getestet werden fünf verschiedenen Lampen: eine 1000-Watt Hochleistungs-Halogen-Metalldampflampe mit Klarglaskolben, eine 1000er Hochdruck-Natriumdampflampe, eine 600er Hochdruck-Natriumdampflampe, eine 400er Hochleistungs-Halogen-Metalldampflampe und eine 400er HID-Natriumdampflampe.

Der Abstand zwischen Glaskolben und Boden beträgt 90 Zentimeter. Um die volle Lichtleistung zu erhalten, lasse ich die Lampe jeweils 15 Minuten lang brennen, bevor ich die Messungen durchführe.

Die am Boden vorgenommenen Messungen werden in ein Tabellenkalkulationsprogramm eingelesen, das entsprechende Diagramme liefert. Manche Reflektoren konzentrieren das Licht in der Mitte des Raumes und lassen wenig für die Peripherie übrig. Andere wiederum erweisen sich als völlig ineffizient.

Diese Untersuchung zeigt, dass es bei den einzelnen Reflektoren enorme Unterschiede gibt. Manche Hersteller werfen ihre Schirme auf den Markt, ohne sie vorher zu testen. Wollen Sie auf Nummer Sicher gehen, sollten Sie also vorher testen, wel-

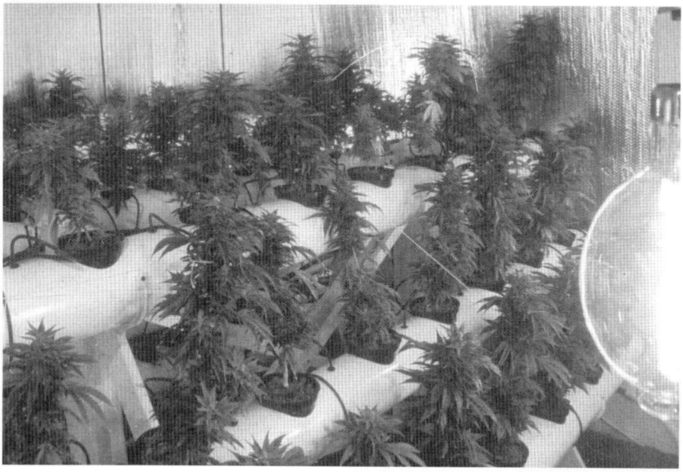

Abb. 22 | Eine Hochdruck-Gasentladungslampe ohne Reflektor wandert vertikal auf und ab zwischen in Röhren sitzenden Pflanzen. Anbauer lassen nichts unversucht, um auf kleinstem Raum einen möglichst hohen Ertrag pro Lampenwatt zu erzielen.

cher Reflektor für Sie am besten geeignet ist. Messen Sie beim Test immer an denselben Stellen! Um die Leistung von Lampe und Schirm zu bestimmen, genügt es, wenn Sie an zwei oder drei Punkten messen.

Bei gleichmäßiger Lichtverteilung kann die Lampe dichter über den Pflanzen hängen. Das Diagramm *Licht und Abstand* (Abbildung 16) zeigt uns, wie rasch das Licht nachlässt. In 100 Zentimeter Entfernung haben wir noch 1/4 der Lichtmenge wie bei 50 Zentimeter Abstand! Das bedeutet, dass eine das strahlende Sonnenlicht liebende Pflanze wie Marihuana am besten gedeiht, wenn die Lampe möglichst nahe über den Pflanzen hängt und ihr Reflektor das helle Licht breit über den Garten streut.

Generell gilt: Je höher die Wattzahl, desto effizienter die Lampe. Weil aber die Bestrahlungsstärke mit dem Quadrat der Entfernung zur Lichtquelle abnimmt, darf der Abstand zwischen Lampe und Pflanzen nicht allzu groß sein. Fazit: Es sind mehrere Lichtquellen erforderlich, wenn überall Licht von gleicher Intensität herrschen soll.

Die Betriebskosten sind bei drei 600-Watt-Hochdruck-Natriumlampen niedriger als bei zwei 1000ern. Die 600er liefern fürs gleiche Geld mehr Lumen und können zudem dichter über den Pflanzen hängen. Obendrein wird die Lichtverteilung mit drei Lichtquellen im Raum optimiert!

Im Schirm sollte eine Öffnung vorhanden sein, damit die Warmluft rings um den Kolben entweichen kann. Zu starke Hitze um die Lampe kann zu vorzeitigem Durchbrennen führen.

Heißer Tipp

Um ein Maximum an Reflexion zu erhalten, malen Sie die Innenseite des Reflektorschirms mit Titanweiß an. Ein mit Titanweiß lackierter Reflektor bringt 5 bis 10 Prozent mehr Licht.

Armaturen mit Wasserkühlung

Wasser- und luftgekühlte Armaturen erfreuen sich vor allem in wärmeren Klimazonen steigender Beliebtheit. Gekühlte Lampen werden nicht so heiß und können daher dichter über den Pflanzen hängen. Zudem werden Wärmebildgeräte Probleme haben, sie zu orten. Bei einer fachgerecht installierten Wasserkühlung lässt sich die Lampenhitze um 80 Prozent mindern. Allerdings dezimieren Außenmantel plus Wasser den Output der Lampe um etwa 10 Prozent. Dieser Verlust lässt sich durch geringeren Abstand zur Pflanze ausgleichen. Der Außenmantel sollte stets sauber gehalten und mit Vorsicht behandelt werden, damit er keine Kratzer bekommt. An einem durchschnittlichen Tag verbraucht die Kühlung einer 1000-Watt-Lampe rund 370 Liter Wasser, sofern das Wasser in die Kanalisation abgeleitet wird. Wollen Sie einen Kreislauf installieren, wird ein enorm großer Behälter benötigt. Zudem muss das Wasser im Reservoir gekühlt werden. Eine solche Kühlapparatur kann schnell bis zu 1.000 Euro kosten. Beim Innenraumanbau in wärmeren Gegenden könnte solch eine Reservoirkühlung unter Umständen auch etliche andere Probleme lösen, die durch die enorme Wärmeproduktion im Anbauraum entstehen.

Luftgekühlte Armaturen

Luftgekühlte Armaturen sind im Betrieb recht preiswert und leicht zu installieren. Beim Output der Lampe ist aber mit rund 10 Prozent Verlust zu rechnen. Es sind diverse Modelle auf dem Markt. Manche haben eine Glasscheibe vorn am Reflektor und zwei kleine Schneckenventilatoren, die für Luftaustausch im Gehäuse sorgen. Der Weg der Luft führt hierbei um etliche Ecken, was ein höheres Tempo erfordert. Bei anderen Modellen ist der Luftstrom frei von Hindernissen. Die Ventilation erfolgt rasch und effizient.

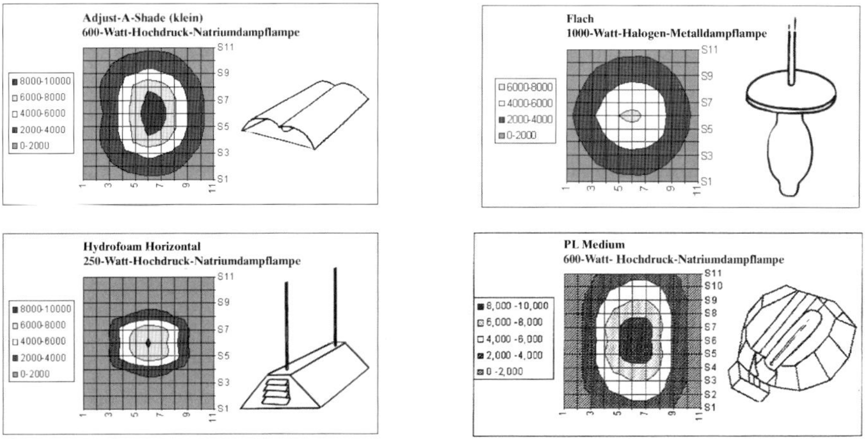

Abb. 23.1 | Die Lichtverteilung bei den verschiedenen Reflektortypen

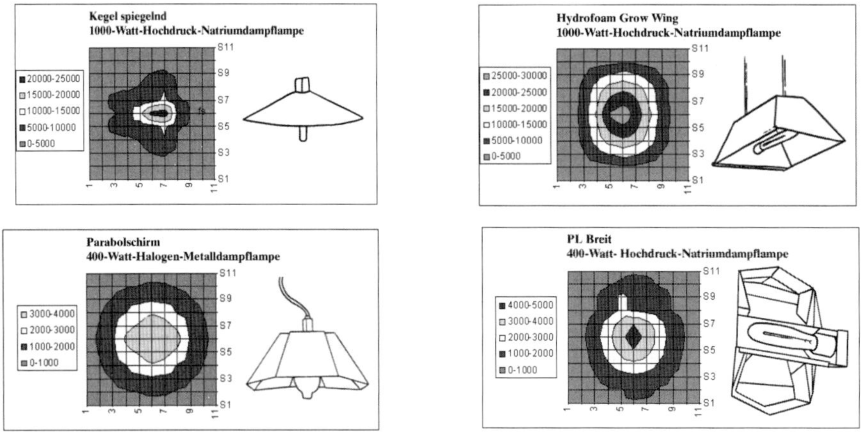

Abb. 23.2 | Die Lichtverteilung bei den verschiedenen Reflektortypen

Technik Tipp

Genauere Informationen zum Thema Licht gibt es (englischsprachig) im *Light Measurement Handbook.*
Es beantwortet so gut wie alle Fragen, und kann im Internet unter www.Intl-Light.com/handbook heruntergeladen werden.

Lichtreflexion

Reflektiertes Licht erhöht die im Anbauraum vorhandene Lichtmenge. Auch wenn reflektiertes Licht weniger intensiv ist als direktes, befördert es doch auch den Pflanzenwuchs. Betrachten wir die Diagramme von unserem Reflektor-Test (Abbildung 23), sehen wir folgendes: Das weniger intensive Licht an den Rändern der Matrix ist vergeudet, wenn es nicht auf die Pflanzen zurückgeworfen wird. Wenn 90 Prozent von 10.000 Lux in den Garten reflektiert werden, sind das 9.000 gewonnene Lux. Rechnen wir bei einer Anbaufläche von 1,8 x 1,8 Meter pro Quadratmeter 9000 Lux hinzu, ergibt das rund 29.000 Lux. Für dieses Licht haben Sie bezahlt. Sie sollten es nicht vergeuden!

Um eine optimale Reflexion zu gewährleisten, sollte der Abstand zwischen Pflanzen und reflektierender Wand nicht mehr als 30 Zentimeter betragen (auch hier gelten die Regeln unseres Diagramms *Licht und Abstand,* Abbildung 16). Im Idealfall kommt die Wand zur Pflanze – auf diese Weise gewährt sie stets optimale Lichtreflexion. Für die Arbeit mit

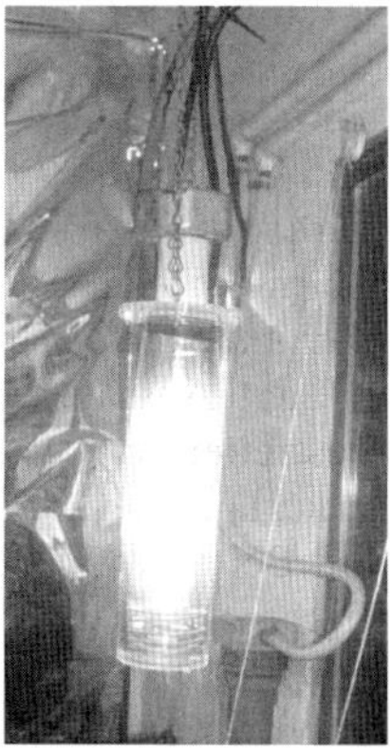

Abb. 24 | Eine wassergekühlte Armatur kann dichter über den Pflanzen hängen.

mobilen Wänden zu arbeiten, befolgen Sie am besten die einfachste Methode: Hängen Sie die Lampe in der Nähe einer Raumecke auf. So können Sie die beiden Eckwände als feststehende Reflektorwände nutzen, während Sie gegenüber zwei bewegliche Wände aus Rohspan, Styropor oder weißer Plastikfolie installieren.

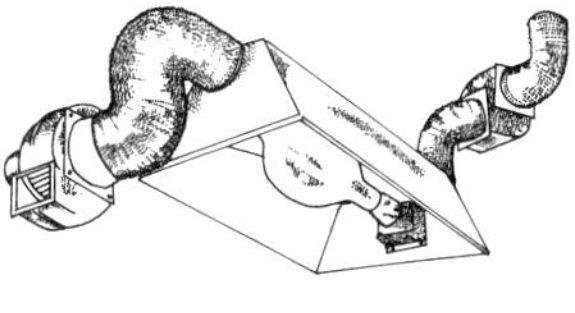

Abb. 25 | Luftgekühlte Armaturen arbeiten ökonomisch und sind leicht zu installieren. Miniventilatoren sorgen für Kühlung.

Weiße **Visqueen-Folie** ist bestens geeignet, um einen Raum in reflektierendes Weiß zu tauchen. Sie ist preiswert, leicht zu entfernen, falt- und wiederverwendbar (und auch in Europa im Gartenfachhandel erhältlich). Sie können damit auch Wände einziehen, um einen Raum abzuteilen. Diese Wände weichen dann mit fortschreitendem Wachstum des Gartens Stück für Stück zurück! Gut eignet sich die Folie auch als Bodenbelag, um einen empfindlichen Raumboden vor Wasser und Schmutz zu schützen. Sie lässt sich leicht mit einer Schere oder einem Messer zurechtschneiden und an die Wand tackern, nageln oder mit Klebeband anbringen.

Damit die Folie für Licht undurchlässig wird, hängen Sie einfach auf der anderen Seite eine schwarze Folie auf – der Zwischenraum wirkt zudem als Isolierung von Wärme.

Einziger Nachteil von Visqueen-Folie: Sie reflektiert nicht so gut wie ein mattweißer Anstrich und wird nach einigen Jahren unter der Entladungslampe spröde.

Eine der einfachsten, preiswertesten und effizientesten Methoden, für eine maximale Reflexion zu sorgen, ist ein **Anstrich mit mattweißer Farbe**. Noch besser reflektiert Titanweiß (Künstlerfarbe), ist allerdings auch teurer. Seidenmatt reflektiert nicht ganz so gut wie Mattweiß, ist aber leichter abwaschbar und besser zu reinigen. Vor dem Anstrich sollten Sie jeder Farbe ein Fungizid untermischen. Verwenden Sie nur ein Präparat, das für Pflanzen ungiftig ist (im Farbenladen erkundigen!). Eine 5-Liter-Dose Mattlack dürfte für den Anstrich eines Anbauraumes von durchschnittlicher Größe ausreichen. Streichen Sie jedoch nicht den Boden weiß, denn die Reflexion würde den zarten Blattunterseiten nicht gut tun! Tragen Sie vor dem Farbanstrich eine Grundierung auf. Dies ist vor allem bei rauen, unverputzten Wänden wichtig. Bevor Sie sich an die Arbeit machen, sollten Sie den Ventilator installieren, damit Ihnen die eingeatmeten Farbdämpfe keine Kopfschmerzen bereiten. Solch ein Anstrich ist eine arbeitsintensive Sache, die sich aber lohnt. Sie beugen damit nämlich auch gegen Pilzbefall und Feuchtigkeitsprobleme vor.

Laut Aussage eines Ingenieurs, der seinen Lebensunterhalt mit Photometrie bestreitet, hat **Mylar-Folie** eine ähnliche Wirkung wie ein paar zusätzliche Hochdrucklampen. Reflektiertes Licht wird nämlich an der Gartenperipherie wesentlich zur Beleuchtung beitragen. Werden beispielsweise 5.000 Lux am Rand der Anbaufläche zu 50 Prozent reflektiert, dann stehen immerhin 2.500 Lux mehr zur Verfügung! Ich habe bei meinen Reflektor-Tests übrigens keine reflektierenden Wände verwendet, sondern nur schwarze Flächen. Deshalb nehmen die Werte in den Ecken bzw. an der Peripherie auch so rasch ab.

Mylar-Folie bietet die beste Reflexion. Sie sieht aus wie ein hauchdünner Spiegel. Diese Folie lässt sich mit Klebeband, Nägeln oder Reißzwecken an der Wand befestigen. Um ein Einreißen zu vermeiden, kleben Sie zuvor ein Stückchen Tesa-Band auf die Einstichstelle. Obwohl Mylar-Folie keineswegs billig ist, bevorzugen sie viele Anbauer. Wichtig beim Anbringen der Folie ist, dass sie glatt auf der Wand liegt. Wenn sie lose hängt und Wellen wirft, ist die Reflexion weitaus geringer. Auch europäischen Gärtnereien verwenden diese Polyesterfolie, die übrigens in zahlreichen Varianten hergestellt wird.

Foylon ist ein mit reißfesten Fasern verstärktes Material, das Licht und Hitze reflektiert und dick genug ist, um auch als Isoliermaterial zu dienen. Zudem ist es ziemlich hitzebeständig und nahezu unentflammbar. An Foylon mag ich, dass es langlebig ist und rund 95 Prozent des auftreffenden Lichts reflektiert. Ich kann es nur empfehlen. Unter www.greenair.com erhalten Sie weitere Infos.

Technik Tipp

Wenn Licht auf einen grünen Gegenstand fällt, absorbiert das grüne Pigment alle Spektralfarben bis auf Grün. Das Grünlicht wird reflektiert und von uns als grüne Farbe wahrgenommen. Der betrachtete Gegenstand ist dann also grün. Mattweiß absorbiert im Grunde gar kein Licht. Der Verlust ist verschwindend gering, das Licht wird nahezu vollkommen reflektiert. Mattweiß reflektiert besser als Glanzweiß, weil es einen geringeren Anteil an lichtabsorbierendem Firnis enthält und seine matte Textur eine größere Reflexionsfläche bietet. Glanzweiß enthält mehr lichtabsorbierenden Firnis, auf seiner Oberfläche bilden sich Glanzlichter.

Heißer Tipp

Mattweiße Wände werden die Lichtintensität an der Peripherie um mindestens 10 Prozent steigern.

Heißer Tipp

Wände aus weißer Visqueen-Folie können zwecks maximaler Lichtreflexion direkt an die Pflanzen herangebracht werden.

Alufolie ist am wenigsten geeignet. Sie knittert leicht und reflektiert das Licht dann in die falsche Richtung. Zudem reflektiert sie mehr UV-Strahlung als andere Materialien, was schädlich für die Chloroplasten in den Blättern ist. Auf unserer Tabelle belegt sie den letzten Platz vor dem Schwarz.

Natürlich reflektiert auch ein ganz normaler **Spiegel** Licht, allerdings weniger als Mylar. Der Lichtstrahl muss zuerst die Glasschicht passieren, ehe er zurückgeworfen wird und wieder denselben Weg zurücklegen muss. Dabei geht einiges an Licht verloren.

Auch wenn bei 400-Watt-Lampen die Lichtausbeute (lm/W) geringer ausfällt als bei 1000-Watt-Lampen, wird durch Installation von zehn 400-Watt-Lampen eine gleichmäßigere Lichtverteilung mit weniger Schattenbildung erreicht als durch Aufhängen von vier 1000-Watt-Lampen.

Technik Tipp

Reflexionswerte

Farbe/Material	Reflexionsgrad in Prozent
Foylon	94 bis 95
Mylarfolie	90 bis 95
Mattweiße Farbe	85 bis 93
Seidenglanzweiß	75 bis 80
Mattgelb	70 bis 80
Alufolie	70 bis 75
Schwarz	unter 10

Arbeiten Sie mit drei 600-Watt-Lampen, also mit drei Lichtquellen, die insgesamt 270.000 Lumen abgeben, statt mit zwei 1000-Watt-Lampen, die von zwei Punkten aus 280.000 Lumen liefern, beläuft sich der Lichtverlust auf 10.000 Lumen, während die Anzahl der Lichtquellen höher ist. Die Lampen können dichter über den Pflanzen hängen, was ebenfalls die Effizienz steigert.

Auch ein **manuelles Umstellen** der Pflanzen trägt zur gleichmäßigen Lichtverteilung bei. Je länger die Pflanzen in der Blütephase sind, desto mehr Licht brauchen sie. In den ersten Wochen der Blüte verarbeiten sie eine etwas geringere Lichtmenge als gegen Ende der Blütezeit. In den letzten Wochen werden sie direkt unter der Lampe platziert, wo das Licht am hellsten ist. Pflanzen, die eben erst in den Blüteraum gekommen sind, können so lange an der Peripherie verbleiben, bis die weiter entwickelten Pflanzen ihn verlassen haben. Mit diesem simplen Trick lässt sich der Ertrag um 5 bis 10 Prozent steigern.

Haben die Pflanzen eine gewisse Größe erreicht, wird das ständige Herumschicben der riesigen Töpfe zum Knochenjob. Da kann es durchaus passieren, dass Sie die Lust verlieren und es immer seltener tun. Einfacher ist es, mit einer mobilen Lampe zu arbeiten oder Pflanzcontainer auf Rollen zu benutzen.

Heißer Tipp

Maximale Lichtnutzung

Ungenutzt bleibendes Licht ist Energieverschwendung. Es gibt verschiedene Wege, ohne Erhöhung der Wattzahl mehr Licht zu nutzen:

- Nutzen Sie mehrere 400- oder 600-Watt-Lampen statt eine bzw. wenige 1000-Watt-Lampen.
- Positionieren Sie die Pflanzen regelmäßig neu.
- Stellen Sie ein Regal an der Wand auf.
- Verwenden Sie rollende Container.
- Arbeiten Sie mit Wanderlicht.

Wenn Sie das Licht nutzen wollen, das von der Wand geschluckt wird, stellen Sie an der Peripherie des Raumes ein niedriges Regal auf. Sie können auch Winkel anbringen, über die Sie 10 bis 15 Zentimeter breite Regalbretter legen. Decken Sie diese mit Plastikfolie ab und achten Sie darauf, dass das Gießwasser ablaufen kann. Bringen Sie die Bretter leicht geneigt an. Die Pflanzen können entweder hier auf dem Regalbrett zur Blüte kommen oder direkt unter der Lampe.

Arbeiten Sie mit rollenden Pflanzbeeten, lässt sich mehr Fläche zum Anbauen nutzen, weil ein einziger Durchgang im Raum ausreicht. Treibhausgärtner wissen seit langem, wie sie platzsparend arbeiten können. Diese Erfahrung machen wir uns zunutze. Natürlich ist es pure Verschwendung, wenn bei stationären Beeten die Hochdrucklampe ausgerechnet in der Gangmitte hängt.

Sie schaffen also mehr Fläche, indem Sie zwei 5 Zentimeter dicke Rohre (oder Holzpfosten) unter die Beete legen. So lässt sich alles hin- und herrollen, während stets nur ein Durchgang frei bleibt. Ein simpler Dreh, der mitunter die Anbaufläche um bis zu 25 Prozent vergrößern kann.

Eine fortwährende Ernte, bei der nur ein bestimmter Teil des Anbauraums zur Blüte gebracht wird, gestattet es dem Gärtner auf kleiner Fläche mehr Pflanzen unterzubringen. Das steigert den Ertrag. So erhalten mehr Pflanzen intensives Licht. Es wird keines vergeudet.

Wanderlicht: die mobile Lichtquelle

Am effizientesten ist es, im Anbauraum den Lauf der Sonne zu simulieren – und zwar mit Hilfe eines Wanderlichts. Hierzu wird die Armatur beweglich auf einer an der Decke befestigten Schiene installiert, die linear oder kreisförmig sein kann. Ob das mobile Licht nun manuell oder mit Motorkraft bewegt wird, es ähnelt der Sonne dennoch ein wenig, auch wenn seine Bahn nicht von Ost nach West verläuft. Bei den motorisierten Modellen sind die langsamen zuverlässiger als die schnellen, denn ab einem gewissen Tempo beginnen die leichtgewichtigen Reflektoren zu wackeln oder kommen ins Schwanken.

Ein Lichtbeweger sorgt für gleichmäßige Lichtverteilung. Erhalten alle Pflanzen die gleiche Lichtdosis, wachsen sie auch gleichförmig. Blütenstände entwickeln sich vornehmlich im Umkreis der Hochdrucklampe – bzw. wachsen zu ihr hin. Aufgrund dieser besonders kräftigen und hohen Blütenstände stehen andere Pflanzenteile im Schatten. Ein Wanderlicht aber bringt jeder Pflanze mehr Lichtintensität, auch wenn dies kein Ersatz für eine höhere Lumenzahl durch zusätzliche Lampen ist, sondern lediglich eine effiziente Art, jede verfügbare Lampe optimal zu nutzen (insbesondere 1000-Watt-Lampen).

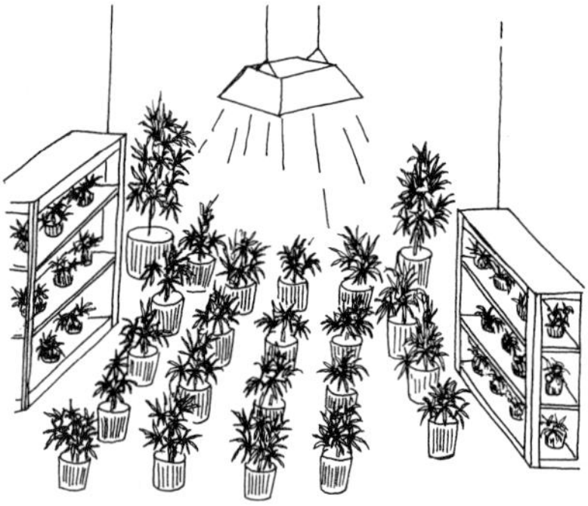

Abb. 26 | Durch richtiges Platzieren, am Rand auch auf Regalen, wird ein Anbauraum maximal genutzt. Die Pflanzen gedeihen, wo immer es Licht gibt

Eine stationäre Lampe strahlt beständig mit derselben Helligkeit auf dieselbe Stelle. Mit zunehmender Größe werden die oberen Blätter der Pflanzen ihre Schatten auf das untere Blattwerk werfen. Kommt das Licht

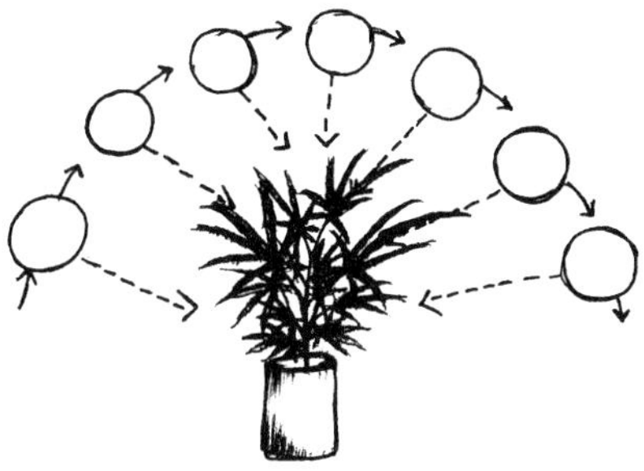

Abb. 27 | Wanderlicht simuliert die Bahn der Sonne in freier Natur, wo das Licht alle Teile der Pflanze erreicht.

jedoch aus verschiedenen Richtungen, erreicht es viel mehr Blätter. In freier Natur sorgt die bogenförmige Bahn der Sonne dafür, dass ihr Licht allen Teilen der Pflanze zugute kommt. Die meisten Cannabissorten wachsen in der Form eines klassischen Weihnachtsbaumes. Dies ist für die Pflanze die effizienteste Konfiguration, denn so kann das Sonnenlicht alle Pflanzenteile erreichen.

Die im Handel angebotenen Wanderlicht-Modelle verschaffen einer größeren Anzahl von Pflanzen im Raum intensives Licht und helfen damit Geld zu sparen. Verschiedene Anbauer berichten, dass sie durch den Einbau von Wanderlicht weniger Lampen brauchen und trotzdem den gleichen Ertrag einfahren. Die Verteilung der Intensivbestrahlung wird um 25 bis 30 Prozent optimiert. Manchen Anbauern zufolge bringen drei als Wanderlicht installierte Lampen genauso viel wie vier stationäre Lampen.

Ich selbst ziehe die motorisierte Variante vor, da sie ein gleichmäßiges Gartenprofil garantiert. Weil die Hochdrucklampe an einem Stromkreis von 16 oder 20 Ampere hängt, müsste eine zusätzliche Lampe an einen anderen oder gar neu zu installierenden Stromkreis angeschlossen werden. Ein handelsüblicher Lichtbeweger lässt sich problemlos an der gleichen Zeitschaltuhr bzw. Steckdose wie die Lampe anschließen. Da sein Motor nur wenig Strom verbraucht, lässt er sich am gleichen Stromkreis wie die Lampe betreiben, ohne eine Überlastung zu verursachen.

Die Vorteile von Wanderlicht:

- *Die Lampen können dichter über dem Blätterdach hängen.*
- *Stellt für einen großen Anteil der Anbaufläche intensives Licht zur Verfügung.*
- *Es liefert von verschiedenen Punkten aus Licht.*
- *Es optimiert die Bestrahlung mit Intensivlicht um etwa 25 Prozent.*
- *Es erlaubt eine ökonomische Lichtnutzung.*

Beim linearen System wandert die Lampe an einer geradlinigen Schiene, die den Lauf der Sonne simuliert. Bei diesem System wird die Lichtabgabe innerhalb eines linear wandernden Ovals erhöht. Die Größe der bestrahlten Fläche ist abhängig von der Länge der Schiene und der Anzahl der installierten Armaturen. An einer an die Decke montierten Schiene läuft die Lampe hin und her. Die Armatur hängt dabei an einer verstellbaren Kette oder einem Seil, damit sie möglichst tief über die Pflanzen herabgelassen werden können. Der Handel bietet diverse Modelle an. Sie unterscheiden sich nach der Schienenlänge und dem Tempo,

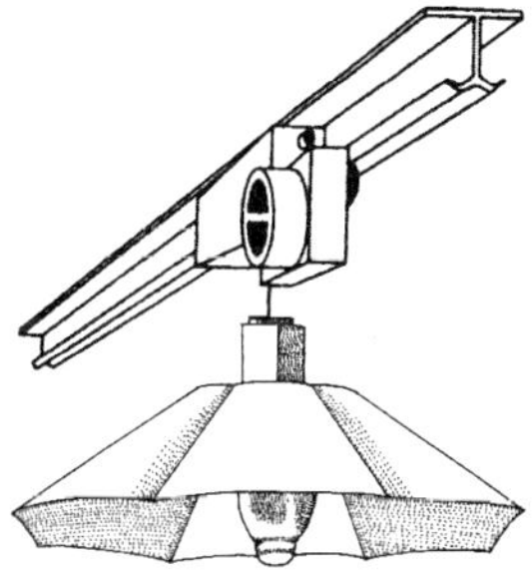

Abb. 28 | Lineares Wanderlicht: Die Armatur fährt an einer Schiene auf und ab.

mit dem die Lampe wandert. Manche sind für nur eine Armatur ausgerüstet, andere können bis zu sechs Armaturen tragen. Eine Lichtschiene von 1,80 Meter Länge vergrößert die von einer Lampe bestrahlte Fläche von 3,30 auf 6,60 Quadratmeter.

Faustregel

Da sich die lichthungrigen jungen Klone und Sämlinge gern nach der Lichtquelle strecken (so genannter Geilwuchs), sobald sich die Lampe von ihnen entfernt, sollten Sie erst mit Wanderlicht arbeiten, wenn die Jungpflanzen mindestens 30 Zentimer hoch sind und bereits etliche Blattsprossen haben.

Ein Wanderlicht Marke Eigenbau ist vor allem für Heimzüchter geeignet, die zwei- oder dreimal am Tag nach ihren Pflanzen schauen können. Bei der Gelegenheit schieben sie dann die Lampe.

Auf zweierlei gilt es beim Eigenbau zu achten: Stabilität und gute Beweglichkeit. Vor allem muss die Lichtschiene an der Decke stabil genug sein, um das Gewicht von Lampe und Schirm zu tragen. Reißt die Konstruktion und fällt samt Lampe zwischen die Pflanzen, sind nicht nur Lampe und Pflanzen ruiniert, sondern kann auch leicht ein Brand entstehen. Achten Sie also unbedingt auf stabile Verankerung in der Decke! Das Stromkabel muss so geführt sein, dass es in keiner Weise die Beweglichkeit der Lampe beeinträchtigen kann.

Auf folgendes ist zu achten:

- *Pflanzen mit Symptomen von Geilwuchs*
- *schwächlich wirkende oder gelb werdende Pflanzen*
- *Verbrennungserscheinungen an Blättern, die zu dicht an der Lampe sind*
- *ungleiche Lichtverteilung*
- *keine Hindernisse auf dem Weg der Lampe*

Das Eigenbau-Modell lässt sich mit Hilfe eines Seilzugs realisieren, wie er bei Wäscheleinen bekannt ist. Befestigen Sie an beiden Enden der Decke (oder in den Ecken) Ringbolzen, an denen die Rollen befestigt werden. Zwischen den Rollen wird ein starkes Nylonseil eingezogen und zur straffen Schleife verbunden. Hängen Sie die Armatur unten an die Schleife. Sie lässt sich dann hin- und herziehen, wie die Wäsche auf einer beweglichen Leine. Eine Variante dieses Prinzips besteht darin, dass auf einem unter der Decke gespannten Nylonseil eine Rolle gesetzt und an dieser die Lampe aufgehängt wird. Ich kenne einen innovativen Heimzüchter, der sich ein Wanderlicht unter Verwendung eines ausrangierten Garagentüröffners baute. Ihrem Erfindungsreichtum sind also keine Grenzen gesetzt! Beim Einsatz dieser Syste-

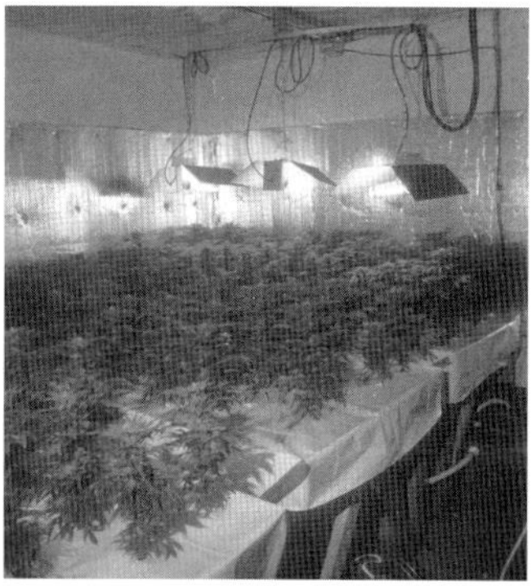

Abb. 29 | Ein Wanderlicht mit vier 1000er Hochdruck-Natriumdampflampen versorgt eine Plantage, die auf Steinwolle gedeiht und gerade in Blüte steht.

me sollten Sie stets Ihr Gartenprofil beobachten. Verteilen Sie das Licht so gleichmäßig wie möglich!

Bei den unmotorisierten Modellen gibt es keine Route, die permanent abgefahren werden muss. Schieben Sie die Armatur dorthin, wo Sie es für nötig halten.

Sobald die Jungpflanzen unter der stationären Lampe eine gewisse Größe erreicht haben und in größere Töpfe umgesetzt werden, ist es Zeit für den Einsatz des Wanderlichts. Sie stehen nun weiter auseinander und die Lampe vermag nicht mehr die ganze Gartenfläche abzudecken. Vor diesem Zeitpunkt würde ein Wanderlicht sie nicht ausreichend mit intensivem Licht bestrahlen. Die Pflanzen könnten deshalb zu Geilwuchs neigen.

Heißer Tipp

Mit dem Wanderlicht bringen Sie die Lichtquelle zur Pflanze. Je weniger Abstand, desto intensiver das Licht!

Installation des Wanderlichts – Schritt für Schritt

Erster Schritt: Wählen Sie eine geeignete Stelle. Zuerst befestigen Sie ein Brett an der Decke. Auf diesem wird die Laufschiene für die Armatur angeschraubt. SunTwist-Modelle werden an einem Brett befestigt, das mit den Deckenbalken oder –trägern verbunden ist. Reduzieren Sie die vom Gerät ausgehenden Vibrationen, indem Sie zwischen Befestigungsbrett und Decke entsprechendes Dämmmaterial einziehen.

Zweiter Schritt: Die Stromleitung vom Netz zum Wanderlicht wird verlegt, und zwar mit einem zwischengeschalteten Timer.

Dritter Schritt: Sichern Sie das Stromkabel mit Kabelklemmen längs der Schiene. Wo das Kabel beweglich sein muss, wird es durch Ösen geführt.

Eine Alternative zum Einsatz von Wanderlicht ist **die Verwendung von Pflanzkübeln oder von Containern auf Rollen**. Damit wird die Rotation der Pflanzen unter einer stationären Lampe wesentlich erleichtert. Sie sollten die Position täglich wechseln. So werden die Pflanzen bei stationärer Lichtquelle gleichmäßig mit Licht versorgt. Diese Methode erfordert freilich mehr Arbeitsaufwand, als manuell ein oder zwei Lampen zu bewegen.

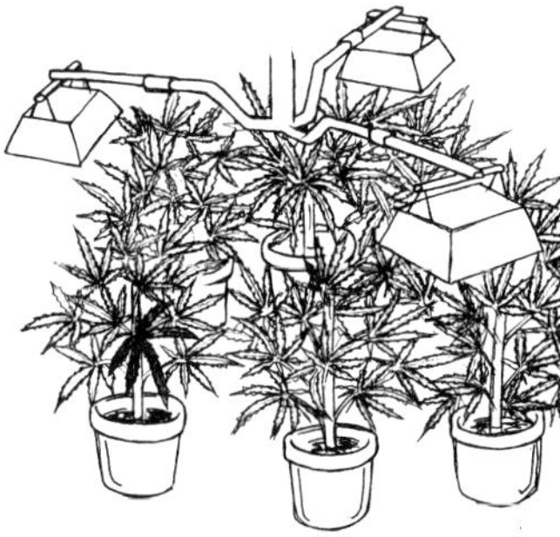

Abb. 30 | Das SunTwist-Modell lässt die Lampen über den Pflanzen kreisen. So werden sie aus den verschiedensten Winkeln bestrahlt.

400-W-Lampen bieten eine gleichmäßigere Verteilung des Lichts und können dichter über den Pflanzen hängen, da sie weniger Wärme entwickeln als die mit 1000 Watt – ein wesentlicher Vorteil bei engen Räumlichkeiten. Ich kenne einen Heimgärtner, der mit zwei 400-Watt-Lampen in einem schmalen 1,20 x 2,40

Meter großen Raum erstaunliche Erfolge erzielt. Die 400-Watt-Halogen-Metalldampflampen haben eine längere Lebensdauer als die 1000er. Der Lichtstromrückgang ist bei beiden gleich. Gemessen an der Lumenzahl ist ihr Anschaffungspreis zwar weit höher, doch halten sie doppelt so lange, nämlich rund 20.000 Stunden. Verwenden Sie niemals eine 400-Watt-Lampe mit einem 1000-Watt-System! Es mag ein, zwei Tage oder noch länger gut gehen. Doch dann – wumms! Die Lampe kann explodieren und es besteht Brandgefahr! Im Abschnitt *Seitliche Beleuchtung* finden Sie Tipps, wie Sie auf andere Weise zu mehr Licht kommen.

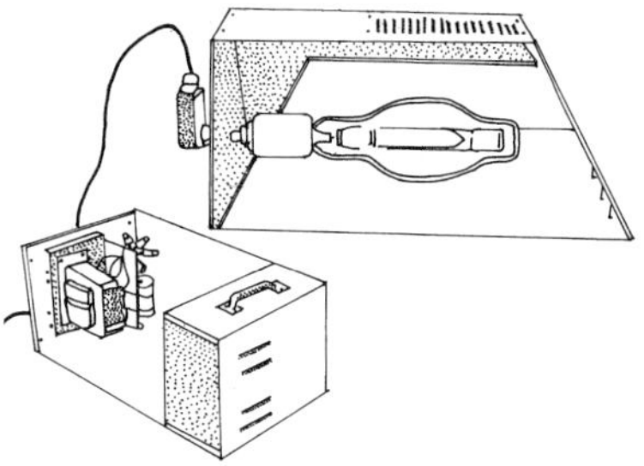

Abb. 31 | Einblick in eine Halogen-Metalldampflampe: Transformator und Kondensator sind in einem stabilen Metallgehäuse untergebracht, Lampe und Reflektor sind mit dem Vorschaltgerät durch Kabel und Stecker verbunden.

Das Prinzip der Hochdruck-Gasentladungslampe

Zur Gruppe der Hochdruck-Gasentladungslampen gehören die Quecksilberdampflampen, die Halogen-Metalldampflampen, die Natriumdampf-Hochdrucklampen sowie die Adapterlampen.

Das Lichtspektrum der letzten drei ähnelt dem des Sonnenlichts, weshalb sie zum Anbau von Marihuana geeignet sind. Die ersten Hochdruck-Gasentladungslampen auf dem Markt waren die Quecksilberdampflampen. Sie gelten inzwischen als überholt, da sie unwirtschaftlich sind und sich vom Spektrum her weniger als Pflanzlicht eignen. Effizientere Hochdrucklampen haben sie heute weitestgehend ersetzt.

Beliebte Wattstärken sind 150, 175, 250, 400, 430, 600, 1.000 und 1.100 Watt. Es gibt auch Halogen-Metalldampflampen mit 1.500 Watt, die jedoch zur Beleuchtung von Sportarenen entwickelt sind und sich daher nicht für Innenräume eignen. Sie sind zu hell und zu heiß. Anbauer mit kleineren Flächen bis zu einem Quadratmeter bevorzugen kleinere Lampen wie 150er oder 250er. Für größere Flächen nehmen sie eher hellere wie die 400er und 1.000er. Europäer entscheiden sich meist für 400er und 600er, während US-Anbauer eher 600er und 1.000er Wattstärken verwenden. Die besonders effiziente 1100-Watt-Halogen-Metalldampflampe ist im Jahre 2000 eingeführt worden.

Ursprünglich vor allem in den 70er Jahren des vergangenen Jahrhunderts entwickelt, galt für Halogen-Metalldampflampen und Hochdruck-Natriumdampflampen stets die Formel: je größer die Lampe, desto höher die Lichtausbeute. Zum Beispiel produziert eine 1000-Watt-Natriumdampf-Hochdrucklampe 12 Prozent mehr Licht als eine 400er, und 25 Prozent mehr als eine 150er. Diese Hürde haben clevere Forscher mit der Entwicklung der 600-Watt-Natriumdampf-Hochdrucklampe überwunden. Sie bringt 7 Prozent mehr Licht als die 1000-Watt-Variante.

Bei den Hochdrucklampen wird der Strom durch ein unter hohem Druck stehendes Gas- bzw. Dampfgemisch geleitet, das sich in einem hitzefesten Glaszylinder (dem so genannten Entladungsgefäß) befindet. Die hier vorhandenen chemischen Elemente diktieren das von der Lampe abgegebene Lichtspektrum. Die jeweilige Zusammensetzung der Chemikalien im Entladungsgefäß sorgt beispielsweise bei der Halogen-Metalldampflampe für ein sehr breites Spektrum, während das der Hochdruck-Natriumdampflampe reduzierter ist. Ein schützender Außenkolben umgibt das Entladungsgefäß, er absorbiert auch die dort entstehende UV-Strahlung. Manche Kolben sind an der Innenseite mit Phosphor beschichtet, was sich wiederum aufs emittierte Spektrum auswirkt.

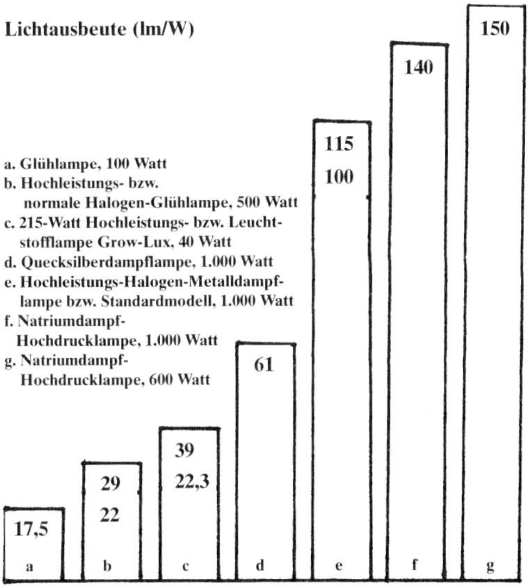

Abb. 32 | Lichtausbeute (lm/W) diverser Lampentypen. Glühlampen sind am ineffizientesten, eine 600-Watt-Hochdruck-Natriumdampflampe hingegen hat die größte Effizienz. Die höchste Lichtausbeute bieten Halogen-Metalldampflampen und Hochdruck-Natriumdampflampen.

Die Hersteller von Hochdruck-Gasentladungslampen – General Electric, Iwasaki, Lumenarc, Osram/Sylvania, Philips und Venture – produzieren zahlreiche Lampen mit exakt gleichen technischen Daten. Dennoch sind einige Marken besser als andere, sagen zumindest einige Anbauer. Zu dieser Schlussfolgerung kommen sie, weil sie sich zwei verschiedene (1.000er) Lampenmarken gekauft und mit einer eben mehr Glück hatten als mit der anderen. Sie wissen meist nicht, dass viele Hersteller ihre Komponenten von den gleichen Zulieferfirmen beziehen.

Warnung

Der äußere Glaskolben absorbiert die gesamte von den Hochdrucklampen emittierte UV-Strahlung. Schauen Sie niemals in die Lampe, wenn der Glaskolben zerbrochen ist! Schalten Sie die Lampe sofort aus!

Der Strom bzw. die Netzspannung (1) fließt durch das Vorschaltgerät (2). Dessen Kondensator (3) erzeugt den Spannungsstoß, der die Lampe zündet. Um den Stromfluss zwischen den Elektroden (7 und 9) im Entladungsgefäß (10) anzuregen, braucht es diesen Spannungsstoß, der durch den Startmechanismus (5) der Lampe geschickt wird. Nur Natriumdampf-Hochdrucklampen haben keine spezielle Startelektrode.

Von der Startelektrode (6) wird der Zündstrom dann buchstäblich durchs Entladungsgefäß (10) zur gegenüberliegenden Elektrode (9) geschossen. Sobald der Strom fließt und die Gase reagieren, wechselt der Entladungsstrom von der Start-

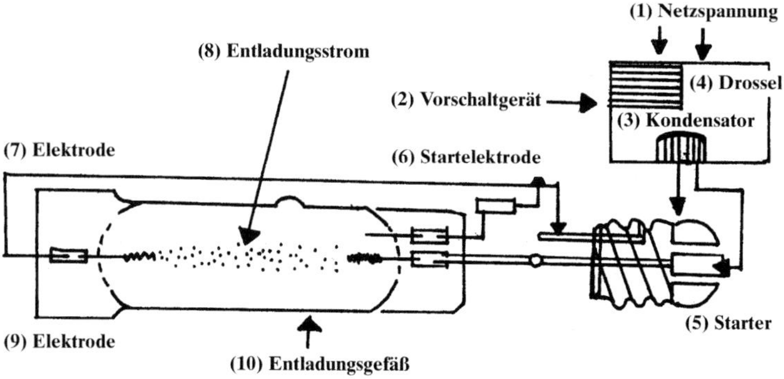

Abb. 33 | Aufbau und Funktionselemente einer Hochdruck-Gasentladungslampe: Vom Netzanschluss fließt der Strom zunächst ins Vorschaltgerät.

elektrode hinüber zwischen die Elektroden (7 und 9). Die im Entladungsgefäß enthaltenen Elemente verdampfen in den Entladungsstrom (8).

Ist der Elektronen- bzw. Entladungsstrom (8) zwischen den Elektroden in Gang, kommt es durch die Ionisierung des Gases zu einem ständig steigenden Lampenstrom. Damit dieser nicht die Lampe zerstört, muss der Lampenstrom im Vorschaltgerät (2) durch eine Drosselspule (4) begrenzt werden, welche für eine konstante Stromzufuhr sorgt.

Faustregel

Kaufen Sie immer das komplette Lampensystem (Lampe, Armatur, Vorschaltgerät / Trafo, Zeitschaltuhr) auf einmal bei einem Fachhändler. Es muss gewährleistet sein, dass die Lampe das richtige Vorschaltgerät hat.

Vorschaltgeräte

Alle Hochdrucklampen funktionieren nach dem gleichen Prinzip, doch hat jede ihre spezifischen Betriebseigenschaften und Anforderungen. Wenn die Lampe in die Armatur passt, heißt das noch längst nicht, dass auch das angeschlossene Vorschaltgerät für diese Lampe geeignet ist.

Wer Komponenten falsch kombiniert, darf sich nicht wundern, wenn die Lampe nur unzureichend funktioniert, weniger Leistung bringt oder vorzeitig durchbrennt. Jede Hochdrucklampe braucht ein Vorschaltgerät. Bei 150 bis 1100 Watt sind altmodische Transformatoren eingebaut. Bei 100 Watt und darunter werden Elektronikgeräte verwendet. Die elektronischen Vorschaltgeräte laufen leise und werden nicht heiß. Elektronikgeräte für höhere Wattzahlen sind in der Entwicklung. Unbedingt beachten: Beim Kauf einer Hochdrucklampe muss immer das passende Vorschaltgerät dabei sein! Kaufen Sie niemals gebrauchte Teile! Verwenden Sie nie ein Gerät, dessen genaue Kapazität Sie nicht kennen. Nur weil ein Lampensockel in die Armatur passt, bedeutet dies noch lange nicht, dass es das richtige System ist. Wer seinen Garten ruinieren will, der knausert beim Vorschaltgerät! Einer der miesesten Indoor-Gärten, der mir je unter die Augen kam, wurde mit Quecksilberdampflampen und selbstgebastelten Reflektoren betrieben. Der Gärtner war knapp bei Kasse und hatte in seiner Straße kurzerhand einige Straßenlampen abmontiert.

Zwar braucht jede Hochdrucklampe ihr ganz bestimmtes Vorschaltgerät, doch haben diese Vorschaltgeräte vieles gemein. Ihre größte Gemeinsamkeit ist wohl der Lärm, den sie machen. Ihr Brummen kann wirklich nerven. Zudem entwickeln sie eine ziemliche Wärme, wenn sie in Betrieb sind (32 bis 65 Grad Celsius). Wird das Gerät allerdings zu heiß, dann macht es auch mehr Lärm. Bevor es Probleme bereitet oder durchbrennt, sollte eine Werkstatt dies Gerät überprüfen. Überhitzung hat schon so manches Vorschaltgerät ruiniert! Wenn Sie zwecks Schalldämpfung eine Box um das Vorschaltgerät bauen wollen, müssen Sie unbedingt darauf achten, dass genügend Raum für ausreichende Luftzirkulation bleibt! Ein zu heißes Vorschaltgerät arbeitet nicht effizient, es kann vorzeitig durchbrennen und stellt ein potentielles Brandrisiko dar!

Vorschaltgeräte der höheren Preisklasse sind mit kleinen Ventilatoren ausgestattet, um die Temperatur im Innern niedrig zu halten. Ein Gerät mit Luftschlitzen im Gehäuse wird sich weniger schnell überhitzen. Die Schlitze müssen natürlich so angebracht sein, dass die Komponenten im Innern geschützt bleiben und kein Spritzwasser eindringen kann!

Bei manchen Fabrikaten ist das Gerät in ein Gehäuse aus Fiberglas oder ähnlichem Material eingeschweißt, um es wetterfest zu machen. Von diesen Geräten ist abzuraten. Sie sind zur Verwendung im Freien gedacht. Bei der Verwendung in Innenräumen ist ein wetterfestes Gehäuse überflüssig und birgt die Gefahr einer Überhitzung.

Achten Sie darauf, dass das Gerät einen Tragegriff besitzt. Schon ein kleines Vorschaltgerät für eine 400-Watt-Halogen-Metalldampflampe wiegt etwa 14 Kilo. Ein Gerät für die 1000-Watt-Natriumdampf-Hochdrucklampe bringt gut 25 Kilo auf die Waage. Ohne Griff lässt sich so eine kleine, schwere Kiste nur schwer vom Platz zu bewegen.

Gegebenenfalls können auch mehrere Vorschaltgeräte parallelgeschaltet werden, wenn das der verfügbare Stromkreis verkraftet. Ein System mit 200 Volt hat rund 4 Ampere. Laut Ohmschem Gesetz gilt: Volt x Ampere = Watt. Durch Parallelschaltung lassen sich Vorschaltgeräte effizienter nutzen. Auf diese Weise ist der Widerstand geringer; unterwegs geht weniger Strom verloren. Trotzdem möchte ich dies nur erfahrenen Elektrikern empfehlen, denn bei mehreren Geräten fließt erheblich mehr Strom und ist die ordnungsgemäße Erdung außerordentlich wichtig. Ein Elektroinstallateur sollte kompetent genug sein, sie entsprechend zu verkabeln.

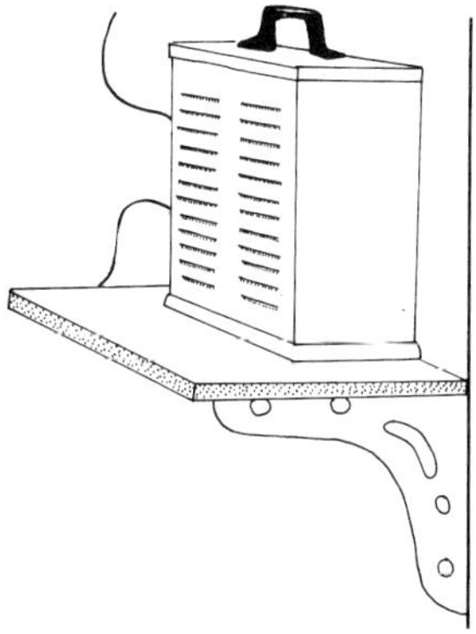

Abb. 34 | Auf einem Wandbrett platziert, steht das Vorschaltgerät nicht im Weg und ist sicher vor Nässe am Boden.

Das Vorschaltgerät steht unter hoher Spannung – mehrere 1000 Volt wegen Phasenverschiebung! Also Finger weg vom Gerät, wenn die Lampe in Betrieb ist! Stellen Sie es nie auf den feuchten Boden. Am besten stellen Sie das Gerät gar nicht auf den Boden, sondern auf einen erhöhten Platz, wo es sicher vor Feuchtigkeit

(Spritzwasser) ist. Noch besser wäre es, das Gerät aufzuhängen oder es auf einem Regalbrett an der Wand zu platzieren. Es muss nicht unbedingt sehr hoch stehen, aber so weit vom Boden entfernt, dass es vor Nässe geschützt ist. Empfehlenswert ist eine weiche Unterlage, die Brummgeräusch und Vibration dämpft.

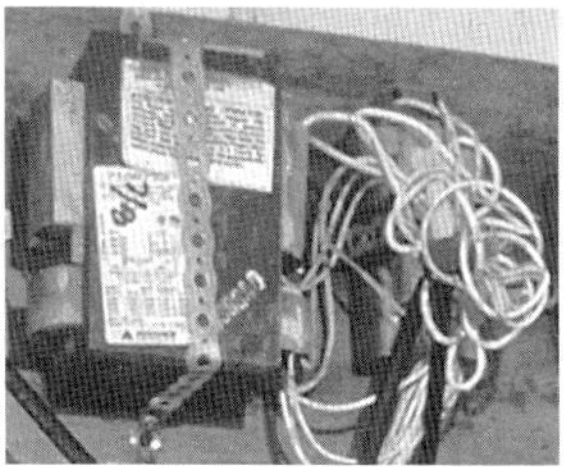

Abb. 35 | Der Transformator besteht aus mit Harz verklebten und mit Kupferdraht umwickelten Metallplatten. Der Kondensator befindet sich rechts unter den Kabeln.

Es gibt in die Armatur eingebaute und separate Vorschaltgeräte. Ein separates Gerät eignet sich zur Verwendung in Innenräumen meist besser. Es lässt sich in Bodennähe platzieren, wenn es dort zu kühl wird, oder draußen abstellen, falls es im Raum zu heiß wird. Eingebaute Vorschaltgeräte sind fest mit der Armatur verbunden. Hierdurch hat sie natürlich ein höheres Gewicht, beansprucht mehr Raum unter der Decke und entwickelt mehr Wärme. Lampen mit eingebautem Vorschaltgerät werden gewöhnlich zur Beleuchtung von Lagerhallen verwendet, wenn es aus etwa vier bis fünf Meter Höhe große Flächen zu erhellen gilt.

Es gibt auch Vorschaltgeräte mit eingebauter Zeitschaltuhr. Das ist zwar sehr bequem. Die Uhr sollte aber aus hitzefestem Material bestehen. Bei billigem Plastik kann es durchaus passieren, dass sie schmilzt bei der Wärme, die das Gerät im Dauerbetrieb entwickelt.

Achten Sie darauf, dass im Vorschaltgerät eine Sicherung eingebaut ist. Dies bietet doppelten Schutz bei eventuellen Störungen (die leicht zur Brandgefahr werden können) und bewahrt die Lampe vorm Durchbrennen.

Heißer Tipp

Um die Vibrationen des Vorschaltgeräts zu dämpfen, stellen Sie es auf eine weiche Unterlage wie Styropor. Ein aufs Gerät gerichteter Schwenkventilator schafft Kühlung. Ein Gerät, das nicht heißläuft, ist effizienter. Seine Lampe brennt heller.

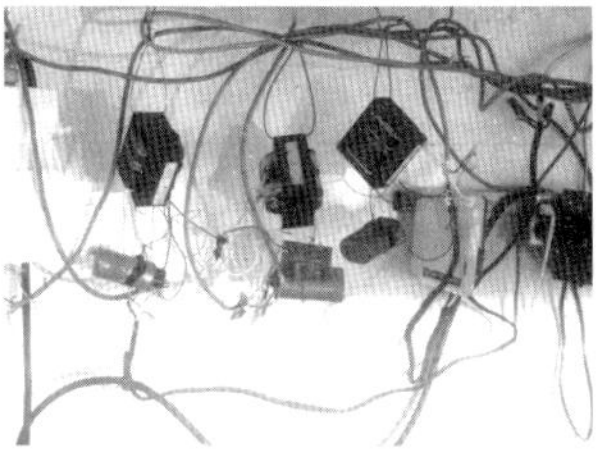

Abb. 36 | Hier rechnet man jeden Moment mit einer Katastrophe: Der Anbauer hat sämtliche Vorschaltgeräte an ein Drahtseil gehängt – nicht zur Nachahmung empfohlen!

Es gibt auch Vorschaltgeräte, mit denen zwei Systeme betrieben werden können. Eine grandiose Erfindung, denn so lässt sich in zwei Blüteräumen zugleich anbauen. Die Lampe leuchtet 12 Stunden in einen Raum, während im zweiten Dunkel herrscht. Schaltet sich in Raum 1 das Licht aus, geht es in Raum 2 an. Dieses Modell ist in Kanada sehr beliebt.

Des weiteren gibt es Vorschaltgeräte, an denen sich sowohl Halogen-Metalldampflampen wie auch Natriumdampf-Hochdrucklampen betreiben lassen. Diese zweigleisig ausgelegten Geräte funktionieren zwar, doch rate ich von ihnen ab. Im Allgemeinen wird die Halogen-Metalldampflampe zu sehr beansprucht und brennt nach beschleunigtem Lichtstromrückgang dann frühzeitig durch. Wer sich aufgrund seines knappen Budgets nur ein System leisten kann und den Pflanzen trotzdem ein ausgewogenes Lichtspektrum bieten will, sollte zu Adapterlampen greifen (*siehe Kapitel Adapterlampen*).

Leuchtmittel

Seit Erscheinen der letzten Auflage dieses Buches sind etliche neue Hochdrucklampen entwickelt worden. Besonders bemerkenswert sind die 430-Watt-Natriumdampf-Hochdrucklampe, die Halogen-Metalldampflampe für Impuls-Starter, die PAR-Lampen von SunMaster und die Halogen-Metalldampflampe mit 1.100 Watt. Außerdem gibt es nun Hochdrucklampen mit vielen unterschiedlichen Kolben, die jetzt mit dichter an der Lampe sitzenden Reflektoren verwendet werden können.

Die Leuchtmittel für Hochdrucklampen sind stabil gebaut und halten einiges aus. Sie überstehen selbst die längsten Transportwege unbeschadet. Neue Lampen sind widerstandsfähiger als alte. War die Lampe einige Stunden in Betrieb, nimmt das Entladungsgefäß eine dunkle Färbung an, und die inneren Teile werden etwas spröde. Nach einigen hundert Betriebsstunden kann ein heftiger Stoß zu einer wesentlichen Verkürzung der Lebensdauer oder zur Verringerung der Leuchtkraft beitragen.

Drehen Sie die Lampe niemals heraus, solange sie noch warm ist! Da sie sich bei Erwärmung ausdehnt, sitzt der Sockel fester in der Fassung und lässt sich nur mit einiger Kraftanwendung herausdrehen. Sie können ein spezielles, für Elektrozwecke geeignetes Gleitmittel verwenden (Vaseline tut es auch), das Sie rings um den Schraubsockel schmieren. Schon eine winzige Menge reicht aus, um das Ein- oder Ausdrehen zu erleichtern.

Sollte eine Lampe beim Ein- oder Ausdrehen zerbrechen, ziehen Sie sofort den Stecker am Vorschaltgerät und berühren Sie keinesfalls die Metallteile – Sie können sich dabei einen elektrischen Schlag holen!

Halten Sie den Glaskolben immer sauber! Warten Sie stets, bis er abgekühlt ist. Wischen Sie dann mit einem sauberen Lappen das Glas sauber, am besten alle zwei bis vier Wochen. Schmutz auf der Lampe bedeutet nämlich weniger Lumen für die Pflanzen. Insektenspray und die Rückstände von Wasserdunst setzen sich mit der Zeit auf dem Glaskolben ab. Dies mindert die Helligkeit der Lampe in ähnlicher Weise, als würde sich in freier Natur ein Wolkenschleier vor dic Sonnc schieben.

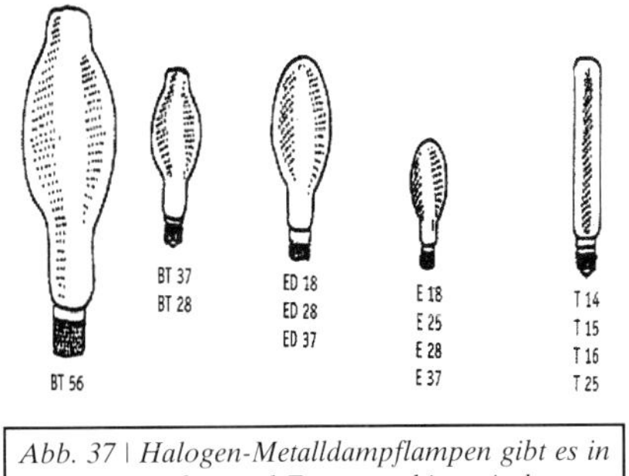

Abb. 37 | Halogen-Metalldampflampen gibt es in diversen Größen und Formen – hier mit den von Herstellern verwendeten Typenbezeichnungen.

Berühren Sie den Glaskolben nicht mit den Fingern! Denn beim Anfassen bleiben Reste vom Fett der Haut zurück, die sich ins Glas einbrennen und die Leuchtkraft mindern. Die meisten Anbauer reinigen das Lampenglas mit Isopropylalkohol oder Spiritus und einem sauberen Lappen, um anhaftenden Schmutz zu entfernen. Der Lampenhersteller PL hingegen rät, lediglich ein sauberes Tuch zu verwenden.

Der Lumen-Output lässt mit der Zeit nach. Nimmt die Helligkeit der Lampe ab, entwickelt sie auch weniger Wärme. Sie kann also dichter über den Pflanzen hängen. Auf die Weise lässt sich eine betagte Lampe noch ein paar Monate länger nutzen. Damit will ich aber keineswegs dazu auffordern, mit alten Lampen zu arbeiten. Neue Lampen sind immer besser!

Notieren Sie immer das genaue Datum, wenn Sie eine neue Lampe einsetzen. So können Sie den optimalen Zeitpunkt für einen Austausch genau berechnen.

Schauen Sie niemals in eine brennende Lampe hinein, um anhand der Helligkeit zu entscheiden, ob es Zeit zum Wechseln ist. Dies kann zur Erblindung führen! Inspizieren Sie das Entladungsgefäß nur im ausgeschalteten Zustand: Ist es sehr trübe geworden oder sehr geschwärzt, sollte ausgetauscht werden.

Leuchtmittel, die gerade nicht benötigt werden, sollten Sie stets in der Originalverpackung aufbewahren!

Beim Entsorgen von Hochdruck-Gasentladungslampen beachten:

- *Entsorgen Sie die Lampe im Karton.*
- *Die Lampe enthält Substanzen, die bei Hautkontakt gefährlich sind.*
- *Vermeiden Sie den Kontakt mit geborstenem Glaskolben.*
- *Tragen Sie Schutzkleidung.*
- *Werfen Sie unter keinen Umständen eine Birne ins Feuer.*

Halogen-Metalldampflampen-Systeme

Die Halogen-Metalldampflampe ist die effizienteste Kunstlichtquelle, die heute für den Gärtner verfügbar ist. Es gibt Birnen mit 175, 250, 400, 1.000, 1.100 und 1.500 Watt, Birnen mit Klarglaskolben oder mit lichtstreuender Beschichtung. Jede Birne benötigt ihr eigenes Vorschaltgerät. Die 175- und 250-Watt-Lampen werden gern für kleinere Flächen (in Anbauschränken) benutzt. Von der 1.500er lassen die meisten Gärtner die Finger, weil diese Birne eine relativ kurze Lebensdauer (2.000 bis 3.000 Stunden) hat und sehr viel Wärme entwickelt. Amerikanische Anbauer nehmen meist die 1000-Watt-Lampe, europäische fast ausschließlich 400er oder 600er.

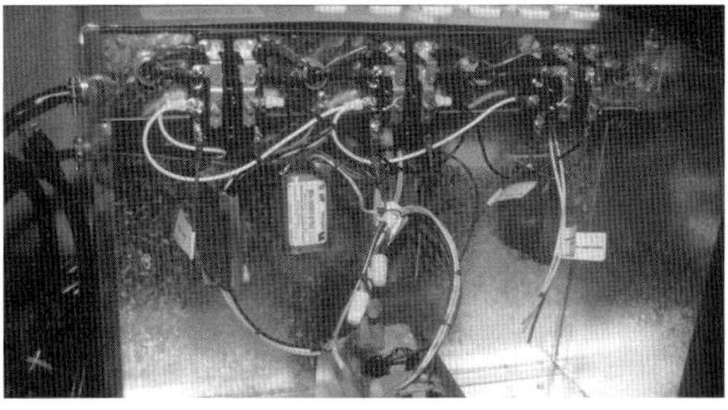

Abb. 38 | Ein Anbauer in British Columbia betreibt diverse Anbauräume rund um die Uhr. Er verwendet dabei folgende Kombination: drei Trafos, Kondensatoren und Starter betreiben sechs 1000er Natriumdampf-Hochdrucklampen. Abwechselnd sind dabei jeweils drei Lampen ein- und drei ausgeschaltet..

Die sechs größten Hersteller sind General Electric (Multivapor), Osram/Sylvanoa (Metalarc) und Westinghouse (Metal Halide), Iwasaki (Eye), Venture (SunMaster) und Philips (Sun Agro). Jede Firma bietet zudem eine Hochleistungsvariante an, die in jeder Standardarmatur mit Standardvorschaltgerät verwendbar ist. Sie

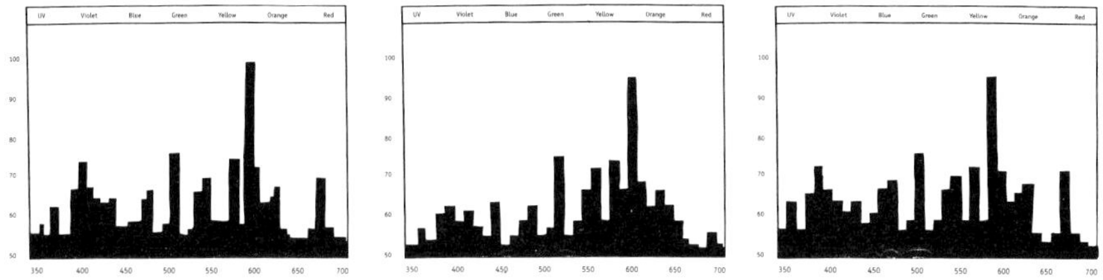

Abb. 39 | Differenzen im Spektrum diverser Halogen-Metalldampflampen.

Das von dieser Halogen-Metalldampflampe mit Klarglaskolben emittierte Spektrum ist ideal fürs Pflanzenwachstum.

Die Halogen-Metalldampflampe mit beschichtetem Kolben liefert etwas mehr Licht im Gelb-Orange-Bereich als die Klarglasvariante.

Die 5K-Halogen-Metalldampflampe bringt zwar insgesamt weniger Lumen, hat aber einen höheren Blaulichtanteil.

liefert 15 Prozent mehr Lumen als die Normalversion. Sie ist etwas teurer, aber ihr Geld wert. SunMaster, eine Tochter von Venture Lighting, hat neue Halogen-Metalldampflampen für den Gartenbereich entwickelt. Diese Lampen sind heller und bieten ein für Pflanzen optimiertes Spektrum. Anbauer bevorzugen die Warm-Deluxe-Variante (Info unter www.sunmaster-growlamps.com).

Lampen mit Klarglaskolben sind bei Anbauern am gebräuchlichsten. Die Hochleistungs-Halogen-Metalldampflampe mit Klarglaskolben liefert genau die Lumenzahl, die Pflanzen brauchen. Sie eignet sich wunderbar für Sämlinge, für das vegetative Wachstum und die Blütephase.

Eine 1000-Watt-Lampe mit lichtstreuender Beschichtung gibt weniger UV-Licht ab als eine mit Klarglaskolben. Ihr diffuses Licht ist für das menschliche Auge verträglicher. In der Anfangszeit produziert sie die gleiche Lumenzahl wie die Klarglas-Ausführung, später allerdings 4.000 Lumen weniger. Zudem hat sie ein etwas anderes Farbspektrum, nämlich mehr Anteil im gelben und weniger im blauen und UV-Bereich.

In der Vergangenheit waren die beschichteten Leuchtmittel bei Anbauern mal ziemlich beliebt. Doch in den letzten zehn Jahren haben sich die Klarglaskolben – aufgrund ihrer größeren Helligkeit – mehr und mehr durchgesetzt. Die am häufigsten beim Marihuana-Anbau verwendete Lampe ist die 1000er. Entscheiden Sie anhand des Lichtspektrums und der Lichtausbeute – wie in den diversen Diagrammen dargestellt –, welche Lampe sich am besten für Ihren Anbauraum eignet. Normalerweise beginnen Anbauer zunächst mit einer Hochleistungs-Halogen-Metalldampflampe.

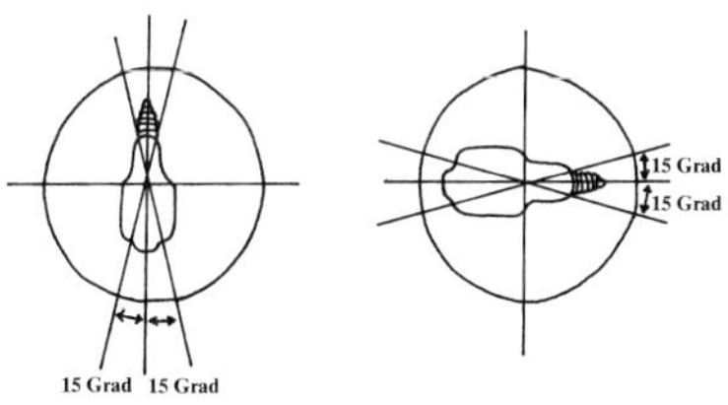

Abb. 41 | Bei Lampen für horizontalen oder vertikalen Betrieb darf die Position bis zu 15 Grad vom geraden Winkel abweichen.

Um den Ionisierungsprozess einzuleiten, benötigt die Lampe bei Start eine sehr starke Spannung. Wird die Lampe mehr als einmal pro Tag ein- und ausgeschaltet, bedeutet dies eine unnötige Belastung und verkürzt ihre Lebensdauer.

Die Halogen-Metalldampflampe arbeitet am

besten in senkrechter Brennlage (± 15 Grad Celsius, siehe Abbildung 41). Wird sie in einer anderen Position betrieben, wirkt sich die nachteilig auf Brennleistung und Lebensdauer aus, da die Verformung des Lichtbogens zu einer ungleichmäßigen Erwärmung des Entladungsgefäßes führt. Eine Lampe muss natürlich immer in der Position installiert werden, für die sie konstruiert wurde – in den meisten Fällen vertikal oder horizontal. Bei manchen Lampen ist eine beliebige Brennlage möglich.

Technik Tipp

Die Halogen-Metalldampflampe erzeugt Licht, indem Strom durch ein mit Argon, Quecksilberdampf, Thoriumjodid, Natriumjodid und Scandiumjodid gefülltes Entladungsgefäß (1) aus Quarzglas geführt wird. Zur Kontrolle der Betriebstemperatur befindet sich am Ende des Gefäßes ein hitzereflektierender Überzug (2). Eine federnde Aufhängung am Sockel (4) und in der Kuppe (3) des Außenkolbens stützen die Halterung (9) des Entladungsgefäßes. Der Bimetallschalter (6) schließt sich beim Betrieb der Lampe. Er verhindert einen Spannungsabfall zwischen Hauptelektroden (7) und Zündelektrode (8). Die meisten Lampen sind mit einem Widerstand (10) ausgestattet. Dieser verhindert, dass die Lampe bei zu hoher Temperatur platzt. Der Außenkolben dient als Schutz für Zündvorrichtung und Entladungsgefäß, gewährleistet konstante Umgebungstemperatur und absorbiert UV-Strahlung. Wer viel Zeit bei seinen Pflanzen verbringt oder dazu neigt, in die grelle Lampe zu starren, sollte eine Schutzbrille mit UV-Filter tragen!

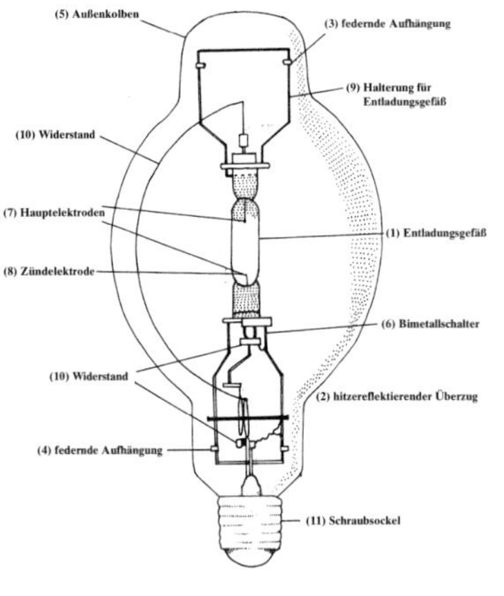

Abb. 40 | Aufbau einer Halogen-Metalldampflampe.

Ein Spannungsstoß lässt einen Elektronenstrom zwischen Zünd- und Hauptelektrode (7 und 8) fließen. Bei ausreichender Geschwindigkeit der Elektronen werden die Gasatome zur Abgabe von Strahlung angeregt. Sobald genügend Gasatome ionisiert sind und sich die Lampe erwärmt, beginnen die Metalljodidzusätze in den Entladungsstrom zwischen den Hauptelektroden (7) zu fließen. Nachdem sie die richtige Konzentration erreicht haben, kommt es zur Abgabe des charakteristisch hellen Lichts. Diese Einbrennzeit dauert drei bis fünf Minuten.

Warnung

Vorsicht: Wenn der Außenkolben platzt, schalten Sie sofort die Lampe ab und ziehen Sie den Stecker heraus! Blicken Sie nicht in die Lampe. Halten Sie ausreichend Abstand, bis sie abgekühlt ist. Beim Verlust des Außenkolbens wird UV-Strahlung frei! Es kann zu gefährlichen Augenschäden und Hautverbrennungen kommen! Hier ist äußerste Vorsicht geboten!

Technik Tipp
Die Halogen-Metalldampflampe ist ein komplexes Gerät und braucht etwa 100 Betriebsstunden, bis sich die Komponenten stabilisiert haben.

Technik Tipp
Wenn die Lampe abgeschaltet wird oder infolge eines Stromausfalls erlischt, dauert es 5 bis 15 Minuten, bevor Sie wieder eingeschaltet werden darf. Die Gase im Entladungsgefäß müssen vor einem Neustart abkühlen.

Heißer Tipp
Notieren Sie das Tagesdatum, wenn eine neue Lampe in die Armatur geschraubt wird. Halogen-Metalldampflampen sollten nach 12 Monaten ausgewechselt werden, Natriumdampf-Hochdrucklampen nach 18 Monaten.

Lebensdauer und Lichtstromrückgang durch Alterung

Halogen-Metalldampflampen haben ein langes Leben. Ihr Lichtstrom nimmt nur sehr allmählich ab. Die durchschnittliche Lebensdauer beträgt rund 12.000 Stunden, bei einer täglichen Brennzeit von 18 Stunden also fast zwei Jahre. Oft halten sie auch länger. Die Lampe hat das Ende ihrer Lebensdauer erreicht, wenn sie Schwierigkeiten beim Starten zeigt oder nicht mehr ihre volle Brillanz erreicht. Wechseln Sie die Lampe rechtzeitig aus. Warten Sie nicht, bis sie durchgebrannt ist. Der Verlust der Leitfähigkeit im geschwärzten Entladungsgefäß, Elektrodenverschleiß und das aus dem Lot geratene Gleichgewicht der Füllstoffe sind deutliche Zeichen, dass es Zeit zum Auswechseln ist. Alte Leuchtmittel arbeiten ineffizient und sind unwirtschaftlich. Birnen sollten alle acht bis neun Monate (bzw. nach 5.000 Betriebsstunden) ausgewechselt werden.

Wenn ein stroboskopähnliches Flackern entsteht, bei dem die Lampe offensichtlich in kurzen Abständen heller und dunkler scheint, kommt dies daher, dass der Lichtbogen 120 Mal pro Sekunde aufflammt. Die Bestrahlung bleibt gewöhnlich konstant, vermittelt jedoch den Eindruck, als würde das Licht leicht pulsieren. Das ist ganz normal und kein Grund zur Beunruhigung.

Heißer Tipp
Leuchtmittel sind nicht teuer. Investieren Sie öfters in neue Leuchtmittel und Sie werden Ihre Freude haben!

Faustregel
Schalten Sie die Lampe nur einmal am Tag ein; benutzen Sie eine Zeitschaltuhr.

Vorschaltgeräte

Lesen Sie, was im Abschnitt *Vorschaltgeräte* steht. Jede Wattstärke – 150, 250, 400, 1000, 1.100 und 1.500 – benötigt ihr eigenes Vorschaltgerät. Dieses eignet sich dann auch für die jeweilige Klarglas-, die beschichtete Lampe sowie die Hochleistungsvarianten. Das Gerät muss für die jeweilige Wattstärke konstruiert sein, da jede besondere Anforderungen hinsichtlich Starten und Betrieb stellt.

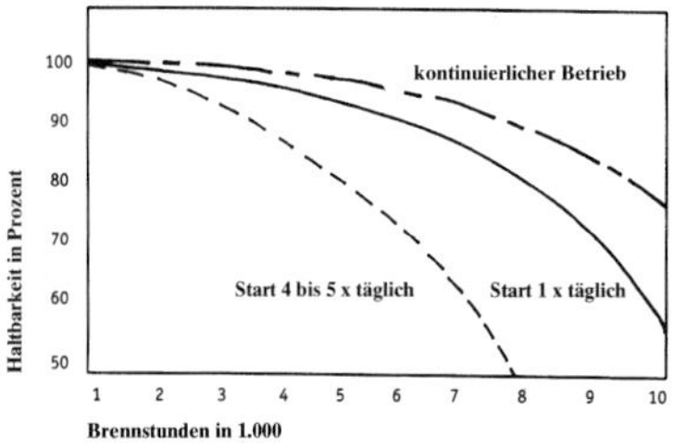

Abb. 42 | Der durchschnittliche Lichtstromrückgang bei den Metallhalogenlampen zeigt, dass sie schneller durchbrennen, wenn sie mehrmals am Tag gestartet werden.

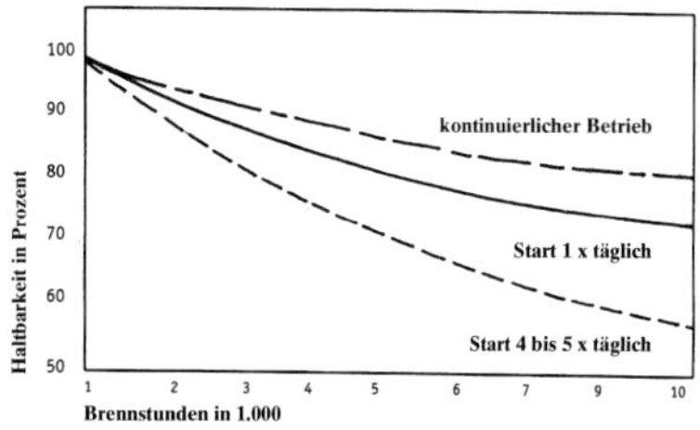

Abb. 43 | Die durchschnittliche Lebensdauer von Metallhalogenlampen zeigt: Je öfter die Lampe eingeschaltet wird, desto kürzer ist die Lebensdauer.

Leuchtmittel

Es gibt für Halogen-Metalldampf-Armaturen speziell entwickelte Universalleuchtmittel, diese können sowohl horizontal wie vertikal installiert werden. Sie geben bis zu 10 Prozent weniger Licht und gehen meist schneller kaputt.
Die SunMaster Warm Deluxe emittiert ein ausgewogenes Lichtspektrum, das bei etwa 3.000 Grad Kelvin liegt. Die verstärkte Orange-Rot-Komponente fördert die Blüte, den Stängelwuchs und die Keimung, während ein reicher Blauanteil für gesundes Vegetativwachstum sorgt.
Die Firma Venture stellt die AgroSun für Hydrofarm her. Dies ist eine verbesserte Halogen-Metalldampflampe mit größerem Gelb-Orange-Bereich (mehr Info unter www.growlights.com).

Natriumdampf-Hochdrucklampen-Systeme

Beeindruckend an der 600-Watt-Natriumdampf-Hochdrucklampe ist vor allem, dass sie zu Beginn 9.000 Lumen liefert – das ist verdammt viel Licht! Sie ist die leistungsstärkste der Hochdrucklampen. Es gibt sie mit 35, 50, 70, 100, 150, 200, 250, 310, 400, 600 und 1.000 Watt. In Anbauräumen wird praktisch nur die Variante mit Klarglaskolben benutzt. Jede Natriumdampf-Hochdrucklampe benötigt ein spezielles Vorschaltgerät. Lampenhersteller sind GE (Lucalox), Sylvania (Lumalux), Westinghouse (Ceramalux), Philips (SunAgro), Iwasaki (Eye) und Venture. In den USA bevorzugen die Anbauer 1.000er und 600er Watt-Lampen, während in Europa eher 400er und 600er verwendet werden.

Die Natriumdampf-Hochdrucklampe erzeugt ein orangefarbenes Licht, das an die Herbstsonne erinnert. Das Farbspektrum weist hohe Gelb-, Orange- und Rotwerte auf. Wissenschaftler waren jahrelang der Ansicht, dass diese Farben maßgeblich die Ausbildung von Blüten beeinflussen. Doch mit der neuen PAR-Technologie beginnen sie ihre Theorien zu überdenken. Die Lichtbedürfnisse der Marihuanapflanze ändern sich, sobald sie Blüten zu treiben beginnt. Dann bildet sie weniger vegetative Zellen. Sie drosselt ihr vegetatives Wachstum, um es schließlich ganz einzustellen. Die Pflanze konzentriert sich nun mit ganzer Kraft auf die Blütenbildung, um ihren Lebenszyklus erfolgreich abzuschließen. Das Licht am roten Ende des Spektrums stimuliert die Blütenhormone der Pflanze, hierdurch wird die Blütenbildung gefördert. Einige Anbauer berichten, dass sie durch Bestrahlung mit Natriumdampf-Hochdrucklampen das Blütenvolumen und -gewicht um bis zu 20 Prozent steigern konnten. Andererseits gibt es zwingende Belege dafür, dass die SunMaster Halogen-Metalldampflampen bessere Resultate bringen. Viele Anbauer, die mit einem Raum von

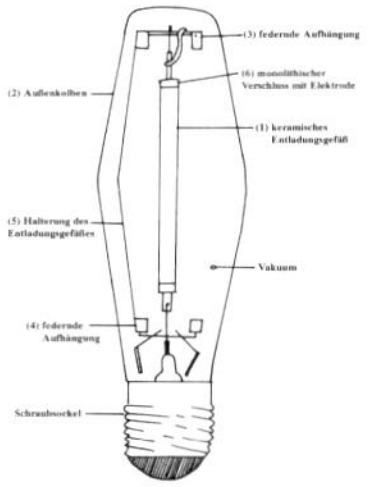

Abb. 44 | Aufbau einer Natriumdampf-Hochdrucklampe

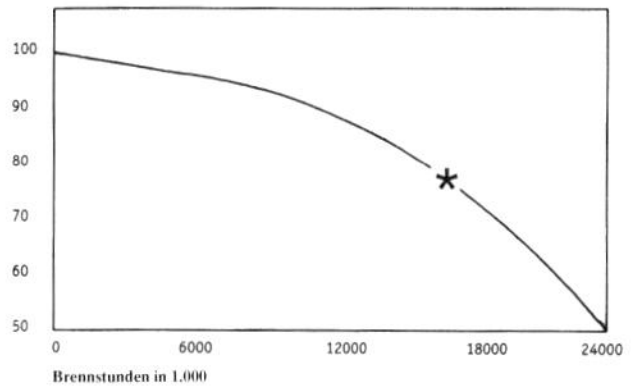

Abb. 46 | Lebensdauer der 1000-Watt-Natriumdampf-Hochdrucklampe. Bei 50 Prozent aller Lampen ist nach 24.000 Stunden Schluss.

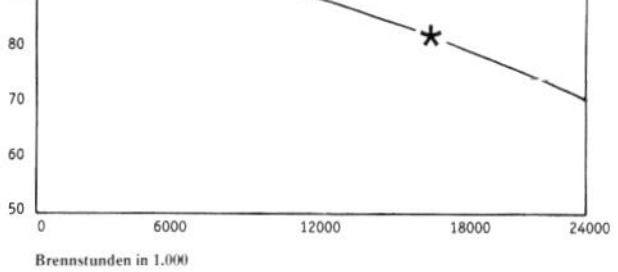

Abb. 45 | Nach 16.000 Stunden bringt eine 1000-Watt-Natriumdampflampe nur noch 80 Prozent Leistung. Der Stern markiert den Zeitpunkt, an dem die meisten Anbauer das Leuchtmittel austauschen.

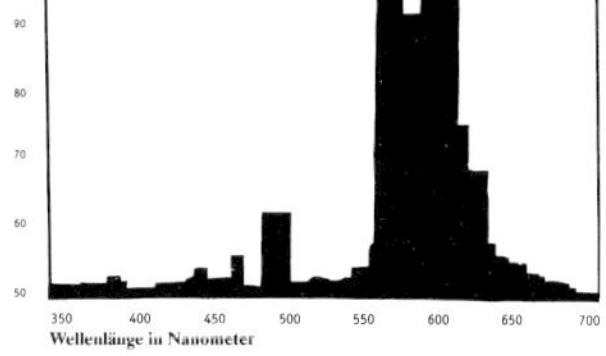

Abb. 47 | Das Farbspektrum der Natriumdampf-Hochdrucklampe konzentriert sich im Gelb-Orange-Bereich.

zirka 3 x 3 Meter arbeiten, lassen weiter die 1.000er Halogen-Metalldampflampe brennen und schalten während der Blütephase zusätzlich eine 1.000er Natriumdampflampe ein. In der Blütephase brauchen die Pflanzen mehr Licht, wenn sie dichte und volle Buds bilden sollen. Beim Einsatz zusätzlicher Natriumdampflampen erhalten die Pflanzen nicht nur doppelt so viel Licht, sondern auch weit mehr Rotlichtanteil. Diese Kombination (eine Halogen-Metalldampflampe und eine Natriumdampf-Hochdrucklampe) ist sehr beliebt.

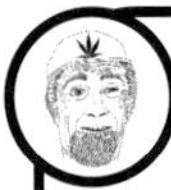

Technik Tipp

Die Natriumdampf-Hochdrucklampe erzeugt Licht, indem Strom durch Natrium- und Quecksilberdämpfe geführt wird. Zum Starten enthält sie eine geringe Menge Xenon. Der elektronische Starter schickt einen kurzen Hochspannungsimpuls ins Entladungsgefäß (1), der das Xenon anregt und den Startprozess einleitet. Der Elektronenstrom beginnt zwischen den beiden Hauptelektroden (6 und 7) zu fließen. Die Einbrennzeit dauert drei bis vier Minuten. Die Natriumdampf-Hochdrucklampe unterscheidet sich vom physikalischen Aufbau sowie ihrem Farbspektrum her wesentlich von der Halogen-Metalldampflampe. Nach Abschalten der Lampe (oder bei Stromausfall) müssen die Gase in der Lampe erst 3 bis 15 Minuten lang abkühlen, bevor sie erneut gestartet werden kann.

Wie bei der Halogen-Metalldampflampe ist auch bei der Natriumdampf-Hochdrucklampe das Entladungsgefäß (1) von einem schützenden Außenkolben (2) umgeben. Das Entladungsgefäß ist durch eine Halterung (5) sowie eine federnde Aufhängung (3 und 4) im Außenkolben gesichert. Der Außenkolben schützt das empfindliche Entladungsgefäß. Sein Vakuum stabilisiert die Betriebstemperatur im mit Natrium- und Quecksilberdämpfen gefüllten Entladungsgefäß.

Lebensdauer und Lichtstromrückgang durch Alterung

Natriumdampf-Hochdrucklampen haben die längste Lebensdauer und den geringsten Lumenabfall von allen Hochdrucklampen. Am Ende der Lebensdauer entweicht das Natrium durch das Entladungsgefäß und verschiebt sich das Verhältnis zwischen Natrium und Quecksilber, was zu einem Spannungsanstieg im Innern führt. Die Betriebsspannung im Entladungsgefäß steigt immer weiter an, bis das Vorschaltgerät nicht mehr mitspielt. In diesem Fall wird die Lampe starten, sich bis zur vollen Intensität erwärmen und dann erlöschen. Dies wiederholt sich immer wieder aufs Neue und zeigt an, dass die Lampe am Ende ist. Die Lebensdauer einer 1000er Natriumdampf-Hochdrucklampe beträgt etwa 24.000 Stunden – bei 12 Betriebsstunden pro Tag also rund fünf Jahre. Wie bei anderen Hochdrucklampen sollte auch hier rechtzeitig das Leuchtmittel ausgetauscht werden.

Vorschaltgeräte

Schauen Sie im Kapitel *Vorschaltgeräte* nach. Jede Wattstärke braucht aufgrund spezifischer Start- und Betriebseigenschaften ihr eigenes Vorschaltgerät, wobei diese Eigenschaften keinesfalls mit denen von gleichen Wattstärken anderer Hochdrucklampen korrespondieren. Bei den Vorschaltgeräten für die Natriumdampf-Hochdrucklampen ist der Trafo größer als bei Halogen-Metalldampflampen-Systemen, sie enthalten einen speziellen Starter und Kondensator. Die einzelnen Komponenten sollten niemals in diversen Läden zusammengekauft, sondern immer als komplettes Hochdrucklampen-System erworben werden.

Leuchtmittel

Leuchtmittel für Natriumdampf-Hochdrucklampen sind überall erhältlich, und sie sind nicht teuer. Baumärkte haben meist 250er und 400er im Angebot. Am häufigsten verwendet werden sie bei der Beleuchtung von Industrieanlagen, bei der Straßenbeleuchtung in Wohnbezirken sowie zur Pflanzenbestrahlung in Gärtnereien. Mit allen Natriumdampf-Hochdrucklampen lässt sich feines Marihuana ziehen. Zwar sind sie sehr hell, aber das Lichtspektrum hat weniger Blau- und mehr Gelb-Orange-Anteil. Mangelndes Gleichgewicht im Lichtspektrum führt bei den Pflanzen zur Verlängerung der Sprosse, was aber nicht unbedingt die Ernte schmälert.
Philips hat seine 430 Watt starke SunAgro speziell zur Bestrahlung von Pflanzen entwickelt. Sie liefert zusätzliches Licht bei nicht ausreichendem Sonnenlicht. Ihr Spektrum hat einen etwas höheren Blauanteil, was bei den meisten Pflanzen Geilwuchs verhindert. Eine weitere optimal geeignete Natriumdampf-Hochdrucklampe ist die Hortilux von Eye (Iwasaki).

Zwei Natriumdampflampen haben dazu geführt, dass Anbauer das Phänomen Licht nun mit ganz anderen Augen betrachten. Die 600er Natriumdampf-Hochdrucklampe hat die Lichtausbeute (lm/W) der Hochdruck-Gasentladungslampen um 7 Prozent gesteigert; eine effizientere Lampe ist zur Zeit nicht zu haben. Die 430er SunAgro hat mehr Blauanteil und entwickelt etwas mehr Wärme als die 400er. In Europa werden SunAgro-Lampen bevorzugt. Ein europäischer Anbauer findet den höheren Blauanteil auch deshalb vorteilhaft, weil er lästige Insekten anzieht, die am heißen Glaskolben sofort zerplatzen.

Am besten bedient sind Anbauer wohl mit der SunMaster Warm Deluxe Grow oder mit der 600er Natriumdampf-Hochdrucklampe – die liefern das beste Licht fürs Geld.

Adapterlampen

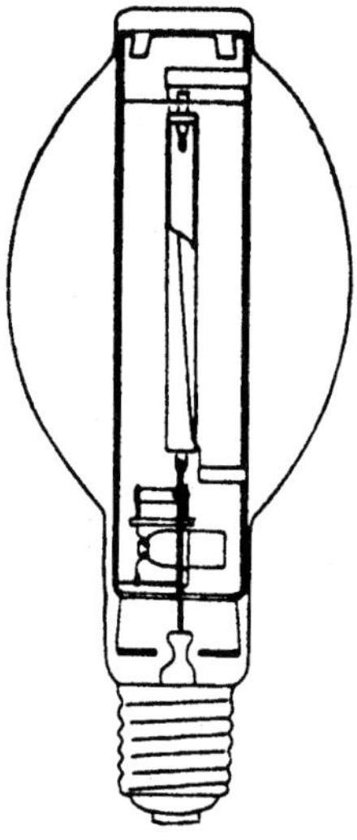

Abb. 48 | Die Adapterlampe bringt eine neue Flexibilität in den Anbauraum.

Adapterlampen bringen Flexibilität in den Anbauraum. Eine Variante dieses neuen Leuchtmittels ermöglicht es beispielsweise, eine Lampe, die ein der Natriumdampflampe gleichendes Spektrum emittiert, in einem Halogen-Metalldampflampen- oder einem Quecksilberdampflampen-System zu betreiben. Die Lampe selbst sieht aus wie eine Kreuzung aus Metallhalogen- und Natriumdampflampe. Der Außenkolben ähnelt dem der Metallhalogendampflampe, das Entladungsgefäß dem einer Natriumdampflampe. Im Lampensockel ist eine kleine Zündvorrichtung eingebaut. Andere Adapterlampen sind so ausgelegt, das sie ein Natriumdampf-Hochdrucklampen-System praktisch zu einem Halogen-Metalldampflampen-System machen.

Die Adapterlampen gibt es in 150, 215, 360, 400, 880, 940 und 1.000 Watt. Es ist weder ein Adapter oder sonstiges Zubehör erforderlich. Die Lampe wird einfach in die Armatur geschraubt, die von einem Vorschaltgerät mit passender Wattstärke versorgt wird. Adapterlampen arbeiten mit geringerer Wattstärke und strahlen nicht ganz so hell wie Natriumdampf-Hochdrucklampen. Obgleich ihr Lichtspektrum weniger Blau aufweist, sind sie bis zu 35 Prozent heller als Halogen-Metalldampflampen-Systeme und ihre Lichtausbeute (lm/W) höher als die von Hochleistungs-Metallhalogenlampen. Eine 940er Adapterlampe liefert 138 lm/W. Die Lebenserwartung liegt – ähnlich wie bei der Natriumdampf-Hochdrucklampe – bei rund 24.000 Stunden. Anders als bei den meisten Natriumdampf-Hochdrucklampen, die gegen Ende dann zu flackern beginnen, ist bei der Adapterlampe ganz plötzlich Schluss.

Zwar sind Adapterlampen nicht gerade billig, aber dennoch weit günstiger als ein komplettes Natriumdampf-Hochdrucklampen-System. Sie bieten also eine willkommene Alternative für Anbauer, die ein Halogen-Metalldampflampen-System für die beste Investition halten oder bereits eines besitzen. Statt also zwei verschiedene Systeme – Natriumdampf und Halogen-Metalldampf – zu erwerben, muss er nur eines installieren und behilft sich dann mit Adapterlampen (auch wenn diese etwas weniger effizient arbeiten). Ob Sie nun ein Natriumdampf-Hochdrucklampen-System installiert haben, aber den Blauanteil brauchen, wie ihn die Halogen-Metalldampflampe liefert, oder ob Sie ein Halogen-Metalldampflampen-System besitzen und gern mit dem rot-gelben Spektralbereich die Blütenbildung stimulieren möchten, mit einer Adapterlampe werden Sie in beiden Fällen gut bedient sein.

Natriumdampf-Leuchtmittel für Halogen-Metalldampf-Systeme

Die Sunlux Super Ace und Ultra Ace von Iwasaki und die Retrolux von Philips liefern bei Anwendung im Halogen-Metalldampflampen-System (d.h. mit einem Metallhalogendampf-Vorschaltgerät) ein Lichtspektrum, wie es von der Natriumdampf-Hochdrucklampe bekannt ist. Die Bequemlichkeit geht hier ein wenig auf Kosten der Lichtausbeute. Eine 1.000er Natriumdampf-Hochdrucklampe liefert 140.000 Lumen, die entsprechende Adapterlampe nur 130.000. Trotzdem ist sie eine brauchbare Alternative für Gärtner, die keine zwei Systeme anschaffen und betreiben wollen.

Halogen-Metalldampf-Leuchtmittel für Natriumdampf-Systeme

Die White Ace von Iwasaki und die White Lux von Venture sind Adapterlampen, die ein Halogen-Metalldampf-typisches Lichtspektrum liefern und in Natriumdampf-Hochdrucklampen-Systemen betrieben werden können. Sie bringen 100.000 Lumen. Die 250er, 400er und 1.000er Adapterlampen können in kompatiblen Natriumdampf-Systemen ohne Umbauten oder Zusatzgeräte verwendet werden.
Die deutsche Firma BLV stellt unter dem Markennamen Topflood Halogen-Metalldampflampen mit 250 und 400 Watt her, die für den Betrieb in Natriumdampf-Vorschaltgeräten geeignet sind (erhältlich bei www.grasgruen.de).

Faustregel

Quecksilberdampflampen gelten heute als überholt. Sie sind ineffizient, bei ihnen neigen Pflanzen zu Geilwuchs.

Quecksilberdampflampen

Die Quecksilberdampflampe ist die älteste und bekannteste der Hochdrucklampen. Bei ihr kam das Hochdruckprinzip um die Jahrhundertwende erstmals zur Anwendung. Doch erst Mitte der 30er Jahre wurden diese Lampen in großer Zahl in der Praxis eingesetzt.

Eine Quecksilberdampflampe liefert nur 60 lm/W. Ein Vergleich ihrer relativen spektralen Energieverteilung mit den Eckdaten der photosynthetischen Reaktion zeigt, dass sie für Anbauzwecke nicht in Frage kommt. Ihr Lichtspektrum ist dem Pflanzenwachstum nicht sehr dienlich. Zudem sind ihre Betriebskosten recht hoch.

Ihr Licht entsteht, indem Strom durch Quecksilberdampf geleitet wird. Zum Starten wird eine geringe Menge Argon benötigt. Die Wattstärken reichen von 40 bis 1.000, der Lichtstromabfall hält sich in Grenzen. Die Birnen haben eine sehr lange

Lebensdauer, die meisten Wattstärken halten bei einer Tagesbrenndauer von 18 Stunden bis zu drei Jahre.
Die Quecksilberdampflampe benötigt gewöhnlich ein separates Vorschaltgerät, das bei manchen Modellen mit geringer Wattstärke eingebaut ist. Nicht selten werden alte Quecksilberdampf-Vorschaltgeräte auf dem Schrottplatz aufgestöbert und dann als Vorschaltgeräte für Halogen-Metalldampflampen oder Natriumdampf-Hochdrucklampen verwendet. Jeder, der bisher versucht hat, so ein altes Ding nutzbar zu machen, hatte letzten Endes nur Ärger damit und musste schließlich doch ein passendes Neugerät kaufen. Wer beim Vorschaltgerät geizt, wird es bei der Ernte bereuen, wenn der Ertrag hinter den Erwartungen zurückbleibt.
Von ihrem Farbspektrum her ist die Quecksilberdampflampe für den Anbau im Haus also längst nicht so geeignet wie eine Halogen-Metalldampflampe oder Natriumdampf-Hochdrucklampe. Gärtner sollten die Finger von ihr lassen. Die Erfahrung zeigt, dass sie beim Anbau von Marihuana enorme Stromkosten und mickrige Erträge bringt.

Leuchtstofflampen

Leuchtstofflampen erzeugen Licht, indem bei niedrigem Betriebsdruck elektrischer Strom durch ein Gasgemisch geleitet wird. Bis Mitte der 1970er Jahre war die Leuchtstofflampe die effizienteste und am weitesten verbreitete Kunstlichtquelle, die dem Heimgärtner zu Verfügung stand. Manche Leuchtstofflampen haben ein Spektrum, das nahezu identisch mit dem der Sonne ist. Trotzdem sind sie für die Verwendung beim Anbau von Marihuana einfach nicht hell genug. Sie werden heute zur Bestrahlung der wurzelbildenden Stecklinge eingesetzt. Leuchtstofflampen (umgangssprachlich auch als „Neonröhren“ bekannt) finden sich oft als Innenraumbeleuchtung in öffentlichen Gebäuden oder auch Wohnhäusern. Es gibt sie in verschiedenen Längen. Für Anbauräume kommen wohl am ehesten die 1,20 oder

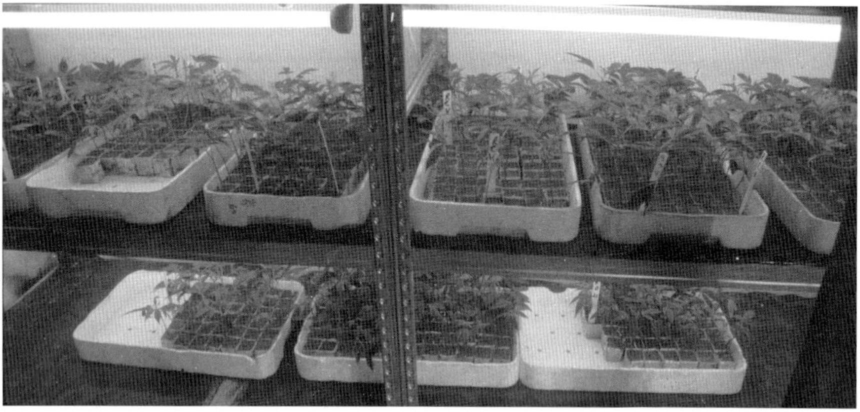

Abb. 49 | Leuchtstofflampen eignen sich gut zum Ziehen von Stecklingen. Manche Anbauer lassen Cannabis sogar unter Leuchtstofflampen heranreifen, wobei die Buds allerdings eher mickrig bleiben.

2,40 Meter langen Röhren in Frage. Sie sind am gebräuchlichsten und überall erhältlich.

Leuchtstofflampen (und die dazugehörigen Vorschaltgeräte) gibt es in diversen Wattstärken. Die Standardlampen brauchen je 0,3 Meter Länge rund 10 Watt – eine 1,20 Meter lange Röhre also etwa 40 Watt, eine 2,40 Meter lange 80 Watt und so fort. Hochleistungsröhren verbrauchen etwa 50 Prozent mehr Watt wie die Standardausführung und erzeugen etwa 40 Prozent mehr Licht.

Beim Ziehen von Stecklingen sind Leuchtstofflampen sehr nützlich, denn sie bieten ein kühles, diffuses Licht, dessen Farbspektrum das Wurzelwachstum fördert. Bei der Stecklingszucht werden nahezu alle Leuchtstofflampen verwendet, die ein „Tageslichtspektrum" aufweisen.

Da Leuchtstofflampen erheblich weniger Licht abgeben als Hochdrucklampen, sollten sie sehr dicht über den Pflanzen hängen, am besten im Abstand von 5 bis 10 Zentimeter.

Manche Anbauer hängen neben den Hochdrucklampen ergänzend Leuchtstofflampen auf, um die Helligkeit zu erhöhen. Das mag gut sein. Ich habe allerdings die Erfahrung gemacht, dass Leuchtstofflampen – außer beim Anpflanzen von Stecklingen – eigentlich bloß Ärger bringen. Beim Einsatz in Kombination mit Hochdrucklampen müssen sie nämlich sehr dicht über den Pflanzen hängen, um überhaupt von Nutzen zu sein. Dabei werfen sie natürlich Schatten und nehmen den Pflanzen das wertvolle Hochdrucklampen-Licht weg. Eigentlich sind sie nur ständig im Weg.

Die besondere Form der Power-Twist-Röhren dient zur Steigerung der Lumenzahl. Durch die Vergrößerung der Glasoberfläche ergibt sich ein größerer Output an Licht. Lampen in dieser Form werden von verschiedenen Firmen angeboten.

Leuchtstofflampen und -armaturen sind relativ preiswert. Die Wurzelbildung bei Klonen wird am besten durch 18 Stunden Licht pro Tag gefördert. Manche Anbauer lassen die Lampe auch rund um die Uhr brennen. Es sei darauf hingewiesen, dass

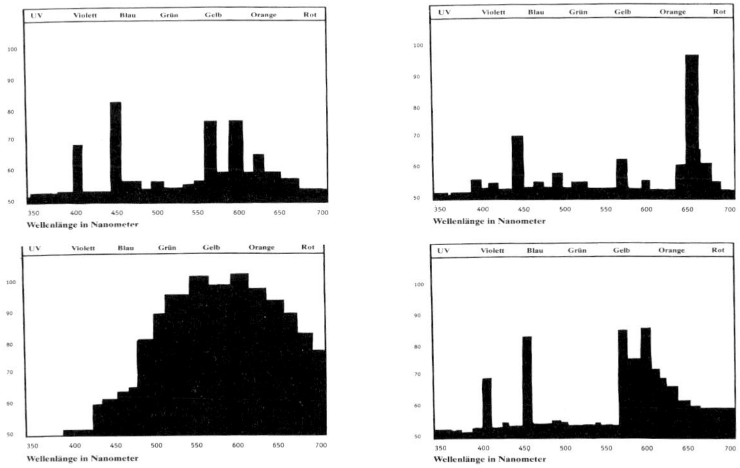

Abb. 50 | Relative spektrale Energieverteilung diverser Leuchtstofflampen-Fabrikate.

die Geschlechtsbestimmung durch Klonieren unter Leuchtstofflampen nicht sehr gut funktioniert.

Das Lichtspektrum der angebotenen Leuchtstofflampen ist sehr unterschiedlich. Von Sylvania gibt es die GroLux und die Wide Spectrum GroLux. Die Standard GroLux ist am besten für Sämlinge und Stecklinge geeignet. Sie ist so konstruiert, dass sie das komplette zur Photosynthese und Chlorophyllproduktion benötigte Lichtspektrum erzeugt und keine weitere Lichtquelle erforderlich ist. Die Wide Spectrum GroLux emittiert ein natürlich wirkendes Licht, das sich im Bereich von Blau bis zum roten Ende des Spektrums bewegt. Von Westinghouse gibt es die AgroLight, deren Spektralbereich dem der Sonne ähnelt. Eine Kombination aus Warmton und Hellweiß – vor allem, wenn es sich dabei um Hochleistungsröhren handelt – schafft die idealen Voraussetzungen für die Wurzelbildung von Stecklingen.

Heißer Tipp

Unter Leuchtstofflampen gedeihen Stecklinge zu robusten Pflanzen.

Technik Tipp

Werden genügend Röhren installiert, reifen die Pflanzen auch unter Leuchtstofflampen. Freilich werden die Buds hierbei nicht sehr groß und haben nicht viel Gewicht. Und um eine ausreichende Lichtmenge zu liefern, müsste der Anbauraum praktisch mit Leuchtstofflampen ausgekleidet sein.

Aufbau und Funktion

Wie bei den Hochdrucklampen, so ist auch bei den Leuchtstofflampen eine passende Armatur erforderlich, die ein Vorschaltgerät enthält. Dies ist jedoch sehr viel kleiner bemessen als bei den Hochdrucklampen. Oft bestehen Armatur und Reflektor aus einem Stück. Beim Kauf von Leuchtstoffröhren darauf achten, dass sie in schon vorhandene Fassungen passen. Manche Röhren haben einen Stift im Sockel, andere zwei Stifte. Es sind Armaturen für eine, zwei oder vier Röhren erhältlich.

Nahezu die ganze Eigenerwärmung des Systems findet im eingebauten Vorschaltgerät statt. Bei den Standardmodellen ist es jedoch so weit entfernt, dass die Pflanzen die Röhren berühren können, ohne dabei Schaden zu nehmen. Bei den Hochleistungsröhren hingegen ist Vorsicht angebracht. Hier könnten die Pflanzen bei zu wenig Abstand Verbrennungen erleiden.

Vorschaltgerät bzw. Trafo regulieren die Stromzufuhr. Die meisten Vorschaltgeräte und Armaturen sind für den Einsatz von Standardröhren mit 40 oder 80 Watt geeignet. Hochleistungsröhren benötigen allerdings spezielle Vorschaltgeräte. Ich empfehle, solch eine Leuchte komplett mit Ausrüstung (Leuchtröhre, Armatur plus Vorschaltgerät) auf einmal zu kaufen, und zwar beim Fachhändler.

Das Vorschaltgerät verringert die Betriebsspannung auf das von der Lampe geforderte Maß. Ein Vorschaltgerät hat normalerweise eine Lebensdauer von zehn bis zwölf Jahren. Bei Leuchtstoffröhren können durchaus auch gebrauchte Armaturen verwendet werden. Gibt eine Armatur den Geist auf, macht sich das gewöhnlich durch Qualm und einen penetranten chemischen Geruch bemerkbar. Wenn das integrierte Vorschaltgerät defekt ist, bauen Sie es einfach aus und ersetzen es durch ein neues, sofern Sie in solchen Dingen bewandt sind – ansonsten bringen Sie die ganze Armatur zur Reparatur. Vorsicht, wenn am Vorschaltgerät eine braune, schmierige Substanz auftaucht. Sie kann gefährliche Giftstoffe enthalten. In diesem Fall entsorgen Sie das Vorschaltgerät schleunigst. Bei Leuchtstofflampen älterer Bauart wird mitunter noch ein spezieller Starter benötigt. Dieser Starter kann in der Armatur eingebaut sein, so dass er nicht sichtbar ist, oder er befindet sich in Form einer kleinen Metallscheibe (etwa 2,5 Zentimeter im Durchmesser und 1 Zentimeter hoch) am unteren Ende der Armatur. Im letzteren Fall können Sie den Starter selbst auswechseln, ansonsten müssen Sie die Armatur zur Reparatur geben.

Die meisten Elektroläden sollten einen Starter prüfen können. Wenn Ihre Leuchtstofflampenarmatur einen Defekt hat und Sie auf diesem Gebiet nicht allzu versiert sind, dann gehen Sie damit in den nächsten Elektroladen und fragen Sie dort um Rat. Bestehen Sie darauf, dass jede einzelne Komponente geprüft wird und man Ihnen gegebenenfalls sagt, weshalb eine ausgetauscht werden muss.

Die stabförmige Leuchtstofflampe ist auf der Innenseite mit Leuchtstoff beschichtet – daher ihr Name. Die jeweilige Zusammensetzung der luminiszenten Chemikalien in der Beschichtung und der im Innern der Röhre enthaltenen Gase entscheidet über den Spektralbereich des emittierten Lichts. Der Glaskolben ist mit einem Edelgas – Argon, Neon oder Krypton – und Quecksilberdampf gefüllt, der Innendruck ist sehr gering. Die Entladung brennt zwischen zwei jeweils am Ende des Glasrohres angebrachten Elektroden. Der an der Innenseite der Röhre aufgebrachte Leuchtstoff wandelt die erzeugte UV-Strahlung in Licht um. Die stärkste Lichtemission findet im mittleren Bereich der Röhre statt, an den Enden ist sie geringer. Haben Sie nur wenige Stecklinge eingetopft, sollten Sie diese also unter dem mittleren Bereich der Lampe aufstellen.

Nach dem Einschalten der Leuchtstofflampe dauert es einige Sekunden, bis sie sich genügend erwärmt hat, um zu zünden. Die Glasröhre läuft mit zunehmendem Alter schwarz an und verliert an Intensität. Ich empfehle, die Röhre auszuwechseln, sobald sie 70 Prozent ihrer auf der Packung oder dem Etikett angegebenen Lebensdauer hinter sich hat. Flackert die Lampe, wird sie über kurz oder lang durchbrennen und sollte ausgetauscht werden. Die Lebensdauer reicht von 9.000 Stunden (bei 18 Betriebsstunden täglich also rund 16 Monate) bei Hochleistungslampen bis zu 18.000 Stunden (bei 18 Stunden täglich gut 33 Monate) beim Standardmodell.

Andere Lampen

Es gibt noch weitere Lampen, die nicht unerwähnt bleiben sollen. Sie sind allerdings weniger für den Anbau von Marihuana geeignet. Glühlampen sind ineffizient. Halogen-Glühlampen sind zwar hell, doch ebenfalls ineffizient. Die Niederdruck-Gasentladungslampen mögen zwar effizient arbeiten, doch lässt ihr Lichtspektrum zu wünschen übrig.

Glühlampen

In der von Thomas Edison erfundenen Glühbirne wird Licht erzeugt, indem elektrischer Strom durch einen sehr dünnen Draht – den so genannten Glühfaden – geschickt wird. Dieser erhitzt sich auf bis zu 3.000 Grad und beginnt zu glühen. Der Glühfaden kann verschiedene Größen und Formen haben. Er besteht bei fast allen Fabrikaten aus Wolfram. Im Glaskolben herrscht entweder ein Vakuum, oder er ist mit einem Gas gefüllt, das den Verschleiß der Wolframwendel mindert. Die Glühbirne braucht kein Vorschaltgerät. Sie begnügt sich mit den 230 Volt, die es in jedem Haushalt gibt. Es gibt sie in allen möglichen Wattstärken und Formen für die verschiedensten Zwecke. In Privathaushalten ist sie wohl immer noch das gebräuchlichste Leuchtmittel.

Das Farbspektrum der meisten Glühlampen liegt im hinteren Rotbereich. Es gibt aber auch Glühlampen für die Pflanzenbelichtung, die ein ausgeglicheneres Spektrum aufweisen. Trotzdem sind Glühbirnen äußerst unwirtschaftlich. Ihre Lichtausbeute ist so gering, dass sich ihr Einsatz nicht lohnt. Durchaus brauchbar sind sie als Heizquelle für Stecklinge, die unter kühlen Leuchtstoffröhren gezogen werden. Manche Anbauer benutzen Glühlampen während der Blüte, um kräftigere Blütenbildung zu fördern.

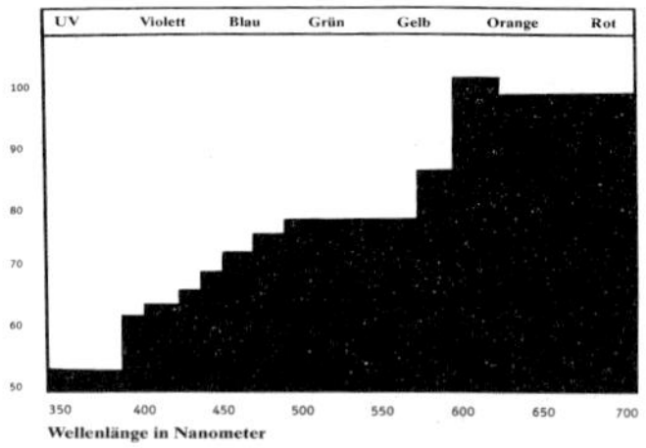

Abb. 51 | Lichtspektrum der Glühlampe. Sie ist eigentlich nur als Heizmittel geeignet

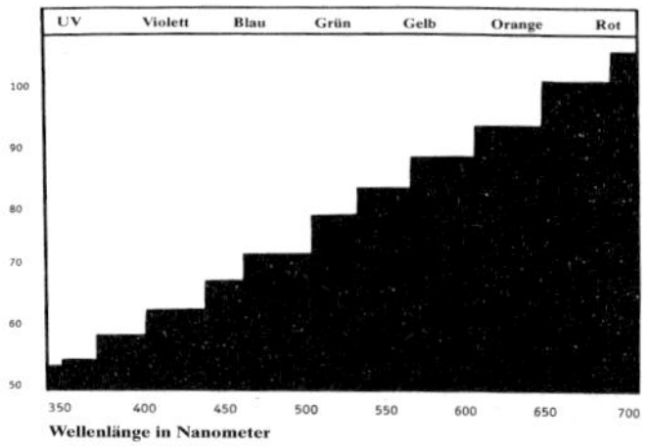

Abb. 52 | Das Lichtspektrum der Halogen-Glühlampe verdichtet sich zum roten Ende hin.

Halogen-Glühlampen

Die Halogen-Glühlampe war ursprünglich unter dem Namen Jodlampe bekannt, da der Edelgasfüllung im Innern vor allem Jod beigemischt war, eines der fünf Halogene (Fluor, Chlor, Brom, Jod und Astat). Diese Lampe gibt es in vielen Varianten. Heute wird meist das Halogen Brom als Füllung verwendet – der Name Halogen deckt also alle im Entladungsgefäß enthaltenen Gase ab. Die Halogen-Glühlampen sind den normalen Haushaltsglühlampen sehr ähnlich. Sie enthalten eine Wolframwendel und sind – aufgrund geringer Lichtausbeute – im Betrieb recht kostspielig. Ihr Farbspektrum liegt im hinteren Rotbereich. Sie zeichnen sich durch kleine Abmessungen aus und werden vor allem als Niedervolttypen in Strahlern für breite Anwendung eingesetzt und ermöglichen damit, die Bauformen der Leuchten klein zu halten.

Natriumdampf-Niederdrucklampen

Natriumdampf-Niederdrucklampen sind in den Wattstärken 55, 90, 135 und 180 erhältlich. Ihre Lichtausbeute ist die höchste aller zur Zeit erhältlichen Lampen. Allerdings strahlen sie ein monochromatisch gelbes Licht in einem äußerst schmalen Spektralbereich aus, der bei 589 nm liegt. In diesem Gelblicht sind Farben kaum zu unterscheiden, vom menschlichen Auge wird nur ein unterschiedlich gesättigtes Gelb von der reinen Farbe bis hin zum Schwarz wahrgenommen. Die Natriumdampf-Niederdrucklampe findet im Allgemeinen als Sicherheitsleuchte oder bei der Beleuchtung von Lagerhallen Verwendung.

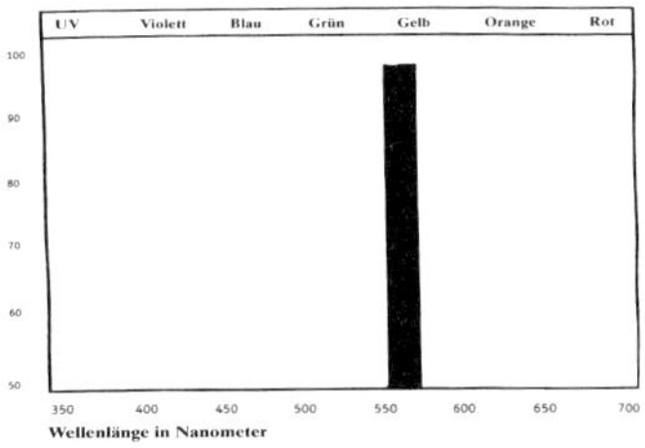

Abb. 53 | Natriumdampf-Niederdrucklampen haben zwar die höchste Lichtausbeute unter den Gasentladungslampen, sind jedoch aufgrund des monochromatischen Spektrums nicht zur Pflanzenbestrahlung geeignet.

Jede Wattstärke erfordert ihr eigenes Vorschaltgerät und ihre eigene Armatur. Das in die Armatur integrierte Vorschaltgerät reguliert die Stromzufuhr. Die Armatur einer 180-Watt-Lampe ist nur wenig größer als die für zwei 40-Watt-Leuchtstoffröhren. Wie bei den anderen Lampen sollten auch hier Armatur, Leuchtmittel und Zubehör zusammen auf einmal beim Fachhändler gekauft werden.

Was ihre Verbreitung in der Praxis angeht: In all den Hunderten Anbauräumen, die ich in den vergangenen 20 Jahren besucht habe, ist mir nur eine einzige Natriumdampf-Niederdrucklampe begegnet.

Über den Umgang mit Elektrizität

Sie müssen keine großen Kenntnisse über Elektrizität besitzen, um erfolgreich Marihuana anzubauen. Einige theoretische Grundlagen könnten Ihnen aber unnötige Ausgaben, Zeit und möglicherweise den Schock Ihres Lebens ersparen. Zunächst wollen wir die Bedeutung einiger simpler Begriffe klären, und was es im Einzelnen zu beachten gibt. Wer mit den Grundbegriffen vertraut ist, wird auch Sinn und Zweck von Sicherungen, Leiterquerschnitt oder Amperezahl eines Stromkreises erkennen und einsehen, wie wichtig die Erdung von Apparaturen und das Einhalten von Sicherheitsvorschriften ist.

Bevor Sie etwas anfassen, das mit Elektrizität zu tun haben könnte, prägen Sie sich die nachstehende Faustregel ein.

Faustregel

Wenn Sie Geräte anschließen oder Leitungen verlegen, beginnen Sie stets mit der Komponente, die am weitesten von der Steckdose entfernt ist. Am simplen Beispiel einer Lampe bedeutet dies: Zuerst die Birne eindrehen, dann den Stecker in die Dose stecken.

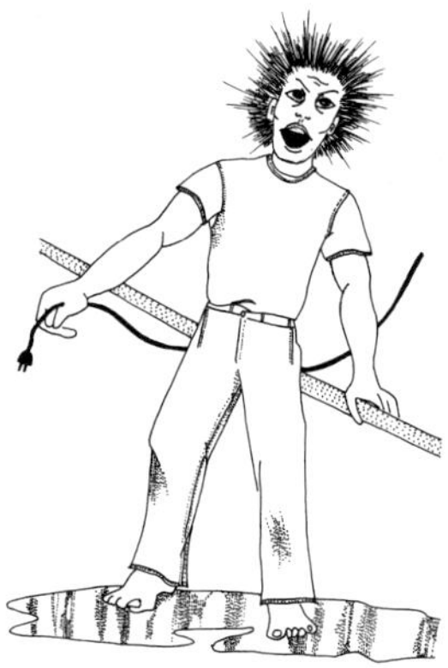

Abb. 54 | Achten Sie darauf, dass alle Stromkreise geerdet sind! Wasserpfützen am Boden können lebensgefährlich sein!

Ampere (A) ist die Einheit der elektrischen Stromstärke. Elektrischer Strom lässt sich in absoluten Messbegriffen betrachten, ganz ähnlich wie beim Wasser. So ist ein Liter das Maß für eine bestimmte Menge Wasser. Fließendes Wasser wird in Liter pro Sekunde gemessen. Das Coulomb ist die Einheit der Elektrizitätsmenge. Sie liegt vor, wenn 1 Sekunde lang ein elektrischer Strom von einem Ampere durch den Leiter fließt. 1 Coulomb = 1 Amperesekunde.

Erdung bedeutet, eine leitende Verbindung zwischen Stromkreis und Boden bzw. Erde herzustellen. Dies ist eine Sicherheitsvorkehrung. Sollte der Strom bei einem geerdeten Stromkreis einmal dorthin fließen, wo er nicht hingehört, so wird er über die Erdung in den Boden abgeleitet und kann kein Unheil anrichten. Strom wählt stets den Weg des geringsten Widerstands. Hochdrucklampensysteme müssen eine Erdung aufweisen, die ohne Unterbrechung von der Steckdose über das Vorschaltgerät bis zum Hauptsicherungskasten reicht.

Hertz ist die unregelmäßige Fluktuation oder Zyklen des Stroms innerhalb eines Leiters (Draht). In Deutschland hat der elektrische Strom 50 Hertz oder Zyklen pro Sekunde.

Kurzschluss ist die Reaktion, wenn sich ein nicht beabsichtigter Stromkreis schließt – etwa wenn sich zwei blankgescheuerte Drähte kreuzen. Als Folge fliegt die Sicherung heraus.

Leiter sind Stoffe, die elektrischen Strom leiten. Kupfer, Stahl und Wasser sind gute elektrische Leiter.

Sicherungen sollen Stromleitungen sichern. Fließt nämlich in einer Leitung ein für den Querschnitt zu hoher Strom, dann erwärmt sie sich, und es besteht Brandgefahr. Deshalb sind Stromleitungen mit Schmelzsicherungen (oder Leitungsschutzschaltern) gesichert. Bei einem Kurzschluss oder Überlastung des Stromkreises schmilzt der Sicherheitsdraht und unterbricht damit den Stromkreis. Ersetzen Sie niemals eine Sicherung durch Metallstücke oder -folie! Denn diese werden im Falle einer Überlastung nicht schmelzen, sodass auch der Stromkreis nicht unterbrochen wird. Auf diese Weise kann sehr schnell ein Brand entstehen! Anstelle von Schmelzsicherungen werden heute zunehmend Leistungsschutzschalter (auch Automaten genannt) eingebaut. Sie arbeiten mit einem thermischen und einem magnetischen Auslöser. Leistungsschutzschalter haben den Vorteil, dass sie nach dem Auslösen wieder eingeschaltet werden können.

Vorsicht: Wird eine Hochdrucklampe an einen überlasteten Stromkreis angeschlossen, fliegt entweder die Sicherung heraus oder es schmoren irgendwo die

Drähte durch! Dies könnte das gesamte Lampensystem ruinieren, womöglich gar einen Brand verursachen. Also aufgepasst!

Faustregel

An einen Stromkreis mit 16 Ampere nicht mehr als zwei 1000-Watt-Hochdrucklampen anschließen!

Stromkreis ist der Kreislauf, in dem ein Strom fließt. Wird dieser Kreis an einer Stelle unterbrochen, fällt der Strom aus bzw. gibt es einen Kurzschluss. Wenn Sie dem Strom Gelegenheit geben, durch Ihren Körper zu fließen, dann wird er das auch tun – und das kann tödlich enden!

Ohmsches Gesetz definiert die Leistung eines elektrischen Stroms: Volt mal Ampere gleich Watt.

Volt (V) ist die Einheit der elektrischen Spannung. Elektrischer Strom kann nur fließen, wenn Spannung vorhanden ist. Sie ist vergleichbar mit dem Druck, der Wasser durch ein Leitungsrohr treibt. Ist kein Druck vorhanden, fließt auch kein Wasser. Spannung gleich Leistung durch Stromstärke (1 V = 1W/1A). In Deutschland beträgt die Haushaltsnetzspannung 230 Volt, in Österreich und Schweiz 220 Volt.

Watt (W) ist die Einheit der Leistung. Die Wattzahl gibt die Strommenge an, die durch einen Leiter fließt. Watt gleich Volt mal Ampere. 1.000 Watt sind ein Kilowatt.
Für eine Halogen-Metalldampflampe errechnen wir beispielsweise: 5 Ampere x 230 Volt = 1.150 Watt. Das Resultat macht stutzig. Es sollte eigentlich lauten: 1.000 Watt. Wo liegt der Fehler? Nun, der Strom fließt durchs Vorschaltgerät, und das verbraucht ebenfalls Energie. Demnach entfallen also 150 Watt auf das Vorschaltgerät.

Wattstunden ist die Einheit für die während einer Stunde verbrauchte Wattzahl. Eine Wattstunde entspricht einem Watt pro Stunde. Eine Kilowattstunde = 1.000 Wattstunden. Eine 1.000-Watt-Hochdrucklampe verbraucht etwa ein Kilowatt pro Stunde, das Vorschaltgerät rund 150 Watt. Stromrechnungen werden nach Kilowattstunden (kWh) berechnet (siehe Tabelle *Stromkosten*).

Elektrische Kabel gibt es für die verschiedensten Anforderungen. Bei beweglichen Leitungen zum Anschluss von Stromverbrauchern bis 10 Ampere (etwa bei einer Stehlampe) müssen die Adern einen Querschnitt von mindestens 0,75 Millimeter (mm2) haben. Werden bis 16 Ampere verbraucht, muss der Aderquerschnitt 1 Millimeter (mm2) betragen. (Länge der Leitung beachten, schauen Sie in der VDE-Tabelle nach!) Der Durchmesser des Leiters ist aus zweierlei Gründen wichtig, auf die wir im Folgenden eingehen wollen.
Wie viel Ampere verträgt die Leitung? Elektrischer Strom, der durch einen Leiter fließt, erzeugt Wärme. Je größer die Amperezahl, desto mehr Wärme entsteht. Diese Wärme ist vergeudete Energie! Um diese Verschwendung zu vermeiden,

muss eine Leitung mit genügend großem Durchmesser verwendet werden.
Müssen zu viele Ampere durchs Kabel, entsteht ein Spannungsverlust. Unterwegs geht Spannung verloren. Soll ein Leiter mit einem Querschnitt von 0,5 Millimeter (mm2) zum Beispiel 4,5 Ampere bei 230 Volt transportieren, dann wird er nicht nur sehr heiß werden und womöglich die Sicherung durchbrennen lassen, sondern drei Meter von der Steckdose entfernt ließe sich zudem ein erheblicher Spannungsverlust feststellen. Und dafür wollen Sie bezahlen? Je weiter der Strom wandert, desto mehr Wärme wird erzeugt, und um so mehr Spannung geht verloren.

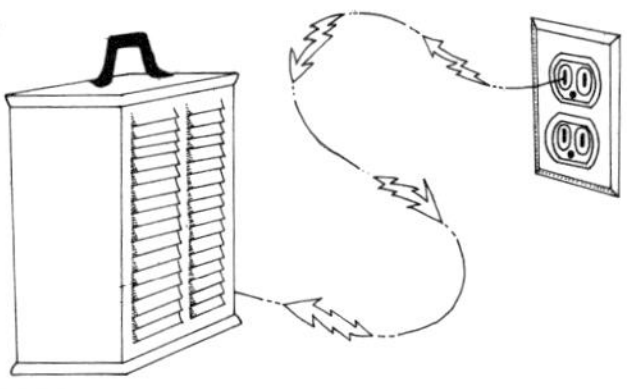

Abb. 55 | Die Spannung fällt ab, wenn der Strom mehr als drei Meter von der Steckdose bis zum Vorschaltgerät zurücklegen muss. Je größer die Entfernung, desto mehr Spannungsverlust. Bei niedriger Spannung strahlt die Lampe weniger hell!

Spannungsverlust ist nicht nur Energieverschwendung, sondern führt auch zu ineffizienter Funktion der Lampen. Eine Lampe, die für 230 Volt konstruiert wurde und nur 196 Volt erhält (also 85 Prozent der Spannung, mit der sie eigentlich arbeiten soll), erzeugt nur 70 Prozent ihres Lichts. Das bedeutet: Verwenden Sie für alle Verlängerungskabel mindestens Aderquerschnitt 1,0 Millimeter (mm2) – und wenn sie länger als 20 Meter sind, Querschnitt 1,5 Millimeter (mm2). Stromkabel bestehen aus mehreren Adern, die zwecks Isolierung mit Kunststoff umhüllt sind. Zahl der Adern sowie Kennfarben der Isolierung richten sich nach dem Verwendungszweck.

Kennfarben der Adern eines Stromkabels

- *grün-gelb:* *Schutzleiter*
- *hellblau:* *Neutralleiter*
- *schwarz oder braun:* *Außenleiter*

Anschließen eines Steckers an das Kabel

Klemmen Sie den grün-gelben Schutzleiter an den Schutzkontakt des Steckers. Die beiden stromführenden Adern befestigten Sie an den Steckerstiften. Verwenden Sie dabei Aderendhülsen! Bevor Sie den Stecker zuschrauben, achten Sie darauf, dass kein Drähtchen freiliegt und nirgends Adern beschädigt sind. Kontrollieren Sie sicherheitshalber noch einmal den festen Sitz der Adern.

Ein Stecker muss immer fest in der Steckdose sitzen. Wenn er wackelt oder nur locker in der Dose hängt, kann der Strom springen, die Steckerstifte können einen Brand verursachen. Kontrollieren Sie regelmäßig die Stecker und Steckdosen.

Wenn ein neuer Stromkreis oder ein neuer Sicherungskasten installiert werden soll, lassen Sie dies von einem Elektro-Fachmann erledigen. Arbeiten an der Elektroanlage dürfen in Deutschland grundsätzlich nur durch Elektrofachbetriebe vorgenommen werden!

Erhöhter Stromverbrauch

Wer legal Strom bezieht und ihn bezahlt, macht sich nicht strafbar. Kein vernünftiger Richter würde aufgrund eines „verdächtig" hohen Stromverbrauchs einen Durchsuchungsbefehl erlassen. Nichtsdestotrotz könnte die Ordnungsmacht in Kleinstädten oder auf dem Lande – wenn sie sich gerade langweilt – unter Umständen eben doch Informationen nachgehen, die sie den Angestellten des Stromversorgers entlockt hat. In größeren Städten werden Beamte kaum den Wunsch oder die Zeit haben, nach einer Handvoll Graspflanzen zu forschen, die irgendwer im Keller stehen hat.

Erfolgreiche Anbauer sind verantwortungsvolle Bürger und fallen nicht unangenehm auf. Ihre Häuser und ihre Wohnungen machen keinen verlotterten Eindruck, ihre Autos sind in verkehrssicherem Zustand und ordentlich angemeldet. Erhalten sie einen Strafzettel, wird er umgehend bezahlt. Sonstige Rechnungen ebenso. Sie sind nett zu den Nachbarn und veranstalten keine wüsten, lauten Partys. Verschwiegenheit ist oberstes Gebot, auch bei der Telekommunikation.

Bei erhöhtem Strombedarf kann umdisponiert werden. Ich hörte einmal von jemandem, der in ein Haus zog, das überall Elektroheizung und einen elektrischen Kamin hatte. Er hängte sich drei Hochdrucklampen in den Keller, die sehr viel Wärme entwickelten. Die überschüssige Wärme wurde mit einem Absaugventilator, der mit einem Thermostat/Hygrostat gekoppelt war, im Haus verteilt. Er drehte die Elektroheizung herunter und baute den elektrischen Kamin um, den er fortan mit Holz betrieb und als Heizung nutzte. Selbst bei drei Lampen, die drei Kilowatt pro Stunde fraßen, fiel die Stromrechnung geringer aus als zuvor beim Heizen mit Strom!

Stromrechnungen werden von Computern erstellt und kontrolliert. Oft wird der monatliche Verbrauch der letzten zwölf Monate in einem Diagramm dargestellt, das auf den ersten Blick zeigt, wenn der Verbrauch steigt.

Stromkosten

	12 Std. täglich		**18 Std. täglich**	
Preis per kWh	**Tag**	**Monat**	**Tag**	**Monat**
€ 0,13	1,56	46,80	2,34	70,20
€ 0,14	1,68	50,40	2,52	75,60
€ 0,15	1,80	54,00	2,70	81,00
€ 0.16	1,92	57,60	2,88	86,40
€ 0,17	2,04	61,20	3,06	91,80
€ 0,18	2,16	64,80	3,24	97,20
€ 0,19	2,28	68,40	3,42	102,60
€ 0,20	2,40	72,00	3,60	108,00

Energiekosten einer 1000-Watt Hochdrucklampe bei 12 und 18 Stunden Brenndauer

Ein Haus mit ein bis drei Schlafzimmern kann zwei bis drei 1000-Watt-Lampen, ein Haus mit vier bis fünf Schlafzimmern drei bis fünf Lampen verkraften, ohne Verdacht zu erregen. Weitere Lampen machen die Installation neuer Stromkreise erforderlich. Anderenfalls wird der Gebrauch der vorhandenen Stromkreise erheblich eingeschränkt.Normalerweise verhält sich der Stromverbrauch proportional zur Größe eines Hauses. Ein gestiegener Stromverbrauch kann ganz normale Ursachen haben, wenn beispielsweise ein Baby hinzukommt oder neue Mitbewohner einziehen. Senken lässt sich der Strombedarf durch Umstellung auf Gasheizung oder Holzfeuerung. Ich kenne Leute, die sich einen modernen, sparsameren Wasserboiler kauften und damit die Stromrechnung reduzierten. Die Einsparung ermöglichte eine zusätzliche Hochdrucklampe. Eine Bekannte senkte die Temperatur ihres Heißwassers und sparte allein damit 25 kWh pro Monat! Aber Vorsicht: Die Wassertemperatur sollte nie unter 60 Grad Celsius sinken, da sich sonst gesundheitsschädliche Bakterien im Tank bilden können!

Möglicherweise könnte sich Ihr Stromversorger bei Ihnen melden und Sie fragen, ob Sie sich des gestiegenen Stromverbrauchs bewusst sind. Das ist kein Grund zur Beunruhigung. Sagen Sie einfach, dass es Ihnen klar ist. Wenn Sie glauben, eine Erklärung schuldig zu sein: Schweißgeräte und Brennöfen sind wahre Stromfresser. Sollte es die Situation erforderlich machen, könnten Sie auch mal bei Freunden oder in einem öffentlichen Bad duschen, Ihre Wäsche im Waschsalon waschen und auf die Benutzung stromfressender Geräte verzichten. Je weniger Strom im Haushalt verbraucht wird, desto besser.

Die meisten Stromversorger überlassen das Ablesen des Zählers ihren Kunden. Der Zählerstand wird auf einer Postkarte eingetragen und an den Stromversorger geschickt. Sollte der Stromversorger jedoch einen Ableser vorbeischicken, wird er staunen, wenn sich das Rädchen am hellen Tag wie ein Kreisel dreht, obwohl offenbar kaum Leute im Haus sind. Für diesen Sonderfall können Sie den Tageslichtzyklus umkehren und auf die Nachtzeit verlegen. Dann sind beim Ablesen die Lampen ausgeschaltet. Bei einem meiner Freunde wechselte die Elektrizitätsgesellschaft sogar den Zähler aus, weil ihr der Anstieg des Stromverbrauchs aufgefallen war und sie glaubte, der Zähler sei defekt. Der Stromverbrauch blieb natürlich unverändert hoch.

Die meisten Stromlieferanten bieten ihren Kunden mehrere Tarife an. Wer wenig Strom verbraucht, wählt einen Tarif mit niedrigem Grundpreis und hohem Kilowattstundenpreis. Wer viel Strom verbraucht, wählt einen hohen Grund- und einen niedrigen Verbrauchspreis.

Es soll ja Leute geben, die auf die eine oder andere Weise den Zähler austricksen und sich den Strom klauen. Das ist äußerst unklug. Wer Strom klaut, muss immer damit rechnen, dass er dabei ertappt wird. Stromklau ist eine sehr gute Methode, auf sich und die Pflanzen aufmerksam zu machen. Wenn Sie illegal Strom abzapfen, liefern Sie Ihrem Stromversorger einen triftigen Grund, bei Ihnen nachzuforschen. Gewiss gibt es Leute, die jahrelang illegal Strom abgezapft haben, ohne erwischt zu werden – natürlich können sie auch jederzeit auffliegen. Das Hauptmotiv für den Stromklau ist kurioserweise meist die Befürchtung, der hohe Stromverbrauch könnte Verdacht erregen. In diesem Fall sollten Sie sich überlegen, ob Sie sich nicht lieber einen Generator anschaffen.

Gramm pro Watt – die Ertragsfrage

Viele Anbauer werfen mit völlig überzogenen Zahlen um sich, wenn es um Mengenangaben bei der eigenen Ernte geht. Dabei wird gerne ein wenig übertrieben. Meist beginnt es damit, dass alle Pflanzen im Anbauraum angeblich das gleiche Gewicht bringen. Es ist jedoch davon auszugehen, dass von 100 geernteten Pflanzen vielleicht 60 Pflanzen jeweils 50 Gramm und 40 Pflanzen jeweils 25 Gramm oder weniger erbringen. Manch Anbauer geht bei der Berechnung des Gesamtgewichts davon aus, dass jede seiner Pflanzen 50 Gramm auf die Waage bringt.

Das Tragische daran ist, dass der Mann seine Geschichte so lange herumerzählt, bis sie alle Leute glauben.

Setzt er sich dann irgendwann zur Ruhe, ist seine Ernte Geschichte: „Ihr hättet mal sehen sollen, was ich im Winter '98 für Buds geerntet habe! Solche Dinger! So 'ne gute Ernte hatte ich nie wieder, das waren 1,8 Kilo pro Lampe. Tja, und das ging alles in Rauch auf …"

Hier sollte einmal für Klarheit gesorgt werden. Es wird eine allgemein gültige und verbindliche Methode gebraucht, um den Ertrag des Anbaus unter Kunstlicht zu messen. Es kann nicht sein, dass einer etwas von 500 Gramm pro Lampe erzählt, einer von 85 Gramm pro Pflanze berichtet, und ein dritter mit seinen 2,6 Kilo pro Tisch kommt. Wie sind da nun die Relationen?

Das Erntegewicht definiert sich über die zwei Variablen Watt und Zeitdauer (die benötigte Zeit, um das betreffende Gewicht zu erzielen). Das Talent eines Gärtners ergibt sich aus dem Ertragsgewicht, das er bei einer bestimmten Sorte erzielt.

Watt und Zeit sind die entscheidenden Faktoren beim Ermitteln des Ertrags. Der Anbauer kann aus seinen Watt mehr herausholen, indem er Lampen installiert, die das effizienteste Lichtspektrum und die größtmögliche Helligkeit liefern. Beim Zeitfaktor geht es darum, zwecks Ertragssteigerung in möglichst kurzer Zeit möglichst viele Ernten einzufahren. Es gilt also mit Watt und Zeit so zu arbeiten, dass ein maximales Ertragsgewicht erzielt wird.

Es gibt zahlreiche weitere Variablen, die sich auf den Ertrag auswirken wie Dünger, Substrat oder Hydroponik, Natriumdampf-Hochdrucklampen oder Halogen-Metalldampflampen, Größe der Anbaufläche, Raumklima et cetera. Abgesehen von der angebauten Sorte, sind Wattzahl und Zeit die Faktoren, von denen der Erfolg vor allem abhängt. Weshalb ich auch diese als gemeinsamen Nenner gewählt habe, um zu einer Bestimmung von Ertrag und Erfolgsrate zu kommen.

Gemessen wird der Ernteertrag in „Gramm getrockneter Blütenstände pro 1.000 Watt im Blüteraum binnen 30 Tagen". Das bedeutet, dass eine 900-Gramm-Ernte, die in 60 Tagen unter einer 1000-Watt-Lampe heranreifte, „450 Gramm pro 1.000 Watt binnen 30 Tagen" ergibt.

Ein weiteres Exempel: Wenn wir unter einer 1000-Watt-Lampe in 60 Tagen Blütezeit einen Ertrag von 500 Gramm erzielen, sind das „250 Gramm pro 1000 Watt binnen 30 Tagen". Gramm pro Watt in 30 Tagen sind leicht umzurechnen.

Zum Beispiel liegt bei einer 1000-Watt-Lampe, unter der pro Monat 500 Gramm heranreifen, der Ertrag bei 0,5 Gramm pro Watt.

Der Richtwert für eine gute Ernte liegt bei 0,5 Gramm pro Watt binnen 30 Tagen. Klonieren sowie vegetative Phase bleiben hier unberücksichtigt. Stecklinge haben binnen zwei bis drei Wochen Wurzeln gebildet. Dann dauert es noch einmal zwei bis drei Wochen, bis ein Steckling zu einer 30 Zentimeter hohen Pflanze herangewachsen ist. Ein guter Gärtner schafft es ohne weiteres, Stecklinge rascher zu buschigen, 45 Zentimeter großen Pflanzen heranzuziehen, als die Pflanzen im Blüteraum bei 12-stündigen Lichtphasen zum Blühen brauchen.

Generatoren

Ein Generator deckt den kompletten Strombedarf eines Anbauraums und macht damit unabhängig vom Stromnetz. Entscheidend beim Kauf eines Generators sind die Faktoren Zuverlässigkeit, Ampere-Output und Lärmpegel.

Der Kauf eines fabrikneuen Generators empfiehlt sich auf jeden Fall und ist einem gebrauchten immer vorzuziehen. Das Gerät sollte wassergekühlt und vollautomatisch sein. Alle Markenfabrikate bieten akzeptable Lösungen. Bevor Sie jedoch ein Gerät kaufen, vergewissern Sie sich in jedem Fall, wie laut es ist – hören Sie sich den laufenden Generator an. Und achten Sie darauf, dass er die Leistung bringt, die Sie brauchen. Eine kleine Power-Reserve wird nötig sein, falls es zu Spannungsschwankungen kommt. Wenn das Gerät versagt, schadet das unter Umständen der Ernte! Kalkulieren Sie mit 1.300 Watt pro Lampe, die der Generator bringen muss. Ein wenig geht immer für Vorschaltgeräte und Kabel drauf. Ein Honda-Generator mit 5.500 Watt liefert spielend den Strom für vier Lampen.

Honda-Generatoren werden am häufigsten verwendet, weil sie zuverlässig, am preiswertesten und am leisesten sind. Es hat einmal jemand einen Generator mit einem 6-Zylinder-Benzinmotor betrieben – der lieferte ohne weiteres genug Strom für fünf Lampen, fraß aber eine Menge Sprit. Dieselmotoren sind da ökonomischer. Sie machen allerdings einen Höllenlärm, und ihre Abgase stinken wie die Pest. Es ist darauf zu achten, dass dort, wo der Generator steht, genügend Luftzirkulation herrscht, denn die Abgase enthalten das für Menschen und Pflanzen giftige Kohlenmonoxid. Die Abgase aus dem Auspuff müssen in jedem Fall ins Freie geleitet werden.

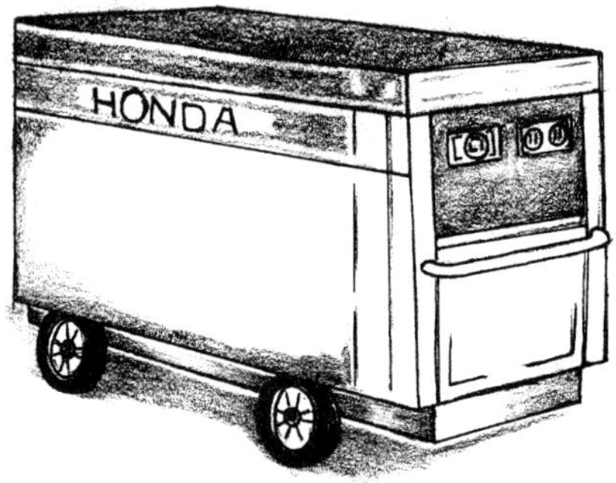

Abb. 56 | Mit einem Generator sind Sie unabhängig vom Stromnetz. Vor dem Kauf sollten Sie sich über Verbrauch und die Betriebsvoraussetzungen informieren! Ein fabrikneuer Honda-Generator ist zuverlässig und läuft viele Jahre.

Der Motor des Generators kann auch auf Propan umgestellt werden, das sauberer verbrennt, bzw. aus den Auspuffgasen lässt sich Kohlendioxyd (CO_2) nutzbar machen.

Robuste Dieselgeneratoren, wie sie bei Kühllastwagen und den Kühlwagen der Eisenbahn eingesetzt werden, sind nicht schwer zu beschaffen und halten jahrelang. Sie liefern Strom für viele, viele Lampen. Meist gibt es sie auf Schrottplätzen, wo solche Laster und Kühlwagen ausgeschlachtet werden. Ein solches Gerät wird normalerweise subterran untergebracht. Und mit einer entsprechenden Schalldämpfung ist der Lärm auch nicht mehr so schlimm. Auspuffschalldämpfung und Abgasableitung können hier überaus effektiv sein, erfordern allerdings eine gewisse Sachkenntnis. Die Abgase müssen natürlich ins Freie geleitet werden.

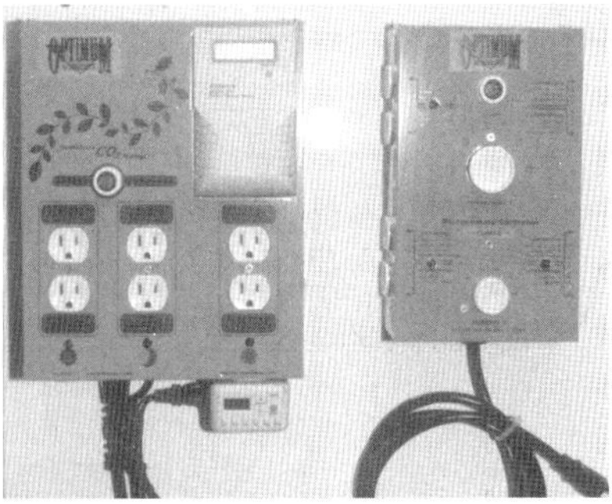

Abb. 57 | Diese beiden Timer kontrollieren sämtliche Geräte im Anbauraum.

Immer dran denken: Ein Generator braucht seine Pflege und muss jeden Tag mindestens zwölf Stunden laufen. Das bedeutet, es muss stets für Kraftstoff gesorgt und eine ständige Aufsicht in der Nähe sein. Bleibt der Generator plötzlich stehen, hören auch die Pflanzen auf zu wachsen.

Ein Anbauer erzählte mir in einem Interview, dass er sechs Jahre lang mit einem Generator gearbeitet hatte. Er schien eine Menge über die rätselhaften Eigenheiten seines Gerätes zu wissen. Permanent plagte ihn das ungewisse Gefühl, die Maschine würde irgendetwas ganz Verrücktes bringen, wenn er nicht in ihrer Nähe blieb und sie im Auge behalten konnte. Diese Sorge kam während des Gesprächs immer wieder durch. Den Motor des Generators in Gang halten. Sicherzustellen, dass er genug Öl und Sprit hat und nicht zu viel Lärm macht. Das war offenbar das Einzige, woran er in all den Jahren dachte, in denen er mit seiner Dicken Berta - einem 20-KV-Dieselgenerator - irgendwo auf dem Land sein Gras anbaute.

Zeitschaltuhren

Eine Zeitschaltuhr ist eine lohnende Investition. Damit werden in regelmäßigen Intervallen automatisch Lampen und andere Geräte ein- und ausgeschaltet. Ein Timer stellt sicher, dass Ihre Pflanzen Tag für Tag genau für die gleiche Zeitdauer bestrahlt werden.

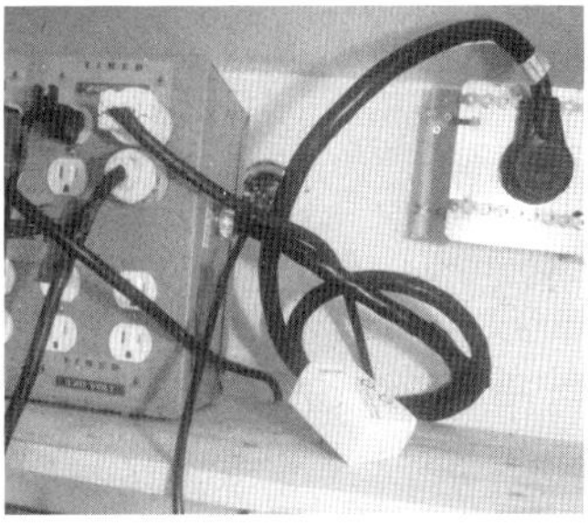

Abb. 58 | In der großen Box sind lauter Solenoidschalter untergebracht. Sie schalten die Lampen ein und aus. Der Timer (darunter) schickt seine Impulse über ein normales Haushaltskabel.

Kaufen Sie ein geerdetes Profi-Gerät mit entsprechenden Ampere, das die Anforderungen Ihres Anbauraumes erfüllt. Manche Timer haben eine eigene Ampere-Angabe für den Schalter, sie ist oft geringer als die des Timers. Geräte, die mehr als eine Lampe kontrollieren, sind teuer, weil hier die gesamte Elektrizität über das Gerät läuft. Im Fachhandel für Hochdrucklampen gibt es Timer, die bereits auf die Verwendung mit Lampen zugeschnitten bzw. mit ihnen verkabelt sind. Hier noch zusätzliche Geräte wie Ventilator, Pumpe oder

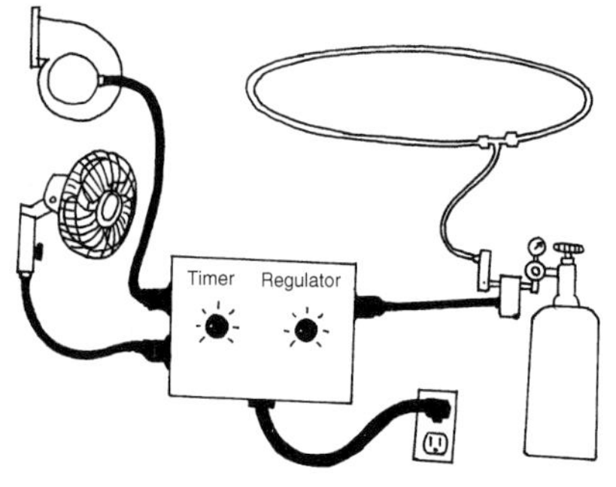

Abb. 59 | Ein Kontrollgerät, wie es sie in verschiedenen Ausführungen im Fachhandel für Heimgärtner gibt.

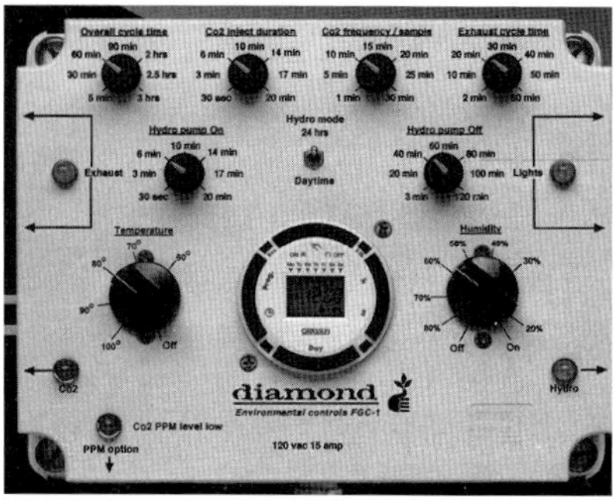

Abb. 60 | Schalttafel eines Geräts, das sämtliche Aspekte im Anbauraum steuert.

Heizgerät dranzuhängen, würde rasch zu eine Überlastung führen.
Sie sollten sich beim Kauf erkundigen, wie viele Lampen (Gesamtwattzahl) die Zeitschaltuhr verkraftet. Wer über 2.000 oder 3.000 Watt kommt, sollte die Lampen vielleicht besser an ein Relais anschließen und dieses dann mit dem Timer koppeln. Es sind zahlreiche Timer-Modelle auf dem Markt, die den unterschiedlichsten Ansprüchen gerecht werden.

Die Installation der Hochdrucklampe

Erster Schritt: Bevor Sie die Lampe aufhängen, lesen Sie, was im ersten Kapitel unter Die *Einrichtung des Anbauraums* steht und befolgen die dort beschriebenen Anweisungen.

Zweiter Schritt: Lampe und Vorschaltgerät entwickeln eine ziemliche Wärme. Sorgen Sie dafür, dass genügend Sicherheitsabstand zu Decke und Pflanzen bzw. zu brennbaren Wänden herrscht – mindestens 20 bis 30 Zentimeter!
Wenn es sich um einen kleinen Raum mit niedriger Decke handelt, sollten Sie ein schützendes, nicht brennbares Material wie Blech zwischen Lampe und Decke anbringen. Bei kleineren Flächen bis zu 1,80 x 1,80 Meter ist ein Absaugventilator erforderlich, sonst wird der Anbauraum zum Brutofen. Das Vorschaltgerät – das ja auch einige Wärme entwickelt – sollte in Bodennähe platziert werden. Falls es im Anbauraum zu heiß wird, können Sie es auch außerhalb aufstellen. So weit wird es aber nicht kommen, wenn ein guter Absaugventilator installiert ist. Achten Sie beim Aufhängen der Lampe darauf, dass das Stromkabel nicht der Aufhängkette oder dem Wanderlicht-System in die Quere kommen kann und nicht zu dicht an irgendwelchen Wärmequellen verläuft.

Dritter Schritt: Kaufen Sie eine zuverlässige Zeitschaltuhr! Wenn die Photoperiode mal länger und mal kürzer ausfällt, werden Sie irgendwann die Bude voller kränkelnder, heillos verwirrter Pflanzen haben. Und falls überhaupt einige Pflanzen überleben, wird die Ernte sehr mickrig sein. Eine gute Zeitschaltuhr ist ihr Geld auf jeden Fall wert.

Vierter Schritt: Um die Hochdrucklampe ans Netz anzuschließen, benötigen Sie eine geeignete Steckdose. Eine 1000-Watt-Hochdrucklampe braucht nämlich bei einem normalen Stromkreis von 230 Volt mindestens 4,5 Ampere – ohne Kompensation entsprechend mehr!

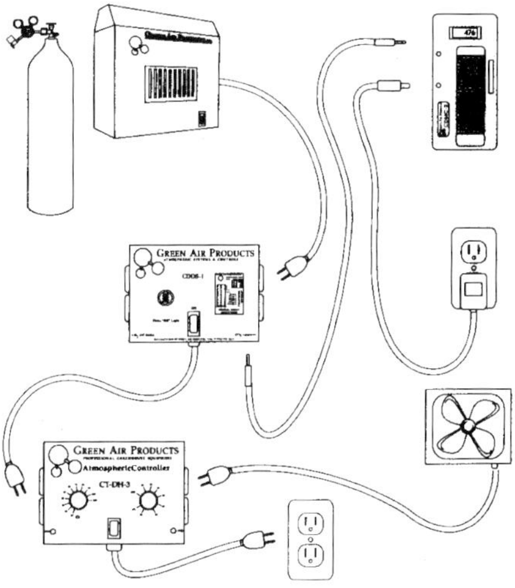

Abb. 61 | Mit den heute erhältlichen Geräten ist die präzise Überwachung aller Vorgänge im Anbauraum ganz einfach.

Jedes Wohnhaus hat einen Sicherungskasten mit Schmelzsicherungen oder Leitungsschutzschaltern. Jede vorhandene Sicherung (jeder Leitungsschutzschalter) in diesem Kasten überwacht einen eigenen Stromkreis im Haus und hat entweder 10, 16, 20, 25, 35, 50 oder 63 Ampere. Ein Stromkreis gilt als überlastet, wenn mehr als 80 Prozent der verfügbaren Ampere verbraucht werden. Diese Werte sind jeweils auf dem Leitungsschutzschalter bzw. der Schmelzsicherung angegeben. Schmelzsicherungen haben ein kleines farbiges Plättchen, das herausspringt, wenn die Sicherung durch zu hohen Strom oder Kurzschluss zerstört wird. An der Farbe dieses Plättchens (die mit der Farbe der Pass-Schraube übereinstimmt) erkennen Sie die Stromstärke der Sicherung:

Kennfarbe	**Stromstärke**
rot	10 Ampere
grau	16 Ampere
blau	20 Ampere
gelb	25 Ampere
schwarz	35 Ampere
weiß	50 Ampere
kupfer	63 Ampere

Um zu erkunden, welcher Stromkreis an welcher Sicherung hängt, schrauben Sie die Sicherung heraus. Prüfen Sie dann bei allen Steckdosen, Lichtschaltern und sonstigen Stromquellen im Haus, ob Spannung vorhanden ist oder nicht. Alle Stromquellen, an denen kein Strom fließt, gehören zum gleichen Stromkreis. Alle Stromquellen, bei denen Strom fließt, hängen an anderen Stromkreisen. Sobald Sie einen Stromkreis gefunden haben, an dem keine oder nur wenige Zimmerleuchten, Fernseher, Radios oder sonstige Geräte hängen, prüfen Sie bei diesem die Ampere-Zahl. Bei 16 Ampere dürfen Sie nur zwei bis drei Hochdrucklampen anschließen. Hat der Stromkreis 20 oder mehr Ampere, können Sie neben der Hochdrucklampe auch noch einige andere Leuchten und Geräte mit geringer Amperezahl betreiben. Wenn

Sie wissen wollen, wie viele Ampere von allen Geräten benutzt werden, addieren Sie die Wattzahlen aller Geräte und teilen Sie die Summe durch 230 (Volt).

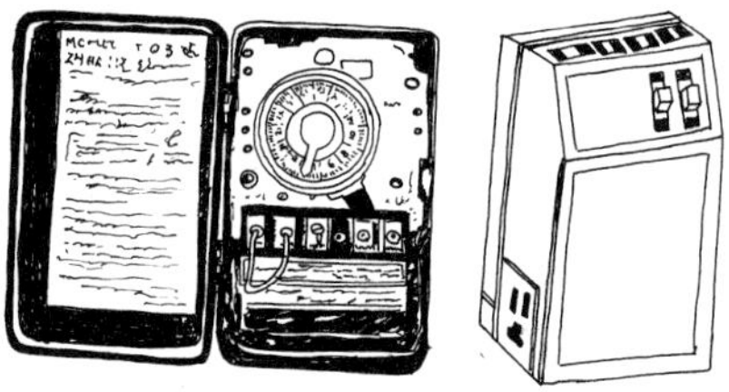

Abb. 62 | Der mechanische Timer links kann mehrere Lampen gleichzeitig steuern. Der Digitaltimer rechts steuert eine einzelne 1000-Watt-Lampe.

Hier ein Beispiel:
An einen Stromkreis mit einer 10-Ampere-Sicherung sind angeschlossen:

1400 Watt Toaster
+100 Watt Glühlampe
+ 20 Watt Radio
= 1520 Watt, geteilt durch
230 ergibt 6,6 Ampere

Bei diesem Beispiel werden also 6,6 Ampere verbraucht, wenn alle Geräte eingeschaltet sind. Addieren wir die von der Hochdrucklampe benötigten 4,5 Ampere, erhalten wir 11,1 Ampere – der Stromkreis ist also überlastet.

Für dieses Problem gibt es drei Lösungen:

- *Entfernen Sie das hochamperige Gerät und schließen Sie es an einen anderen Stromkreis.*
- *Suchen Sie einen anderen Stromkreis, bei dem mehr Ampere verfügbar sind.*
- *Lassen Sie einen neuen Stromkreis installieren.*

Schrauben Sie niemals eine Sicherung mit mehr Ampere ein, als sie haben sollte. Die Sicherung ist das schwächste Glied in der Kette. Wird eine Sicherung mit 16 Ampere dort eingeschraubt, wo eine mit 10 Ampere reingehört, dann wird sie mehr Strom leiten, als Kabel und Verlängerungsschnüre verkraften. Also werden eher die Kabel verschmoren, bevor die Sicherung durchbrennt. So ein überlasteter Stromkreis kann das ganze Haus in Brand setzen. Wie wollen Sie dann der Feuerwehr die Ursache des Brandes erklären?

Beim Einsatz von Verlängerungsschnüren mindestens einen Aderquerschnitt von 1,0 Millimeter (mm2) verwenden. Kleinere Formate sind ungeeignet, werden heiß und stressen das System. Kürzen Sie das Kabel auf die benötigte Länge. Je weiter der Weg des Stroms, desto schwächer wird er, und um so mehr Wärme erzeugt er.

Fünfter Schritt: Ist der geeignete Stromkreis gefunden, die Lampenarmatur samt Schirm an der Decke installiert und das Vorschaltgerät am richtigen Ort (noch nicht ans Netz angeschlossen!), dann schrauben Sie das Leuchtmittel ein. Vergewissern Sie sich, dass es sicher sitzt – nicht zu fest eindrehen! Wischen Sie nun den Glaskolben der Lampe gründlich sauber, um größtmögliche Helligkeit zu gewährleisten.

Sechster Schritt: Stecken Sie den Stecker in die Zeitschaltuhr (Schalter auf AUS). Als nächstes schließen Sie die Zeitschaltuhr ans Stromnetz an. Stellen Sie die gewünschte Photoperiode ein und schalten Sie die Zeitschaltuhr ein. Das Vorschaltgerät wird anfangen zu brummen. Die Lampe wird sich flackernd erwärmen und nach einigen Minuten in voller Helligkeit erstrahlen.

3. Kapitel

Boden und Behälter

Boden

Fruchtbarer Boden ist eine Mischung aus mineralischen Partikeln sowie lebenden und abgestorbenen organischen Substanzen, in der Luft und Wasser gespeichert ist. Drei grundlegende Faktoren ermöglichen es der Pflanze, im Boden zu wachsen: seine Struktur, sein pH-Wert und sein Nährstoffgehalt.

Die **Bodenstruktur** hängt von der Größe und der physikalischen Beschaffenheit der mineralischen Partikel ab. Nur wenn der Boden die richtige Struktur hat, kann die Pflanze ihn durchwurzeln, kann er Wasser und Sauerstoff speichern, können Dränage und die komplexen chemischen Prozesse funktionieren, die für das Gedeihen der Pflanze wichtig sind. Lehmboden besteht aus winzig kleinen, flachen Mineralpartikeln. Ist er feucht, kleben sie fest zusammen, hemmen Wurzelpenetration und Wasserdränage oder verhindern sie ganz. Die Wurzeln können dann nicht atmen, da nur wenig oder gar kein Platz für Sauerstoff vorhanden ist. Dem Wasser gelingt es kaum, diesen festen Boden zu durchdringen. Und falls doch, wird es nur sehr allmählich dränieren. Bei sandigen Böden sind die Mineralpartikel weit größer. Sie ermöglichen gute Durchlüftung (Versorgung mit Sauerstoff) und Dränage. Häufiges Wässern ist nötig, da die Wasserhaltekraft sehr gering ist. Von seiner Struktur hängt ab, wie gut ein Boden Wasser und Sauerstoff speichern kann und die Wurzeln ihn penetrieren können.

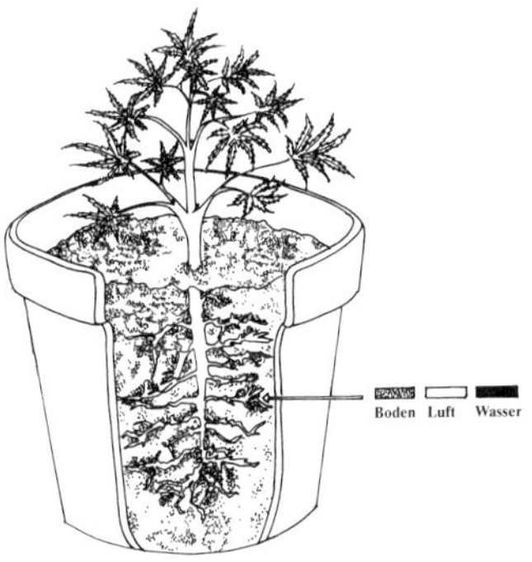

Abb. 63 | Die Wurzeln durchdringen das Substrat. Es muss immer ausreichend Luft vorhanden sein, um Nährstoffaufnahme bzw. biologische Aktivität zu ermöglichen.

Die Bodenbeschaffenheit können Sie einfach prüfen. Nehmen Sie eine Handvoll feuchter Erde (d.h. nicht durchgeweicht) und pressen Sie diese leicht zusammen. Beim langsamen Öffnen der Hand sollte die Erde noch kurz zusammenhaften und sich bei nachlassendem Druck ähnlich wie ein Schwamm anfühlen.

Einen Boden, der sich nicht so verhält, sollten Sie erst verwenden, nachdem Sie seine Beschaffenheit mit Zuschlagstoffen verbessert haben (siehe Abschnitt *Zuschlagstoffe*).

pH-Wert

Der pH-Wert kennzeichnet den Säuregrad bzw. die saure, neutrale oder alkalische Reaktion eines Bodens. Die Skala reicht von 1 bis 14. Der pH-Wert 1 ist Salzsäure als sauerste Zustandsstufe, der pH-Wert 14 ist der alkalischste Bereich mit Natronlauge. Jeder Anstieg um 1 Wert auf der pH-Skala bedeutet ein zehnfacher Anstieg oder Abfall der sauren oder alkalischen Reaktion. So ist beispielsweise Wasser oder Boden mit einem pH-Wert 5 zehnmal saurer als Boden mit dem pH-Wert 6. Wasser mit einem pH-Wert 5 ist hundertmal saurer als Wasser mit einem pH-Wert 7. Wir sehen also: Bei zehnfacher Differenz pro Skalenwert ist eine präzise Messung und Kontrolle von entscheidender Bedeutung für das Gedeihen der Pflanzen.

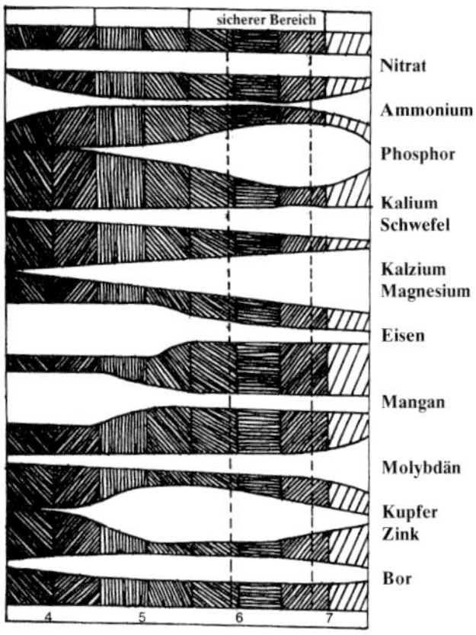

Abb. 64 | Dieses Diagramm der pH-Werte verdeutlicht, dass der sichere Bereich zwischen 5,8 und 6,8 liegt.

Cannabis gedeiht am besten bei einem pH-Wert zwischen 6,5 und 7. In diesem Bereich kann Marihuana die vorliegenden Nährstoffe optimal absorbieren und verarbeiten. Bei zu niedrigem pH-Wert (saurer Boden) werden die Nährstoffe durch saure Salze gebunden und können die Wurzeln sie nicht aufnehmen. Ein alkalischer Boden mit hohem pH-Wert bewirkt, dass die Nährstoffe nicht mehr zur Verfügung stehen. Der toxische Anstieg des Salzgehalts wird die Wasseraufnahme der Wurzeln hemmen. Nährlösungen für Hydrokultur funktionieren am besten, wenn der pH-Wert etwas niedriger ist als der Richtwert für Böden – der ideale pH-Wert für Hydrokultur liegt zwischen 5,8 und 6,8. Manche Anbauer arbeiten jedoch auch mit niedrigeren Werten und berichten, dass sie keine Probleme mit der Nährstoffaufnahme haben.

Es gibt verschiedene Möglichkeiten, den pH-Wert des Bodens zu bestimmen. Sie können Lackmuspapier, ein chemisches Test-Set mit Indikatorflüssigkeit oder ein elektronisches pH-Messgerät benutzen. All diese Dinge sind im Gartenfachhandel erhältlich. Wenn Sie den pH-Wert messen möchten, entnehmen Sie zwei oder drei Proben und befolgen Sie dann haargenau die Gebrauchsanweisung. Bei chemischen Messverfahren wird die Bodenprobe mit einer Indikatorflüssigkeit gemischt und anschließend die Farbe der Lösung mit der gedruckten Farbskala verglichen. Sämtliche chemischen Tests, die ich bisher gesehen oder selbst benutzt habe, sind für Anfänger nicht unbedingt eine verlässliche Methode. Der Abgleich des Farbtons der präparierten Bodenprobe mit jenen auf der mitgelieferten Farbskala gibt nicht selten Anlass zur Konfusion. Wer solch einen chemischen Test erwirbt, sollte sich erstens vor dem Kauf überzeugen, dass die Gebrauchsanweisung klar und verständlich formuliert ist, und sich zweitens auch beim Verkäufer nach Hinweisen zum Gebrauch erkundigen.

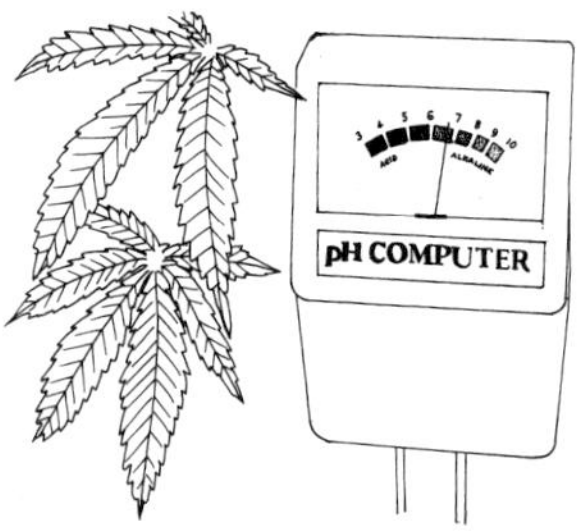

Abb. 65 | Elektronische pH-Messgeräte sind einfach zu bedienen.

Wenn Sie Lackmuspapier verwenden, füllen Sie eine repräsentative Bodenprobe in ein sauberes Gefäß und geben Sie destilliertes Wasser hinzu. Hängen Sie zwei Streifen Lackmuspapier in das schlammige Wasser. Nach zehn Sekunden ziehen Sie einen Streifen heraus. Nach einer Minute Wartezeit auch den zweiten. Beide Papierstreifen sollten die gleiche Farbe haben. Auf der Verpackung des Lackmuspapiers werden Sie eine aufgedruckte Farbskala finden. Vergleichen Sie einfach die Farbe Ihres Lackmuspapiers mit der Skala und lesen den pH-Wert ab. Das Lackmuspapier misst bis auf einen Skalenwert genau. Zu fehlerhaften Ergebnissen kann es bei dieser Methode kommen, wenn das verwendete Wasser einen besonders hohen oder niedrigen pH-Wert hat oder wenn im Dünger eine Indikatorfarbe enthalten ist.

Elektronische pH-Messgeräte sind ökonomisch und in der Handhabung sehr bequem. Die preiswerten Geräte reichen von ihrer Messgenauigkeit her für gelegentliche Messungen aus. Die teuren Modelle arbeiten recht präzise. Achten Sie vor allem darauf, dass der Boden feucht ist. Die Geräte messen einen zwischen den Sonden fließenden Strom und funktionieren nur bei feuchtem Boden ordnungsgemäß. Bei trockenem Boden wird die Messung ungenau. Ich selbst bevorzuge elektronische Geräte, weil sie ökonomischer, präziser und bequemer sind als Lackmuspapier oder die chemischen Reagenztests. Mit dem elektronischen Gerät können Sie beliebig oft messen, während ein chemisches Test-Set nur so lange reicht, bis die Indikatorflüssigkeit aufgebraucht ist. Manche Elektronikgeräte liefern permanent Messdaten.

Zwecks optimaler Messgenauigkeit müssen Sie

- *die Einstichelektroden nach jedem Test mit Schmirgelpapier reinigen und jegliche Korrosionsspuren beseitigen,*
- *die Erde rings um die Elektroden fest andrücken,*
- *vor dem Test die Erde mit destilliertem Wasser (pH-Wert 7) wässern.*

Prüfen Sie den pH-Wert des Gießwassers. In trockenen Klimazonen wie etwa Spanien oder Australien hat das Leitungswasser häufig einen pH-Wert über 7. In feuchteren Zonen wie England, den Niederlanden oder den nordeuropäischen Küstengebieten liegt der pH-Wert oft unter 6. Nach wiederholtem Gießen kann dies den pH-Wert des Substrats drastisch verändern, vor allem bei Böden mit hohem Anteil an organischen Zuschlagstoffen. Auch klimatische Veränderungen wirken sich aus, wenn draußen im Spätherbst die Blätter fallen und ihre Kompostierung einsetzt. Die Wasserwerke in Großstädten oder Ballungsgebieten beobachten den pH-Wert des Wassers genau und korrigieren ihn notfalls. Achten Sie dennoch auf größere Veränderungen in der Natur, die den pH-Wert des Leitungswassers verändern könnten. Sie sollten ihn mindestens einmal in der Woche überprüfen.

Faustregel

Wasser mit einem pH-Wert über 6,0 trägt dazu bei, dass Düngermischungen nicht zu sauer werden.

Marihuana wächst auf fast allen Böden*), doch am besten gedeiht es bei einem pH-Wert zwischen 6,5 und 7. Die im Handel erhältliche Pflanzenerde hat fast nie einen pH-Wert über 7,5. Normalerweise hat sie einen niedrigeren Wert, mitunter nur 5,5. Manche angebotene Topferden sind neutral gehalten und haben fast genau 7. Die meisten sind jedoch eher ein wenig sauer. Die einfachste Methode, den pH-Wert zu stabilisieren, besteht darin, vor dem Eintopfen auf je 28 Liter Pflanzenerde eine

Tasse voll Dolomitkalk unterzumischen. Vermengen Sie den Dolomitkalk erst gut mit trockener Erde und durchmischen Sie ihn dann nach dem Wässern noch einmal gut im Topf. So wird alles gleichmäßig verteilt.

Wenn Pflanzen länger als nur ein paar Monate im Container bleiben sollen, bedecken manche Anbauer den Boden der Container vor dem Einpflanzen gern mit Holzkohle, um überschüssige Salze zu absorbieren.

Dolomitkalk wird schon seit Jahren von Gärtnern als pH-Stabilisator benutzt. Er besteht aus Magnesium (Mg) und Kalzium (Ca). Deshalb ist er beim Anbau im Haus auch so beliebt. Wird er gründlich untergemischt, ist eine Überdosierung praktisch unmöglich. Weil Dolomitkalk den neutralen pH-Wert von 7 besitzt, erhöht er den pH-Wert niemals auf mehr als 7. Er ist ein zuverlässiger pH-Stabilisator. Einem sauren Boden sollten Sie zur Kompensation vor dem Einpflanzen Dolomitkalk untermischen. Dies wird zu einem stabilen pH-Wert beitragen. Vor dem Einbringen von sauren Düngern müssen Sie allerdings ihren pH-Wert kontrollieren. Dolomitkalk bewahrt den Boden *nicht* vor einer durch Gießwasser oder Dünger verursachten Versalzung. Diese können Sie durch Einhalten eines genauen Düngeplans und regelmäßiges Auswaschen verhindern. Verlangen Sie beim Kauf von Dolomitkalk die feinste Körnung (staubfein). Sie wirkt sehr rasch. Bei der groben Variante könnte es ein ganzes Jahr dauern, bis der Kalk von den Wurzeln absorbiert werden kann. Mischen Sie das Dolomitmehl stets gründlich unter! Wenn es ungenügend im Boden verteilt ist, kann es Schichten bilden, die zu Verbrennungsschäden an den Wurzeln führen oder kein Wasser an sie heranlassen.

Faustregel

Beim Eintopfen eine Tasse feinen Dolomitkalk auf 28 Liter (bzw. 32 Gramm auf 5 Liter) des Pflanzmediums hinzugeben, um den pH-Wert zu stabilisieren und die Pflanze mit ausreichend Kalzium (Ca) und Magnesium (Mg) zu versorgen.

Gelöschter Kalk enthält lediglich Kalzium und kein Magnesium. Er ist wasserlöslich und ändert den pH-Wert sehr rasch. Rühren Sie ihn in warmes Wasser ein und führen Sie ihn bei jedem Gießen zu. Viele Anbauer arbeiten mit einer Mischung aus einem Teil Löschkalk und drei Teilen Dolomitkalk. In dieser Mischung ist der Löschkalk sofort verfügbar, während der Dolomitkalk für den Langzeiteffekt sorgt. Es sollte in keinem Fall mehr als eine halbe Tasse Löschkalk auf 28 Liter Boden zugesetzt werden. Größere Mengen werden so rasch freigesetzt, dass sie eine toxische Wirkung entfalten und den Pflanzen schaden können. Der Vorteil bei Löschkalk ist, dass er nach etwa zwei Wochen wieder ausgewaschen ist. Wer ihn schneller loswerden möchte, muss das Substrat im Container mit reichlich Wasser spülen.

**) Von der Cannabispflanze ist bekannt, dass sie Schwermetalle aufnimmt. Die Giftstoffe werden in den Vakuolen eingelagert und behalten ihre toxische Wirkung. So wurde Cannabis nach der Reaktorkatastrophe in Tschernobyl im weiten Umkreis angepflanzt, um giftige Schwermetalle zu absorbieren..*

Löschkalk kann auch als Fungizid im Anbauraum verwendet werden. Streuen Sie ihn einfach auf den Boden oder andere befallene Stellen. Er wirkt wie ein Kontaktgift!

Niemals **gebrannten Kalk** verwenden! Er ist Gift für die Pflanzen. Ihm fehlen die Puffereigenschaften des Dolomitkalks. Zudem er enthält kein Magnesium.Um den **pH-Wert des Pflanzmediums oder Gießwassers zu erhöhen**, muss eine alkalische Substanz hinzugefügt werden, z.B. Kalziumkarbonat, Kaliumhydroxid oder Natriumhydroxid. Beide Hydroxide sind kaustisch. Sie sollten also beim Umgang mit ihnen äußerste Vorsicht walten lassen. Diese Hydroxide werden normalerweise zur Erhöhung des pH-Werts bei Nährlösungen in Hydrokulturen verwendet, doch lassen sich damit auch saure Nährstofflösungen für Böden korrigieren. Die einfachste und bequemste Methode zur Stabilisierung des pH-Werts besteht natürlich darin, dem Substrat vor dem Einpflanzen feinen Dolomitkalk und Löschkalk unterzumischen.

Faustregel

Soll der pH-Wert um 1 erhöht werden, wird auf 28 Liter Erde bzw. Substrat 3 Tassen feinen Dolomitkalk zugesetzt. Als Alternative eignet sich auch die schnell wirkende Mischung von 2 1/2 Tassen Dolomitkalk und 1/2 Tasse Löschkalk.

Pulverisierte Eier- und Muschelschalen sowie Holzasche haben einen hohen pH-Wert. Diese Schalen können den pH-Wert im Boden erhöhen. Allerdings dauert es sehr lange, bis die Schalen im Boden soweit abgebaut sind, dass sie sich auf den pH-Wert auswirken. Bei Holzasche, deren pH-Wert normalerweise bei 9 bis 11 liegt, wird leicht überdosiert. Außerdem stammt die Asche oft aus Kaminen oder Holzöfen. Da in diesen Feuerstellen alles mögliche verbrannt wird, weiß niemand genau, ob diese Asche nicht vielleicht toxische Substanzen enthält. Lassen Sie von Holzasche lieber die Finger, wenn Sie nicht ihre Herkunft, den pH-Wert und Nährstoffgehalt kennen. Topferde sowie erdlose Substrate aus dem Gartenfachhandel sind im Allgemeinen sauer. Eine Senkung des pH-Werts ist selten erforderlich. Dünger sind in der Regel sauer und senken den pH-Wert des Pflanzmediums. Auch Schwefel wird ihn – falls nötig – senken. Da der Umgang mit Schwefel eine heikle Sache ist, würde ich eher zu Säure raten. Ein Teelöffel Essigessenz auf 3,8 Liter Gießwasser senkt den pH-Wert um einen Punkt. Das Wasser sollte einige Minuten abstehen, bevor die Messung erfolgt. Bleibt der pH-Wert gleich, geben Sie in kleinen Dosen mehr Essigsäure zu. Bei Verwendung von Essigsäure kann es vorkommen, dass der pH-Wert über Nacht plötzlich wieder steigt – also am nächsten Tag noch einmal prüfen. Hydroponik-Anbauer senken den pH-Wert mit Phosphor- oder Salpetersäure. Behalten Sie den pH-Wert stets im Auge, überprüfen Sie ihn öfters. Haben Sie den pH-Wert verändert, testen Sie am nächsten Tag nochmals. Um sicherzustellen, dass er stabil bleibt, wiederholen Sie den Test noch ein- oder zweimal in der folgenden Woche. Kalziumnitrat kann ebenfalls verwendet werden, ist aber weniger gebräuchlich. Aspirin senkt zwar den pH-Wert, soll allerdings mehr Zwitter unter den Pflanzen hervorbringen.

Faustregel

Wenn der pH-Wert des Bodens unter 6 oder über 8 liegt, ist es auf lange Sicht am einfachsten und billigsten, den Boden auszutauschen, ehe Sie lange mit der Manipulation des pH-Werts herumexperimentieren.

Topferde

Topferde, frisch aus dem Sack, erfüllt zumeist alle Anforderungen, die Gärtner an ein Pflanzmedium stellen. Sie hat im Allgemeinen einen stabilen pH-Wert um 6,0 und enthält die für eine Mindestversorgung nötigen Nährstoffe. Sie gewährleistet gute Wasserhaltung und Durchlüftung, dräniert gut und erleichtert das Wurzelwachstum. Hochwertige, schnell dränierende Substrate mit guter, stabiler Bodenstruktur sind die beste Wahl. Bei Topferden gibt es oft von Region zu Region verschiedene Fabrikate, weil dieses Produkt ein hohes Gewicht hat und sich hohe Transportkosten nicht lohnen. Sie können hier meist unter zahlreichen guten Fabrikaten wählen. Lassen Sie sich in Ihrem Gartenfachgeschäft beraten. Erkundigen Sie sich nach einer Pflanzerde für schnell wachsendes Gemüse.

Viele Topferden enthalten genügend Nährstoffe, um Sämlinge wie Stecklinge in den ersten zwei bis vier Wochen ausreichend zu versorgen. Danach muss Dünger zugeführt werden, wenn die Pflanzen rasch und kräftig heranwachsen sollen. Durch Zugabe von staubfeinem Dolomitkalk stabilisieren Sie den pH-Wert.

Bei Topferden bzw. erdlosen Substraten mit vom Hersteller zugesetzten Spurenelementen werden diese möglicherweise ausgewaschen. Sie sollten dann durch Nährstoffe in Chelatform ersetzt werden. Biologisch gärtnernde Anbauer verabreichen gern hausgemachte Spurenelementmischungen, bei denen oft Algen, Guano und Stallmist zum Einsatz kommen.

Topferde sollte kein zweites Mal verwendet werden. Wird sie mehr als einmal benutzt, können sich im Lauf der Zeit unerwünschte Mikroorganismen bzw. Pilze entwickeln und Insekten einnisten. Obendrein sind die Nährstoffe erschöpft, ist die lockere Krümelstruktur dahin und haben Wasser- und Lufthaushalt schwer nachgelassen. Manche Anbauer wollen sparsam sein und strecken ihre frische Pflanzerde mit der alten. Dabei verlieren sie aber oft mehr Ertrag, als sie beim Substratkauf sparen.

Warnung

Wenn die Topferde bzw. das Substrat mehr als 30 Prozent Bimsstein oder Perlite enthält und Sie vor dem Einpflanzen viel Wasser in den Topf geben, dann bilden die einzelnen Komponenten gern Schichten. Die leichten mineralischen Elemente treiben nach oben, während sich die schwere organische Substanz am Boden absetzt. In diesem Fall mischen Sie das wassergesättigte Substrat gründlich mit den Händen durch, bis sich die Bestandteile gleichmäßig verteilt haben. Dann können Sie die Pflanzen einsetzen.

Pilzkompost

Pilzkompost bzw. Champignonmist ist ein preiswertes Pflanzmedium mit einem hohen Anteil an organischen Bestandteilen. Da für die Pilzzucht ein reines Medium erforderlich ist, wird Pilzkompost chemisch sterilisiert. Nachdem die Pilzanbauer ihr Pflanzmedium ausgetauscht haben, muss das benutzte Substrat gemäß amtlichen Vorschriften zwei oder drei Jahre brachliegen, bevor es weiterverwendet werden darf. In dieser Ruhezeit sollen die schädlichen Sterilisationsstoffe ausgewaschen werden. Aufgrund seines Alters und seiner Reife ist dieser Kompost sehr fruchtbar. Er kann unter Umständen auch vorbeugend gegen Pilzbefall und schädliche Bakterien wirken. Jedenfalls steckt er voller gutartiger Bakterien, welche die Nährstoffaufnahme beschleunigen. Struktur, Wasserhaltekraft und Dränage müssen mitunter durch Beimischung von Perlite verbessert werden. Erkundigen Sie sich bei einer örtlichen Gärtnerei, wo Sie Pilzkompost beziehen können. Ich habe schon so manchen prachtvollen Garten gesehen, der in Pilzkompost wuchs.

Erdlose Substrate

Erdlose Substrate sind ein sehr beliebtes, preiswertes und steriles Medium, das seit vielen Jahrzehnten in Gärtnereien Anwendung findet. Normalerweise bestehen sie aus einem oder mehreren der folgenden Stoffe: Bimsstein, Vermiculit, Perlite, Sand, Torfmoos oder Kokosfaser. Ich selbst gärtnere am liebsten mit erdlosen Substraten aus dem Gartenfachhandel. Düngerkonzentration, Feuchtigkeit und pH-Wert lassen sich präzise kontrollieren. Ein gutes und gleichmäßiges Wurzelwachstum ist gewährleistet. Außerdem haben erdlose Substrate den Vorteil, dass sie leichter sind als Erdboden.

Gewerbliche Gärtnereien und Gemüseanbauer benutzen in ihren Beeten bzw. bei der Anzucht von jungem Gemüse vornehmlich erdlose Substrate. Auch beim Anbau von Marihuana werden sie mittlerweile offenbar wieder mehr benutzt als Hydroponik oder Pflanzerde. Erfolgreiche Gärtner wissen, dass erdlose Substrate eine gute Struktur, Wasserhaltekraft und Dränage haben. Normalerweise sind keine Nährstoffe zugesetzt, der pH-Wert liegt bei 6 bis 7. Erdlose Substrate mit grobkörniger Struktur entwässern rasch. Hier kann die Pflanze mit forcierten Düngergaben im Nu herangezogen werden. Das Auswaschen funktioniert sehr gut, so dass es kaum zu einer toxischen Übersättigung mit Nährstoffen kommen kann. Erdlose Substrate gibt es fertig gemischt mit Nährstoffzusätzen zu kaufen (Jiffy Mix, Ortho Mix, Terra-lite). Zur besseren Entwässerung mischen Sie 10 bis 30 Prozent Perlite in grober Körnung unter. Sind vom Hersteller Nährstoffe zugesetzt, halten diese bis zu einem Monat vor. Ich empfehle dennoch, einen für die Hydroponik entwickelten Volldünger zu benutzen, der Spurenelemente in Chelatform enthält.

Faustregel

Wenn Sie erdlose Substrate und Zuschlagstoffe mischen, tun Sie dies im Freien und tragen Sie dabei eine Staubmaske.

Sie können erdloses Substrat auch selbst herstellen, indem Sie die Komponenten einzeln kaufen und in der gewünschten Konsistenz mischen. Kleinere Mengen mischen Sie am besten im Sack. Größere Mengen sollten Sie in einer Schubkarre oder auf Betonboden vermengen. Das Mischen ist eine staubige und schweißtreibende Angelegenheit. Sie sollten es nur im Freien erledigen und dabei eine Staubmaske tragen.

Um die Staubentwicklung in Grenzen zu halten, besprühen Sie das aufgehäufte Mischgut mehrmals mit Wasser. Richtig durchfeuchtet wird es natürlich erst, nachdem es gründlich vermischt ist. Benutzen Sie hierbei am besten ein Netzmittel – beispielsweise biologische abbaubare Flüssigseife –, das die Oberflächenspannung des Wassers reduziert. So klappt die Durchdringung besser.

Die Struktur der Substratmischung sollte grobkörnig, schwammig und leicht sein. Damit ist für gute Dränage gesorgt. Es wird ausreichend Feuchtigkeit und Sauerstoff gespeichert. Die Wurzelspitzen kommen gut voran. Bei Feinkorn hält das Substrat mehr Feuchtigkeit – gut geeignet für kleinere Behälter. Bei Substraten mit höherem Perlite- und Sandanteil ist die Dränage schneller. Hier lässt sich gut mit forcierter Düngung arbeiten, ohne gleich eine zu hohe Konzentration von Salzen zu riskieren. Vermiculit und Torf (10 bis 15 Prozent) halten das Wasser länger. Sie sind also ideal für kleine Töpfe, wenn Stecklinge wurzeln sollen oder aus irgendeinem Grund gute Wasserhaltung erwünscht ist.

Der pH-Wert liegt normalerweise im neutralen Bereich, also bei 7. Wenn Sie mit mehr als 15 Prozent saurem Torf arbeiten, müssen Sie zwecks Korrektur bzw. Stabilisierung des pH-Werts entsprechend Dolomitkalk oder Löschkalk zusetzen. Der pH-Wert ist wöchentlich zu überprüfen. Erdlose Substrate bestehen überwiegend aus mineralischen Partikeln, eine organische Kompostierung, die den pH-Wert verändern könnte, findet hier also nicht statt. Doch könnte das Substrat von sauren Düngern oder Wasser mit hohem bzw. niedrigem pH-Wert aus dem Lot gebracht werden. Am besten prüfen Sie anhand des ablaufenden Gießwassers, ob der pH-Wert des Substrats nicht zu sauer geworden ist.

Pflanzmedien und Container für Stecklinge und Sämlinge

Steinwollwürfel, Torfquelltöpfe und Oasis-Pinpots (bzw. -Startwürfel) sind speziell geformte Container bzw. Substratzuschnitte. Sie vereinfachen die Anzucht von Stecklingen und Sämlingen sowie das spätere Umpflanzen erheblich. Steinwollwürfel und Torfquelltöpfe fördern zugleich die Entwicklung eines kräftigen Wurzelsystems. Die Torfquelltöpfe bestehen aus gepresstem Torf, der von einem Plastiknetz umgeben ist. Sobald Sie die flache Scheibe wässern, quillt sie in kurzer Zeit zum Topf auf.

Platzieren Sie den Steckling oder Sämling im feuchten Torftopf oder Steinwollwürfel. Wenn der kleine Container kein Loch hat, bohren Sie eines mit einem Schraubenzieher hinein. Dann wird der Same oder Steckling eingeführt. Beim

Samenkorn drücken Sie das Loch oben zu, beim Steckling drücken Sie das Medium rund um den Stängel, bis es ihn berührt. In drei bis sechs Wochen haben sich Wurzeln gebildet. Die Wurzelspitzen werden an der Außenwand des Quelltopfs oder Pflanzwürfels sichtbar. Beim Torftopf schneiden Sie nun das Nylonnetz ab, ehe sich die Wurzeln darin verheddern. Zum Umpflanzen stellen Sie den Torftopf einfach in ein Loch, welches Sie im Substrat des größeren Topfes vorbereitet haben. Vorteilhaft beim Quelltopf und Pflanzwürfel ist, dass das Umpflanzen sehr schonend vonstatten geht, ohne den Schock, den das Freilegen der Wurzeln für die Pflanze bedeutet.

Bei Quelltöpfen und Pflanzwürfeln müssen Sie täglich den Feuchtigkeitsgehalt überprüfen. Sie sollten gleichmäßig durchfeuchtet sein, aber nicht triefen vor Nässe. Diese Container enthalten keine Nährstoffe. Ein Sämling benötigt in den ersten ein bis zwei Wochen keine Nährstoffe. Ich empfehle, den Sämlingen nach der ersten Woche welche zu verabreichen, Stecklingen sobald sie Wurzeln zeigen.

Als Medium zur Stecklingszucht sind am ehesten grober Sand, Vermiculit und Perlite in feiner Körnung geeignet. Die rasche Dränage von Sand und Perlite wirkt vorbeugend gegen die Umfallkrankheit. Vermiculit speichert das Wasser länger und vereinfacht das Klonieren. Eine gute Substratmischung erhalten Sie, wenn Sie Sand, feines Perlite und feines Vermiculit zu gleichen Teilen mischen. Im Handel gibt es spezielle Fertigmischungen für die Anzucht von Sämlingen (Sunshine Mix, Terra-Lite) – gewiss die ökonomischste und bequemste Lösung. Erdlose Substrate ermöglichen eine genaue Kontrolle der entscheidenden Nährstoff- und Wurzelhormonzusätze, die bei der asexuellen Vermehrung zur Stimulation verabreicht werden.

Das wohltemperierte Medium

Erhöhen Sie die Bodentemperatur, so beschleunigt dies die chemischen Abläufe und dementsprechend die Nährstoffaufnahme der Pflanze. Als ideal für das Pflanzmedium gilt eine Temperatur zwischen 18 und 24 Grad Celsius. Erwärmen lässt es sich mit elektrischen Heizbändern bzw. Heizmatten. Die Heizbänder befestigen Sie an einem Brett oder Tisch. Darüber legen Sie eine wärmeleitende Platte, welche die Wärme gleichmäßig verteilt. Auf dieser platzieren Sie nun Stecklinge bzw. Sämlinge in flachen Containern oder Tabletts. Die Wärme sorgt für ein enorm beschleunigtes Wachstum. So gewinnen Sie etliche Tage gegenüber einer „kalten“ Anzucht.

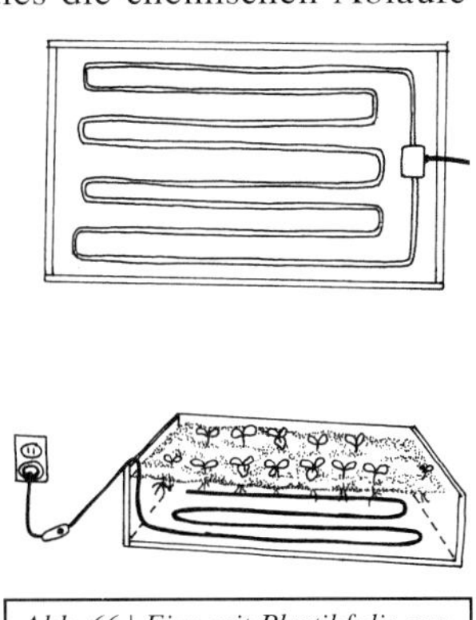

Abb. 66 | Eine mit Plastikfolie ausgekleidete Schublade, an deren Boden ein Heizband befestigt ist, wird zum Anzuchtbeet für Stecklinge und Sämlinge.

Während die Heizmatten sofort betriebsbereit sind, kosten Heizbänder weniger als diese, müssen aber zunächst installiert werden. Heizbänder gibt es im Gartenfachhandel, die Matten eher beim Hydroponik-Bedarf. Bei der Stecklingszucht bieten Heizbänder der praktisch eine Erfolgsgarantie.

Ein kaltes Medium drosselt Wasser und Nährstoffaufnahme, wodurch das Wachstum verlangsamt wird. Wenn Sie bei kaltem Boden auch noch zu ausgiebig wässern, wird das Wachstum noch langsamer. Ein Container, der auf einem kalten Betonboden steht, ist genauso kalt wie der Beton – und der ist in jedem Fall kälter als die Lufttemperatur. Die Temperatur im Substrat steigt oft schon, wenn die Töpfe nicht auf den kalten Kellerboden, sondern etwas höher stehen, auf einem Brett oder einer Styroporplatte. Erwärmen Sie das Medium (bzw. in der Hydroponik die Nährstoflösung) niemals auf mehr als 24 Grad Celsius! Sonst dehydrieren die Wurzeln – sie kommen sich vor wie im Kochtopf! Die Pflanzerde im Topf erwärmt sich relativ schnell. Ist eine Lampe oder eine Heizquelle zu dicht an kleinen Töpfen dran, wird sich die äußere Schicht – wo sich die meisten Wurzelspitzen befinden – rasch erhitzen. Werden die Wurzelspitzen zerstört, dauert es ein bis zwei Wochen, bis sich die Wurzeln wieder regeneriert haben. Zwei Wochen, das ist ein Viertel der Blütezeit!

Heißer Tipp

Die Zugabe von Perlite, Bimssteingrus und Vermiculit verbessert bei Pflanzerden und erdlosen Substraten den Luft- und Wasserhaushalt. .

Zuschlagstoffe

Zuschlagstoffe bzw. Bodenhilfsstoffe verbessern die Durchlüftung und Wasserspeicherung des Bodens. Es werden zwei Kategorien unterschieden: mineralische und organische Zuschlagstoffe.

Die mineralischen Zuschlagstoffe sind vom pH-Wert her neutral und enthalten im Allgemeinen keine oder nur sehr wenige Nährstoffe. Sie zerfallen durch Verwitterung bzw. Erosion. Es findet also keine bakterielle Zersetzung statt, die Einfluss auf den pH-Wert oder den Nährstoffgehalt des Mediums haben könnte. Zudem sind die mineralischen Zuschlagstoffe sehr leicht. Das ist durchaus ein Pluspunkt, wenn Pflanzkübel hin- und herbewegt werden müssen.

Perlite ist ein vulkanisches Glas, das durch Erhitzen aufgeschäumt wurde. Aufgrund seiner großen, unregelmäßigen Oberfläche kann es Wasser und Nährstoffe gut speichern. Zudem wirkt sich diese Oberflächenstruktur besonders vorteilhaft auf die Durchlüftung aus. Perlite ist das ideale Medium, um während der vegetativen und der Blütephase die Dränage zu verbessern. Es trägt nicht zur Akkumulierung von Düngersalzen bei. Angeboten wird es in den drei Korngrößen fein, mittel und grob. Die meisten Anbauer nehmen Grobkorn. Der Anteil sollte maximal ein Drittel betragen, da es sonst beim Wässern an der Oberfläche treibt bzw. Schichten bildet.

Bimssteingrus (Vulkangestein) ist sehr porös, vom Gewicht her sehr leicht und speichert in seinen vielen höhlenartigen Löchern Wasser, Nährstoffe und Luft. Dies ist ein idealer Zuschlagstoff zur Durchlüftung und gleichmäßigen Wasserspeicherung des Pflanzmediums. Allerdings sollte der Anteil wie bei Perlite nicht mehr als ein Drittel betragen, um Probleme zu vermeiden.

Vermiculit wird durch Erhitzung aus Glimmer hergestellt. Erhältlich ist es in den

Korngrößen fein, mittel und grob. Vermiculit speichert zwischen seinen Fasern Wasser und Nährstoffe und gibt einem rasch dränierenden Boden Volumen. Für die Stecklingszucht ist das feinkörnige Vermiculit wegen seiner hohen Wasserhaltekraft weniger geeignet – es sei denn, es wird mit einem rasch dränierenden Substrat vermischt. Vermiculit speichert mehr Wasser als Perlite oder Bimsstein. Aufgrund seiner hohen Wasserspeicherungskapazität wird es gern bei Hydrokultursystemen mit Dochtanstau verwendet. Bei Substratmischungen für die Stecklingszucht sollten Sie stets die feine Körnung nehmen. Ist sie nicht verfügbar, können Sie sich auch behelfen, indem Sie die mittlere oder grobe Körnung durch Zerreiben zwischen den Handflächen zerkleinern. Als Zuschlagstoff zur Topferde eignet sich am besten die grobe Körnung.

Organische Zuschlagsstoffe enthalten Kohlenstoff und zersetzen sich durch die Aktivität von Bakterien, bis schließlich als Endprodukt Humus vorliegt. Humus ist ein weiches, schwammiges Material, das kleine Bodenpartikel bindet und so die Struktur des Bodens verbessert. Ein junger kompostierender organischer Zuschlagsstoff braucht Stickstoff, damit die bakterielle Zersetzung funktioniert. Ist sein Stickstoffgehalt geringer als 1,5 Prozent, wird er dem Boden Stickstoff entziehen – der fehlt dann den Wurzeln! Wenn Sie Kompost verwenden, müssen Sie also darauf achten, dass es sich um reifes, vollkommen kompostiertes Material handelt (mindestens ein Jahr alt), das Stickstoff abgibt, statt ihn dem Boden zu entziehen. Ein gutes Zeichen für seine Fruchtbarkeit ist die dunkelbraune Farbe.

Lauberde, Gartenkompost (mindestens ein Jahr alt!) wie auch vollständig kompostierter Tierdung enthalten im Allgemeinen ausreichend Stickstoff und werden dem Boden keinen entziehen. Wer organische Zuschlagstoffe verwendet, sollte sie aber im Gartenfachhandel kaufen. Schauen Sie auf der Verpackung nach, ob das Produkt sterilisiert ist und der Hersteller garantiert, dass es keine schädlichen Insekten, -larven, -eier, Schimmelpilze oder Mikroorganismen enthält! Ein kontaminierter Boden kann sehr problematisch werden. Dies lässt sich mit einer sauberen Substratmischung verhindern. Vollkommen kompostierte organische Stoffe verbessern die Bodenstruktur und liefern den Pflanzen Nährstoffe.

Gartenkompost und Lauberde aus dem Freiland sind zwar reich an organischen Nährstoffen und nützlichen Organismen, welche die Nährstoffaufnahme beschleunigen, sie können aber voller Schädlinge und Krankheitserreger sein. Der Komposthaufen ist ein beliebter Aufenthaltsort für Käferlarven und die Raupen von Nachtfaltern. Eine einzige dieser Raupen im Pflanzcontainer bedeutet für die schutzlose Marihuanapflanze den sicheren Tod.

Faustregel

Sachgerecht gezogenes Marihuana hat ein sehr angenehmes Aroma und einen guten Geschmack.

Stallmist, bestens als Freilanddünger geeignet, kann toxische Mengen saurer Salze sowie allerhand Unkrautsamen und Pilzsporen enthalten, die im Anbauraum für Unheil sorgen. Wenn Sie Dung verwenden, dann kaufen Sie diesen am besten in Säcken, auf denen für den Inhalt garantiert wird. Es gibt diverse Arten Stallmist wie

Rinder-, Pferde-, Kaninchen- und Hühnerdung. Diese Substanzen verbessern Wasserhaltekraft und Bodenstruktur. Die Beimischung darf nicht mehr als 10 bis 15 Prozent der Substratmenge betragen, sonst besteht die Gefahr von Überdüngung und Versalzung. Der Nährstoffgehalt variiert je nach Futter der Tiere und Zersetzungsgrad.

Torf ist das unter Luftabschluss in Mooren gebildete Zersetzungsprodukt pflanzlicher Substanzen. Die gebräuchlichsten Torfsorten bestehen aus Sphagnum- oder Hypnummoos. Sie werden im Moor abgebaut und entweder als Pflanzmedium oder als Zuschlagstoff verwendet. Torf ist sehr trocken. Es erfordert einigen Arbeitsaufwand, ihm die nötige Feuchtigkeit zu geben. Torf gibt es zwar auch in feuchter Form zu kaufen, hat dann allerdings ein ziemliches Gewicht. Wollen Sie Torfmoos als Zuschlagstoff verwenden, ist es am einfachsten, wenn Sie alle Komponenten in trockener Form mischen und erst die fertige Mischung wässern. Um das Wasser zu entspannen, geben Sie flüssige Seife hinzu (drei bis vier Tropfen auf fünf Liter). Hilfreich ist es, vor dem Öffnen mehrmals gegen den Torfsack zu treten, um den Ballen zu zerkleinern. Dann bröselt er leichter und macht weniger Arbeit beim Mischen.

Das hellbraune **Spaghnumtorfmoos** ist die Torfsorte, die im Gartenfachhandel am häufigsten angeboten wird. Es hat eine hohe wasserhaltende Kraft, kann das 15- bis 30fache seines Eigengewichts an Wasser aufnehmen und gibt dem Boden Volumen. Es enthält im Wesentlichen keine Nährstoffe, der pH-Wert liegt zwischen 3 und 5. Nach einigen Monaten Kompostierung kann der pH-Wert sehr sauer werden. Dies lässt sich jedoch durch eine Zugabe von staubfeinem Dolomitkalk kompensieren – damit wird der pH-Wert stabilisiert.

Hypnumtorfmoos ist besser kompostiert, dunkler in der Farbe und hat einen höheren pH-Wert (5 bis 7). Dieser Torf ist weniger verbreitet. Er enthält einige Nährstoffe und eignet sich gut als Zuschlagstoff, auch wenn er nicht so viel Wasser speichern kann wie die Sphagnum-Variante.

Kokosfaser, auch Coir genannt, wird aus dem Fruchtpolster der Kokosnuss gewonnen. Diese Fruchtpolster werden mehrere Monate lang in Wasser gelegt, um sie von Salzen, Harzen usw. zu befreien. Die Fasern werden schließlich durch Klopfen und Schlagen herausgelöst.

Coir ist biologisch abbaubar und eignet sich bestens als Medium während Anzucht, Blüte und Reife der Pflanzen. Das Material ist äußerst widerstandsfähig gegen Fäulnis und Wasser, kann sehr viel Wasser speichern und behält dabei seine Struktur, zudem wirkt es schalldämpfend und wärmeisolierend. Der pH-Wert liegt bei 5,5 bis 6,8.

Heißer Tipp

Kokosfaser-Substrat wird beim Indoor-Anbau immer beliebter. Es ist nicht teuer, leicht zu überwachen und sehr luftig.

In gepresster Form ist Kokosfaser praktisch ein inaktives Medium. Im Handel ist es beispielsweise in Form von „Kokohum-Briketts“ oder als „Kokoblock“ erhältlich (www.gepa3.de). So ein Kokoblock von 750 Gramm Gewicht quillt nach Zugabe von sechs Liter Wasser auf das sieben- bis achtfache seines Volumens und ergeben neun Liter gebrauchsfertiges Substrat. Ein Block (750 Gramm) kostet etwa 1,50 Euro (6 Stück nur etwa 6,60 Euro). Kokosfaser ist eine sehr gute Alternative zu Torf. Während für den Torfabbau die letzten Moore trockengelegt werden, bestehen Coir aus Faserabfällen, die bei der Herstellung von Bodenbelägen oder Matratzen aus Kokosfasern sowie bei der Ölgewinnung aus Kokosnüssen in großen Mengen anfallen.

Eigens für den Anbau von Marihuana wurde Canna Coco entwickelt, ein Substrat, das in Form feiner Flocken oder zu Matten gepresst erhältlich ist. Näheres unter www.canna.com.

Erdmischungen

Einige Anbauer mischen sich ihre Pflanzerde lieber selbst. Ein Anfänger stiefelt dann also hinaus in den Garten oder den Hinterhof und schaufelt sich diesen wunderbar aussehenden Dreck in den Eimer, der garantiert einen miesen Wasser- und Lufthaushalt hat. Diesen Dreck vermischt er dann mit Gartenkompost, in dem es von Insekten und Mikroorganismen wimmelt. In solch einer Substratmischung wird kein gutes Dope wachsen. Weil er beim Pflanzmedium ein paar Kröten sparen will, schafft sich dieser Anfänger ungeahnte Probleme und bezahlt am Ende für seinen Geiz mit einem mickrigen Ertrag. Probleme beim Pflanzmedium lassen sich vermeiden, indem sämtliche Komponenten beim Gartenfachhandel gekauft werden. Freilandgartenerde oder -kompost eignen sich nur, wenn sie wirklich gute Qualität haben und frei von gefährlichen Schädlingen und Krankheitserregern sind. Verwenden Sie nur beste, dunkelbraune Gartenerde mit guter Krümelstruktur. Um Wasserhaltekraft und Dränage zu verbessern, mischen Sie bis zu 80 Prozent Zuschlagstoffe bei. Auch wenn die Gartenerde im Freien gut entwässert, muss im Innenraum mit Zuschlagstoffen nachgeholfen werden.

Bevor Sie graben, ist zunächst der pH-Wert zu prüfen. Er sollte im akzeptablen Bereich zwischen 6,0 und 7 liegen. Geben Sie zur Stabilisierung feinen Dolomitkalk hinzu. Überprüfen Sie nach dem Mischen zwei- oder dreimal, ob der pH-Wert stabil bleibt.

Eine kleinere Menge Freilanderde (bis zu fünf Liter) lässt sich sterilisieren, indem sie auf einem Kuchenblech ausgebreitet und zehn Minuten lang bei 72 Grad Celsius im Ofen gebacken wird. Dabei werden alle Pilze und Bakterien sowie die schädlichen Insekten vernichtet, während einige der nützlichen am Leben bleiben (der Gestank ist allerdings schlimm, ganz zu schweigen von dem Dreck, den die Sache macht).

Kompost

Manche Anbauer haben mit organischem Kompost keinerlei Probleme, während andere ihre ganze Ernte verlieren oder ziemliche Einbußen hinnehmen müssen, weil sich irgendeine Krankheit im Boden ausgebreitet hat. Gute Rezepte für die Herstellung von Kompost gibt es in Gartenbauzeitschriften. Sie können auch bei

Firmen angefordert werden, die sich auf organischen Kompost spezialisiert haben. Freilich benutzen nur wenige Anbauer hausgemachten Kompost.

Ein guter Komposthaufen enthält Rinderdung – je älter, desto besser. Stallmist (aus Pferde- oder Kuhställen) ist normalerweise mit Stroh vermischt. Von Mist aus Ställen, wo statt Stroh Sägemehl als Einstreu verwendet wird, rate ich ab, denn Sägemehl ist sauer und verbraucht den verfügbaren Stickstoff. Die beste Mistsorte ist immer die, die am ältesten und am stärksten verrottet ist. Sie wird nämlich kaum noch überlebende Unkrautsamen oder Schädlinge enthalten. Ich verwende als Kompost gern frisch gemähtes, stickstoffreiches Gras. Schieben Sie mal Ihre Hand 30 oder 60 Zentimeter tief in einen Haufen gemähtes Gras. Die Temperaturen liegen dort bei 50 bis 80 Grad Celsius. Hier läuft ein chemischer Prozess ab, bei dem das Gras zersetzt und die Nährstoffe freigesetzt werden. Die dabei entstehende Hitze sorgt dafür, dass die Schädlinge absterben.

Komposthaufen legen Sie am besten so an, dass er möglichst hoch wird. Schichten Sie ihn öfters um. Gute Rezepte empfehlen die Zugabe von organischen Spurenelementen, Enzymen und Primärnährstoffen. Die organischen Zusatzstoffe sollten gemahlen sein, Gras und Blätter geschreddert. Größere Zweige gehören nicht auf den Kompost, denn sie verrotten erst nach Jahren.

Bevor Sie den Kompost verwenden, schaufeln Sie ihn zwecks Auflockerung durch ein Sieb mit sechs Millimeter Maschenweite. Nehmen Sie hierzu ein großflächiges Durchwurfsieb mit stabilem Rahmen, das über eine Schubkarre oder eine leere Tonne gelegt wird. Wenn sich Regenwürmer auf dem Sieb finden, können Sie die ruhig wieder zurück in den Kompost bzw. ins Substrat werfen. Raupen hingegen sollten Sie auf der Stelle den Garaus machen.

Substratmischungen mit Kompost

1/2 Kompost
1/2 erdloses Substrat

1/3 Kompost
1/3 erdloses Substrat
1/3 Kokosfaser

1/2 Kompost
1/2 Kokosfaser

1/3 Kompost
1/3 erdloses Substrat
1/6 Wurmhumus
1/6 Perlite

Faustregel

Vergewissern Sie sich, dass der Kompost, den Sie verwenden, immer vollkommen verrottet und abgekühlt ist, bevor sie ihn unter das Pflanzmedium mischen.

Manche Anbauer mischen, wenn ihre Topferde einen hohen Anteil Wurmhumus enthält, bis zu 30 Prozent Perlite unter das Substrat. Der Wurmhumus macht die Erde kompakt. So kommt wenig Luft an die Wurzeln. Die Beigabe von Perlite verbessert hingegen die Durchlüftung und auch die Dränage des Pflanzmediums.

Entsorgen des Pflanzmediums

- *Pflanzmedium austrocknen lassen*
- *Wurzeln/Stängel/Blätter durch Sieben vom Medium trennen*
- *Pflanzmedium abtransportieren*

Nach der Ernte das gebrauchte Pflanzmedium loszuwerden, kann sich genauso schwierig gestalten wie zu Anfang das richtige Substrat aufzutreiben. Die meisten erdlosen Substrate enthalten Perlite, das stets seine charakteristischen weißen Farbtupfer zeigt, wenn es unbedacht weggekippt wird. Zudem ist das benutzte Medium mit verräterischen Hanfwurzeln durchsetzt. In den USA ist schon so mancher Anbauer aufgeflogen, weil er Überreste seines Pflanzmediums im Hinterhof herumliegen hatte.

Mit ausgetrockneten Substraten ist leichter zu hantieren als mit feuchten. Um das Wurzelwerk mit Stängelresten zu entfernen, zerreiben Sie die trockenen Klumpen auf einem Sieb mit sechs bis zwölf Millimeter Maschenweite. Dabei verliert das knochentrockene Substrat auch gleich seine verräterische Topfform und wird zu einer formlosen Masse. Sind alle Pflanzenteile entfernt, wird das Substrat eingesackt oder gepresst (z.B. in einer Müllpresse). Sie sollten es nicht achtlos in die Mülltonne kippen – zumindest in den USA hat das Herumschnüffeln im Müll schon des öfteren zu Durchsuchungsbefehlen geführt. Das gereinigte Substrat entsorgen Sie am besten auf einer Müllhalde oder an einem sehr diskreten Ort. Niemals samt Sack entsorgen – die Säcke werden wieder verwendet.

Pflanzbehälter

Für welche Art Topf oder Behälter Sie sich entscheiden, hängt meist davon ab, was Sie investieren wollen oder können, von der eigenen Bequemlichkeit und vom aktuellen Sortiment des Fachhandels. Bedenken Sie bei Ihrer Entscheidung, dass Dimension und Form des Behälters die Größe und das Gedeihen einer Pflanze ebenso wie die Flexibilität im Anbauraum beeinflussen. Es gibt Pflanzbehälter in allen Formen und Größen sowie aus verschiedensten Materialien – aus Ton oder Metall, aus Plastik, Holz oder anderem. Im Grunde ist beinahe jede Art von Behältnis geeignet, solange es sauber ist und vorher nicht für Petroleumprodukte oder giftige Chemikalien benutzt wurde. In Töpfen aus Ton und Holz können Pflanzen besser atmen als in solchen aus Metall oder Plastik. Tonpötte sind schwer und zerbrechlich. Zudem sind sie dafür bekannt, dass sie dem Erd- oder Substratinhalt

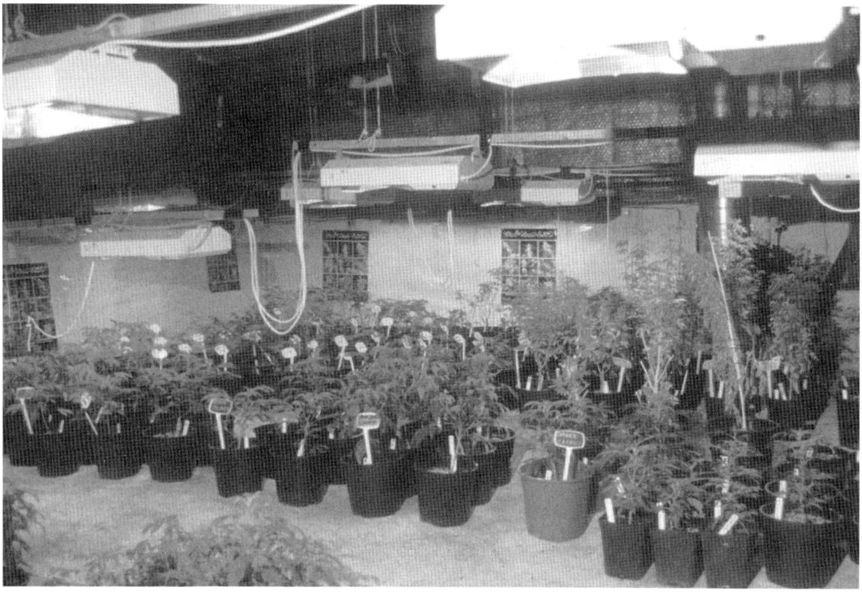

Abb. 67 | Die holländische Samenfirma Greenhouse arbeitet ausschließlich mit Einzeltöpfen.

Feuchtigkeit entziehen und ihn schneller austrocknen lassen. Metallbehälter sind auch nicht das Wahre, denn sie oxidieren bzw. rosten und setzen schädliche Stoffe frei. Holz ist – obwohl nicht gerade billig – gewiss eine vernünftige Wahl, vor allem bei großen Bankbeeten und Containern auf Rollen. Plastiktöpfe halten lange, sie bieten eine preiswerte Alternative.

Plastiktöpfe werden am häufigsten in Anbauräumen verwendet. Sie sind billig und überall erhältlich. Aufgrund des geringen Gewichts erleichtern sie den Positionswechsel der Pflanzen. Eingetopfte Pflanzen lassen sich individuell versorgen, Wasser- und Nährstoffgaben exakt portionieren. Pflanzen, die nur von einer Seite Licht erhalten, werden alle paar Tage etwas gedreht, damit sie eine gleichmäßige Blättertracht entwickeln. Sollte eine Pflanze Krankheitssymptome zeigen, lässt sie sich im Einzeltopf sofort gezielt behandeln. Problemfälle sind leicht auszusortieren.

Die jungen Topfpflanzen versammeln Sie dicht an dicht im hellsten Bereich der Lampe. Werden sie größer, rücken Sie sie auseinander. Die Kleinen stellen Sie auf Holzklötze oder Backsteine, um die Distanz zur Lampe zu verringern.

Ich selbst bevorzuge die so genannten **Grow-Bags**. Diese Pflanzsäcke bzw. Foliencontainer sind billig, halten lange, haben kaum Gewicht und sind platzsparend aufzubewahren. Eine Schachtel mit einhundert 13-Liter-Säcken wiegt etwa 2,2 Kilo und ist mit 30 x 30 Zentimeter nicht sehr groß. Einhundert 13-Liter-Bags lassen sich in zwei ebensolchen verstauen. Stellen Sie sich vor, wie viel Platz 100 Pötte bräuchten!

Grow-Bags sind leicht auszuwaschen und wiederverwendbar. Leeren Sie einfach das Substrat aus und weichen Sie die Bags in einer großen Wanne voll Seifenwasser über Nacht ein. Am nächsten Tag waschen Sie jeden von Hand, und schon sind sie für die nächste Substratfüllung bereit. Ich finde sie überaus praktisch und mag sie viel lieber als Töpfe.

Auch der Sack, in dem Sie die Pflanzerde gekauft haben, kann als Container benutzt werden. Aufgrund der feuchten Erde erweist sich solch ein Sack als recht formstabil. Wenn das Pflanzmedium sich ausdehnt oder schrumpft, tut es der Sack ebenfalls. So entsteht keine Lücke zwischen Substrat und Behältnis, in der empfindliche Wurzelspitzen freiliegen und austrocknen könnten.

Aus Altpapier hergestellte **Recycling-Töpfe** sind sehr beliebt bei Anbauern, die ihre Pflanzen ins Freiland transferieren wollen. Bei ihnen fault so gut wie immer der Boden durch. Dagegen hilft ein Latexanstrich auf der Innenseite. So wird der Topf etliche Ernten überdauern.

Trogbeete bzw. Rolltrogbeete – wannenförmige Beete auf Blöcken oder Laufrollen – ermöglichen eine Luftzirkulation unter dem Container und sorgen für eine höhere Temperatur im Substrat. Diese Beete sollten möglichst groß sein, aber nicht so groß, damit der Zugang zur einzelnen Pflanze erschwert wird. Die Wurzeln stoßen hier nicht wie im Topf sehr bald an die Wand, sondern haben auch zur seitlichen Ausdehnung reichlich Raum.

Bankbeete können auf dem (unbefestigten) Erdboden einer Garage oder eines Kellers angelegt werden. Die Substrat- bzw. Erdschicht sollte 30 bis 60 Zentimeter hoch sein. Das Beet wird mit entsprechend hohen Bretterwänden eingefasst. Bei schlechter Dränage tragen Sie erst eine Schicht Kies oder Schotter auf. Es gibt Anbauer, die mit dem Vorschlaghammer den Betonboden im Keller herausschlagen, um für gute Dränage zu sorgen. Es gibt aber auch eine weniger destruktive Option. Bohren Sie lediglich ein Loch in den Boden und installieren Sie eine Sickergrube. Freilich besteht hier das Risiko, dass bei anhaltenden Regenfällen und steigendem Grundwasserspiegel Wasser in den Anbauraum eindringt. Sie müssen dann zwar weniger gießen, aber für die Pflanzen wird es schnell zu feucht.

Die große Erdmasse eines Bankbeets bietet die Chance, im Laufe mehrerer Ernteperioden eine solide organische Basis zu bilden. Um die Bodenaktivität zu beschleunigen, geben Sie Algen und Stallmist bei. Verwenden Sie beim Mischen des Substrats stets nur die bestmöglichen organischen Komponenten und beachten Sie die Prinzipien des biologischen Anbaus. Es sollte für gute Dränage gesorgt und das Beet möglichst hoch sein (30 bis 60 Zentimeter).

Sjoerd, der Gartenchef des Cannabis College in Amsterdam, baut in großen Erdbeeten an, die auf Betonboden angelegt sind. Auf diesen Kellerbeeten – sie liegen unterhalb des Meeresspiegels! – gedeiht hervorragendes holländisches Cannabis. Die Beete werden in ähnlicher Weise versorgt wie Freilandbeete. Wenn Sjoerd aber zu viel wässert, steigt die Luftfeuchtigkeit im Nu an und bilden sich Pfützen auf dem Betonboden, die er dann aufwischen muss. Bei dem feuchten Küstenklima der Niederlande erhöht das überschüssige Wasser die Luftfeuchtigkeit im Keller auf über 90 Prozent.

Sjoerd schaltet dann seinen großen Absaugventilator ein. Sein Frischluftventilator ist hingegen relativ klein. So findet in dem langen schmalen Kellerraum rasch und effizient ein Luftaustausch statt. Die Feuchtigkeit sinkt. Trotz des großen Bodenvolumens muss Sjoerd die einzelnen Beete mindestens einmal im Monat durchspülen, um eine Versalzung zu verhindern.

Die Zersetzung organischen Materials kann im Boden eine ziemliche Wärme entwickeln. Diese beschleunigt nicht nur die Nährstoffaufnahme, sondern erhöht auch die Raumtemperatur. Ventilation wird erforderlich, um Temperatur und Luftfeuchtigkeit zu senken und den Raum frei von schädlichen Insekten und Schimmelpilzen zu halten. Ein organischer Garten ist eine wunderbare Sache, aber es ist ein Knochenjob, die freie Natur zu kopieren! Die meisten Gärtner, die „organischen" Anbau betreiben, beschränken sich auf die Verwendung von organischem Flüssigdünger und abgepackten Substratmischungen. Ein weiterer Nachteil beim Bankbeet ist, dass die Ernte einige Tage länger zur Reife braucht als beim Anbau in Einzeltöpfen. Für das Warten wird der Gärtner immerhin mit einem größeren Ertrag entschädigt.

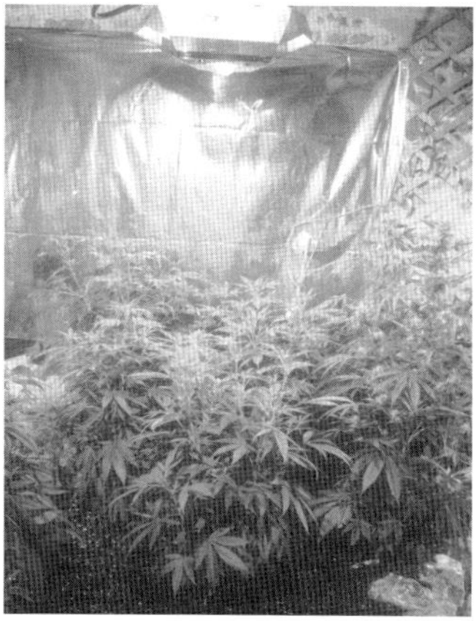

Abb. 68 | Ein Bankbeet im Anbauraum des Amsterdamer Cannabis College.

Ein Pflanzbehälter muss

- *sauber sein,*
- *ein seiner Größe entsprechendes Wasserabzugsloch haben,*
- *groß genug sein, damit die Pflanze nicht beengt wird.*

Dränage

Im Boden des Pflanzbehälters muss immer eine Öffnung sein, durch die überschüssiges Gießwasser bzw. Nährlösung ablaufen kann. Das Loch sollte allerdings nicht zu groß sein, damit nicht das Pflanzmedium ausgewaschen wird. Im Topfboden sollten sich pro 900 Quadratzentimeter Fläche mindestens zwei Löcher mit jeweils 12 Millimeter Durchmesser befinden. Bei den meisten Töpfen sind Öffnungen in doppelter Größe vorhanden. Bei zu großen Löchern wird den Topfboden 2,5 Zentimeter hoch mit Kies aufgefüllt, um das Abfließen zu verlangsamen und ein Herausspülen des Substrats zu verhindern. Aufgrund der unterschiedlichen Größe von Substratpartikeln und Kiessteinchen sorgt die Oberflächenspannung des Wassers dafür, dass es in der Bodenzone des Behälters verbleibt. Bei zu rascher Dränage kann der Topf innen mit Zeitungspapier ausgelegt werden – aber Vorsicht: Beim Gießen immer daran denken, dass es den Ablauf des Wassers verlangsamt!

Bei Verwendung eines Untersetzers kann es aufgrund von Staunässe zur Wurzelfäule kommen, wenn der Topf zu lange im Wasser steht. Es empfiehlt sich daher, im Untersetzer kleine Blöcke – von mindestens zwei Zentimeter Höhe – zu platzieren, und auf diesen dann den Behälter.

Anzuchttabletts, die zum Ziehen von Stecklingen und Keimlingen verwendet werden, müssen auf der gesamten Bodenfläche Öffnungen zur Dränage aufweisen. Das ausgetretene Wasser muss stets abfließen können, der Topfboden darf nicht im Wasser stehen.

Faustregel
Im Topfboden sollten sich pro 900 Quadratzentimeter Fläche mindestens zwei Löcher mit jeweils 12 Millimeter Durchmesser befinden. Bei Verwendung eines Untersetzers das überschüssige Wasser nie länger als einen Tag darin belassen, denn dies führt zu Wurzelfäule und Schimmelbildung.

Form und Größe der Pflanzbehälter

Überwiegend verbreitet sind Töpfe in zylindrischer oder viereckiger Form. Anbauer nehmen lieber hohe Töpfe als flache breite, weil sich in den ersteren das Wurzelsystem besser entfalten kann. In all den Anbauräumen, die ich besucht habe, sah ich nur ganz selten flache Behälter.

Die Größe des Pflanzbehälters diktiert letzten Endes die der Pflanze. Cannabis ist eine einjährige Pflanze und legt ein dementsprechend rasches Wuchstempo vor, wobei sie für ein gesundes Gedeihen genügend Freiraum zum Wurzeln braucht. Der Behälter muss ausreichend Platz zur Bildung eines kräftigen Wurzelsystems bieten. Er sollte der Größe des Wurzelballens entsprechen, den die Pflanze bis zum Erntetag gebildet hat. Ist der Wurzelraum eingeschränkt, kann sie nicht genügend Wasser und Nährstoffe aufnehmen, was ein wesentlich langsameres Wachstum zur Folge hat. Ist der Behälter andererseits zu groß, wird kostspieliges Pflanzmedium verschwendet. Außerdem lässt er sich aufgrund seines Gewichts schwieriger von der Stelle bewegen.

Marihuanawurzeln entwickeln sich rasch. Die Pfahlwurzel wächst nach unten, und die Seitenwurzeln breiten sich horizontal aus. Im Sommer stehen in Gärtnereigeschäften mitunter unverkaufte Tomatenpflanzen, die noch immer in zehn Zentimeter großen oder bestenfalls in 4-Liter-Töpfen sitzen. Sie sind mittlerweile ausgewachsen und weisen sogar ein paar reife Tomaten auf. Doch keiner der Zweige reicht weit über den Topfrand hinaus, all diese Pflanzen sind hochgewachsen und dünn, wirken ungesund und verkümmert. Der kleine Topf schränkt ihr Wachstum ein, ihre Wurzeln haben hier einfach nicht genug Raum. Ist eine Pflanze einmal verkümmert, ist es oft am einfachsten und effizientesten, sie wegzuwerfen und durch eine neue gesunde Pflanze zu ersetzen.

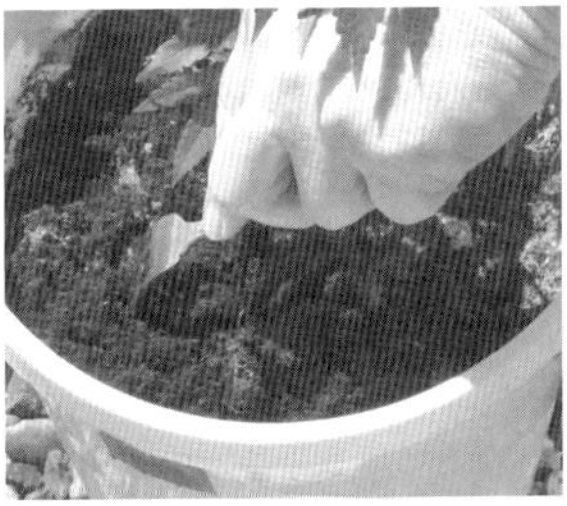

Abb. 69 | Kultivieren: Hier wird das Substrat mit einer Gabel aufgelockert. Das bringt Sauerstoff an die Wurzeln.

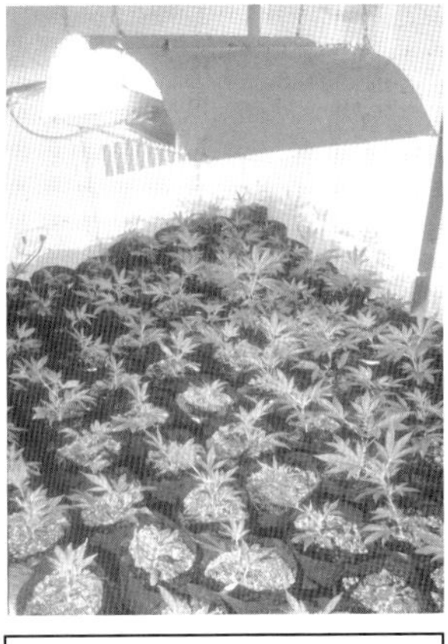

Abb. 70 | Bei kleinwüchsigen Pflanzen aus der Stecklingszucht sind Grow-Bags mit 9 oder 13 Liter Fassungsvermögen der ideale Container.

Bald haben die Spitzen der Seitenwurzeln die Topfwand erreicht. Nun wachsen sie geradewegs nach unten, um dann am Boden ein Geflecht zu bilden. In der Enge des Topfes bildet sich meist an der Topfwand und am Boden ein dichtes Wurzelgeflecht, und diese Wurzelzone ist am empfindlichsten für Stress durch Wärmeeinwirkung oder Wasserverlust.

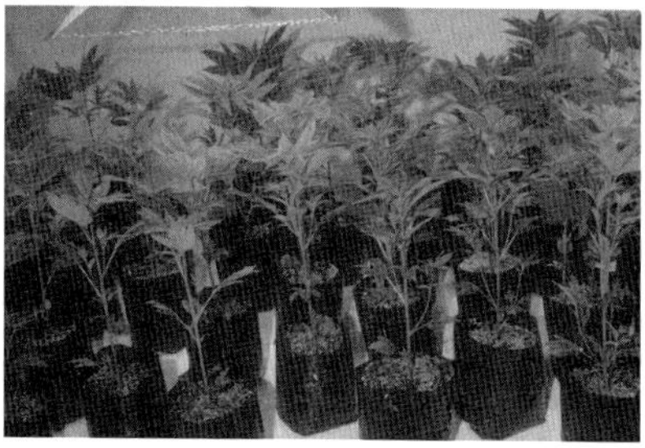

Abb. 71 | Pflanzen aus der Stecklingszucht, die in Pflanzsäcken wachsen.

Wenn das Substrat im Topf austrocknet, schrumpft es und löst sich dabei von der Innenseite der Topfwand. Vor allem bei glatten Plastiktöpfen ist dies zu beobachten. Hat sich ein solcher Luftspalt zwischen Substrat und Wand gebildet, sterben freiliegende Wurzelhaare sehr rasch ab. Und beim Gießen wird das Wasser im Spalt am Topfrand verschwinden und dort zum Boden hinab rinnen. Sie glauben, Sie hätten gegossen, aber der Wurzelballen bleibt trocken. Solche Killerspalten sind zu vermeiden. Kultivieren bzw. lockern Sie alle paar Tage die Oberfläche des Substrats. Fahren Sie zudem regelmäßig mit prüfendem Finger am Innenrand der Topfes entlang. Und wenn Sie beim Gießen auf gleichmäßige Durchfeuchtung achten, werden die feinen, empfindlichen Wurzelhaare am Topfrand nicht darben.

Niemals einen Pflanzbehälter direkter Hitzeeinwirkung aussetzen. Steigt die Bodentemperatur über 24 Grad Celsius, können die Wurzeln Schaden nehmen. Notfalls sollten Sie den Topf mit einem Stück Plastik oder Pappe abdecken.

Wichtig ist das rechtzeitige Umpflanzen, ehe die Pflanze aufgrund des zu klein gewordenen Topfes zu kümmern beginnt. Ist eine Pflanze einmal verkümmert, dau-

Heißer Tipp

Regelmäßig mit dem Finger den Innenrand des Topfes abfahren. Falls sich dort zwischen Topf und Substrat ein Spalt gebildet hat: Bitte schließen. Dann ausgiebig gießen, damit alles gut durchfeuchtet wird.

Heißer Tipp

Beim Umpflanzen kommen die bewurzelten Stecklinge in einen 10-Zentimeter-Topf, von dort aus geht es dann später in einen 13-Liter-Topf. Aber zuerst muss die Pflanze im kleinen Format ihr Wurzelsystem entwickeln.

Faustregel

Rechnen Sie mit 4,5 bis 6,5 Liter Topferde oder erdloses Substrat für jeden Monat, den die Pflanze im Topf verbringt. Ein Topf mit 9 bis 13 Liter Erde hält bis zu drei Monate, in Töpfen von 13 bis 25 Liter kann eine Pflanze bei schnellem Wuchs drei bis fünf Monate lang bleiben.

ert es etliche Wochen, bis sie neue Wurzeln und Wurzelhaare bildet und wieder normal weiterwächst. Beim Umpflanzen gilt es genau den Zeitpunkt zu erwischen, der für die Wuchsdynamik und die jeweilige Wachstumsphase der Pflanze optimal ist, so dass sie in jedem Lebensabschnitt rasch heranwächst.

Sämlinge und Stecklinge können auch direkt in einen 13- bis 22-Liter-Topf umgepflanzt werden. So sparen Sie Töpfe und haben weniger Arbeit. Für die Pflanzen bedeutet es ebenfalls weniger Stress. Das größere Substratvolumen hält Wasser und Nährstoffe länger. Es muss weniger oft gegossen werden. Wenn kleine Stecklinge und Sämlinge direkt in 22-Liter-Töpfe verpflanzt werden, wachsen die Wurzeln oft zur Seite hin und dann geradewegs nach unten zum Boden, sie wachsen also nicht direkt ins Substrat hinein.

Um die Pflanze zur Bildung eines dichten, kompakten Wurzelsystems zu veranlassen, pflanzen Sie genau dann um, wenn die Wurzeln gerade zu groß werden für den Topf, in dem die Pflanze herangewachsen ist. Das Umpflanzen eines gut bewurzelten Stecklings vom Pflanzwürfel in einen 10-Zentimeter-Topf und von dort in einen 13-Liter-Topf bzw. in einen Grow-Bag sorgt dafür, dass die Pflanze im kleinen Topf zunächst ein ausgedehntes Wurzelsystem entwickelt. Sachgemäßes Umpflanzen verursacht ein Minimum an Stress. Beim Innenraumanbau sind Marihuanapflanzen nur für so kurze Zeit im Boden, dass jeder Fehler beim Umpflanzen viel Zeit zum Erholen der Pflanzen kostet und Abstriche am Ertrag bedeutet.

Aus 10-Zentimeter-Töpfen können Sie Sämlinge und Stecklinge direkt in Bankbeete und Pflanzkübel umpflanzen. In einem großen Kübel von 60 x 60 x 30 Zentimeter lassen sich bis zu 20 Pflanzen unterbringen, allerdings bringen hier sechs bis zwölf Pflanzen den gleichen Ertrag an Buds (Trockengewicht). Sobald sich die Pflanzen beengen oder Schatten auf die umstehenden werfen, können Sie die Stängel nach außen biegen und an einem Spalier festbinden, das an die Seitenwand des Pflanzkastens genagelt ist. Mit den großen Pflanzkästen haben Sie weniger Arbeit. Weil die Erdmasse größer ist, werden Wasser und Nährstoffe länger und in besserer Verteilung gespeichert. Der einzige Nachteil ist, dass alle Pflanzen die gleiche Wasser- und Nährstoffmenge erhalten und (vor allem in Krisenfällen) keine individuelle Versorgung möglich ist. Ideal für eine Pflanze von 60 bis 90 Zentimeter Höhe ist ein 13-Liter-Topf. Größere Formate sind gewöhnlich nicht nötig, weil die Pflanze nie mehr als ein oder zwei Wochen in der vegetativen Phase verbringt und die Blütezeit sechs bis acht Wochen dauert. Mit Töpfen von 9 bis 13 Liter Inhalt ist gut zu arbeiten, sie haben kein großes Gewicht. In der Blütezeit ist das Wurzelwachstum ohnehin gedrosselt. Bis der Pflanze dann der Topf zu klein geworden ist, ist es Zeit zu ernten. Früher empfahl ich, für Pflanzen, die nach einer Lebenszeit von 90 Tagen geerntet werden, einen Topf bis zu 22 Liter zu verwenden. Heute bin ich der Ansicht, dass hierbei neun Liter Substrat verschwendet werden. Während die kleineren Behälter tägliches Wässern erfordern, erbringen sie Ernten, die denen in 22-Liter-Töpfen vergleichbar sind.

Mutterpflanzen hingegen sind weit größer. Sie wachsen länger und erfordern Behälter mit bis zu 130 Liter Fassungsvermögen. Freilich sind sie auch für ein Jahr oder länger recht gut in Hydroponik-Behältern von 22 bis 44 Liter zu halten. Wer sich eine Mutterpflanze länger als ein paar Monate halten will, fährt am besten, wenn er sie in einem eigenen Hydroponik-Behälter wachsen lässt.

Alter der Pflanze	**Behältergröße**
bis 3 Wochen	Pflanzwürfel
2 bis 6 Wochen	10 Zentimeter
6 bis 8 Wochen	9 Liter
2 bis 3 Monate	13 Liter
3 bis 8 Monate	22 Liter
6 bis 18 Monate	44 Liter

Wie Sie den Samen in den Topf setzen

Erster Schritt: Beschaffen Sie die erforderliche Anzahl sauberer Töpfe.

Zweiter Schritt: Füllen Sie den Topf bis 2,5 Zentimeter unter dem Rand mit gut durchmischter Pflanzerde bzw. Substrat.

Dritter Schritt: Wässern Sie das Substrat so lange mit warmem Wasser, bis das Medium vollständig durchfeuchtet ist und überschüssiges Wasser durch das Loch im Topfboden abläuft. Warten Sie 15 Minuten und wässern Sie dann erneut, damit das Medium gut durchtränkt ist.

Vierter Schritt: Bohren Sie mit dem Finger ein kleines Loch von 12 Millimeter Tiefe. Legen Sie einen (gekeimten) Samen in das Loch und bedecken Sie ihn mit feuchter Erde. (Die kleine Wurzelspitze muss nach unten zeigen.) Drücken Sie die Erde gut an, aber nicht zu fest. Breiten Sie über die Erdoberfläche ein Papierhandtuch, damit sie feucht bleibt und beim späteren Wässern nichts weggespült wird.

Fünfter Schritt: Besprenkeln Sie die Oberfläche mit Wasser. Achten Sie darauf, dass die Samen immer gleich tief im Boden bleiben und nichts von der Oberfläche weggewaschen wird.

Sechster Schritt: Halten Sie die Oberfläche gleichmäßig feucht und überprüfen Sie dies zweimal täglich.

Siebter Schritt: Entfernen Sie das Papiertuch, sobald die Keime sprießen.

Achter Schritt: Lassen Sie sie zu kräftigen Pflanzen heranwachsen.

Neunter Schritt: Siehe unter *Geschlechtsbestimmung durch Klonieren.*

Zehnter Schritt: Schneiden Sie Klone von den kräftigsten weiblichen Pflanzen, die männlichen werden zur Befruchtung beiseite gestellt.

4. Kapitel

Wasser und Nährstoffe

Wasser – das „universale Lösungsmittel" – ist das Medium, das den Transport der fürs Pflanzenleben notwendigen Nährstoffe sichert und sie an der Wurzel verfügbar macht. Sollen diese Prozesse ungehindert ablaufen, kommt es auf eine gute Wasserqualität an. Physikalische Gesetze regeln die Wasseraufnahme der Pflanze. Wenn der Anbauer sie kennt, kann er die erforderlichen Komponenten in ausgewogenem Verhältnis bereitstellen, um so unter Kunstlicht allerfeinstes Marihuana zu ziehen.

Mikroskopisch kleine Wurzelhaare absorbieren im Boden – unter Anwesenheit von Sauerstoff – Wasser und Nährstoffe (Dünger). Diese werden im Stängel hinauf zu den Blättern geleitet. Das in der Pflanze hinauf fließende Wasser wird als Transpirationsstrom bezeichnet. Ein Bruchteil des Wassers wird umgesetzt und bei der Photosynthese verbraucht. Über die Stomata der Blätter wird Wasser durch Verdunstung in die Außenluft abgegeben, und mit ihm auch Abfallprodukte – dieser Vorgang wird als Transpiration bezeichnet. Ein Teil des Wassers transportiert von der Pflanze erzeugte Stärke und Zuckerverbindungen im Stängel zurück in die Wurzel.

Die Wurzel sorgt für den Halt der Pflanze. Sie absorbiert Nährstoffe und leitet sie ins Gefäßsystem. Deutlich erkennbar sind bei genauer Betrachtung einer Wurzel Xylem und Phloem und im Mark das Stranggewebe, umgeben von der Rinde, der Schicht zwischen Exo- und Endodermis. Die feinen Wurzelhaare werden von der Epidermis gebildet. Ihre Follikel sind sehr empfindlich und müssen immer feucht gehalten werden. Sie müssen vor Abschürfungen und Austrocknen bewahrt werden, vor extremen Temperaturschwankungen und chemischen Stoffen in aggressiver Konzentration. Das Gedeihen der Pflanze hängt im Wesentlichen davon ab, ob sie über ein gesundes und kräftiges Wurzelwerk verfügt.

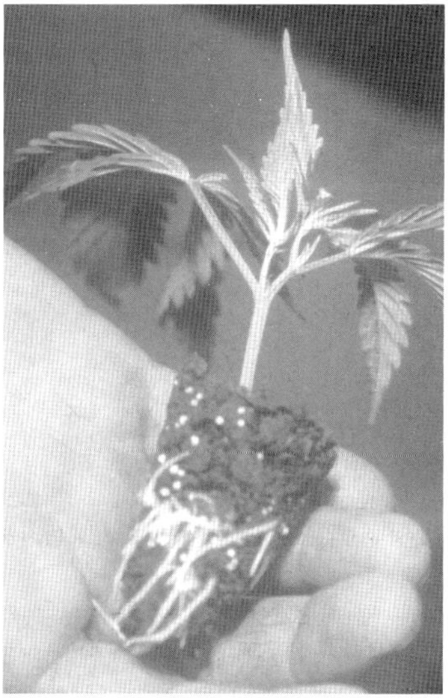

Abb. 72 | Ein bewurzelter Steckling: Hier ist das fein verzweigte Wurzelwerk deutlich sichtbar.

Die Nährstoff-Absorption beginnt in den Wurzelhaaren. Ermöglicht wird sie durch den Prozess der Diffusion, der dafür sorgt, dass Wasser und Nährstoff-Ionen gleichmäßig in der gesamten Pflanze verteilt werden. Die Intermizellarräume, Aproplasten und das verbindende Protoplasma bilden die Pfade, auf denen Wasser und Nährstoff-Ionen sowie Moleküle durch Exodermis und Rinde zu den Gefäßsträngen von Xylem und Phloem gelangen. Das Xylem leitet die Lösung durch die Pflanze, während das Phloemgewebe die von der Pflanze gebildeten Nährstoffe verteilt. Jede Zelle akkumuliert die Nährstoffe, die sie zur Erfüllung ihrer spezifischen Funktion braucht.

Die durch die Gefäßstränge der Pflanze geleitete Lösung hat viele Funktionen: Sie liefert Nährstoffe und schafft Abfallprodukte fort. Sie sorgt für einen bestimmten Innendruck, der die Pflanzenstruktur stützt, und sie verschafft der Pflanze Kühlung, indem sie für die Verdunstung über die Stomata sorgt.

Osmose

Die Nährstoffaufnahme der Wurzeln geschieht durch einen Prozess, der als Osmose bezeichnet wird. Hierbei diffundieren Flüssigkeiten durch eine semipermeable Membran – die Plasmahaut der Zellwand – und mischen sich, bis auf beiden Seiten der Membran die gleiche Konzentration herrscht. Semipermeable Membranen in den Wurzelhaaren ermöglichen es spezifischen in Wasser gelösten Nährstoffen, in die Pflanze einzudringen, während andere Nährstoffe oder Unreinheiten ausgeschlossen bleiben. Weil in der Wurzel Salze und Zucker eingelagert sind, ist die elektrische Leitfähigkeit – der EC-Wert – in den Wurzeln (fast) immer höher als außerhalb der Wurzel. Der Nährstofftransport bei der Osmose funktioniert aufgrund der unterschiedlichen Konzentration von Bodenlösung und Zellsaft. Er hängt nicht ab von den vollkommen gelösten Stoffen (TDS) oder der elektrischen Leitfähigkeit der Lösung. Der Konzentrationsausgleich erfolgt durch Diffusion.

Der Wassertransport durch die Membran hängt von der Leitfähigkeit ab. Ist sie außerhalb größer als im Innern der Wurzeln, leidet die Pflanze unter Dehydratation, weil ihren Wurzeln Wasser entzogen wird. Mit anderen Worten, salziges Wasser mit hoher elektrischer Leitfähigkeit kann bei den Pflanzen zu Austrocknung führen.

Das Prinzip der umgekehrten Osmose findet Anwendung bei der Wasseraufbereitung. Hier wird das Wasser durch eine semipermeable Membran geleitet. Dabei wird die höher konzentrierte Lösung – das salzhaltige Gießwasser – mit einer Druckerhöhungspumpe unter höheren Druck gesetzt als ihr osmotischer Druck, so dass das Wasser in umgekehrter Richtung fließt. Zwar ergibt dies kein völlig reines Wasser (mit null Leitfähigkeit), doch die meisten gelösten Stoffe sind entfernt. Die Effizienz ist abhängig von der Beschaffenheit der Membran, dem Druck auf jeder Seite und der chemischen Zusammensetzung der gelösten Stoffe im verunreinigten Wasser.

Leider kann das Leitungswasser hohe Anteile von Natrium, Kalzium, Schwefel oder Chlor enthalten und einen pH-Wert haben, der nicht im gewünschten Bereich von 6,5 bis 7 liegt. Enthält das Wasser Schwefel, lässt sich dies sehr leicht durch Geruchs- und Geschmacksprobe feststellen. Ein hoher Salzgehalt ist schwieriger herauszufinden. In Küstenregionen hat das Wasser meist mehr Salzgehalt. Trockene Regionen mit jährlichen Niederschlägen unter 500 Millimeter leiden unter alkalischem Boden. Das Wasser ist dort oft mit einem hohen Anteil alkalischer Salze belastet.

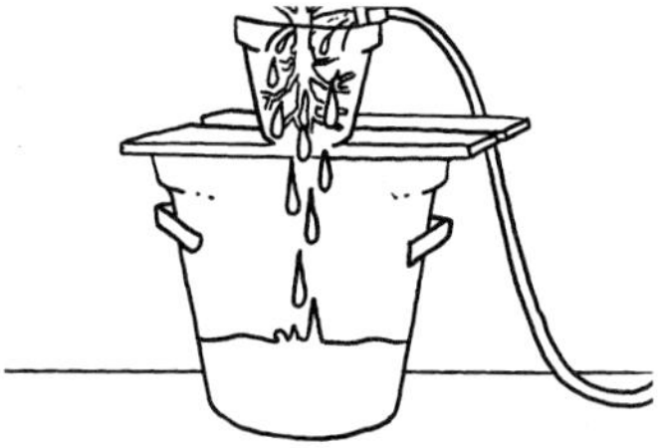

Abb. 73 | Das Durchspülen des Substrats mit Wasser wäscht die angereicherten Salze zum größten Teil aus dem Substrat. Anschließend wird es mit verdünnter Nährstofflösung gespült.

Oft sind dem Leitungswasser Chlor (NaCl) und Salz zugesetzt. In geringen Mengen (unter 140 ppm) hat Chlor keine Auswirkung auf das Wachstum der Marihuanapflanze. Bei höheren Dosen wird jedoch das Wachstum gehemmt, an den Blättern zeigt sich Chlorose. Mit Salz weich gemachtes Wasser sollten Sie nicht verwenden. Salziges, brackiges und mit Salz weich gemachtes Wasser sind schädlich für Cannabis. Chlor kann nach wiederholtem Wässern zur Übersäuerung des Bodens beitragen. Die einfachste Methode, das Wasser chlorfrei zu machen, besteht darin, es ein oder zwei Tage im offenen Eimer stehen zu lassen, da sich Chlor bei Luftkontakt verflüchtigt. Sollte Chlor den pH-Wert des Bodens merklich verändert haben, lässt dieser sich mit Löschkalk oder einem im Fachhandel erhältlichen Präparat zur pH-Regulierung wieder ins Lot bringen.

Die Menge der Trockenrückstände können Sie ermitteln, indem Sie einen Liter Wasser auf ein Tablett gießen und es verdunsten lassen. Die Rückstände der gelösten Stoffe, die nach dem Verdunsten übrig bleiben, sind die „Trockenrückstände pro Liter“ und werden in Gramm gemessen. So kann der Anbauer herausfinden, wie sehr sein Gießwasser verunreinigt ist. Denn die Nährstoffe haben es schwerer, ins Wurzelgewebe einzudringen, wenn es daneben noch andere gelöste Stoffe im Wasser gibt.

Auch Wasser mit hohem Anteil an gelösten Stoffen (Salzen in Lösung) ist verwendbar, allerdings erfordert es eine besondere Vorgehensweise. Wasser mit gelösten Natriumsalzen blockiert die Aufnahme von Kalium, Kalzium und Magnesium. Salzhaltiges Wasser wird immer zu Problemen führen. Wenn es unter 300 ppm gelöste Stoffe enthält, sollten bei jedem Wässern mindestens 25 Prozent des Gießwassers aus dem Ablaufloch des Topfes laufen. Enthält das Wasser mehr als 300 ppm gelöste Stoffe, wird zur Aufbereitung des Wassers eine Umkehrosmose-Anlage benutzt.

Salze (ob vom Wasser oder als Düngerrückstände) können bei Topfpflanzen schnell zu einer toxischen Anreicherung führen. Zu hoher Salzgehalt hemmt das Keimen von Samen, verbrennt die Wurzelhaare und die Ränder bzw. Spitzen der Blätter, und führt zu Kümmerwuchs. Einer Übersalzung lässt sich mit Auswaschen begegnen, indem je nach Volumen des Mediums gut die anderthalbfache (1 : 1,7) Menge Wasser eingegossen werden. Die Spülung wird mit einer schwachen, pH-korrigierten Düngerlösung wiederholt. Wenn Sie weiches oder salzhaltiges Wasser verwenden, empfiehlt es sich, das Pflanzmedium alle zwei bis vier Wochen gut durchzuspülen. Hartes Wasser oder Brunnenwasser kann in trockenen Klimazonen alkalisch sein und beträchtliche Mengen von Kalzium (Ca) und Magnesium (Mg) enthalten. Diese beiden Nährstoffe braucht Marihuana zwar, aber wenn sie im Übermaß vorhanden sind, kommt es rasch zu einer Anreicherung im Boden. Generell ist gutes und wohlschmeckendes Trinkwasser auch für Pflanzen geeignet.

Hartes Wasser

Die Konzentration von Kalzium und Magnesium gibt an, wie „hart“ das Wasser ist. Wasser mit einem Kalziumgehalt ($CaCO_3$) von 100 bis 150 Milligramm pro Liter ist für den Anbau von Marihuana akzeptabel. „Weiches" Wasser enthält weniger als 50 Milligramm Kalzium pro Liter– hier sollte dann Kalzium und Magnesium zugegeben werden.

Chlor und Wasserqualität

Wasser mit hohem Chlorgehalt enthält oft hohe Mengen an Natrium, während das Gegenteil nicht zutrifft – Wasser mit hohem Natriumgehalt enthält nicht unbedingt hohe Mengen an Chlor.

In geringer Menge scheint Natrium den Ertrag zu verbessern, vermutlich weil es teilweise als Ersatz bei Kaliummangel wirkt. Im Übermaß ist Natrium jedoch giftig und führt zum Mangel anderer Nährstoffe, insbesondere Kalium, Kalzium und Magnesium.

Chlor ist wichtig für die Sauerstoffverarbeitung bei der Photosynthese, und es wird bei der Zellteilung in Wurzeln und Blättern benötigt. Chlor spielt eine entscheidende Rolle beim Zellinnendruck und bei der Anpassung der Stomata-Regulation. Zudem erhöht es den Feuchtigkeitsgehalt des Zellgewebes. Für Marihuana ist normalerweise eine Lösungskonzentration unter 140 ppm akzeptabel. Allerdings können sich bestimmte Sorten als empfindlicher erweisen, in diesem Fall verfärben sich die Blätter blassgrün und welken.

Simple Wasserfilter sind nicht imstande, das Wasser von gelösten Stoffen zu reinigen. Sie entfernen lediglich emulgierten Schmutz. Die gelösten Stoffe aus ihrer chemischen Bindung zu lösen, ist eine komplexe Sache. Die Umkehrosmose-Geräte arbeiten mit kleinen semipermeablen Polymermembranen, die reines Wasser durchlassen und die gelösten Stoffe herausfiltern. Solche Geräte bieten die einfachste und effizienteste Lösung zur Wasseraufbereitung.

Heißer Tipp

Wasser, das mehr als 300 ppm gelöste Stoffe enthält, sollte mit einem Umkehrosmose-Gerät gereinigt werden.

Gießen und Bewässern

Große Pflanzen brauchen natürlich mehr Wasser als kleine. Es gibt aber noch etliche andere Faktoren, die den Wasserverbrauch der Pflanze bestimmen. Alter der Pflanze, Topfgröße, Bodenstruktur, Raumtemperatur, Luftfeuchtigkeit und Ventilation, all dies spielt beim Wasserbedarf eine Rolle. Ändert sich einer dieser Faktoren, wird sich auch der Wasserbedarf ändern. Gute Ventilation ist wichtig für die Transpiration und das rasche Wachstum der Pflanze. Je gesünder sie ist, desto schneller wächst sie und um so größer ist ihr Wasserbedarf.

Kleine Pflanzen mit kleinem Wurzelballen in kleinen Töpfen müssen öfter gewässert werden. Sobald die Oberfläche des Substrats austrocknet, muss regelmäßig gewässert werden.

Faustregel

Lauwarmes Wasser (21 bis 26 Grad Celsius) kann die Pflanze rascher verarbeiten als kaltes. Es dringt leichter ins Substrat ein und schockt nicht die zarten Wurzelhärchen oder die Blätter der Pflanze. Immer vormittags gießen, damit überschüssiges Wasser auf der Oberfläche des Topfes oder auf den Blättern verdunsten kann. Feuchte Blätter oder Erde leisten der Schimmelbildung Vorschub.

Erde und erdlose Substrate müssen gewässert werden, wenn das Pflanzmedium bis etwa 12 Millimeter unter der Oberfläche ausgetrocknet ist. Solange die Dränage funktioniert, sind schnell heranwachsende Marihuanapflanzen nicht so leicht zu übergießen. Vier Wochen alte Stecklinge, die in 9- oder 13-Liter-Behältern blühen, müssen täglich gewässert werden. In der Tat bevorzugen die meisten Anbauer kleinere Behälter, weil sie leichter zu kontrollieren sind.

Heißer Tipp

Nie am Wasser sparen. Die Nährlösung immer gut mischen. Bei jedem Wässern dürfen 25 Prozent unten herauslaufen.

Faustregel

Kleine Sämlinge und Stecklinge erst wässern, wenn sich die Erd- bzw. Substratoberfläche trocken anfühlt. Wenn Sie mit einer Abdeckung arbeiten, muss alle vier bis sechs Tage gewässert werden, ohne Abdeckung öfter.

Faustregel

Beim Gießen sollten alle Töpfe in einer Reihe stehen, damit keiner vergessen wird.

Mit einem Feuchtigkeitsmesser sind Sie beim Gießen nicht auf Vermutungen angewiesen. Diese Anschaffung ist auf jeden Fall ihr Geld wert! Das Gerät verrät Ihnen genau, wie viel Feuchtigkeit der jeweilige Topf bzw. das gemessene Substrat enthält. Es kommt oft vor, dass sich im Boden durch Lufteinschlüsse trockene Stellen bilden und/oder das Wasser nicht gleichmäßig verteilt ist. Wer mit dem Finger die Feuchtigkeit prüft, kann die Lage nur ungefähr abschätzen und dabei Wurzeln beschädigen. Ein Feuchtigkeitsmesser liefert hingegen präzise Angaben, ohne die Wurzeln in Mitleidenschaft zu ziehen.

Eine Bearbeitung der Oberfläche fördert das gleichmäßige Einsickern des Wassers und verhindert, dass das Wasser zwischen Erde und Topfwand hinab und zum Loch im Boden wieder hinaus rinnt. Die Oberschicht wird dabei bis zu einem Zentimeter Tiefe vorsichtig mit den Fingern oder einer Gabel umgegraben und aufgelockert.

Der Trick beim Gießen ist, ausreichend zu wässern, bis der gesamte Topfinhalt gut durchfeuchtet wird, ohne dass zuviel Wasser unten durchs Loch davonläuft und Nährstoffe ausspült. Solange nur ein wenig Gießwasser (10 bis 25 Prozent) unten heraustropft, hat dies durchaus einen nützlichen Effekt.

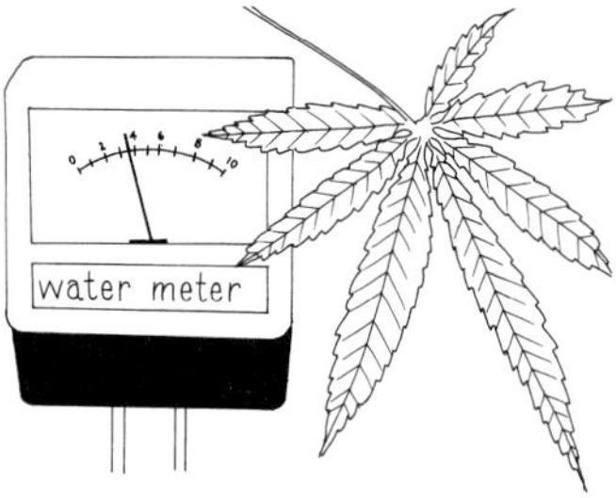

Abb. 74 | Mit dem Feuchtigkeitsmesser lässt sich der Wasserbedarf genau bestimmen.

Übergießen ist ein weit verbreitetes Problem, vor allem bei kleinen Pflanzen. Bei zu viel Wasser ertrinken die Wurzeln – sie kriegen dann keinen Sauerstoff mehr! Sollten sich Anzeichen für Übergießen zeigen, besorgen Sie sich schnellstens einen Feuchtigkeitsmesser! Sowohl Ihr Garten wie auch Sie selbst werden hernach beruhigt aufatmen. Mitunter kommt es auch vor, dass Teile des Substrats übergossen und andere Stellen knochentrocken sind. Das Bearbeiten der Oberfläche sowie der Gebrauch eines Feuchtigkeitsmessers werden hier im Nu Abhilfe schaffen. Wichtig für den Wasserhaushalt der Pflanze ist ausreichende Ventilation im Raum! Die Pflanze will transpirieren. Sie muss immer die Möglichkeit haben, durch Verdunstung Wasser an die Raumluft abzugeben. Bei guter Luftzirkulation wird die feuchte abgestandene Luft gegen trockene Frischluft ausgetauscht. Fehlt sie, schweben buchstäblich literweise Wasser im Raum. Wenn Sie die Töpfe auf Untersetzern stehen haben, entfernen Sie das angesammelte Wasser mit einem Schwamm, einer kleinen Handpumpe oder dergleichen. Anzeichen für Überwässerung: Das Substrat ist total durchweicht. Die Blätter ringeln sich ein und werden gelb. Schimmelbildung. Verlangsamtes Wachstum. Die Symptome sind oft subtil und können einem unerfahrenen Anbauer leicht entgehen.

Marihuana steht nicht gerne in durchweichter Erde. Zu feuchte Erde ertränkt die Wurzeln – sie bekommen dann keinen Sauerstoff mehr. Die Ursache ist meist eine mangelhafte Dränage. Unzureichende Ventilation und hohe Luftfeuchtigkeit verschlimmern die Sache.

Faustregel

Große Pflanzen transpirieren mehr als kleine. Deshalb ist auf ausreichende Ventilation zu achten und bei jedem Topf die Feuchte des Substrats zu überwachen. .

Faustregel

Geben Sie ein paar Tropfen eines biologisch abbaubaren Flüssigseifekonzentrats (Spülmittel) ins Gießwasser, denn entspanntes Wasser durchdringt besser den Boden.

Zu geringes Gießen ist weniger problematisch. So etwas kann oft bei kleinen Töpfen (4,5 bis 9 Liter) passieren, vor allem, wenn der Wasserbedarf schnell wachsender Pflanzen unterschätzt wird. Kleine Töpfe trocknen rasch aus. Mitunter ist tägliches

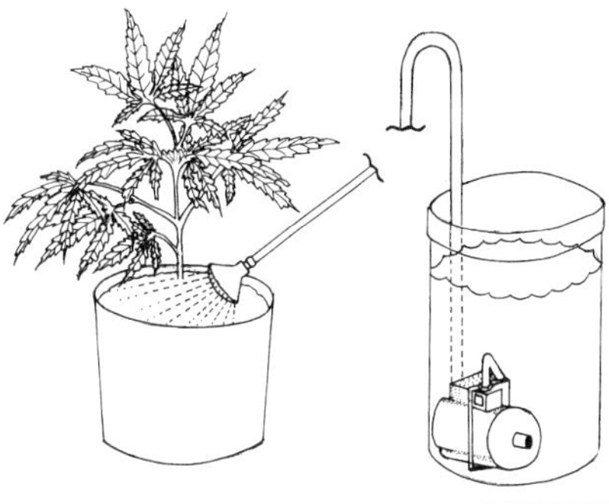

Abb. 75 | Bewässerungsstab, dessen Schlauch zur Pumpe im Reservoir-Tank führt

Gießen erforderlich. Wird es vergessen, führt es zu verkümmertem Wuchs, denn sind die zarten Wurzelhaare erst mal eingetrocknet, sterben sie ab. Jeder Gärtner gerät natürlich in Panik, wenn er eine welke Pflanze entdeckt und feststellt, die Erde im Topf ist knochentrocken. Bis neue Wurzelhaare nachgewachsen sind und die Pflanze wieder so rasch weiterwächst wie früher, vergeht viel Zeit.

Ist das Substrat einmal fast oder völlig ausgetrocknet, gehen Sie folgendermaßen vor. Geben Sie dem Gießwasser biologisch abbaubare Flüssigseife zu, und zwar ein Tropfen auf knapp einen halben Liter. Das entspannte Wasser verteilt sich besser, und Sie beugen gleichzeitig verborgenen Lufteinschlüssen vor. Die meisten löslichen Dünger enthalten übrigens ein solches Netzmittel, das für entspanntes Wasser sorgt. Verabreichen Sie nun etwa ein Viertel oder die Hälfte der Wassermenge, die die Pflanze normalerweise braucht. Warten Sie 10 bis 15 Minuten, bis es völlig eingedrungen ist, und geben Sie dann wieder Wasser hinzu, bis die Erde gleichmäßig feucht ist. Wenn der Topf einen Untersetzer hat, sollten Sie das überschüssige Wasser ein paar Stunden oder auch über Nacht darin belassen, ehe Sie es entfernen.

Eine andere Methode, das Substrat gründlich zu durchfeuchten: Sie tauchen den Topf eine Minute oder auch länger in einen Eimer voll Wasser. Hierbei werden sich keine Lufteinschlüsse bilden.

Ein Wasseranschluss in unmittelbarer Nähe der Pflanzen erleichtert natürlich das Gießen und spart Ihnen Zeit und Arbeit. Ein 3 x 3 Meter großer Garten mit 24 gesunden Pflanzen in 25-Liter-Töpfen kann pro Woche 40 bis 110 Liter Wasser benötigen, ein Raum mit 80 Pflanzen in 13-Liter-Pötten bis zu 200 Liter pro Woche. Bei einem Kilo Gewicht pro Liter gibt es also etliche Eimer oder Gießkannen zu füllen und zu schleppen. Solange die Pflänzchen noch klein sind, ist es kaum der Rede wert, wenn Sie das Wasser z.B. aus dem Badezimmer zu ihnen hintragen müssen. Werden die Pflanzen größer, wird die Sache allmählich anstrengend. Legen Sic also lieber einen Gartenschlauch in den Anbauraum - das erspart viel Plackerci. Mit einem aus leichtem Material hergestellten Schlauch von einem Zentimeter Durchmesser ist spielend umzugehen, und er wird wenig Schaden unter den Pflanzen anrichten. Wenn der Wasseranschluss eine Mischbatterie und der Hahn ein Gewinde für den Schlauchanschluss hat – um so besser, dann können Sie den Pflanzen lauwarmes Wasser geben. Hat der Hahn kein Gewinde, können Sie im

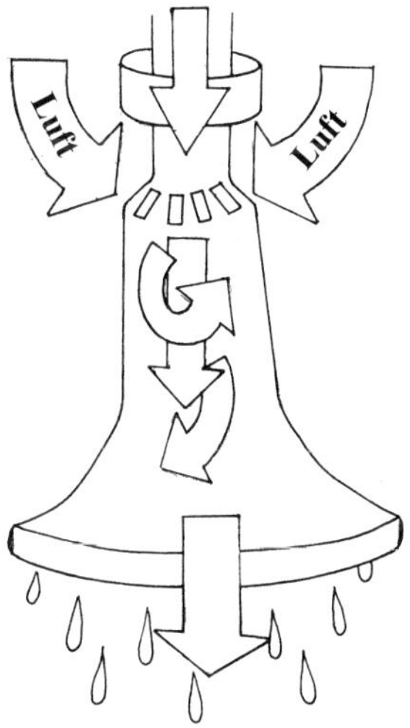

Abb. 76 | Diese Spritzdüse mischt Luft in den Wasserstrahl.

Fachhandel ein geeignetes Zwischenstück erwerben. Die Schlauchdüse sollte regulierbar sein, damit Sie die austretende Wassermenge einstellen können. Wenn Sie einen Bewässerungsstab an den Schlauch montieren, kommen Sie auch in entlegene Winkel, ohne Zweige abzuknicken. Diesen Stab gibt es im Gartenfachhandel oder lässt sich mit etwas Geschick aus einem PVC-Rohr selbst bauen. Lassen Sie den Schlauch niemals unter Druck, sondern drehen Sie das Wasser stets am Hahn ab. Gartenschläuche sind für den Wassertransport gemacht und nicht dafür, das Wasser unter Druck zu stauen – der Schlauch könnte platzen.

Wenn Sie sich ein simples Siphon- oder mittels Schwerkraft funktionierendes Bewässerungssystem bauen wollen, stellen Sie im Anbauraum einfach eine Tonne in mindestens 1,20 Meter Höhe auf (bei hoher Luftfeuchtigkeit entweder mit einem Deckel schließen oder die Tonne im Nebenraum platzieren). Der Speicher ist als Standort gut geeignet, weil sich dort das Wasser erwärmt und die Höhe für genügenden Druck sorgt. Hängen Sie einen Siphonschlauch ins Fass, oder montieren Sie in Bodennähe einen Kunststoffhahn in die Tonnenwand. Eine preiswerte Vorrichtung, die den Wasserzufluss zur Tonne misst, gibt es in den meisten Bau- oder Gartenfachmärkten. Wenn Sie in der Tonne ein Schwimmerventil installieren, sorgt es automatisch für konstanten Wasserpegel. Das ist besonders vorteilhaft, wenn Sie einmal fortgehen und das Abstellen des Zulaufs vergessen sollten.

Tropfwassersysteme arbeiten mit – aus Einzelelementen zusammengesteckten – wasserführenden Plastikröhren oder -schläuchen, bei denen in bestimmten Abständen dünne gebündelte Tröpfelschläuche oder einzelne Tropfelemente angebracht sind. Das Wasser wird also durch das Röhrensystem geleitet und fließt durch die Austrittsöffnungen – entweder tropfenweise oder kontinuierlich – in die Pflanzbehälter. Im Gartenfachhandel und bisweilen auch in Baumärkten werden verschiedene Ausführungen angeboten. Die Komponenten für ein Eigenbausystem können Sie sich auch selbst zusammenstellen.

Faustregel

Bei Tropfwassersystemen immer einen Filter verwenden!

Solch ein Tropfsystem hat seine Vorteile. Ist es einmal installiert, erledigt sich das Wässern fast von selbst. Sie können dem Wasser auch Dünger beigeben. Auf diese Art erhält jede Pflanze dann die gleiche Menge Dünger. Wichtig ist hierbei, dass das Substrat eine gute Dränage hat, um Versalzung oder Durchweichung zu vermeiden. Bei gleichaltrigen Stecklingen ist ein Tropfsystem wunderbar, eignet sich aber kaum für den Anbau verschiedener Sorten, die individuelle Ansprüche an die Nährstoffversorgung stellen. Ich sprach mit diversen Anbauern, die bei der Tropfbewässerung besonders die bequeme Handhabung und die permanente Versorgung der Pflanzen schätzen. Alle arbeiten mit einer leichten Nährstofflösung – sie wird in einem Tank gemixt und dann durch die Schläuche gepumpt. Auffallend ist, dass die Pflanzen bei Verwendung eines Tropfsystems mit kleineren Töpfen auskommen, weil das Wurzelwachstum sich auf ein Minimum beschränkt. Nährstoffe und Wasser werden ja kontinuierlich an die Pflanze herangeführt. Tatsächlich kommt die Kombination von erdfreiem Substrat und Tropfsystem der Hydrokultur recht nahe.

Faustregel
Ein Tropfbewässerungssystem sorgt für eine gleichmäßige Bewässerung, trotzdem muss seine Funktion regelmäßig überprüft werden.

Das Tropfsystem lässt sich natürlich auch mit einer Zeitschaltuhr koppeln – so wird die Nährlösung im regelmäßigen Turnus verabreicht. Dennoch sollten Sie das System täglich überprüfen. Schauen Sie bei mehreren Töpfen nach, ob sie gleichmäßig bewässert werden und das Substrat gut durchfeuchtet ist. Tropfsysteme sind eine bequeme Sache und unverzichtbar, wenn Sie für ein paar Tage abwesend sind. Sofern Sie keine unguten Überraschungen erleben wollen, sollte das System aber nie länger als vier Tage sich selbst überlassen bleiben.

Ein Tropfbewässerungssystem hat zwar seinen Preis, doch macht sich die gleichmäßige Versorgung der Pflanzen mit einem reichen Ertrag bezahlt. Die Automatisierung führt leicht zu einer Vernachlässigung des Gartens, der natürlich seine tägliche Pflege braucht. Auch wenn alles automatisiert ist – Kontrolle muss sein! Alle wichtigen Daten wie Bodenfeuchte, pH-Wert, Ventilation, Luftfeuchtigkeit etc. müssen selbstverständlich täglich überprüft und die Komponenten gesteuert werden. Eine kontrollierte und korrekt funktionierende Automatisierung gewährleistet eine gleichmäßige Bewässerung und im Allgemeinen auch bessere Erträge.

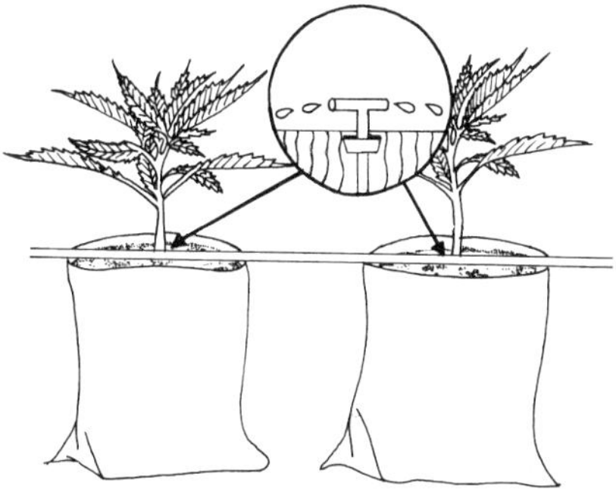

Abb. 77 | Mit der Tropfbewässerung läuft alles wie von selbst.

Fehldiagnosen

Treten Probleme beim Innenraumanbau auf, wird immer gern erst einmal Düngermangel vermutet. Tatsächlich steckt oftmals aber eine Krankheit oder ein Insektenbefall dahinter. Nicht selten ist die Ursache ein aus dem Lot geratener pH-Wert. Bei Boden bzw. Substrat sorgt ein pH-Wert zwischen 6,5 und 7 (bei Hydroponik zwischen 5,8 und 6,5) für die Verfügbarkeit der Nährstoffe. Ober- oder unterhalb dieser Bereiche sind zahlreiche Nährstoffe für die Pflanze nicht mehr verfügbar (siehe Abschnitt *pH-Wert* zu Beginn des 3. Kapitels). Beim Boden könnte ein pH-Wert unter 6,5 die Ursache für Kalziummangel sein, was zu Verbrennungen an den Blattspitzen führt. Auch Pilzbefall kann hier auftreten. Ein pH-Wert über 7 kann die Eisenaufnahme der Pflanze verlangsamen, was bei den Blättern zu Bleichsucht (Chlorose) und vergilbenden Adern führt.

Bei organischem Anbau ist ein schwerwiegender Nährstoffmangel meist darauf zurückzuführen, dass beim pH-Wert etwas nicht stimmt. Bei der Nährstoffaufnahme laufen zwischen Dünger und Boden viele komplexe biologische Prozesse ab, für

deren Erfolg der pH-Wert von größter Bedeutung ist.
Sollte der pH-Wert beim hydroponischen Anbau einmal schwanken, sind die Nährstoffe in der Lösung weiterhin für die Pflanzen verfügbar. Der pH-Wert ist hier nicht ganz so bedeutend – der entscheidende Indikator für die funktionierende Nährstoffaufnahme und die Gesundheit der Pflanzen ist vielmehr die elektrische Leitfähigkeit bzw. der EC-Wert der Lösung.

Wenn Krankheitssymptome erkennbar werden, leidet die Pflanze bereits unter gewaltigem nährstoffbedingten Stress. Sie wird auf jeden Fall einige Zeit brauchen, um wieder zu einem gesunden, vitalen Wachstum zurückzufinden. Entscheidend ist eine rasche und korrekte Diagnose, sobald sich Symptome zeigen. Beim Innenraumanbau werden die Pflanzen binnen so kurzer Zeit geerntet, dass ihnen gar keine Zeit bleibt, sich von einer Störung im Nährstoffhaushalt zu erholen. Eine kleine Unausgeglichenheit kann im Nu eine Woche Wachstum kosten. Das entspricht über zehn Prozent der gesamten Lebensdauer der Pflanze!

Symptome für Nährstoffmangel oder -überschuss dürfen Sie also nicht verwechseln mit Insekten- oder Krankheitsschäden oder solchen, die durch unsachgemäße Kultivierung hervorgerufen werden.

Mögliche Ursachen für Schäden durch unsachgemäße Kultivierung:

- *Mangel an Ventilation*
- *Mangel an Licht*
- *Luftfeuchtigkeit – zu viel oder zu wenig*
- *Temperatur – zu hoch oder zu niedrig*
- *Schäden durch Spray-Anwendungen*
- *Ozonschäden*
- *Übergießen – durchweichtes Substrat*
- *Wassermangel – trockenes Substrat*
- *Verbrennungen durch Lampeneinwirkung*
- *Schlechte Luft, z.B. durch Ausdünstung von Baumaterialien*

Die Temperatur im Blatt kann auf über 43 Grad Celsius ansteigen. Das geht sehr rasch, denn das Blatt speichert die von der Lampe emittierte Wärme. Bei 43 Grad werden die chemischen Prozesse im Innern des Blattes gestoppt, die gebildeten Proteine sind für die Pflanze nun nicht mehr verfügbar. Bei einem Temperaturanstieg ist das Blatt auch gezwungen, mehr Wasser zu verbrauchen bzw. zu verdunsten. Rund 70 Prozent der Pflanzenenergie gehen für die Verdunstung drauf.
Wollen Sie dem Problem auf den Grund gehen, müssen Sie die gesamte Umgebung der Pflanze unter die Lupe nehmen. Überprüfen Sie also im Schadensfall jede einzelne Komponente wie Licht, Luft, Substrat, Wasser, Temperatur, Feuchtigkeit, Ventilation et cetera und nehmen Sie - besonders bei der Ventilation – Feinkorrekturen vor, ehe Sie sich für die Diagnose eines Nährstoffmangels entscheiden.
Nährstoffprobleme kommen weniger oft vor, wenn Sie frische handelsübliche Topferde verwenden, der die benötigten Mikronährstoffe zugesetzt sind. Falls Substrat oder Gießwasser sauer sind, mischen Sie Dolomitkalk ins Substrat. Der Kalk funktioniert dann als pH-Puffer. Wird beim Einpflanzen eine frische Substratmischung verwendet und anschließend ein regelmäßiger Düngeplan eingehalten, kann eigent-

lich nicht viel schief gehen. Die meisten der üblichen Probleme lassen sich vermeiden, wenn Sie stets sauberes Wasser verwenden, die erforderliche Volldünger-Nährlösung verabreichen, auf EC-Wert und pH-Wert achten und alle zwei Wochen das Substrat mit einer frischen Nährstofflösung durchspülen.

Die Nährstoffe

Nährstoffe sind Elemente, welche die Pflanze zum Leben braucht. Die in Form von Dünger zugeführten ergänzenden Nährstoffe versetzen Marihuana in die Lage, unter Kunstlicht sein maximales Potenzial zu entfalten. Wir unterscheiden zunächst zwischen nichtmineralischen Nährstoffen (Kohlenstoff, Wasserstoff und Sauerstoff, die aus Luft und Wasser aufgenommen werden) und mineralischen Nährstoffen, die zum großen Teil aus dem Substrat bzw. der Nährlösung absorbiert werden. Bei den mineralischen Nährstoffen unterscheiden wir drei Gruppen: die Makronährstoffe, die Sekundärnährstoffe und die Mikronährstoffe oder Spurenelemente. Jeder Nährstoff dieser drei Gruppen fällt in die Kategorie „beweglich“ oder „unbeweglich“.

Bewegliche Nährstoffe - Stickstoff (N), Phosphor (P), Kalium (K), Magnesium (Mg), und Zink (Zn) - können bei Bedarf von einem Teil der Pflanze in einen anderen verlagert werden. So kann der in einem älteren Blatt angesammelte Stickstoff zu einem jungen Blatt wandern und dort ein Mangelproblem lösen. Daraus folgt, dass hier Mangelsymptome zuerst an älteren, unten sitzenden Blättern sichtbar werden.

Unbewegliche Nährstoffe - Kalzium (Ca) Bor (B), Chlor (Cl), Cobalt (Co), Kupfer (Cu), Eisen (Fe), Mangan (Mn), Molybdän (Mb), Silicium (Si) und Schwefel (S) – werden nicht in andere Vegetationszonen verlagert. Sie verbleiben in den älteren Blättern. Deshalb erscheinen ihre Mangelsymptome zuerst in den neuen Blättern im oberen Bereich der Pflanze.

Bewegliche und unbewegliche Nährstoffe - eine Übersicht

Stickstoff (N)	beweglich
Phosphor (P)	beweglich
Kalium (K)	beweglich
Magnesium (Mg)	beweglich
Zink (Zn)	beweglich
Kalzium (Ca)	unbeweglich
Bor (B)	unbeweglich
Chlor (Cl)	unbeweglich
Cobalt (Co)	unbeweglich
Kupfer (Cu)	unbeweglich
Eisen (Fe)	unbeweglich
Mangan (Mn)	unbeweglich
Molybdän (Mb)	unbeweglich
Selen (Se)	unbeweglich
Silicium (Si)	unbeweglich
Schwefel (S)	unbeweglich

Makronährstoffe

Die Pflanze benötigt vor allem die so genannten Makronährstoffe Stickstoff (N), Phosphor (P) und Kalium (K). Dünger, die diese drei Kernnährelemente enthalten, werden als Volldünger bezeichnet (die Gehaltsangaben stehen außen auf dem Düngersack, stets in Prozent und in der Reihenfolge N-P-K). Diese Nährstoffe müssen immer in verfügbarer Form vorhanden sein, wenn Marihuana mit den Bausteinen für ein rasches Wachstum versorgt werden soll.

Stickstoff (N) – beweglich

Praxis: Marihuana liebt Stickstoff – es braucht ihn vor allem in der vegetativen Phase, anschließend dann in geringerer Menge. Stickstoff wird leicht ausgewaschen und muss regelmäßig ersetzt werden, besonders in der vegetativen Phase. Überschüssiger Stickstoff in geernteten Pflanzen führt dazu, dass das getrocknete Marihuana schlecht brennt.

Chemie: Stickstoff wird von der Pflanze zum Aufbau von Proteinen für die Plasmabildung der Zellen benötigt. Er spielt eine entscheidende Rolle beim Aufbau von Chlorophyll, Aminosäuren und Enzymen, Nukleinsäuren und Alkaloiden. Stickstoff ist vor allem verantwortlich für Blatt- und Stängelwachstum, also für Größe und kräftigen Wuchs der Pflanze. Seine stärkste Aktivität entfaltet Stickstoff in den jungen Knospen, Trieben und Blättern.

Ammonium (NH_4^+): In dieser Form ist Stickstoff am schnellsten verfügbar. Vorsicht, bei Überdosierung kann es zu Verbrennungen an der Pflanze kommen.

Nitrat (NO_3^-): In Nitratform wird Stickstoff weit langsamer assimiliert als bei Ammonium. Bei Hydroponik-Düngern wird diese Form in Mischung mit Ammonium verwendet.

Mangel: Stickstoff ist derjenige Nährstoff, an dem es in den meisten Fällen mangelt. Zu den Mangelsymptomen gehört verlangsamter Wuchs. In den unteren Blättern bildet sich kein Chlorophyll mehr, sie verfärben sich zwischen den Blattadern gelb, während die Adern grün bleiben. Die Gelbfärbung erfasst das ganze Blatt, bis es schließlich abstirbt und abfällt. Stiel und Blattunterseite können sich rotviolett verfärben – dies könnte freilich auch auf Phosphormangel hindeuten. Stickstoff ist in der Pflanze gut beweglich, verteilt sich rasch und muss regelmäßig verabreicht werden, wenn die Pflanzen schnell heranwachsen sollen.

Fortschreitende Mangelsymptomatik:

- *Ältere Blätter verfärben sich zwischen den Adern gelb.*
- *Ältere Blätter im unteren Bereich der Pflanze werden vollkommen gelb.*
- *Mehr und mehr Blätter werden gelb, die ersten fallen ab.*
- *Blätter bekommen möglicherweise rotviolette Stiele und Adern (Unterseite).*
- *Zunehmend jüngere Blätter färben sich zwischen den Adern gelb.*
- *Das gesamte Laub wird gelb, erheblicher Blattverlust.*

Behebung des Mangels: Durch Düngen mit Stickstoff oder mit NPK-Volldünger. Nach vier bis fünf Tagen sollten Resultate sichtbar sein. Schnell wirkende organische Stickstoffquellen sind Seevogel-Guano, Fischemulsion und Blutmehl. Anbauer haben auch von beachtlichen Erfolgen mit der Verabreichung von Bio-Düngern berichtet, welche die Aufnahme von Stickstoff stimulieren.

Vergiftung: Eine Überdosierung mit Stickstoff führt zu extrem üppiger Belaubung, die allerdings weich und schwammig wirkt und anfällig für Insekten- und Pilzbefall ist. Die Stängel werden schwach und knicken sehr leicht um. Das Gewebe der Transportgefäße degeneriert, die Wasseraufnahme wird behindert. In schwerwiegenden Fällen verfärben sich die Blätter kupferbraun, vertrocknen und fallen ab. Die Wurzeln entwickeln sich extrem langsam und neigen zu Schwarzfärbung und Fäule. Die Pflanze bildet nur spärliche, kleine Blüten. Eine Ammoniumvergiftung kommt am häufigsten in sauren Böden vor, während eine Nitratvergiftung eher bei alkalischem Boden auftritt.

Fortschreitende Vergiftungserscheinungen:
- *Extrem üppiges grünes Laub*
- *Schwache Stängel, die leicht umknicken*
- *Träger Wurzelwuchs*
- *Spärliche und schmächtige Blüten*
- *Blätter färben sich braun, vertrocknen und fallen ab*

Behandlung der Vergiftung: Das Substrat mit einer sehr milden Nährstofflösung durchspülen, um die toxischen Elemente loszuwerden. Die Wassermenge sollte das Dreifache des Substratvolumens betragen (bei schweren Schäden mehr). Eine Woche lang keinen stickstoffhaltigen Dünger verabreichen, damit die Pflanze den in den Blättern eingelagerten Stickstoff verbraucht. Wenn die Pflanze weiterhin extreme Grünfärbung aufweist, müssen die Stickstoffgaben verringert werden.

Phosphor (P) – beweglich

Praxis: Das meiste Phosphor braucht Cannabis während der Keimung, beim Wachstum von Sämling oder Steckling, sowie in der Blütezeit. Spezielle Blütendünger haben daher einen besonders hohen Phosphoranteil.

Chemie: Phosphor ist wichtig für die Photosynthese und stellt einen Mechanismus bereit, der den Energietransfer innerhalb der Pflanze regelt. Phosphor, ein Bestandteil der DNA sowie vieler Enzyme und Proteine, verhilft der Pflanze generell zu kräftigem Wuchs und fördert Harz- und Samenproduktion. Die höchste Phosphorkonzentration findet sich in Wurzelspitzen, wachsenden Keimen und Gefäßgewebe.
Mangel: Phosphormangel führt zu gehemmtem Wachstum. Die Blätter sind kleiner, bläulich grün und oft fleckig. Stängel, Blattstiele und Adern verfärben sich – beginnend auf der Blattunterseite – rotviolett. Achtung: Die Rotfärbung von Stiel und Adern ist nicht immer voll ausgeprägt. Bei älteren Blättern werden die Spitzen dun-

kel und rollen sich nach unten. Schwer befallene Blätter bekommen große, violett-schwarze Nekroseflecken. Die Blätter werden später bronze-violett, vertrocknen und schrumpeln, bis sie schließlich abfallen. Die Blüte ist oft verzögert, die Samenbildung spärlich. Die Buds werden alle nicht besonders groß. Die Pflanze ist äußerst anfällig für Schädlinge und Pilzbefall. Phosphormangelsymptome verschlimmern sich insbesondere bei lehmigem, saurem und durchweichtem Boden.

Mangelerscheinungen dieser Art sind keineswegs selten. Hier gibt es oft Fehldiagnosen. Die Mängel treten am häufigsten dann auf, wenn 1) Der pH-Wert des Pflanzmediums höher als 7 ist und der vorhandene Phosphor nicht richtig aufgenommen werden kann; 2) der Boden zu sauer ist (pH-Wert unter 5,8) und/oder ein Eisen- bzw. Zinküberschuss herrscht; 3) der Phosphor im Boden festgelegt ist.

Fortschreitende Mangelsymptomatik:

- *Gehemmter und sehr langsamer Wuchs*
- *Dunkle, blaugrüne Blätter, oft mit dunklen Flecken*
- *Insgesamt kleinere Pflanzen*
- *Breiten sich die Flecken über den Blattstiel aus, verfärbt sich das Blatt braunviolett, verbiegt sich und fällt ab*

Behebung des Mangels: Senken des pH-Werts auf 5,5 bis 6,2 bei Hydroponik, auf 6 bis 7 bei lehmigen Böden und auf 5,5 bis 6,5 bei Topferde, damit der Phosphor verfügbar wird. Bei zu saurem Boden und einem Übermaß an Eisen und Zink ist Phosphor für die Pflanze nicht verfügbar. Beim Anbau in Boden sollte vor dem Einpflanzen einen phosphorhaltigen Volldünger untergemischt werden. Düngen mit einem hydroponischen, nicht-organischen Volldünger, der Phosphor enthält. Um Phosphor zuzuführen, können auch organische Nährstoffe untergemischt werden: Fledermaus-Guano, gedämpftes Knochenmehl, natürliche Phosphate oder Stallmist. Stets fein gemahlene Komponenten verwenden, die rasch für die Pflanzen verfügbar sind.

Vergiftung: Anzeichen werden möglicherweise erst nach einigen Wochen sichtbar, besonders wenn der Überschuss durch einen stabilen pH-Wert gepuffert wird. Im Laufe ihres Lebens verarbeitet die Marihuanapflanze eine gewaltige Phosphormenge. Viele Sorten erweisen sich auch erhöhten Dosen gegenüber tolerant. Ein Übermaß an Phosphor beeinträchtigt die Aufnahme von Kalzium, Kupfer, Eisen, Magnesium und Zink. Toxische Symptome manifestieren sich dann als Mangel an Zink (am häufigsten), Eisen, Magnesium, Kalzium und Kupfer.

Behandlung der Vergiftung: Das Substrat der betroffenen Pflanze mit einer sehr milden Volldüngerlösung durchspülen. Bei gravierenden Schäden muss stärker gespült werden. Wassermenge: mindestens das Dreifache vom Bodenvolumen.

Kalium (K) - beweglich

Praxis: Kalium wird in allen Wachstumsphasen gebraucht. Ein Boden mit hohem Kaliumgehalt erhöht die Resistenz der Pflanzen gegen Bakterien und Schimmel.

Chemie: Kalium wird für Bildung und Transport von Zucker und Stärke benötigt, ebenso für die Zellteilung beim Wachstum. Es erhöht den Chlorophyllgehalt der Blätter und unterstützt die Regulierung der Stomata, so dass die Pflanze Luft und Licht besser zu nutzen vermag. Kalium spielt eine große Rolle beim Speichern und Umlagern von Kohlehydraten. Es fördert kräftigen Wurzelwuchs, verbessert die Wasseraufnahme und erhöht die Resistenz gegen Krankheiten.

Mangel: Pflanzen mit Kaliumdefizit erscheinen zunächst gesund. Zu den Symptomen gehört, dass sich ältere Blätter von Spitze und Rand her dunkelgelb verfärben und absterben. Die Stängel werden oft instabil und spröde, die Pflanzen anfällig für Krankheiten. Gewöhnlich ist Kalium im Boden vorhanden, jedoch aufgrund hoher Versalzung nicht für die Pflanzen verfügbar. Zuerst müssen die toxischen Salze aus dem Boden herausgespült werden, bevor ein Volldünger verabreicht wird. Bei Kaliummangel steigt die Temperatur im Blatt an, woraufhin die Proteinzellen verbrennen oder zerfallen. Die Verdunstung findet normalerweise vornehmlich am Blattrand statt, wo nun auch die Verbrennung auftritt.

Fortschreitende Mangelsymptomatik:
- *Mit ihrem dunkelgrünen Laub macht die Pflanze zunächst einen gesunden Eindruck.*
- *Die Blätter verlieren ihren Glanz.*
- *Die Zweigbildung mag zunehmen, aber die Zweige sind dünn und mickrig.*
- *Die Blattränder werden grau, dann rostbraun, rollen sich ein und vertrocknen.*
- *Ältere Blätter werden gelb, es zeigen sich rostbraune Flecken.*
- *Die Blätter rollen sich ein, Fäule beginnt, ältere Blätter fallen ab.*
- *Die Blütenbildung verkümmert und ist sehr vermindert.*

Behebung des Mangels: Düngung mit Volldünger. Bisweilen wird Kalium direkt der Nährlösung zugesetzt. Beim organischen Anbau wird Kalium in Form von löslicher, d.h. mit Wasser vermischter Pottasche (z.B. Holzasche) verabreicht. Vorsicht bei Holzasche, der pH-Wert liegt hier normalerweise über 10 und muss vor der Anwendung auf etwa 6,5 gesenkt werden. Blattdüngung ist nicht zu empfehlen.

Vergiftung: Kommt gelegentlich vor und ist schwierig zu diagnostizieren, da sie mit Symptomen einhergeht, die durch Mangel anderer Nährstoffe hervorgerufen werden. Ein zu hoher Kaliumgehalt stört und verlangsamt die Aufnahme von Magnesium, Mangan und bisweilen Zink und Eisen. Bei Magnesium-, Mangan-, Zink- und Eisenmangel stets auch nach Symptomen für Kaliumüberschuss Ausschau halten.

Behandlung der Vergiftung: Durchspülung des Pflanzmediums mit einer sehr leichten Volldüngerlösung. Bei schwerer Vergiftung muss mit größerer Wassermenge gespült werden. Mindestwassermenge: dreimal soviel wie das Volumen des Pflanzmediums.

Sekundärnährstoffe

Die sekundären Nährstoffe Magnesium, Kalzium und Schwefel werden von der Pflanze in großen Mengen benötigt. Rasch unter Kunstlicht herangezogene Marihuanapflanzen können mehr Nährstoffe verarbeiten, als die meisten angebotenen Allzweckdünger bereithalten. Oft fällt die Entscheidung deshalb auf einen hochwertigen Hydroponik-Dünger, der die Pflanzen mit allen Sekundärnährstoffen und Spurenelementen versorgt. Doch Vorsicht: Magnesium, Kalzium und Schwefel können in hoher Konzentration im Grundwasser vorhanden sein! Diese Werte gilt es also unbedingt zu berücksichtigen, wenn ergänzende Nährstoffe verabreicht werden sollen. Beim Anbau in Erde oder erdlosen Substraten mit einem pH-Wert unter 7 gewährleistet eine Tasse Dolomitkalk (staubfein!) auf 4,5 Liter Medium eine angemessene Versorgung mit Kalzium und Magnesium.

Magnesium (Mg) - beweglich

Praxis: Marihuana benötigt viel Magnesium. Mangelerscheinungen sind – vor allem in sauren Böden, bei einem pH-Wert unter 7 – keine Seltenheit. Wird der sauren Topferde jedoch vor dem Einpflanzen Dolomitkalk untergemischt, stabilisiert sich der pH-Wert und wird das Medium zugleich mit Magnesium und Kalzium versorgt. Wird vor dem Einpflanzen kein Dolomitkalk verabreicht, lässt sich Magnesiummangel mit jedem Wässern durch Beigabe von Epsomer Bittersalz korrigieren.

Chemie: Magnesium findet sich als zentrales Atom in jedem Chlorophyllmolekül und spielt eine große Rolle bei der Absorption des Lichts. Außerdem neutralisiert es saure Salze im Boden und toxische Verbindungen, die von der Pflanze produziert werden.

Mangel: Dass es an Magnesium mangelt, kommt beim Innenraumanbau immer mal wieder vor. Die unteren und später auch die mittleren Blätter bekommen gelbe Flecken zwischen dunkelgrünen Adern. Bei anhaltendem Defizit erscheinen dann an Blattrand, Spitze und zwischen den Adern rostbraune Flecke. Bevor die Blätter absterben, ringeln sich die braunen Blattspitzen gewöhnlich nach oben ein. Binnen weniger Wochen kann sich die komplette Pflanze verfärben, bei schwerem Mangel bekommt sie ein Stich ins Gelbweiße, ehe sie sich braun färbt und abstirbt. Bei geringem Mangel wird das Wachstum nur wenig oder gar nicht in Mitleidenschaft gezogen. Doch kann ein geringer Mangel eskalieren und am Ende den Ertrag beeinträchtigen.

Meist ist Magnesium im Boden zwar vorhanden, aber für die Pflanzen nicht verfügbar, weil die Umgebung der Wurzeln zu nass und kalt oder zu sauer und kalt ist. Magnesium bleibt auch blockiert, wenn ein Übermaß an Kalium, Ammonium (Stickstoff) oder Kalzium (Karbonat) vorliegt. Kleine Wurzelsysteme sind oft nicht in der Lage, genügend Magnesium aufzunehmen – der große Bedarf sollte aber in jedem Fall gedeckt sein. Ein hoher EC-Wert drosselt die Verdunstung und verringert die Verfügbarkeit des Magnesiums.

Stickstoff (N) ~ beweglich

Mangel: Meist mangelt es an Stickstoff (N). Verlangsamter Wuchs; untere Blätter bilden kein Chlorophyll mehr, verfärben sich zwischen den Blattadern gelb, Adern bleiben grün. Gelbfärbung erfasst das ganze Blatt, bis es dann abstirbt und abfällt. Stiel und Blattunterseite können sich rotviolett verfärben. Dies könnte auch auf Phosphormangel hindeuten. Stickstoff ist in der Pflanze gut beweglich, verteilt sich rasch, muss regelmäßig verabreicht werden.

- *Ältere Blätter werden erst zwischen den Adern, dann vollständig gelb.*
- *Mehr und mehr Blätter werden gelb, die ersten fallen ab.*
- *Die Blätter bekommen ggf. rotviolette Stiele und Adern (Unterseite).*
- *Zunehmend jüngere Blätter färben sich zwischen den Adern gelb.*
- *Das gesamte Laub wird gelb, erheblicher Blattverlust.*

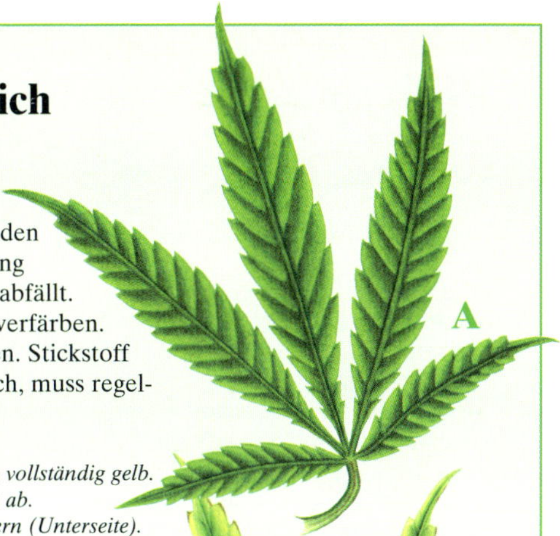

A

Behebung des Mangels: Düngen mit Stickstoff oder NPK-Volldünger. Nach vier bis fünf Tagen sollten Resultate sichtbar sein. Schnell wirkende organische Stickstoffquellen sind Seevogel-Guano, Fischemulsion und Blutmehl. Bio-Dünger stimulieren die Aufnahme von Stickstoff.

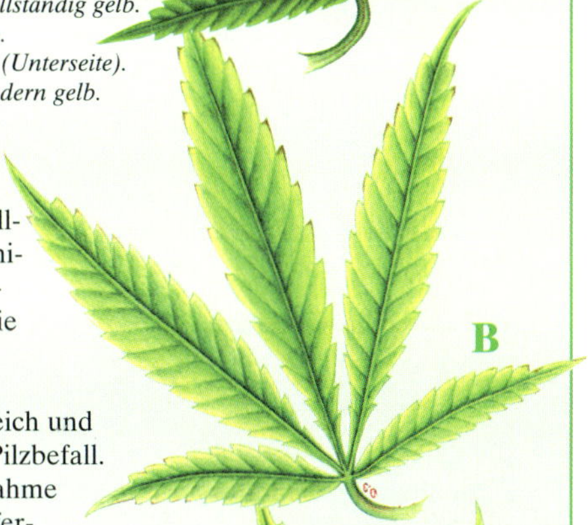

B

Vergiftung: Führt zu extrem üppigem Laub, das weich und schwammig wirkt, anfällig ist für Schädlings- und Pilzbefall. Stängel werden schwach, knicken um. Wasseraufnahme behindert. In schweren Fällen werden Blätter kupferbraun, vertrocknen, fallen ab. Wurzeln entwickeln sich nur langsam, neigen zu Fäule. Nur spärliche, kleine Blüten bilden sich. Ammoniumvergiftung meist in sauren Böden, Nitratvergiftung eher bei alkalischem Boden.

- *Extrem üppiges grünes Laub.*
- *Schwache Stängel, träger Wurzelwuchs.*
- *Schmächtige Blüten.*
- *Blätter werden braun, vertrocknen und fallen ab.*

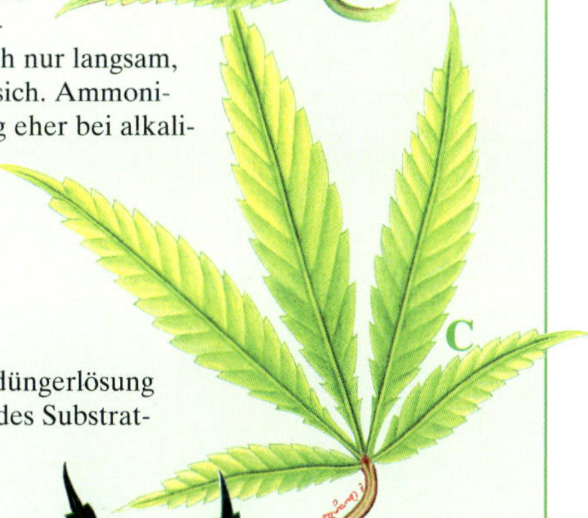

C

Behandlung der Vergiftung: Substrat mit milder Volldüngerlösung durchspülen. Flüssigkeitsmenge sollte das Dreifache des Substratvolumens betragen. Stickstoff genau überwachen.

Bei Stickstoffmangel werden zuerst die älteren Blätter gelb.

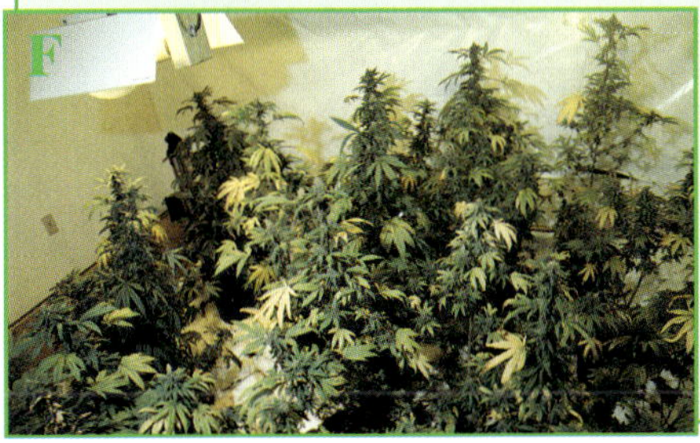

F

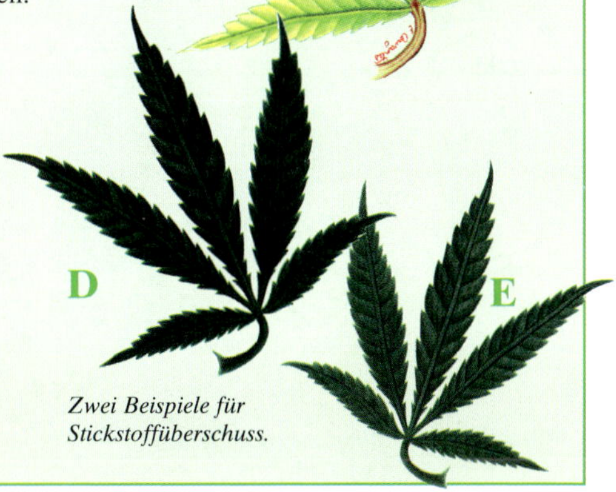

D E

Zwei Beispiele für Stickstoffüberschuss.

Phosphor (P) ~ beweglich

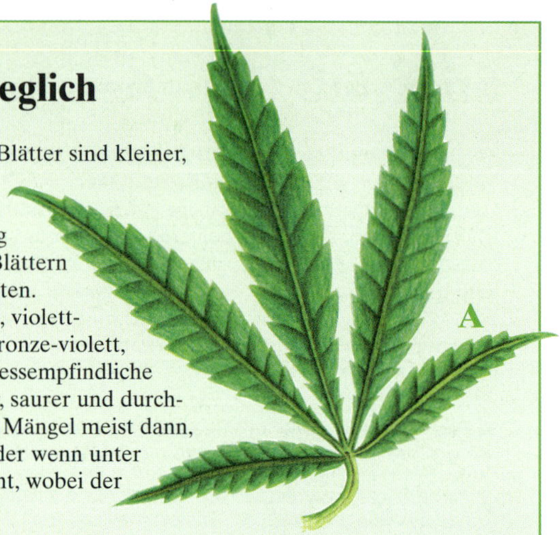

A

Mangel: Führt zu gehemmtem Wachstum. Blätter sind kleiner, bläulich grün und oft fleckig. Stängel, Blattstiele und Adern werden – erst auf der Blattunterseite – rotviolett (Rotfärbung nicht immer voll ausgeprägt). Bei älteren Blättern werden Spitzen dunkel, rollen sich nach unten. Schwer befallene Blätter bekommen große, violett-schwarze Nekroseflecken, werden später bronze-violett, vertrocknen und schrumpeln, fallen ab. Stressempfindliche Pflanzen bilden nur kleine Buds. Lehmiger, saurer und durchweichter Boden verschlimmert Symptome. Mängel meist dann, wenn pH-Wert des Mediums höher als 7 oder wenn unter 5,8 und Eisen- bzw. Zinküberschuss herrscht, wobei der Phosphor im Boden festgelegt ist.

- *Gehemmter und sehr langsamer Wuchs.*
- *Dunkle, blaugrüne Blätter, oft mit dunklen Flecken.*
- *Pflanzen insgesamt kleiner.*
- *Blätter werden braun iolett, erbiegen sich und fallen ab.*

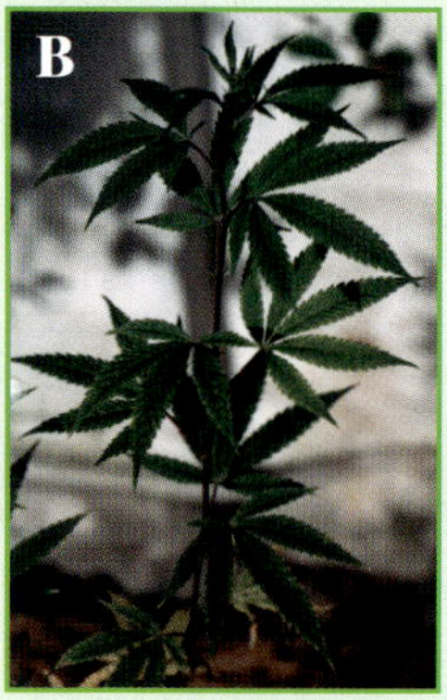

B

Behebung des Mangels: Bei Hydroponik pH-Wert auf 5,5 bis 6,2 senken, bei lehmigen Böden auf 6 bis 7, bei Topferde auf 5,5 bis 6,5. Bei Eisen- und Zinküberschuss in saurem Boden ist Phosphor nicht verfügbar. phosphorhaltigen Hydro-Volldünger geben. Zu den organischen Lösungen gehören Fledermaus-Guano (fein), gedämpftes Knochenmehl, natürliche Phosphate oder Stallmist.

Vergiftung: Symptome erst nach Wochen sichtbar, besonders wenn Überschuss durch stabilen pH-Wert gepuffert. Marihuana liebt Phosphor, viele Sorten tolerieren hohen Level Phosphor. Übermaß an Phosphor beeinträchtigt jedoch Aufnahme von Kalzium, Kupfer, Eisen, Magnesium und Zink. Toxische Symptome manifestieren sich dann als Mangel an Zink (am häufigsten), Eisen, Magnesium, Kalzium und Kupfer.

Behandlung der Vergiftung:
Substrat mit milder Volldüngerlösung durchspülen.
Wassermenge mindestens das Dreifache vom Bodenvolumen.

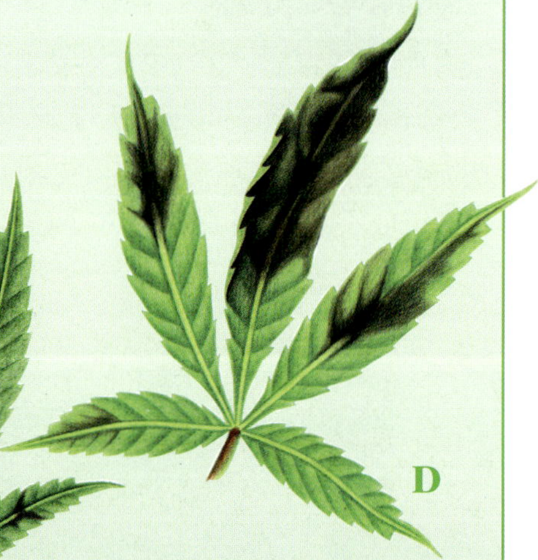

D

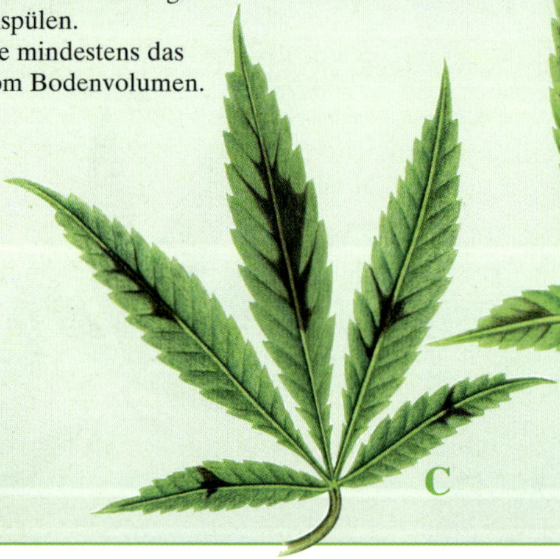

C

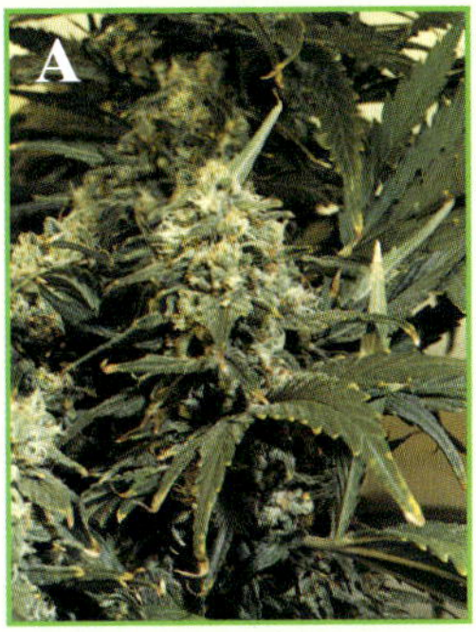

Kalium (K) ~ beweglich

Mangel: Ältere Blätter werden von Spitze und Rand her dunkelgelb, sterben ab. Stängel werden oft instabil und spröde, die Pflanzen anfällig für Krankheiten. Gewöhnlich ist Kalium im Boden vorhanden, aber wegen hoher Versalzung nicht verfügbar. Bei Kaliummangel steigt die Temperatur im Blatt an, Proteinzellen verbrennen und zerfallen. Extreme Verdunstung am Blattrand führt zu Verbrennungen.

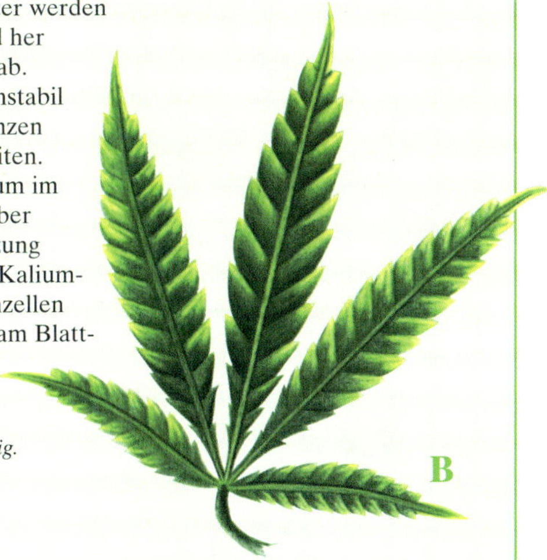

- *Dunkelgrünes Laub, gesunder Eindruck.*
- *Blätter verlieren ihren Glanz, Zweige dünn und mickrig.*
- *Blattränder rostbraun, rollen sich ein, vertrocknen.*
- *Ältere Blätter gelb, kriegen rostbraune Flecken.*
- *Blätter rollen sich ein, Fäule, ältere Blätter fallen ab. Blütenbildung behindert und sehr reduziert.*

Behebung des Mangels: Düngung mit Volldünger. Kalium in Form von löslicher, d.h. mit Wasser vermischter Pottasche, pH-Wert der Lösung muss vor der Anwendung auf 6,5 gesenkt werden. Blattdüngung nicht empfohlen.

Vergiftung: Schwierig zu diagnostizieren, sie verlangsamt die Aufnahme von Magnesium, Mangan und bisweilen Zink und Eisen.

Behandlung der Vergiftung: Durchspülen des Mediums mit leichter Volldüngerlösung.

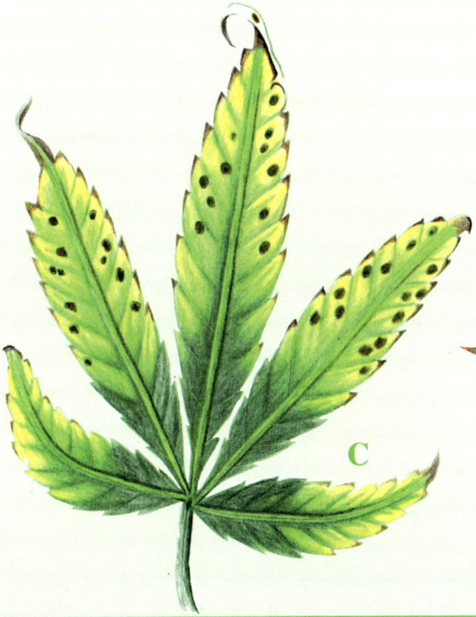

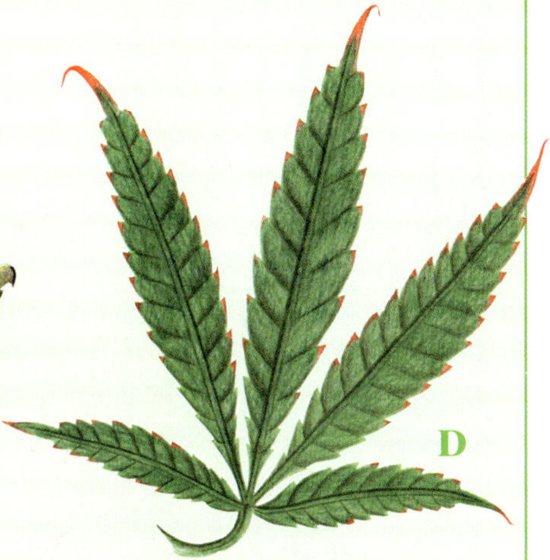

Magnesium (Mg) ~ beweglich

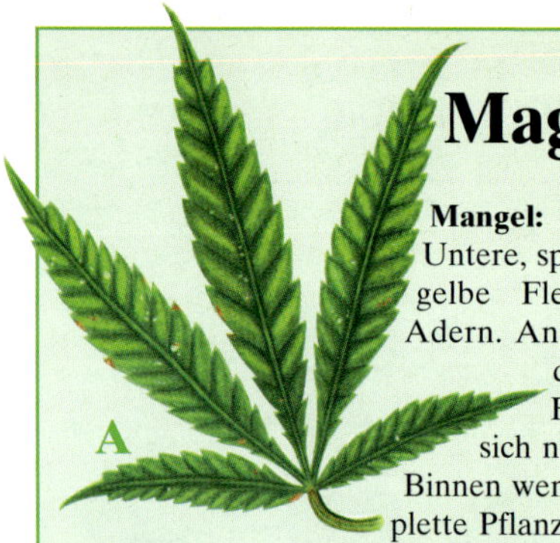

A

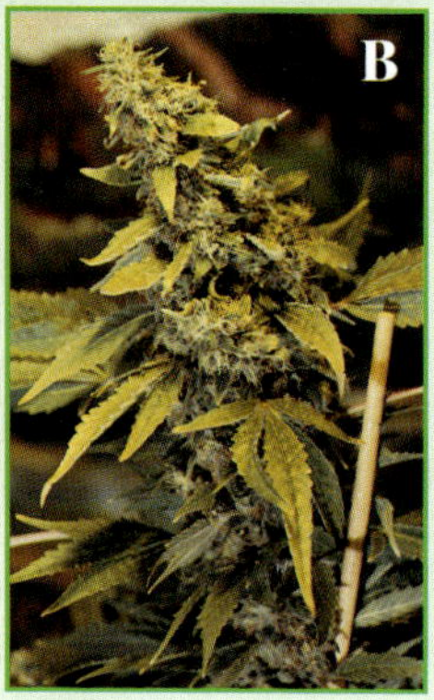

B

Mangel: Häufig beim Innenraumanbau. Untere, später auch mittlere Blätter zeigen gelbe Flecken zwischen dunkelgrünen Adern. An Blattrand, Spitze und zwischen den Adern erscheinen rostbraune Flecken. Die Blattspitzen ringeln sich nach oben ein, Blätter sterben ab. Binnen weniger Wochen kann sich die komplette Pflanze verfärben, bei schwerem Mangel Stich ins Gelbweiße, dann Braunfärbung und Absterben. Ein geringer Mangel kann rasch eskalieren. Magnesium meist im Boden vorhanden, aber nicht verfügbar, weil Medium zu nass/kalt oder zu sauer/kalt. Magnesium ist auch blockiert bei Übermaß an Kalium, Ammonium (N) und Karbonat (Ca). Kleine Wurzelsysteme sind oft nicht imstande, genügend Magnesium aufzunehmen. Hoher EC-Wert drosselt Verdunstung und reduziert Verfügbarkeit von Magnesium.

- *Bei älteren Blättern unregelmäßige rostbraune Flecken, Vergilben zwischen Adern.*
- *Blattspitzen werden rostbraun und ringeln sich nach oben.*
- *Rostbraune Flecke in großer Zahl, Vergilben zwischen den Adern nimmt zu.*
- *Flecken und Vergilben breiten sich über ganze Pflanze aus. Blätter trocknen aus, sterben im Extremfall ab.*

Behebung des Mangels: Beim Wässern 1 knappen Teelöffel Epsomer Bittersalz (Magnesiumsulfat) auf 2 Liter Wasser. Die schnellsten Resultate werden durch Besprühen der Blätter mit einer zweiprozentigen Lösung Epsomer Bittersalz erzielt. Pflanze wird von oben her wieder ergrünen. Weiterhin beim regelmäßigen Gießen Epsomer Bittersalz verabreichen, bis Mangelsymptome völlig verschwunden sind. Es kann auch Magnesiumsulfat-Monohydrat verwendet werden.
Wurzelzone und Nährlösung auf 21 bis 24 Grad Celsius temperieren, Lufttemperatur auf 24 Grad Celsius bei Tag und 18 bis 19 Grad Celsius bei Nacht. Volldünger mit Magnesiumgehalt verwenden. Den pH-Wert des Bodens über 6,5 halten (Hydroponik: über 5,5), EC-Wert eine Woche lang reduzieren.

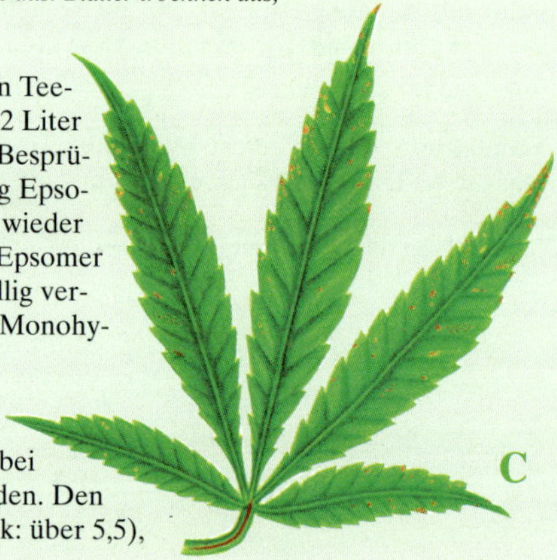

C

Vergiftung: Selten. Mit bloßem Auge schwer zu erkennen. Bei extremer Vergiftung gibt es oft Konflikte zwischen Magnesium und Kalzium, besonders bei Hydroponik. Toxische Anreicherung von Magnesium in Böden kommt so gut wie nie vor.

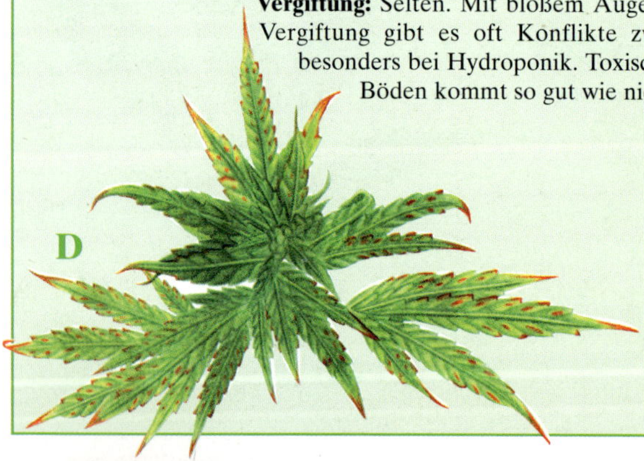

D

Zink (Zn) ~ beweglich

Mangel: Relativ häufig. Zuerst Chlorose (zwischen Adern) bei jüngeren Blättern. Neue Blätter klein und schmal, verbiegen sich und schrumpeln. Blattspitzen verfärben sich, zeigen Verbrennungssymptome, später auch die Ränder. Symptome oft verwechselt mit denen von Mangan- oder Eisenmangel, doch bei schwerem Zinkmangel verbiegen sich die Blätter, trocknen aus. Neuwuchs verkümmert; Blütenstände verkrümmen sich, vertrocknen; fühlen sich oft hart an.

- *Bei jungen Blättern Chlorose zwischen Blattadern.*
- *Bei neuen Blättern Finger schmal und schmächtig.*
- *Blattspitzen verfärben sich dunkel, sterben ab.*
- *Neuer Wuchs verbiegt sich horizontal.*
- *Bildung neuer Blätter und Buds hört ganz auf.*

Behebung des Mangels: Medium mit verdünnter Volldünger-Lösung durchspülen. Dünger muss Mikronährstoffe in Chelatform enthalten (Zink, Eisen, Mangan). Oder eine hochwertige hydroponische Mikronährstoff-Kombination verabreichen, die die benötigten Chelate enthält.

Vergiftung: Im Übermaß ist Zink extrem schädlich. Stark geschädigte Pflanzen sterben rasch ab. Bei Zinküberschuss wird die Eisenverarbeitung und -aufnahme gestört.

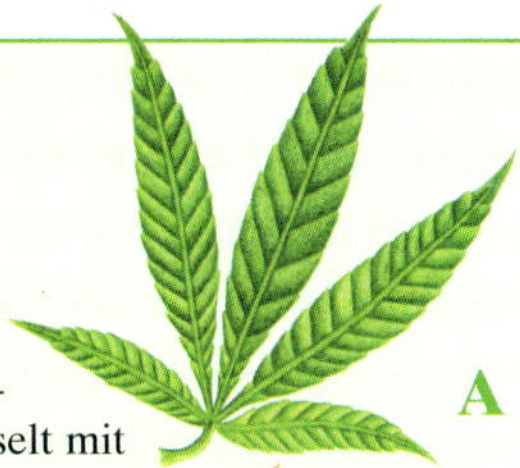
A

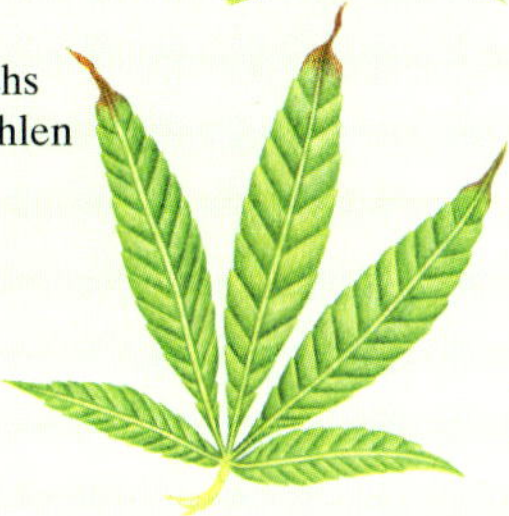
B

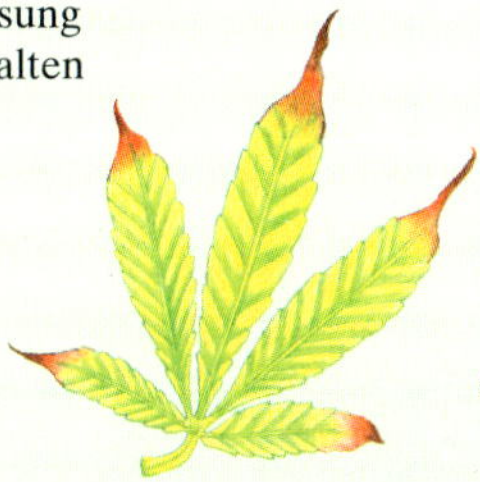
C

Mangan (Mn) ~ unbeweglich

Mangel: Junge Blätter werden zwischen den Adern gelb, Adern bleiben grün. Symptome dann auch auf älteren Blättern. In schweren Fällen zeigen sich nekrotische Flecken, Blätter fallen ab. Wachstum eingeschränkt, Reife ggf. verzögert. Bei schwerem Mangel Symptome ähnlich wie bei starkem Magnesiumdefizit.

- *Bei jungen Blättern Chlorose zwischen Adern.*
- *Chlorose greift auf ältere Blätter über.*
- *Auf akut betroffenen Blättern zeigen sich nekrotische Flecken.*
- *Wachstum der Pflanze ist eingeschränkt.*

Vergiftung: An den jungen Teilen der Pflanze entwickeln sich Sprenkel von dunklem Orange bis hin zu dunklem Rostbraun, sie breiten sich dann auch auf ältere Blätter aus. Das Wachstum ist verlangsamt, die Vitalität dahin. Die zusätzliche Transpiration hat zur Folge, dass sich mehr Mangan in den Blättern ansammelt.
Ein Übermaß an Mangan zieht Eisen- und Zinkdefizit nach sich.

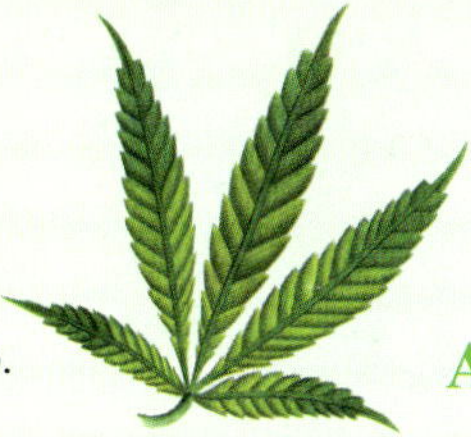
A

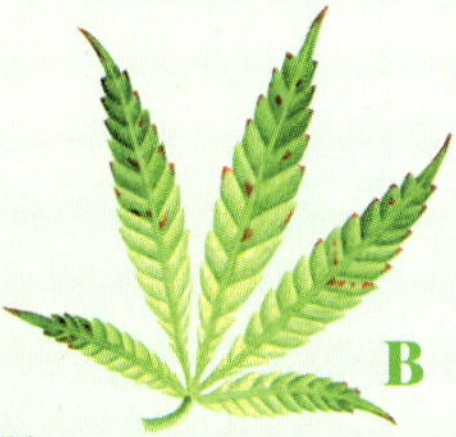
B

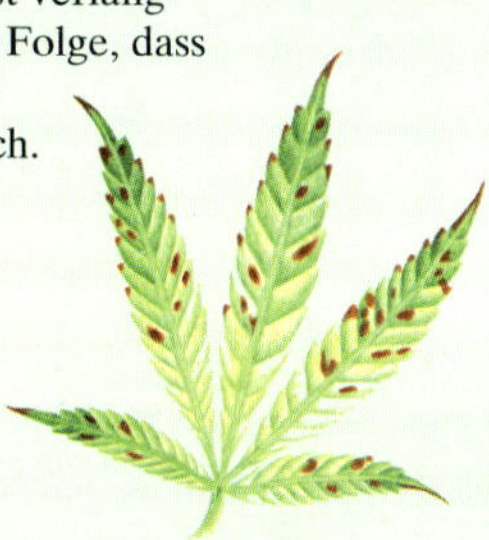
C

Eisen (Fe) ~ unbeweglich

Mangel: Mit Eisenmangel ist zu rechnen bei einem pH-Wert über 6,5. Symptome können bei raschem Wuchs oder in Stresssituationen auftreten und von selbst wieder verschwinden. Sie zeigen sich zuerst bei kleineren Blättern als Chlorose zwischen den Adern. Adern bleiben grün, während sich die Blattfläche gelb verfärbt. Chlorose beginnt stets von der Stielseite her. Bei anhaltendem Mangel wird die Chlorose schlimmer; in schweren Fällen droht Blattverlust. Eisenmangel geht mitunter auf einen Kupferüberschuss zurück.

- *Junge Triebe werden blassgrün, junge Blätter zwischen Adern gelb, Verfärbung beginnt an Stielseite.*
- *Mehr und mehr Blätter entwickeln Chlorose.*
- *Auch größere Blätter werden befallen.*
- *In schweren Fällen kommt es zur Nekrose, Blätter fallen ab.*

Behebung des Mangels: Den pH-Wert auf 6,5 oder weniger senken. Dünger mit hohem Anteil an Mangan oder Zink vermeiden. Dränage verbessern und Bodentemperatur im Wurzelzone erhöhen. Eisen in flüssiger Chelatform bzw. ausgewogenen Hydroponik-Volldünger verabreichen. Organische Eisenlieferanten sind Rinder-, Pferde- und Hühnermist.

Vergiftung: Eisenüberschuss ist selten. Hoher Eisengehalt schädigt Cannabis nicht, kann aber Phosphoraufnahme stören. Bei Überdosis nehmen die Blätter eine Bronzefarbe an, wobei sich kleine dunkelbraune Flecken bilden. Wird zu viel Eisenchelat verabreicht, kann die Pflanze in wenigen Tagen absterben.

Maßnahme bei Eisenüberschuss: Ausgiebiges Durchspülen des Substrats.

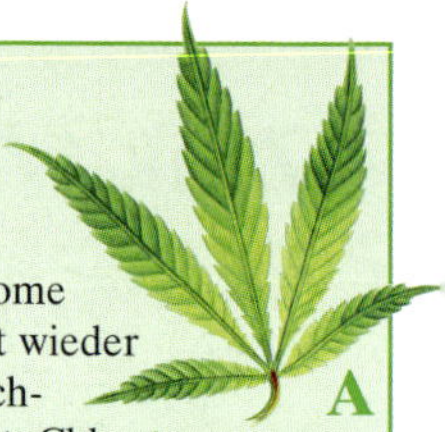
A

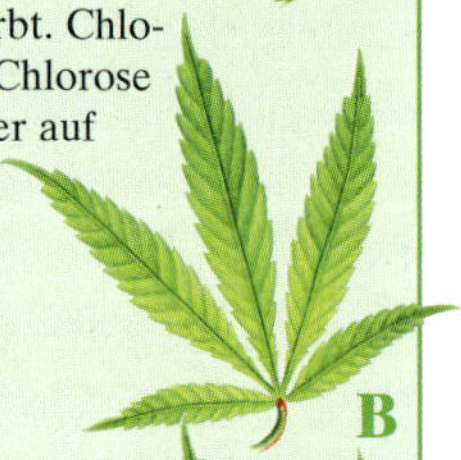
B

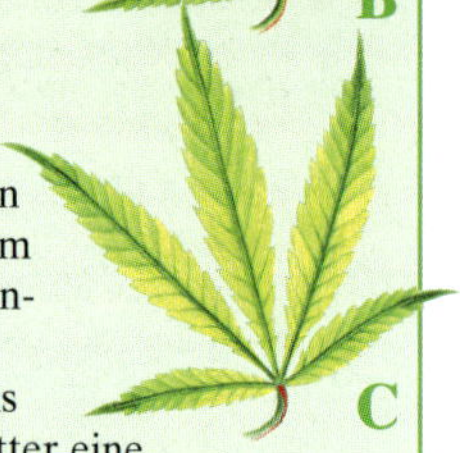
C

Schwefel (S) ~ unbeweglich

Mangel: Junge Blätter werden limonen- bis gelbgrün. Hält Mangel an, werden Blätter zwischen den Adern gelb, wirken schlaff. Adern bleiben grün, Blattstiele färben sich violett. Ggf. Verbrennungen an Blattspitzen, sie werden dunkel und biegen sich nach unten. Laut Mauk von Canna Coco „stellten wir wiederholt fest, dass Symptome bei den älteren Blättern am augenfälligsten waren". Schwefelmangel ähnelt Stickstoffdefizit. Akuter Schwefelmangel führt zu verlängerten Stängeln, die an der Basis verholzen. Meist bei zu hohem pH-Wert, oder wenn Kalzium in extrem hohen Mengen verfügbar.

- *Symptome ähneln jenen bei Stickstoffmangel; ältere Blätter werden blassgrün.*
- *Blattstiele werden violett; mehr Blätter verfärben sich blassgrün.*
- *Blätter werden zwischen Adern gelb.*
- *Bei akutem Mangel verfärben sich immer mehr Blattstiele violett und die Blätter gelb.*

Behebung des Mangels: Düngen mit schwefelhaltigem Hydro-Dünger. pH-Wert auf 5,5 bis 6,0 senken. Anorganischen Schwefel zusetzen mit Dünger, der Magnesiumsulfat enthält (Epsomer Bittersalz). Organische Schwefellieferanten: Pilzkompost, Stallmist.

Vergiftung: Überschuss bei relativ niedrigem EC-Wert unproblematisch. Bei hohem EC-Wert nehmen Pflanzen mehr verfügbaren Schwefel auf, was Aufnahme anderer Nährstoffe blockiert. Symptome für Schwefelüberschuss: u.a. insgesamt kleiner Wuchs, dunkelgrünes Laub. Im Extremfall Verbrennungen an Blattspitzen und –rändern.

Behandlung der Vergiftung: Durchspülen des Mediums mit milder Volldüngerlösung. pH-Wert des Ablaufs überprüfen. Den pH-Wert auf 6,0 korrigieren. Mindestens mit dreifacher Menge des Substratvolumens spülen.

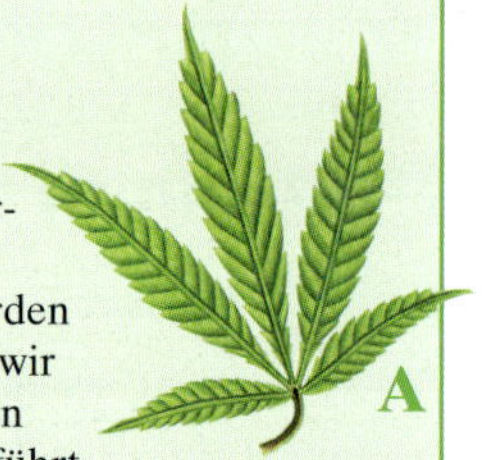
A

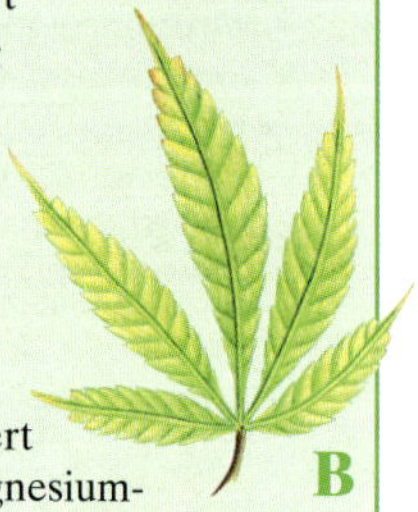
B

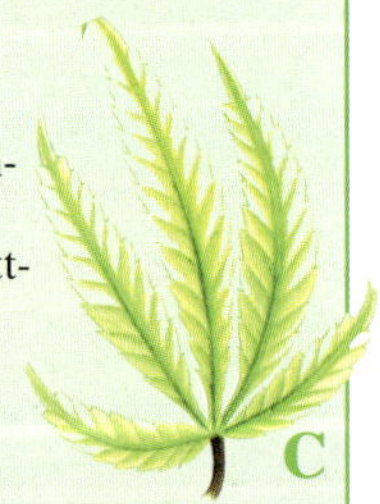
C

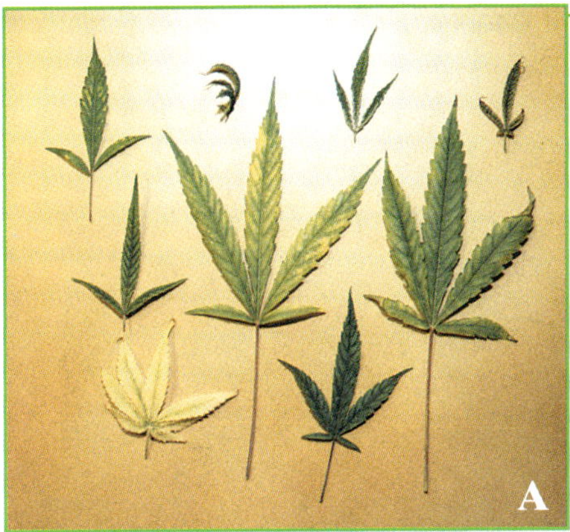

A

Toxische Salzanreicherung

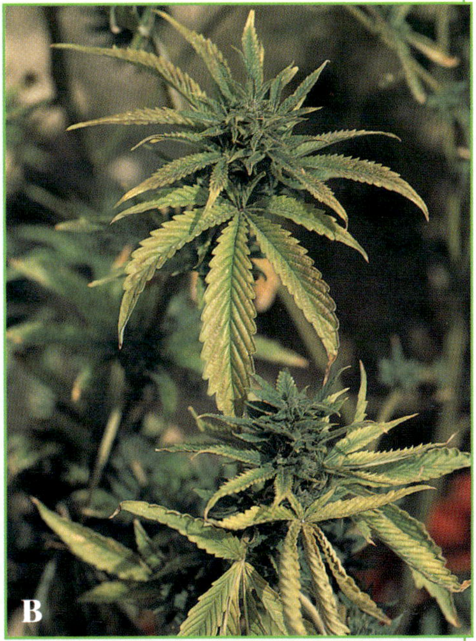

B

A) Blätter aus derselben Plantage zeigen diverse Symptome toxischer Nährstoffanreicherung; Problem begann mit hohem EC-Wert des Wassers.
B) Überdüngung: Gekrümmte, spröde ältere Blätter mit verbrannten Spitzen, violetter Verfärbung und Chlorose; neuer Wuchs kümmerlich (kleine dunkelgrüne Blätter mit verbrannten Spitzen).
C) Überdüngung: Chlorose zwischen Adern, ältere Blattspitzen verbrannt, neue Blätter dunkelgrün, glänzend, mit schmalen Fingern. D) Überdüngung: Dunkelviolette Blätter mit Verbrennungen an Rand und Spitze; neuer Wuchs kümmerlich, dunkelgrün bis violett.

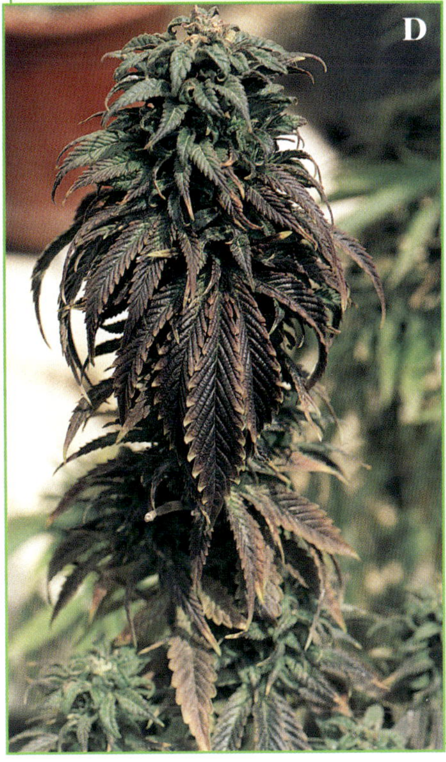

D

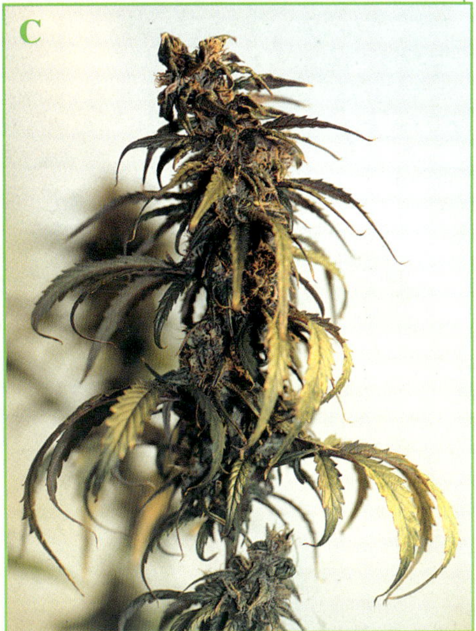

C

Salzanreicherung, Hormonprobleme

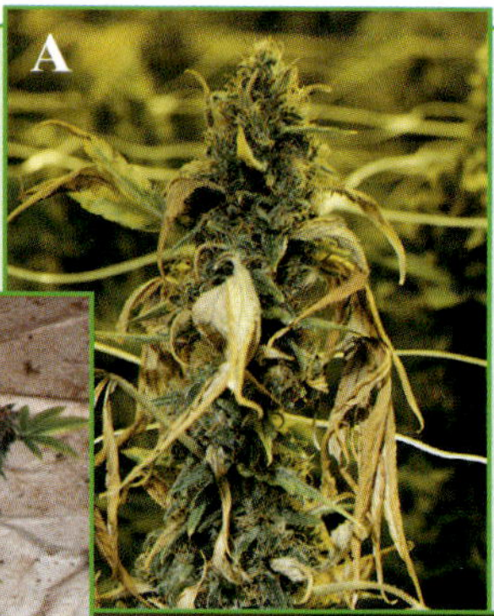

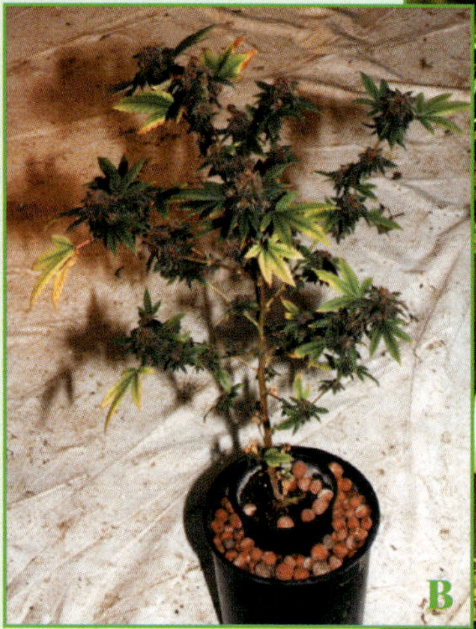

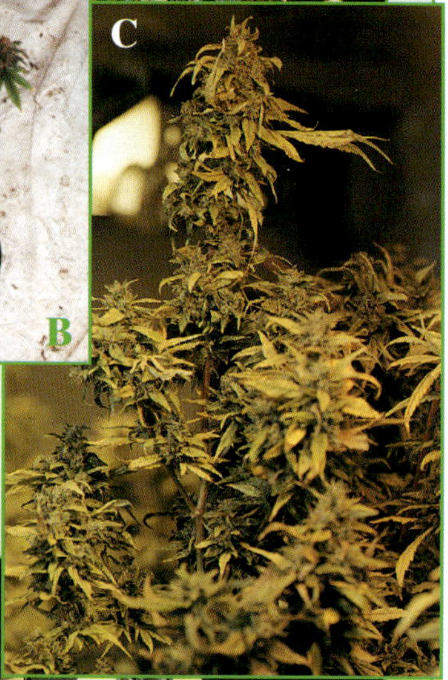

A) Blätter schrumpeln und sterben ab, Ursache: Zinkmangel und Pilzbefall. B) Salzüberschuss führt zu Chlorose und Verbrennungen (siehe weiße Kruste am Topfrand!)
C) Spinnmilbenbefall plus Überdüngung. D) Roter Stängel und Stiele, dunkelgrünes Laub mit verbrannten Spitzen/Rändern sind Anzeichen für extremen Stiffstoff- und Kaliummangel.
E) Verlängerte Internodien: Hier wurde das falsche Hormonspray verwendet.

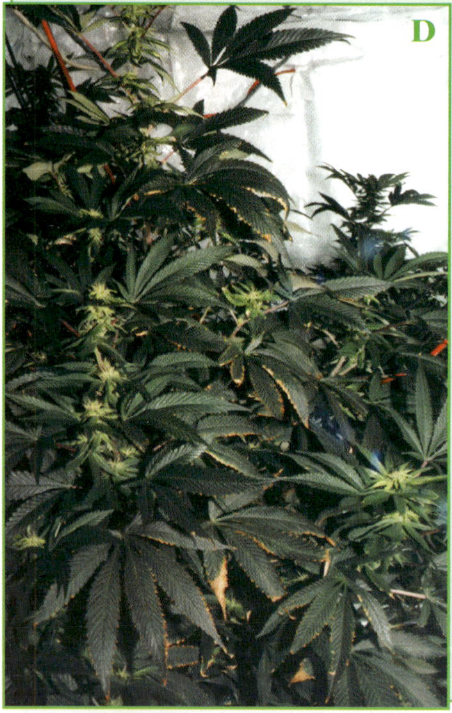

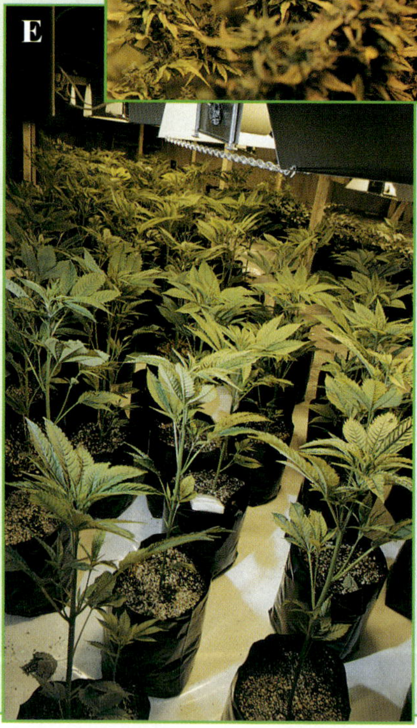

Elektrik

A) Verteiler für sämtliche Anschlüsse in einem Raum mit 16 Lampen. B) Dieses 3000-W-System wird von Timer und Thermostat reguliert, beide sind mit einem kleinen Verteilerkasten verbunden. C) Dieser Schaltkasten schaltet über vier Vorschaltgeräte vier Lampen für 12 Stunden. am Tag und vier Lampen für 12 Stunden bei Nacht.
D) Hier sind Vorschaltgeräte ordentlich an der Wand befestigt; weniger sicher und ordentlich geht es auf Bild E, F, und H zu. G) Zwei Timer.

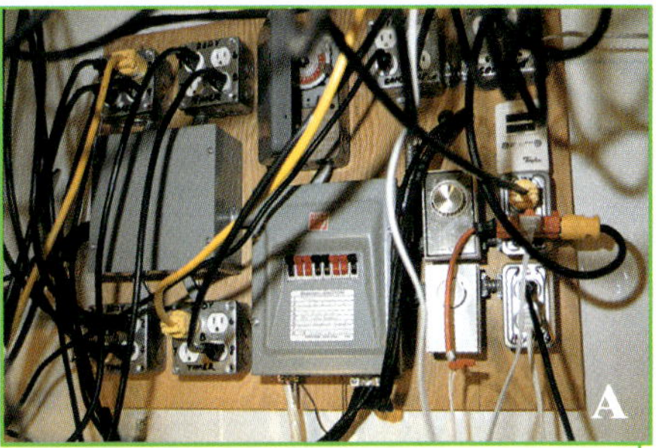
A

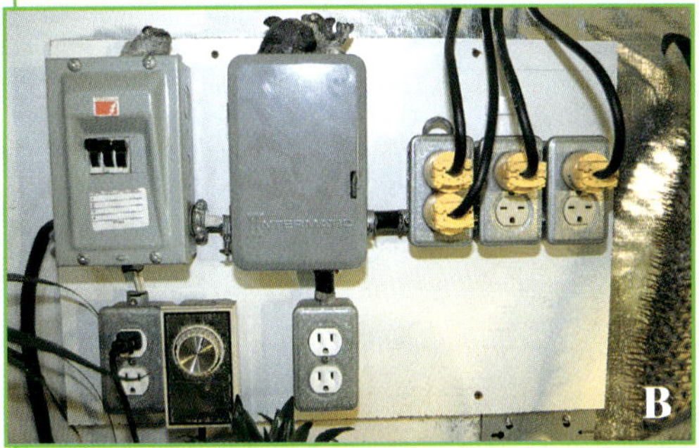
B

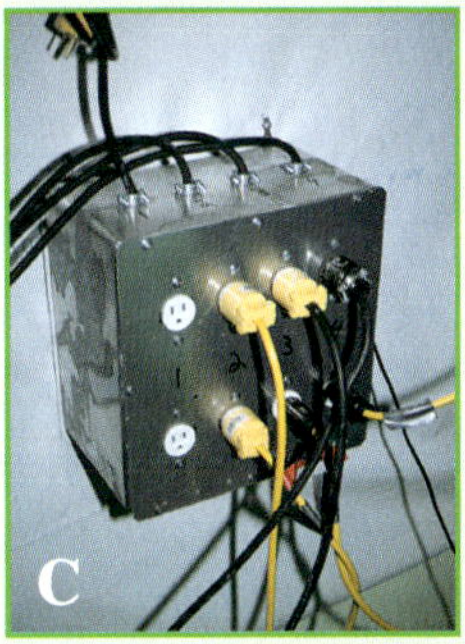
C

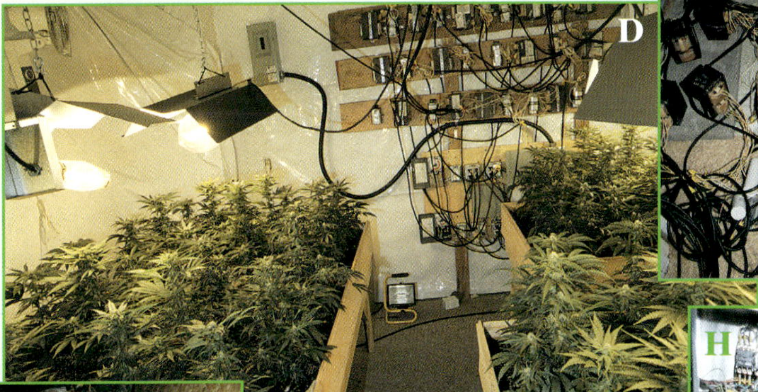
D

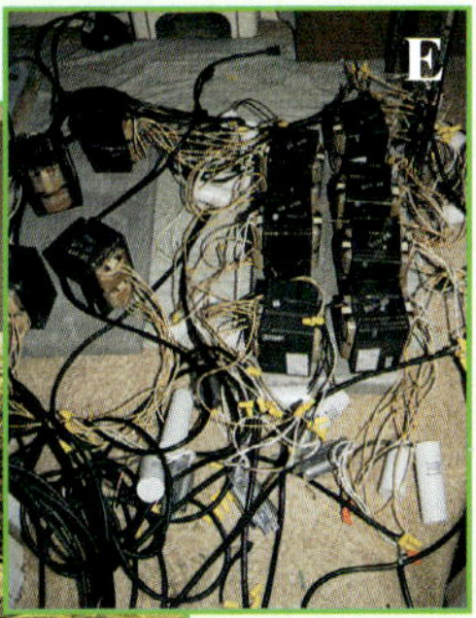
E

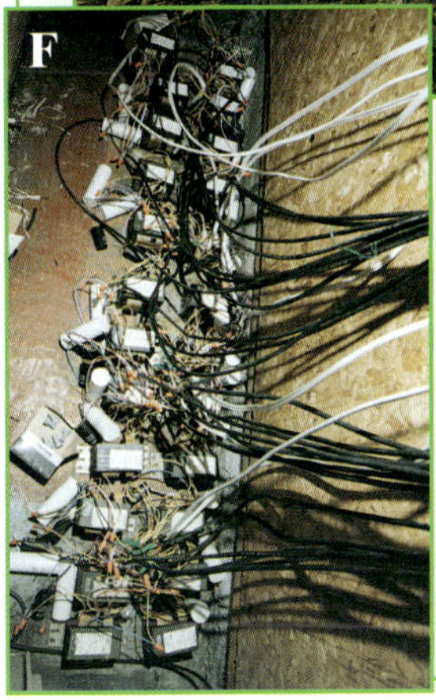
F

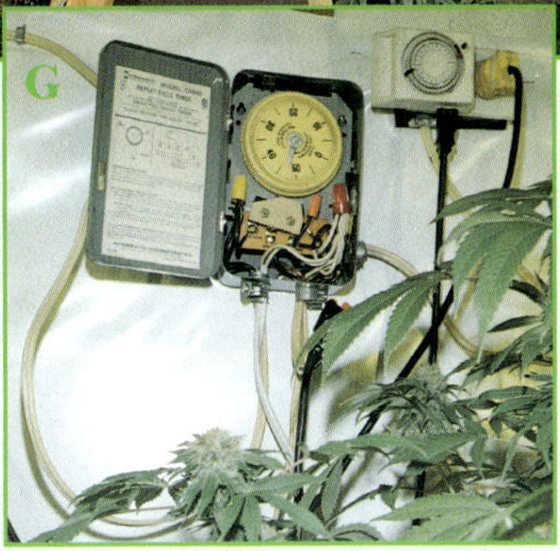
G

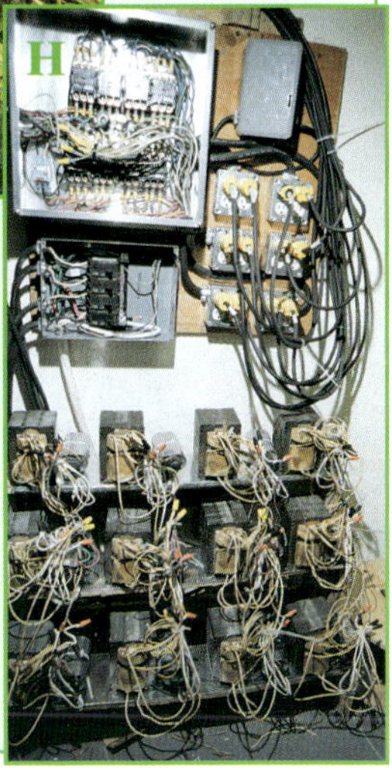
H

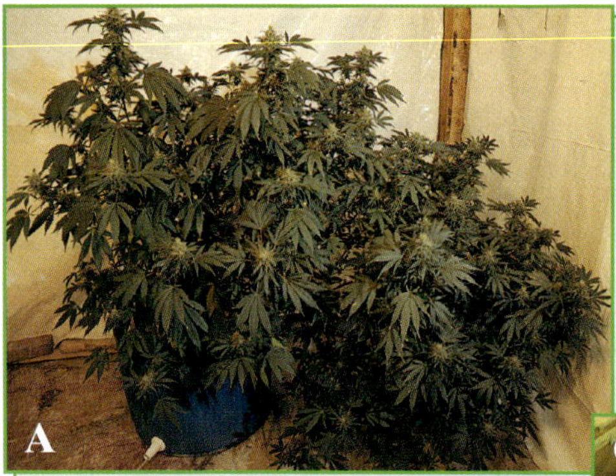

Hydroponik

A) Diese Mutterpflanze blüht in einem eigenen Hydro-System.
B) Gesunde Wurzeln gedeihen in Steinwollwürfeln,
C) in NFT-Systemen mit Blähton,
D) in Kübeln mit Topfeed-Zuführung und
E) in Steinwollmatten.
Ohne gesunde Wurzeln, die ein Maximum an Nährstoffen aufnehmen, gibt es keine gute Ernte.

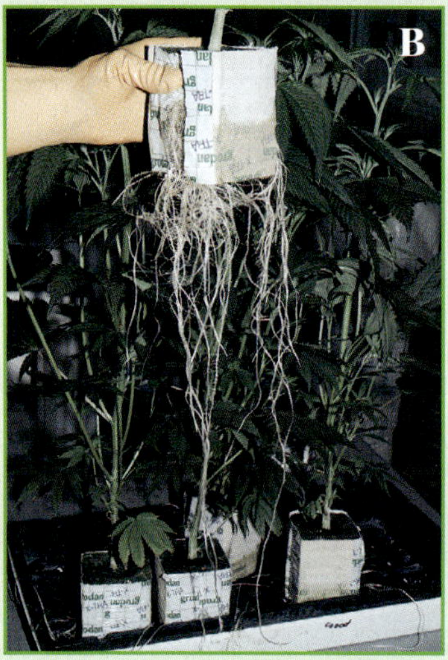

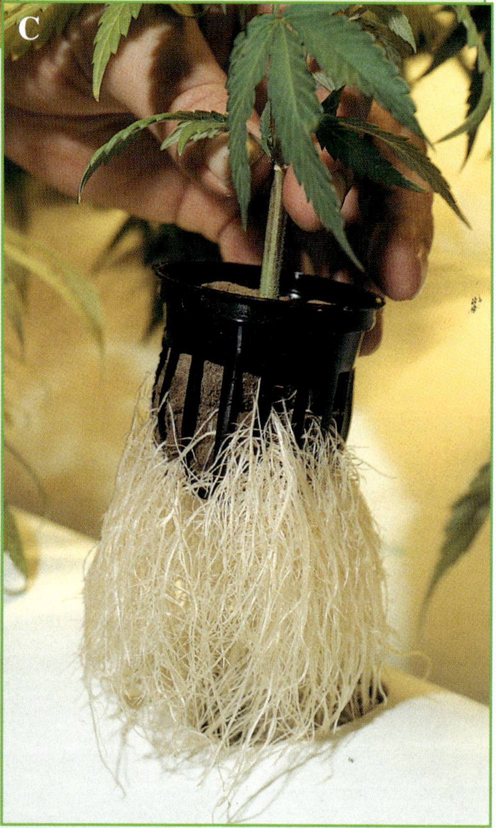

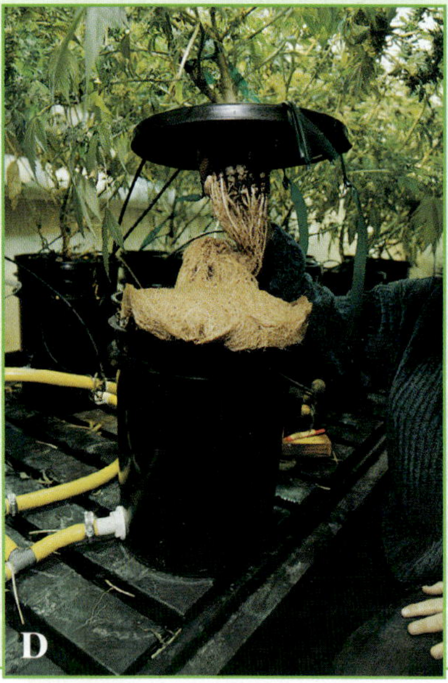

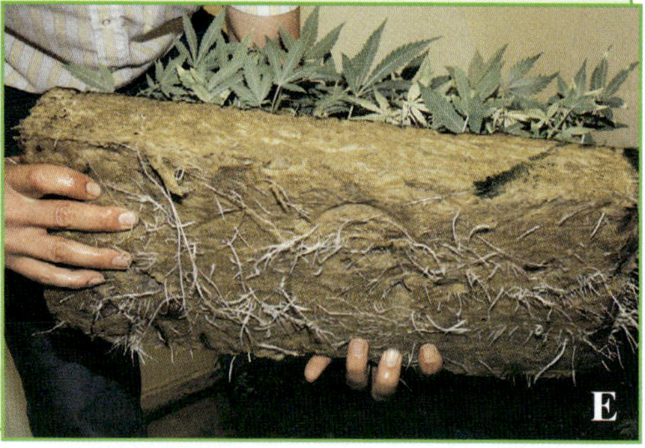

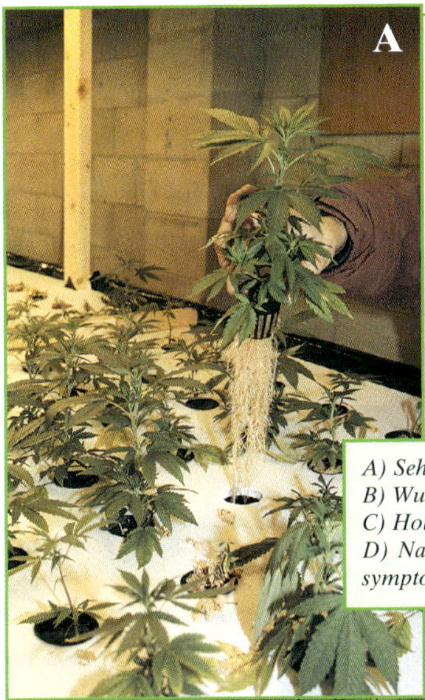

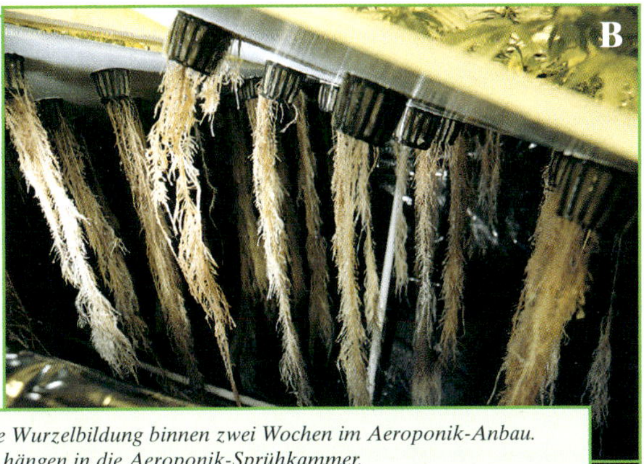

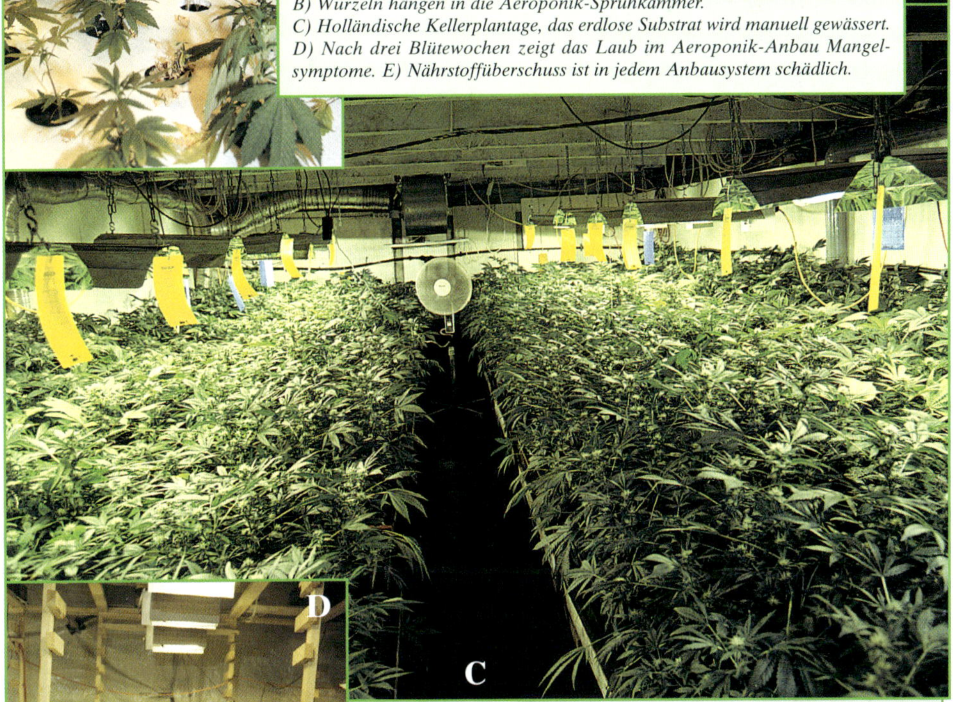

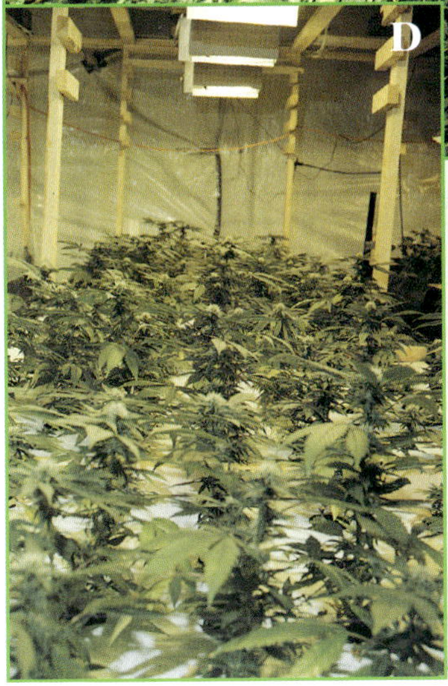

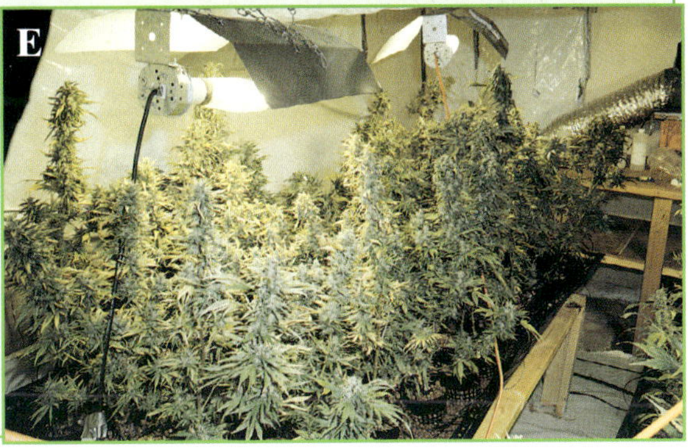

A) Sehr gute Wurzelbildung binnen zwei Wochen im Aeroponik-Anbau. B) Wurzeln hängen in die Aeroponik-Sprühkammer. C) Holländische Kellerplantage, das erdlose Substrat wird manuell gewässert. D) Nach drei Blütewochen zeigt das Laub im Aeroponik-Anbau Mangelsymptome. E) Nährstoffüberschuss ist in jedem Anbausystem schädlich.

Hydroponik

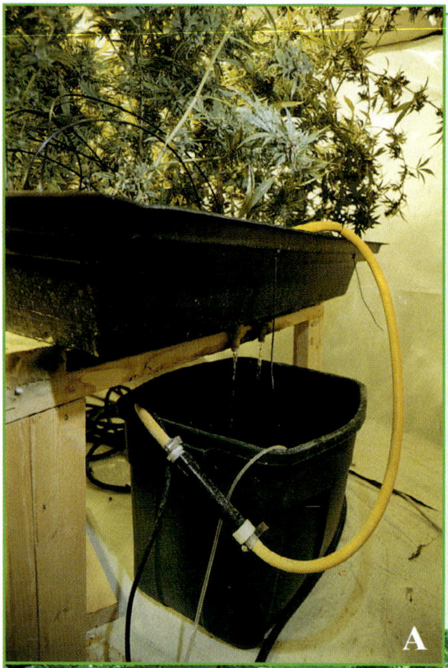

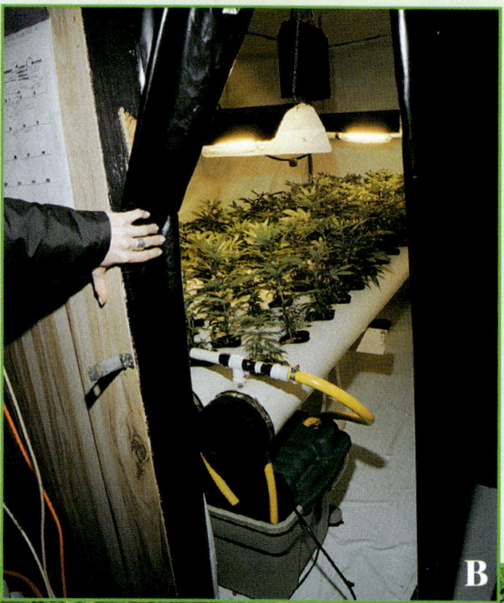

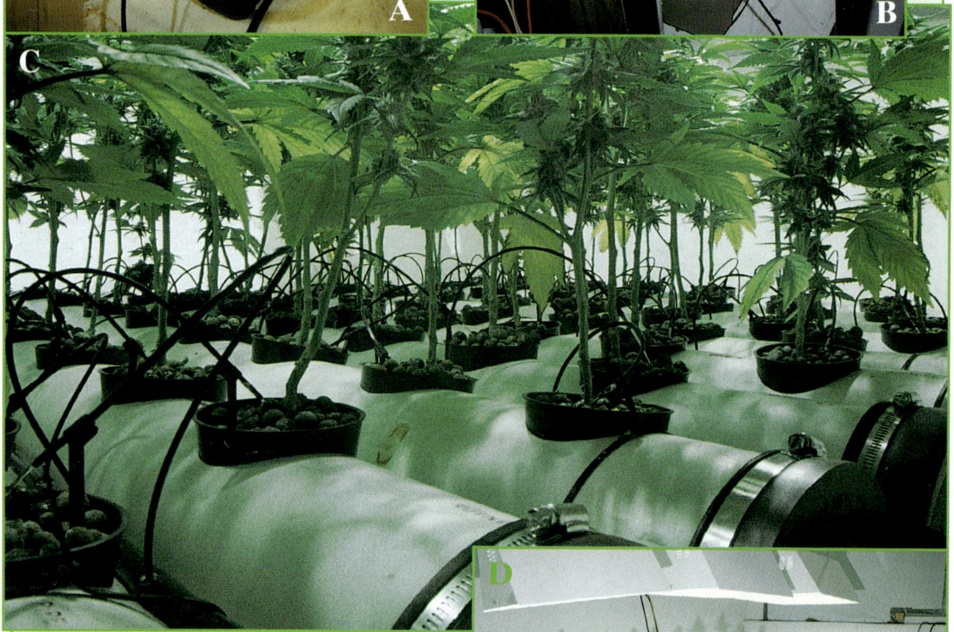

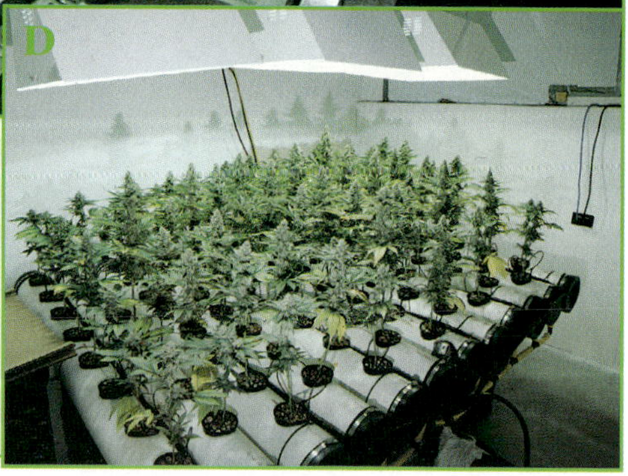

A) Beim Rückfluss in den Tank wird die Lösung mit Sauerstoff angereichert. B) NFT-Anlage, hier wird alle fünf Tage die Lösung ausgetauscht.
C) Dünne Äste in Bodennähe sind entfernt: freier Blick auf Zuführschläuche, gute Luftzirkulation.
D) Über dieser 1,8 x 3,0 Meter großen Hydro-Plantage hängen drei Metallhalogenlampen mit je 1.000 Watt.

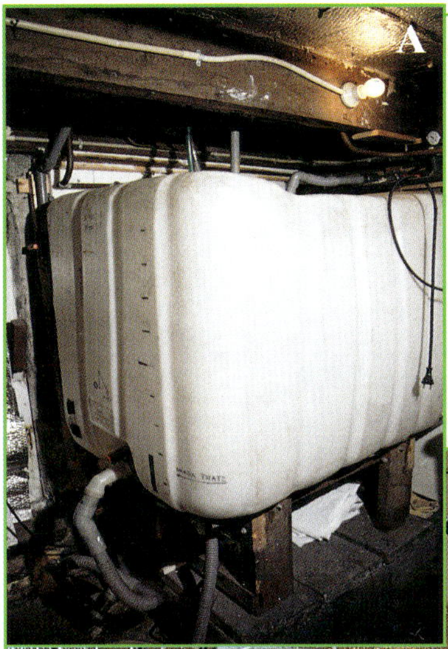

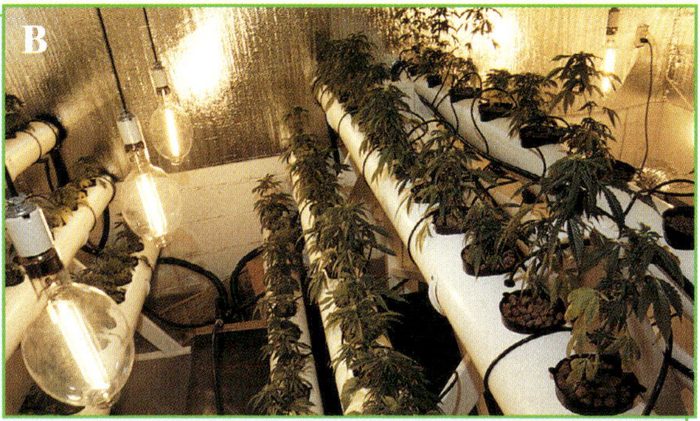

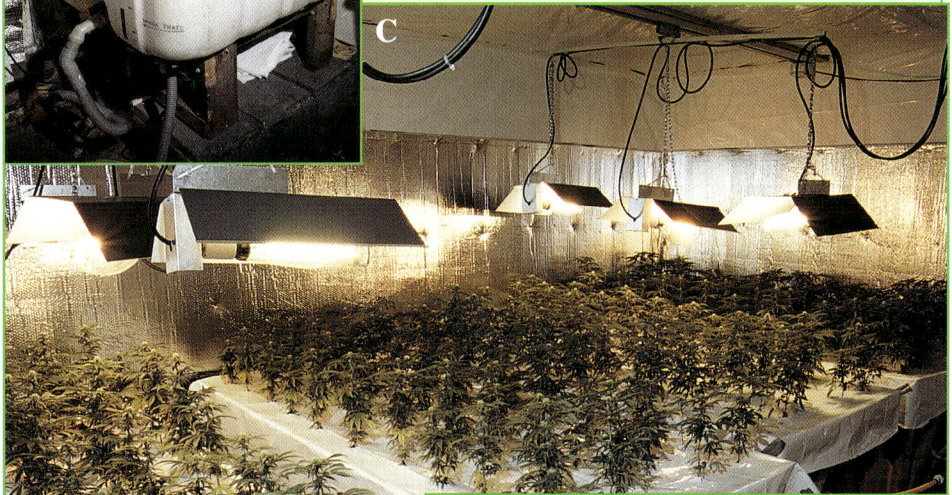

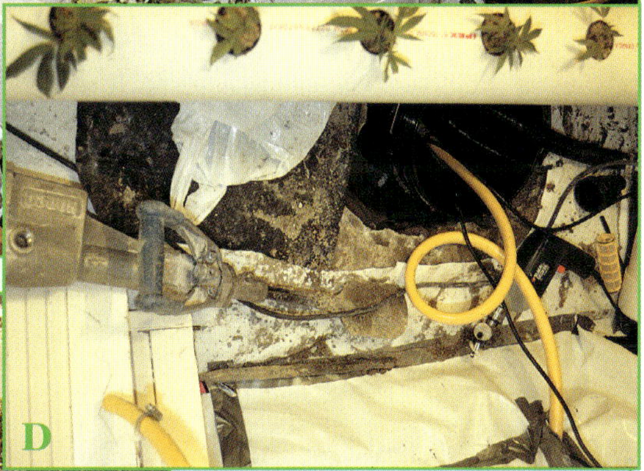

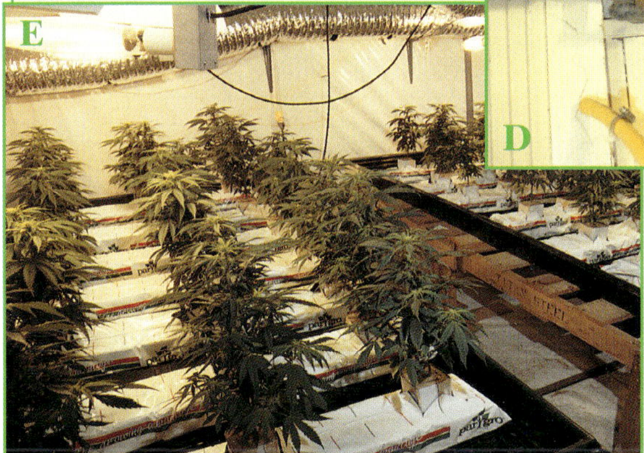

A) 1000-Liter-Tank für die Nährlösung. B) In drei Etagen gegliederte NFT-Anlage mit Lampen ohne Reflektor. C) Wanderlicht über Anbau in Steinwolle.
D) Kellerboden wurde mit Presslufthammer geöffnet, um Platz für den Sammelbehälter zu schaffen.
E) Pflanzen gedeihen in Steinwollblocks; Tischplatten aus alten Paletten.

Hydroponik

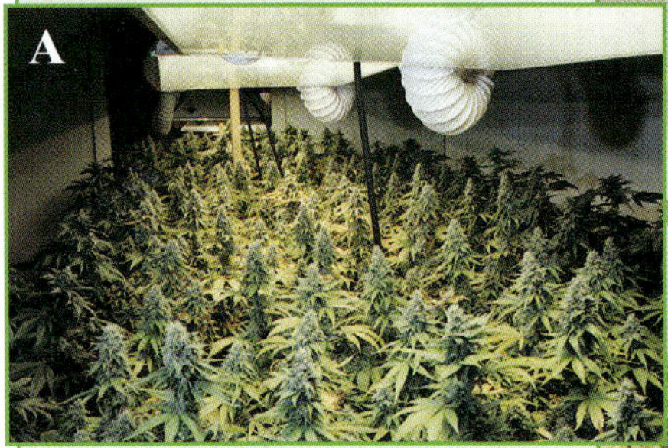

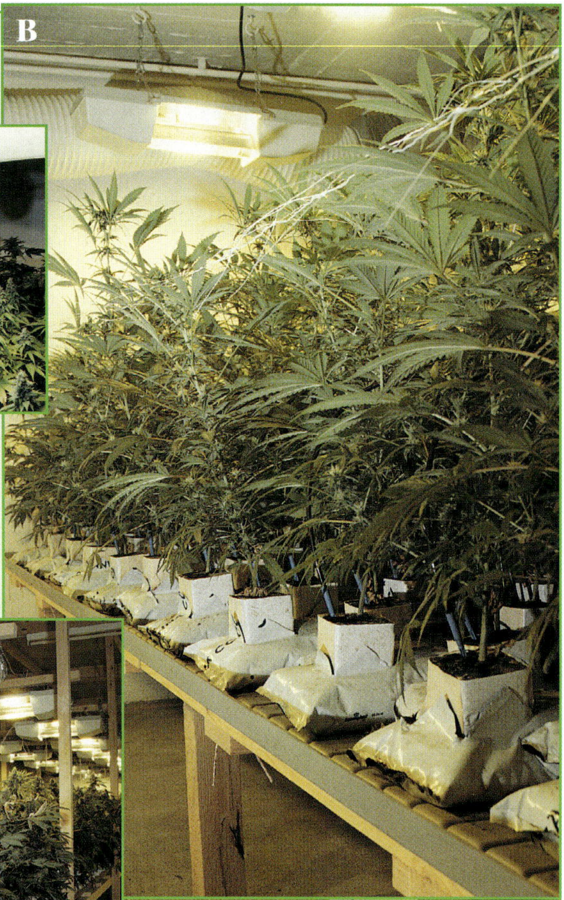

Schweizer Präzision und Sorgfalt bis ins Detail: In diesen vier Hydroponik-Anlagen werden alle 30 Tage 0,5 Gramm pro Watt geerntet. Die Pflanzen gedeihen in Canna Coco, gedüngt wird mit Nährstoffen von Canna. Pro 600-W-Lampe werden monatlich 300 Gramm geerntet!

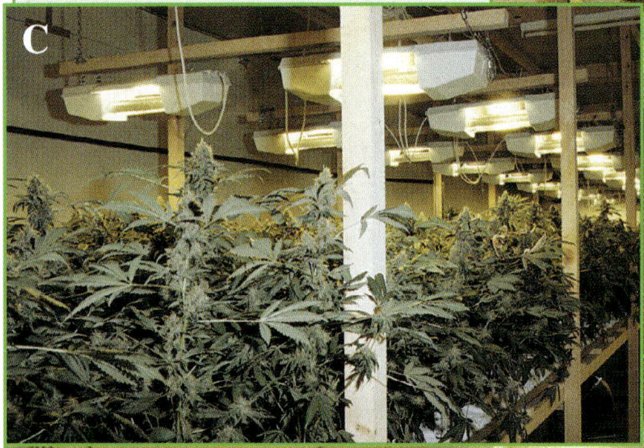

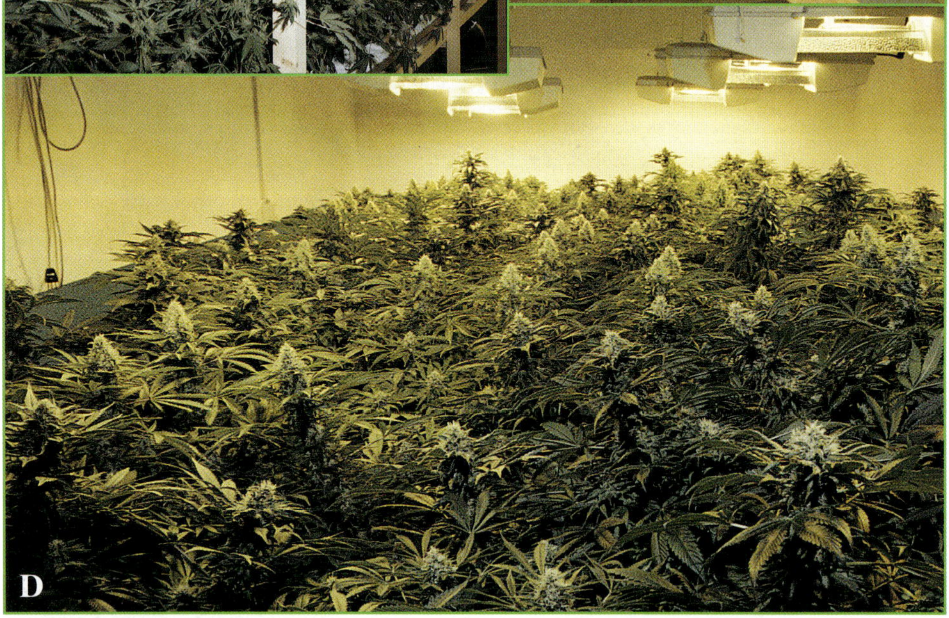

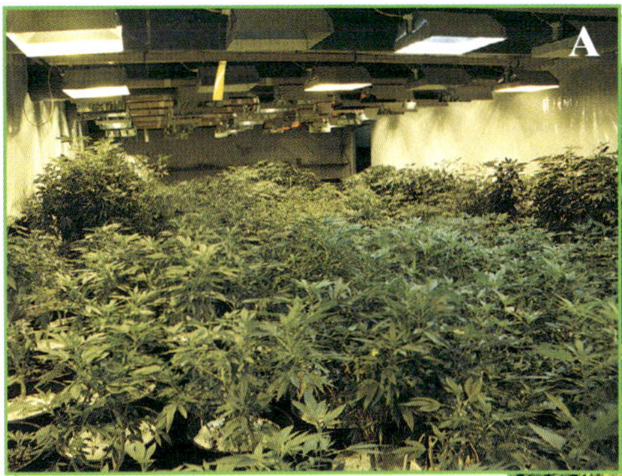

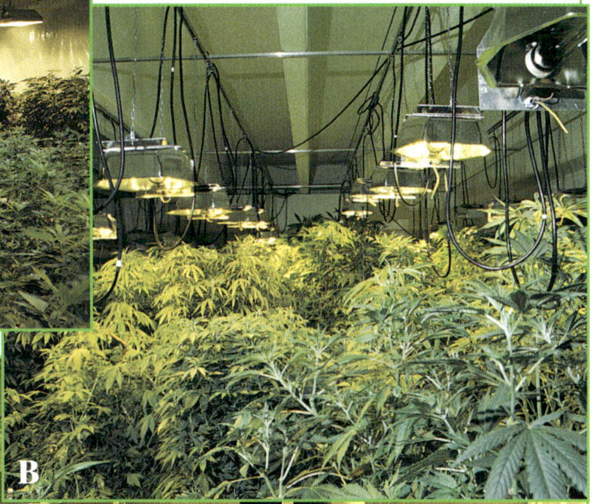

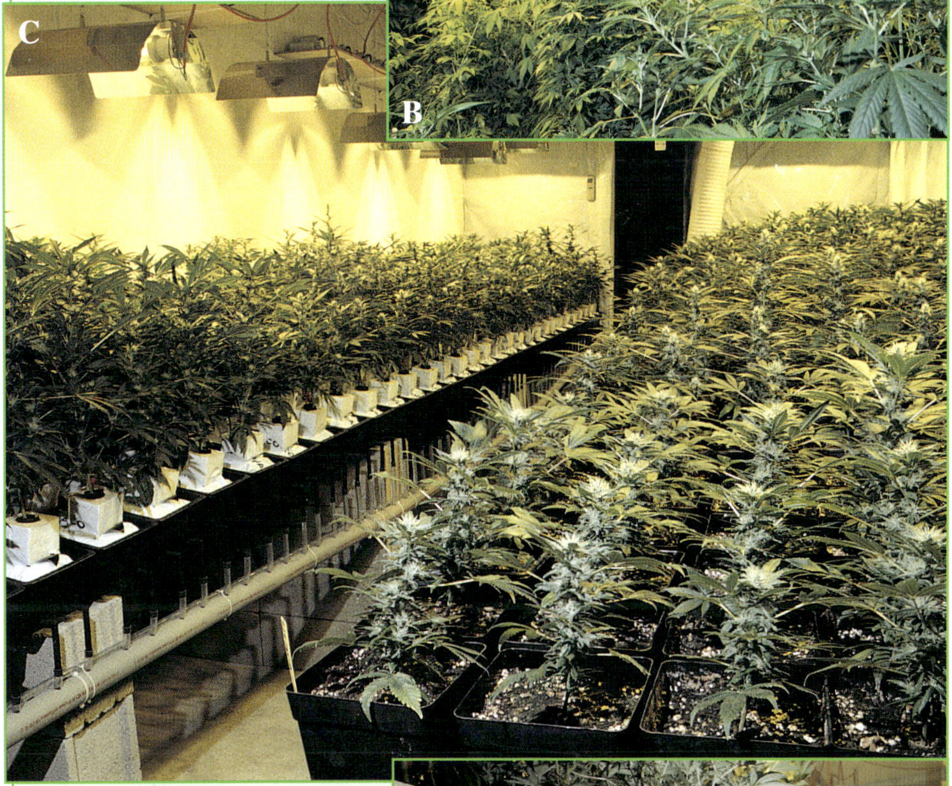

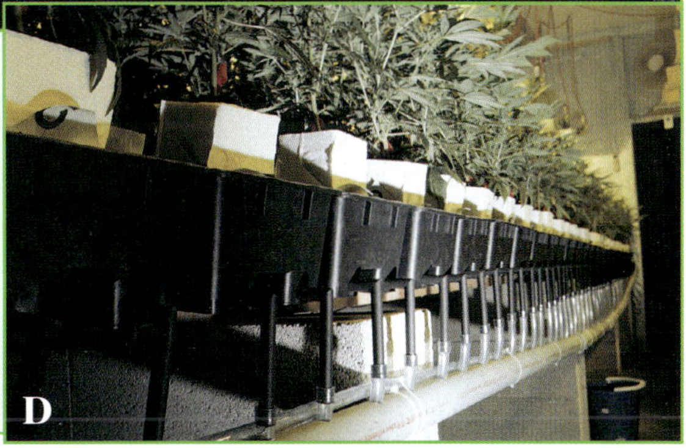

A) Diese Mutterpflanzen liefern genug Stecklinge, um etliche Hektar Freiland zu bebauen. B) PL-Reflektoren sind die besten, die es auf dem Markt gibt.
C) Schweizer Indoor-Plantage – links Anbau in Canna Coco, rechts in Boden.
D) Im Mittelgang ist der ideale Platz für jeden Ablauf.

Hydroponik

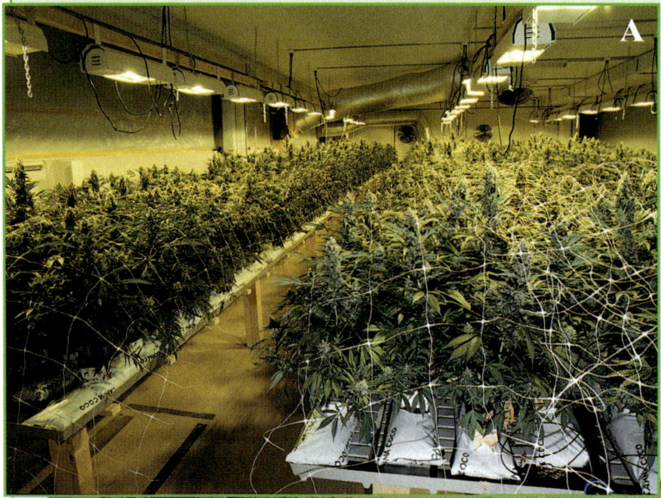

A) Aufgespannte Plastiknetze sorgen dafür, dass kopflastige Buds nicht zur Seite kippen. B) Lagerhaus in Kanada, Anbau in Grow-Bags mit erdlosem Substrat. Jede Woche wird eine „Insel“ geerntet. C) An Schnüren wird das Ablaufwasser in die Rinne geleitet, die zurück in den Tank führt – Versalzung ist sofort erkennbar. D) Gleichmäßiges Gartenprofil.

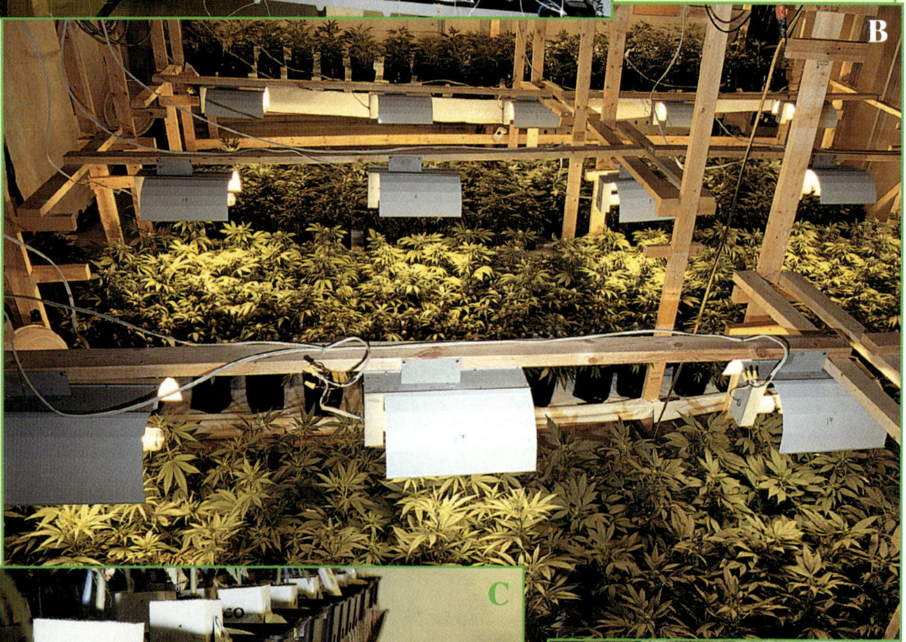

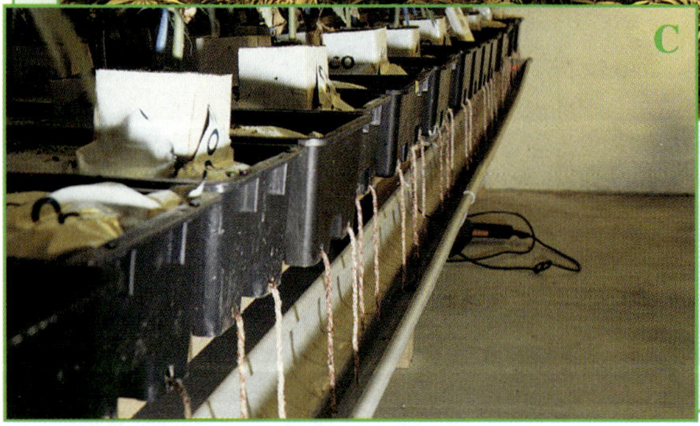

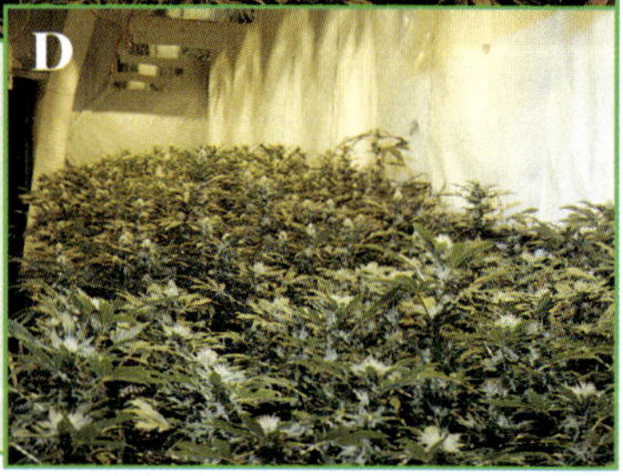

Fortschreitende Mangelsymptomatik:
- *In den ersten drei bis vier Wochen sind keine Symptome sichtbar.*
- *Nach vier bis sechs Wochen zeigen sich erste Anzeichen: unregelmäßige rostbraune Flecke und Vergilben zwischen den Adern bei älteren und mittelalten Blättern, während die jüngeren gesund sind.*
- *Bei fortgesetztem Mangel werden Blattspitzen rostbraun und ringeln sich nach oben.*
- *Rostbraune Flecke in großer Zahl, Vergilben nimmt zu; beide Symptome breiten sich vom unteren Bereich her über die gesamte Pflanze aus.*
- *Die jüngsten Blätter entwickeln rostfarbene Flecke und werden gelb zwischen den Adern.*
- *Blätter trocknen aus und sterben im Extremfall ab.*

Behebung des Mangels: Beim Gießen ein Teelöffel Epsomer Bittersalz (Magnesiumsulfat) auf zwei Liter Wasser geben. Die schnellsten Resultate lassen sich durch Besprühen der Blätter mit einer zweiprozentigen Lösung von Epsomer Bittersalz erzielen. Reichen die Mangelsymptome bis hinauf zur Spitze, wird sie dort zuerst wieder ergrünen. In vier bis sechs Wochen wird das Grün sich nach unten ausbreiten, bis auch die untersten Blätter wieder grün werden. Weiterhin beim regelmäßigen Gießen Epsomer Bittersalz verabreichen, bis die Mangelsymptome völlig verschwunden sind.

Eine regelmäßige Gabe von Epsomer Bittersalz ist nicht erforderlich, wenn der verabreichte Dünger verfügbares Magnesium enthält. Anstelle von Epsomer Bittersalz kann auch Magnesiumsulfat-Monohydrat verwendet werden. Zur Langzeitversorgung mit Magnesium und Kalzium vor dem Einpflanzen staubfeinen Dolomitkalk in den Boden oder das erdlose Substrat mischen.

Luft- und Bodentemperatur (Wurzelzone) überprüfen, auch Feuchtigkeit, pH-Wert und EC-Wert der Nährlösung. Wurzelzone bzw. Nährlösung auf 21 bis 24 Grad Celsius temperieren, Lufttemperatur auf 24 Grad bei Tag und 18 bis 19 Grad bei Nacht. Einen Volldünger mit angemessenem Magnesiumgehalt verwenden. Den pH-Wert des Bodens über 6,5 halten (Hydroponik: über 5,5), und den hohen EC-Wert eine Woche lang reduzieren.

Ein Magnesiumüberschuss im Boden ist im Allgemeinen nicht schädlich, doch kann er die Kalziumaufnahme behindern.

Vergiftung: Eine Magnesiumvergiftung kommt selten vor und ist mit bloßem Auge nur schwer zu erkennen: Bei extremer Vergiftung gibt es Konflikte zwischen Magnesium und anderen Nährstoff-Inonen, gewöhnlich Kalzium, und dies besonders in hydroponischen Nährlösungen. Eine toxische Anreicherung mit Magnesium in Böden, in denen Marihuana gedeiht, wäre freilich höchst ungewöhnlich.

Kalzium (Ca) - unbeweglich

Praxis: Kalzium benötigt Cannabis in fast ebenso großer Menge wie die Makronährstoffe. Defiziten im Boden und den meisten erdlosen Substraten lässt durch Zugabe von staubfeinem Dolomitkalk oder durch Verwendung von löslichem Hydroponik-Dünger mit adäquatem Kalziumgehalt vorbeugen.

Chemie: Kalzium hat fundamentale Bedeutung für Zellbildung und Wachstum. Es erhält die Durchlässigkeit der Zellmembranen und stützt die Integrität der Zelle. Der Marihuanapflanze sollte an jeder Wurzelspitze etwas Kalzium zu Verfügung stehen.

Mangel: Kalziummangel tritt beim Innenraumanbau eher selten auf, ist allerdings bei Faserhanf nichts Ungewöhnliches. In der Tat können die Pflanzen mehr Kalzium verarbeiten, als ihnen zur Verfügung steht. Mangelsymptome beginnen mit sehr dunkelgrünem Laub und einem extrem langsamen Wachstum. Junge Blätter sind zuerst betroffen. Bei schwerem Mangel nehmen die neuen Triebe eine gelbliche bis violette Färbung an, ihre Form wirkt entstellt, sie schrumpeln und sterben ab.

Die Bildung von Buds wird gestört, die Pflanzen verkümmern, der Ertrag wird geschmälert. Bei sehr hoher Luftfeuchtigkeit können die Vegetationsspitzen unter Umständen Anzeichen von Kalziummangel zeigen. Bei 100 Prozent Luftfeuchtigkeit schließen sich die Stomata, um die Pflanze zu schützen - die Verdunstung wird eingestellt, und das vom Transpirationsstrom transportierte Kalzium ist nicht mehr verfügbar.

Behebung des Mangels: Auf 3,8 Liter Gießwasser einen halben Teelöffel Löschkalk geben. Betroffene Pflanzen mit diesem Kalziumwasser gießen, so lange die Symptome sichtbar sind. Oder einen hydroponischen Volldünger mit adäquatem Kalziumanteil verwenden. Beim Boden auf die Stabilität des pH-Werts achten.

Vergiftung: Am Laub schwer als solche zu erkennen. Sie äußert sich durch Welken. Eine toxische Anreicherung von Kalzium verschlimmert Defizite bei Kalium, Magnesium, Mangan und Eisen. Die Nährstoffe sind dann – auch wenn vorhanden – nicht mehr verfügbar. Werden im Frühstadium der Pflanze extreme Mengen von löslichem Kalzium verabreicht, kann dies unter Umständen zu Wachshemmungen führen. Bei Hydroponik-Anbau führt ein Übermaß an Kalzium in Anwesenheit von gelöstem Schwefel zu einer Ausfällung, die eine Trübung der Nährlösung bewirkt. Es bilden sich Rückstände, die auf den Boden des Reservoirtanks absinken.

Schwefel (S) - unbeweglich

Praxis: Viele Dünger enthalten Schwefel. Ein Mangel ist selten zu beobachten. Reiner Schwefel wird meist vermieden und stattdessen lieber eine Verbindung wie Magnesiumsulfat benutzt. Mit Schwefel kombinierte Nährstoffe mischen sich im Wasser besser.

Chemie: Schwefel ist ein wesentlicher Baustein vieler Hormone, Proteine und Vitamine, darunter Vitamin B1. In der Sulfatform wirkt Schwefel als Puffer des pH-Werts. Praktisch alles Grundwasser, Fluss- und Meerwasser enthält Schwefel. Sulfat ist an der Proteinsynthese beteiligt und Teil der Aminosäuren Cystin und Thiamin, die zu den Bausteinen der Proteine zählen. Schwefel spielt eine aktive Rolle beim strukturellen Aufbau und im Metabolismus der Pflanze. Er ist wichtig für die Atmung, für die Synthese und Abbau der Fettsäuren. Bei Hydroponik-Düngern gibt es für Schwefel und Kalzium getrennte Container, denn werden sie in konzentrierter Form kombiniert, entsteht das unlösliche Kalziumsulfat, das sich auf dem Boden des Tanks absetzt.

Mangel: Junge Blätter verfärben sich limonen- bis gelbgrün. Hält der Mangel an, werden die Blätter zwischen den Adern gelb und wirken schlaff. Es kann zu Verbrennungserscheinungen an den Blattspitzen kommen, die Blätter werden dunkel und biegen sich nach unten. Der einschlägigen Literatur zufolge färben sich zuerst die jüngsten Blätter gelb, doch laut Mauk von der holländischen Firma Canna Coco, der sich bei seinen wissenschaftlichen Experimenten eingehend mit Nährstoffen befasste, „stellten wir wiederholt fest, dass die Symptome bei den älteren Blättern am augenfälligsten waren". Schwefelmangel ähnelt einem Stickstoffdefizit. Akuter Schwefelmangel führt zu verlängerten Stängeln, die an der Basis verholzen.

Beim Innenraumanbau kommt es zu Schwefelmangel, wenn der pH-Wert zu hoch oder Kalzium in extrem großer Menge vorhanden und verfügbar ist.

Fortschreitende Mangelsymptomatik:
- *Symptome ähneln jenen bei Stickstoffmangel; ältere Blätter werden blassgrün.*
- *Blattstiele werden violett; mehr Blätter verfärben sich blassgrün.*
- *Blätter werden zwischen den Adern gelb.*
- *Ganze Blätter färben sich blassgelb.*
- *Bei akutem Mangel verfärben sich immer mehr Blattstiele violett, die Blätter gelb.*

Behebung des Mangels: Durch Düngen mit einem schwefelhaltigen Hydroponik-Dünger. Den pH-Wert auf 5,5 bis 6 senken. Anorganischen Schwefel zusetzen mit einem Dünger, der Magnesiumsulfat enthält (Epsomer Bittersalz). Zu den organischen Schwefellieferanten gehören Pilzkompost und die meisten Arten Stallmist. Darauf achten, dass nur gänzlich verrotteter Stallmist verwendet wird, sonst kommt es zu Verbrennungen an den Wurzeln der Pflanzen.

Vergiftung: Ein Übermaß an Schwefel im Boden ist unproblematisch, solange der EC-Wert relativ niedrig ist. Bei hoher Leitfähigkeit neigen die Pflanzen dazu, mehr verfügbaren Schwefel aufzunehmen, was dann die Aufnahme anderer Nährstoffe blockiert. Zu den Symptomen für Schwefelüberschuss gehören insgesamt kleiner Wuchs und eine gleichmäßig dunkelgrüne Belaubung. Bei extremem Übermaß können sich Blattspitzen und -ränder verfärben und Verbrennungssymptome zeigen.

Behandlung der Vergiftung: Durchspülen des Pflanzmediums mit einem milden Volldünger. Den pH-Wert der austretenden Flüssigkeit überprüfen, pH-Wert auf 6 korrigieren. Mindestens mit der dreifachen Menge des Substratvolumens spülen. Bei einer starken Vergiftung muss mit mehr Wasser gespült werden.

Mikronährstoffe

Mikronährstoffe, auch Spurenelemente genannt, sind wichtig für die Chlorophyllbildung und müssen in geringen Mengen zur Verfügung stehen. Sie fungieren hauptsächlich als Katalysatoren für die innerhalb der Pflanze ablaufenden Prozesse. Die besten Resultate lassen sich durch Verwendung von Düngerpräparaten erzielen, die für die Hydroponik entwickelt wurden. Diese gewährleisten, dass die komplette Bandbreite der Spurenelemente zur Verfügung steht. Die in hochwertigem Hydroponik-Dünger enthaltenen Stoffe haben Lebensmittelqualität, sie sind vollkommen löslich und hinterlassen keine Rückstände. Bei Verwendung eines preiswerteren Düngers, bei dem keine Analyse aller Mikronährstoffe auf dem Etikett ausgewiesen ist, könnte die Zugabe löslicher Spurenelemente in Chelatform empfehlenswert sein. Mikronährstoffe in Chelatform sind flüssig und als Pulver erhältlich. Die Mikronährstoffe vor dem Anpflanzen zusetzen und das Medium gründlich durchmischen. Bei handelsüblichen Topferden und erdlosen Substraten sind oft Mikronährstoffe zugesetzt. Wichtig: Etikett lesen und sich vergewissern, dass sie enthalten sind. Spurenelemente werden nur in sehr geringer Menge benötigt und reichern sich rasch in toxischem Maße an. Beim Verabreichen von Mikronährstoffen immer genau die Gebrauchsanweisung des Herstellers befolgen, denn hier wird schnell überdosiert.

Warnung

Vorsicht, bei Mikronährstoffen wird leicht überdosiert!

Zink, Eisen und Mangan sind die drei Spurenelemente, an denen es am häufigsten mangelt. Ich hätte nicht gedacht, dass dies in so vielen Anbauräumen der Fall ist. Oft herrscht gleichzeitig Mangel an allen dreien, besonders dann, wenn der pH-Wert von Wasser oder Boden über 6,5 steigt. Defizite sind am häufigsten bei alkalischem Boden und Wasser in trockenen Klimazonen wie z.B. Spanien, Südwesten der USA und Australien zu beobachten. Das Mangelsymptom ist zu Beginn bei allen drei Spurenelementen gleich: Bei den jungen Blättern zeigt sich Chlorose zwischen den Adern. Oft ist schwer zu unterscheiden, welches der drei Elemente denn nun der Pflanze fehlt – es könnten ebenso gut auch alle drei fehlen. Als Problemlösung empfiehlt sich hier, eine Dosis aller drei in Chelatform zu verabreichen.

Chelate (vom griechischen Chele = Krebsschere) sind Verbindungen von Kationen, z.B. des Eisens, mit organischen Molekülen, die eine Festlegung der Mikronährstoffe im Boden verhindern. Von den Wurzeln werden Metallchelate in einer löslichen Form aufgenommen und sofort verarbeitet.

Bei organischen Bodenmischungen können natürliche Chelate wie Huminsäure und Zitronensäure verabreicht werden. Chelate entstehen übrigens auch im Boden durch Tätigkeit der Mikroorganismen. Im Gartenfachhandel gibt es Chelatpräparate für unterschiedliche Bedürfnisse. DTPA ist am effizientesten bei

einem pH-Wert unter 6,5; EDDHA bis zum pH-Wert 8.
Die Chelate zerfallen sehr rasch unter UV-Licht – auch schon bei kleinen Dosen, also auch bei Sonnenlicht oder unter der Gasentladungslampe. Sie müssen also lichtgeschützt aufbewahrt werden. (Ich danke der Firma Canna Products für ihre Informationen (www.canna.com).

Zink (Zn) - beweglich

Praxis: Zink ist das Element, an dem es in trockenen Klimazonen und alkalischen Böden am häufigsten mangelt.

Chemie: Zink, Mangan und Magnesium unterstützen die gleichen Enzymfunktionen. Im Verein mit anderen Elementen fördert Zink die Chlorophyllbildung. Zinkmangel ist bei Cannabis ziemlich oft zu beobachten, besonders in Böden mit einem pH-Wert von 7 und höher.

Mangel: Ein Anzeichen ist Chlorose (zwischen den Adern), zuerst bei den jüngeren Blättern. Neue Blätter werden klein und schmal, verbiegen sich und schrumpeln. Blattspitzen verfärben sich und zeigen Verbrennungssymptome, später auch die Ränder. Diese Symptome werden oft verwechselt. Hier wird Mangan- oder Zinkmangel diagnostiziert. Doch bei schwerem Zinkmangel verkrümmen sich die Blätter und trocknen aus. Auch die Blütenstände verkrümmen sich zu seltsamen Formen und trocknen ein, bis sie spröde sind. Sie fühlen sich oft hart an.

Bei Zinkmangel wird das gesamte Wachstum der Pflanze gehemmt, natürlich auch die Entwicklung der Buds.

Fortschreitende Mangelsymptomatik:

- *Bei jungen Blättern Chlorose zwischen den Blattadern*
- *Bei neuen Blättern sind die Finger schmal und schmächtig*
- *Blattspitzen verfärben sich dunkel und sterben ab*
- *Kümmerwuchs*
- *Bildung neuer Blätter und Buds hört schließlich ganz auf*

Behebung des Mangels: Das Medium mit einer verdünnten Volldüngerlösung durchspülen, der Dünger muss Mikronährstoffe in Chelatform enthalten (Zink, Eisen, Mangan). Oder es wird eine hochwertige hydroponische Mikronährstoff-Kombination verabreicht, die die benötigten Chelate enthält.

Vergiftung: Im Übermaß ist Zink extrem schädlich. Stark geschädigte Pflanzen sterben rasch ab. Bei Zinküberschuss wird die Eisenverarbeitung und -aufnahme gestört.

Mangan (Mn) - unbeweglich

Praxis: Mangandefizite sind beim Innenraumanbau relativ häufig.

Chemie: Dieses Element aktiviert viele Enzyme und spielt eine fundamentale Rolle bei der Membranfunktion der Chloroplaste. Es ist außerdem beteiligt an der Reduktion der Oxidation beim Elektronentransport der Photosynthese.

Mangel: Anzeichen erscheinen zuerst an jungen Blättern. Sie werden zwischen den Adern gelb, während die Adern selbst grün bleiben. Die Symptome breiten sich bei anhaltendem Mangel auf die älteren Blätter aus. Auf schwer befallenen Blättern entwickeln sich dann nekrotische Flecken, schließlich fallen die Blätter ab. Das gesamte Wachstum der Pflanze ist eingeschränkt, die Reife kann sich verzögern. Bei gravierendem Mangel ähneln die Symptome jenen, die bei starkem Magnesiumdefizit zu beobachten sind.

Fortschreitende Mangelsymptomatik:
- *Bei jungen Blättern Chlorose zwischen den Adern*
- *Chlorose greift auf ältere Blätter über*
- *Nekrotische Flecken zeigen sich auf akut betroffenen Blättern*
- *Wachstum der Pflanze ist eingeschränkt*

Vergiftung: An den jungen Teilen der Pflanze entwickeln sich Sprenkel von dunklem Orange bis zu dunklem Rostbraun. Die Symptome breiten sich dann auch bei den älteren Blättern aus. Das Wachstum ist verlangsamt, die Vitalität dahin. Es besteht hier ein Zusammenhang mit niedriger Luftfeuchtigkeit. Die zusätzliche Transpiration hat zur Folge, dass sich mehr Mangan in den Blättern ansammelt. Ein Übermaß an Mangan zieht Eisen- und Zinkmangel nach sich.

Eisen (Fe) - unbeweglich

Praxis: Erhältlich ist Eisen in gelöster Chelatform (so ist es sofort verfügbar und kann ohne Verzögerung von den Wurzeln absorbiert werden). Beim Innenraumanbau ist Eisenmangel bei alkalischen Böden keine Seltenheit.

Chemie: Eisen ist wichtig für die Steuerung von Enzymaktivitäten, die für die Bildung von Chlorophyll und Eiweiß sowie für Atmungsvorgänge verantwortlich sind. Je nach Konzentration verleiht Eisen dem Boden eine braune bis rötliche Farbe. Ein saurer Boden enthält normalerweise die adäquate Eisenmenge, die Cannabis braucht.

Mangel: Mit Eisenmangel ist bei einem pH-Wert über 6,5 zu rechnen. Werden die Pflanzen sehr rasch herangezogen, so kann es durchaus einmal passieren, dass Mangelsymptome auftreten und von selbst wieder verschwinden. Dies kann auch bei Stress geschehen. Obwohl Eisen im Boden vorhanden ist, sind die jungen Blätter außerstande, immobiles Eisen von älteren Blättern abzuziehen. Symptome zeigen sich zuerst bei kleineren Blättern: Chlorose zwischen den Adern – die Adern bleiben grün, während die Blattfläche sich gelb verfärbt. Wichtig: Chlorose beginnt stets von der Stielseite her, nicht an der Spitze. Bei anhaltendem Mangel wird die Chlorose stärker. In schweren Fällen fallen Blätter ab. Eisenmangel geht mitunter auf einen Überschuss an Kupfer zurück (siehe weiter unten).

Fortschreitende Mangelsymptomatik:
- *Jüngere Blätter und Triebe färben sich zwischen den Adern blassgrün und dann gelb; die Verfärbung beginnt an der Stielseite*
- *Mehr und mehr Blätter entwickeln Chlorose*
- *Auch größere Blätter werden befallen*
- *In schweren Fällen kommt es zur Nekrose, die Blätter fallen ab.*

Behebung des Mangels: Den pH-Wert auf 6,5 oder niedriger senken. Dünger mit hohem Anteil an Mangan oder Zink vermeiden, denn diese Elemente hemmen die Eisenaufnahme. Dränage verbessern, denn in extrem feuchtem Boden ist wenig Sauerstoff, der die Eisenaufnahme fördert. Die Bodentemperatur im Wurzelbereich erhöhen. In der Wurzelzone Eisen in flüssiger Chelatform einbringen. Nicht vergessen, dass Chelate bei Licht zerfallen, und dass sie zwecks optimaler Wirkung gründlich mit dem Medium vermischt werden müssen. Die Blätter sollten nach vier bis fünf Tagen wieder grün werden. Ausgewogene Hydroponik-Volldünger enthalten ebenfalls Eisen. Bei Verwendung dieser Präparate wird es so gut wie nie zu Problemen kommen. Zu den organischen Eisen- bzw. Chelatlieferanten gehören Rinder-, Pferde- und Hühnermist. Stets nur gut verrotteten Mist verwenden.

Vergiftung: Eisenüberschuss kommt selten vor. Hoher Eisengehalt schädigt Cannabis zwar nicht, kann jedoch die Phosphoraufnahme stören. Bei Eisenüberschuss nehmen die Blätter eine Bronzefarbe an, wobei sich kleine dunkelbraune Flecken bilden. Wird zuviel Eisenchelat verabreicht, kann die Pflanze in wenigen Tagen absterben.

Maßnahme bei Eisenüberschuss: Ausgiebiges Durchspülen des Substrats.

Bei den folgenden Mikronährstoffen kommt ein Mangel selten vor. Defizite sind vermeidbar durch Verwendung eines hochwertigen Hydroponik-Düngers, der Mikronährstoffe in Chelatform enthält.

Bor (B) – unbeweglich

Praxis: Normalerweise verursacht Bor keine Probleme.

Chemie: Bormangel kommt beim Anbau unter Kunstlicht selten vor. Biochemisch gesehen ist Bor noch immer ein ziemliches Rätsel. Wissenschaftler haben Belege dafür entdeckt, dass Bor an der Bildung von Nukleinsäure beteiligt ist. Neuerdings gibt es auch zwingende Belege, dass Bor eine Rolle bei der Zellteilung, beim Reifeprozess und bei der Atmung der Pflanze sowie bei der Pollenentwicklung spielt.

Mangel: Symptome sind abnormes Wuchsverhalten von Terminalknospe und Wurzelspitzen. Letztere schwellen oft an, verfärben sich und stellen das Längenwachstum ein. Neue Triebe sehen verbrannt aus. Ihr Anblick ähnelt einer Verbrennung, wie sie bei zu geringem Abstand unter der Gasentladungslampe vorkommt. Zuerst ist eine Deformierung bei der Terminalknospe zu beobachten, danach auch bei Trieben in den unteren Bereichen der Pflanze. In gravierenden Fällen sterben die Triebe ab. Die Blattränder verfärben sich und sterben teils ab, nekrotische Stellen zeigen sich zwischen den Adern.

Behebung des Mangels: Verabreichung von Borsäure (Vorsicht! Für den Menschen sehr giftig!), und zwar ein Teelöffel auf 3,8 Liter Wasser. Hiermit wird dann ausgiebig gewässert. Oder Verabreichung einer hydroponischen Mikronährstoffkombination, die Bor enthält. Hydroponik-Anbauer sollten die Bor-Dosis auf unter 20 ppm beschränken, denn ab einer gewissen Konzentration in der Lösung kann Bor sehr rasch die Pflanzen vergiften.

Vergiftung: Zuerst färben sich die Blattspitzen gelb. Bei anhaltender Vergiftung werden die Blattränder nekrotisch, und die Nekrose setzt sich zur Blattmitte hin fort. Nachdem die Blätter völlig gelb geworden sind, fallen sie ab.

Chlor (Cl) - unbeweglich

Praxis: Chlor findet sich fast immer im Leitungswasser und wird in geringen Dosen von Cannabis toleriert. Normalerweise ist Chlor in Düngern nicht enthalten. Mangelerscheinungen sind beim Anbau von Cannabis fast nie zu beobachten.

Chemie: In der Chloridform ist Chlor wichtig für die Photosynthese und die Zellteilung in Wurzeln und Blättern. Es verstärkt den osmotischen Innendruck der Blätter, der das Öffnen und Schließen der Stomata und damit den Flüssigkeitsaustausch im Pflanzengewebe reguliert.

Mangel: Kommt selten vor. Anzeichen für Chlormangel: Junge Blätter werden blass und welken. Bei fortgesetztem Mangel setzt Chlorose ein, die Blätter nehmen einen bronzefarbenen Ton an. An den Wurzeln verdicken sich die Spitzen, der Wuchs wird gehemmt. Wichtig: Sowohl Chlormangel wie Chlorüberschuss haben die gleichen Symptome, nämlich die bronzene Farbe der Blätter.

Behebung des Mangels: Verabreichen von gechlortem Wasser.

Vergiftung: Bei jungen Blättern Verbrennungen an Spitze und Rand. Sehr junge Sämlinge und Stecklinge sind am meisten gefährdet. Nach einer gewissen Zeit ergreift die Schädigung die gesamte Pflanze. Die gelblichbraunen Blätter sind kleiner und entwickeln sich langsamer als gesundes Laub.

Behandlung der Vergiftung: Stark chlorhaltiges Wasser über Nacht im offenen Eimer stehen lassen, hin und wieder umrühren. Die Chlorzusätze im Wasser verflüchtigen sich. Dieses Wasser wird dann zum Wässern oder Zubereiten einer Nährlösung benutzt.

Cobalt (Co) - unbeweglich

Praxis: Kupfer wird auch als Fungizid benutzt.

Chemie: Kupfer ist ein Baustein verschiedener Enzyme, die Stoffwechselvorgänge in der Pflanze steuern. Kupfer begünstigt die Kohlenhydrat- sowie die Proteinsynthese. Kupfer schützt das Chlorophyll vor frühzeitigem Abbau, so dass die Pflanzen länger jung und grün aussehen. Es wird nur in sehr geringen Mengen benötigt.

Mangel: Kupfermangel kommt hin und wieder vor. Junge Blätter und frische Triebe werden welk, Blattspitzen und -ränder entwickeln Nekrose und verfärben sich zu einem dunklen kupferroten Grau. Gelegentlich kann die gesamte Pflanze welken, auch ausgiebiges Wässern bringt hier keine Besserung. Das Wachstum ist verlangsamt, der Ertrag wird verringert.

Behebung des Mangels: Anwendung eines Fungizids auf Kupferbasis, wie z.B. Kupfersulfat. Nicht anwenden bei Temperaturen über 24 Grad Celsius, um ein Verbrennen der Blätter zu vermeiden. Zu empfehlen ist hier auch ein Hydroponik-Nährstoffpräparat, das Kupfer enthält.

Vergiftung: Auch wenn Kupfer ein wichtiger Nährstoff ist, so wirkt er im Übermaß doch sehr giftig. Zunächst verlangsamt sich das gesamte Wachstum der Pflanze. Bei zunehmender Vergiftung stellt sich – durch hervorgerufenen Eisenmangel – eine Eisenchlorose ein. Es kommt zu Kümmerwuchs, wobei sich weniger Äste entwickeln. Die Wurzeln nehmen eine dunkle Farbe an und verdicken sich, ihr Wachstum wird langsamer. Am schnellsten schreitet die Vergiftung in saurem Boden voran. Beim hydroponischen Anbau muss die Nährlösung genau überwacht werden, damit es zu keinem Kupferüberschuss kommt.

Molybdän (Mb) - unbeweglich

Praxis: Molybdänmangel kommt selten vor.

Chemie: Molybdän ist Teil von zwei wichtigen Enzymsystemen, die Nitrat in Ammonium umwandeln. Es ist ein wichtiger Nährstoff, der nur in geringen Mengen benötigt wird.

Mangel: Ein Mangel ist nur selten zu beobachten. Zuerst werden die älteren und mittelalten Blätter gelb, an manchen zeigt sich zwischen den Blattadern Chlorose. Bei anhaltendem Mangel schreitet die Gelbfärbung der Blätter fort, die Ränder biegen sich nach oben. Im schlimmsten Fall kommt es zu einem völligen Verbiegen der Blätter, sie sterben ab. Beschleunigt wird die Schädigung in sauren Böden.

Vergiftung: Ein Molybdänüberschuss führt zu Kupfer- und Eisenmangel. Überschuss wurde beim Anbau von Marihuana kaum je beobachtet.

Silicium (Si) - unbeweglich

Praxis: In den meisten Böden sowie im Wasser ist Silicium frei verfügbar. Soweit mir bekannt ist, bereitet ein Mangel oder Überschuss bei Cannabis keinerlei Probleme.

Chemie: Silicium wird von der Pflanze in Form von Kieselerde aufgenommen. Es befindet sich hauptsächlich in den Zellwänden, wo es in Form von Kieselsäure eingelagert ist. Es ist erwiesen, dass bei manchen Früchten der Ertrag zurückgeht, wenn es an Silicium mangelt; auch deformierte Blätter sind dann zu beobachten. Wie Silicium sich auf Cannabis auswirkt, wird gegenwärtig noch erforscht.

Dünger

Zweck des Düngens ist, der Pflanze in ausreichender Menge die Nährstoffe zuzuführen, die sie zum gesunden Wachstum braucht, ohne hierbei das Substrat bzw. Pflanzmedium durch Überdüngung zu vergiften. In einem Behälter, der 20 bis 25 Liter fruchtbare Topferde enthält, wird die Pflanze im ersten Monat mit allen notwendigen Nährstoffen versorgt sein, doch sie entwickelt sich unter Umständen eher langsam. Bevor die Nährstoffe erschöpft sind, müssen neue zugeführt werden. Bei erdlosen Substraten, denen vom Hersteller keine Nährstoffe zugesetzt sind, müssen sie von Anfang an verabreicht werden. Bei erdlosen Substraten mit Düngerzusatz gebe ich nach der ersten oder zweiten Woche Dünger. Die meisten Fertigsubstrate enthalten auch sekundäre Nährstoffe und Spurenelemente.

Faustregel

Immer den ganzen Text lesen, der auf dem Düngeretikett steht, und sich strikt an die Gebrauchsanweisung halten!

So wie sich der Stoffwechsel einer Marihuanapflanze im Laufe des Lebens verändert, ändert sich auch ihr Bedarf an Dünger. Beim Keimling und Sämling ist ein hoher Bedarf an Phosphor (P) vorhanden. In der vegetativen Phase benötigt die Pflanze große Mengen an Stickstoff (N), damit sie grüne Blätter bilden kann, ebenso Phosphor und Kalium in beträchtlicher Menge. Es empfiehlt sich hier also die Verwendung eines Allzweckdüngers mit hohem Stickstoffgehalt. In der Blütephase wird statt Stickstoff vor allem Kalium, Phosphor und Kalzium gebraucht. Der Einsatz eines speziellen Blütendüngers mit geringem Stickstoff-, jedoch hohem Phosphor-, Kalium - und Kalziumanteil wird sich in kompakten und schweren Blüten bemerkbar machen. Auch eine gewisse Menge Stickstoff braucht Marihuana in der Blütezeit, freilich nur sehr wenig, aber ohne Stickstoff entwickeln die Buds nicht ihr volles Potenzial.

Die wichtigsten Mehrstoffdünger sind die NPK-Dünger. Enthält ein Dünger die drei Kernnährstoffe N (Stickstoff), P (Phosphor) und K (Kalium), wird er als „Volldünger" bezeichnet. Beträgt der Magnesiumgehalt über zwei Prozent, darf er laut deutschem Düngemittelgesetz bei der Angabe berücksichtigt werden. Die Gehaltsangaben auf den Düngersäcken erfolgen stets in der Reihenfolge N-P-K und in Prozent. Der N-Anteil (Stickstoff) liegt oft je zur Hälfte als Ammonium und Nitrat vor, der P-Anteil (Phosphor) in wasser- und säurelöslicher bzw. in vollwasserlöslicher Form, und der K-Anteil (Kalium) als KCl oder K_2SO (und der Mg-Anteil normalerweise als $MgSO_4$). Besonders bei Spurenelementen sollte das Etikett angeben, ob sie in Chelatform vorliegen, damit sie ohne Verzögerung von den Wurzeln

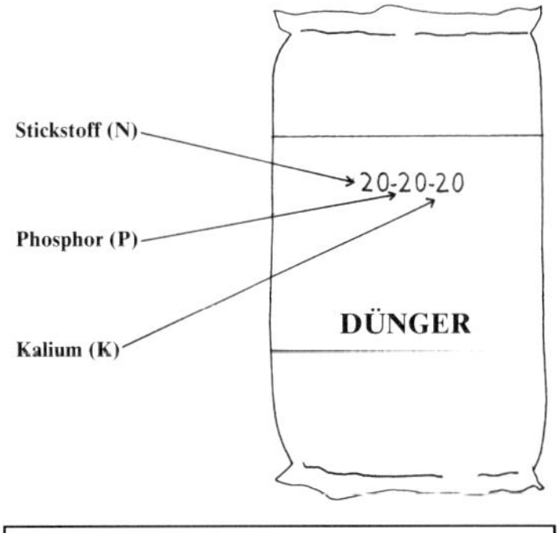

Abb. 78 | Bei Düngersäcken ist der NPK-Gehalt in Prozent aufgedruckt.

aufgenommen werden können.

Und stets darauf achten, dass Gießwasser bzw. Nährlösung nicht zuviel Natrium enthalten, denn sonst wird die Aufnahme von Kalium und etlicher anderer Nährstoffe blockiert, was zu Mangelerscheinungen und verlangsamtem Wuchs führt.

Die Einheit ppm (parts per million) ist eine in der Umweltanalytik übliche Konzentrationsangabe. 1 ppm = 1/1.000 Gramm bzw. 1 Milligramm auf 1 Kilo. 10.000 ppm entsprechen 1 Prozent. Um Prozentangaben in ppm umzurechnen, wird mit 10.000 multipliziert. Beispiel: 2 Prozent = 20.000 ppm. Weitere Informationen über ppm und EC-Wert finden sich im 5. Kapitel (*Hydroponik*).

Element	Mindest- & Höchstwert in ppm	Mittelwert in ppm
Stickstoff (N)	150 – 1.000	250
Phosphor (P)	50 – 100	80
Kalium (K)	100 – 400	300
Magnesium (Mg)	50 – 100	75
Zink (Zn)	0,5 – 1,0	0,5
Kalzium (Ca)	100 – 150	200
Schwefel (S)	200 – 1.000	400
Bor (B)	0,5 – 5,0	1,0
Kupfer (Cu)	0,1 – 0,5	0,5
Eisen (Fe)	2,0 – 10	5,0
Mangan (Mn)	0,5 – 5,0	2,0
Molybdän (Mb)	0,01 – 0,05	0,02

Empfehlungen für lösliche Düngersalze beim Innenraumanbau von Cannabis, Werte in ppm (parts per million)

Chemische Dünger

Lösliche chemische Dünger sind für den Innenraumanbau in Töpfen sehr gut geeignet. Sie werden in Wasser gelöst, sind genau und individuell zu dosieren. Sie sind einfach zu verabreichen und bei Bedarf auch wieder leicht aus dem Medium herauszuspülen. Im Allgemeinen bieten hochwertige Hydroponik-Dünger die beste Qualität. Die Nährstoffe haben hier Lebensmittelqualität und sind rückstandsfrei wasserlöslich. Billigdünger, bei denen nicht alle benötigten Mikronährstoffe auf dem Etikett aufgeführt sind, sollten nicht verwendet werden.

Bei Düngergranulaten wird leicht überdosiert. Dann ist der Boden vergiftet, und die Überschüsse lassen sich nicht rasch genug herauszuspülen, um die Pflanzen zu retten. Die Düngerpräparate von Osmocote wirken zeitverzögert und werden aufgrund ihrer leichten Anwendungsweise in vielen Gärtnereien verwendet, denn sie müssen nur alle paar Monate verabreicht werden. So etwas ist zwar äußerst bequem, doch fehlt die genaue Kontrolle. Solche Dünger sind am besten für eingetopfte Zierpflanzen geeignet, wo es vor allem um Arbeitsersparnis und gleichförmigen Wuchs geht.

Organische Dünger

Manchmal wird mit Kennermiene behauptet, organisch gezogenes Marihuana habe einen vollmundigeren Geschmack. Allerdings erfordert der organische Innenraumanbau auch einiges Know-how. Es gilt hier die begrenzte Menge des Pflanzmediums und die beengten Räumlichkeiten im Haus zu bedenken. Im Freien ist organischer Anbau leichter, weil die frei waltenden Naturkräfte nämlich eine ganz wichtige Rolle spielen. Im Haus ist davon nichts zu spüren. Nie vergessen: Sie haben die Rolle von Mutter Natur übernommen und müssen alles simulieren! Seinem Wesen nach ist der Innenraumanbau nicht unbedingt mit langfristigem organischen Gärtnern vereinbar, doch manche organische Techniken werden mit erstaunlichem Erfolg auch beim Innenraumanbau angewendet. Beim organischem Innenraumanbau wird meistens Topferde mit großen Anteilen Wurmhumus, Torf, Sand, Dung, Lauberde, Kompost und feinem Dolomitkalk verwendet. Aber in einem Topf ist nun mal nicht genug Platz, um einen guten organischen Boden zu entwickeln. Hierzu müssen nämlich diverse gute Kompostsorten und organische Nährstoffe gemischt werden, um mit der Zeit die optimale Bodengare zu erhalten. Vor allem dieser Prozess würde einige Monate in Anspruch nehmen und könnte obendrein dazu führen, dass sich schädliche Insekten einnisten oder Pilzbefall auftritt. Natürlich ist es am einfachsten und sichersten, nach der Ernte die alte ausgelaugte Erde hinauszuwerfen und neue Pflanzen in frischen organischen Boden zu setzen.

Auch wenn Blut- und Knochenmehl gute organische Dünger sind: Es besteht die Gefahr, dass sie BSE-verseucht sind. Daher kann ich sie nicht mehr guten Gewissens empfehlen.

Blutmehl (das Blut wird in Schlachthäusern gesammelt, getrocknet und pulverisiert) ist ein exzellenter Lieferant für schnellwirkenden löslichen Stickstoff (12 bis 15 Prozent seines Gewichts), es enthält etwa 1,2 Prozent Phosphor und weniger als 1 Prozent Kalium. Bei zu hoher Dosierung kann es zu Verbrennungen führen.

Knochenmehl ist ein phosphor- und stickstoffreicher Dünger. Alter und Art der Knochen entscheiden über den Nährstoffgehalt dieses pulverisierten Schlachthofprodukts – ältere Knochen haben einen höheren Phosphorgehalt als junge. Am besten in Kombination mit anderen organischen Düngern verwenden. Sein Kalkgehalt hilft den Säuregehalt des Bodens zu reduzieren, es wirkt am raschesten in gut durchlüfteter Erde.

Knochenmehl aus ungedämpften Knochen enthält 2 bis 4 Prozent Stickstoff und 15 bis 25 Prozent Phosphor. Der Abbau der Fettsäuren in rohem Knochenmehl braucht natürlich seine Zeit.

Gedämpftes Knochenmehl wird aus frischen Tierknochen hergestellt, die bei einem Druck von 3 bar gedämpft wurden, um das Fett zu entziehen. Dies hat einen geringen Stickstoffverlust und einen Anstieg des Phosphorgehalts zur Folge. Gedämpfte Knochen sind leichter zu pulverisieren, und die Nährstoffe sind im Boden schneller verfügbar. Es enthält bis zu 30 Prozent Phosphor und etwa 1,5 Prozent Stickstoff. Je feiner es gemahlen ist, desto rascher wirkt es.

Organische Dünger wie Tierdung, Wurmhumus, Blut- und Knochenmehl eignen sich sehr gut, um den Nährstoffgehalt des Bodens zu verbessern, doch werden die Nährstoffe unterschiedlich schnell freigesetzt. Die Verfügbarkeit der Nährstoffe ist also schwer kalkulierbar, doch besteht mit organischen Düngern kaum die Gefahr einer Überdüngung. Am besten scheinen sie zu wirken, wenn sie miteinander kombiniert werden. So ergibt sich eine konsistentere Verfügbarkeit der Nährstoffe. Normalerweise wird beim Anbau von Marihuana eine Mischung aus etwa 20 Prozent Wurmhumus und anderen organischen Stoffen verwendet, um eine solide, schnell verfügbare Stickstoffbasis zu erhalten. Später zur Blütezeit wird dann mit Fledermaus-Guano gedüngt.

Heißer Tipp

Verwenden Sie hochwertige lösliche Dünger, die eine ausgewogene Nährstoffpalette enthalten und sofort für die Pflanzen verfügbar sind.

Die beste Voraussetzung für organisches Gärtnern im Haus ist der Anbau in Bankbeeten. Die große Erdmasse kann Nährstoffe speichern, fördert die organischen Zersetzungsprozesse und gewährleistet eine kontinuierliche Nährstoffversorgung. Hier kann sich auch die Wärme entwickeln, die die Aktivität der Bodenflora unterstützt.

Alfalfamehl ist reich an Stickstoff. Es enthält etwa 2,5 Prozent Stickstoff, sowie 5 Prozent Phosphor und etwa 2 Prozent Kalium.

Baumwollsamenmehl wird aus geschälten Baumwollsamen hergestellt, denen das Öl entzogen wurde (so gut wie alle bei der industriellen Baumwollproduktion anfallenden Schadstoffe sind im Öl enthalten, nicht im Mehl). Dieser saure Dünger enthält etwa 7 Prozent Stickstoff, 2,5 Prozent Phosphor und 1,5 Prozent Kalium.

Hühnermist ist reich an verfügbarem Stickstoff, Phosphor, Kalium und Spurenelementen. Beim Innenraumanbau wird bevorzugt die trockene, kompostierte und abgepackte Variante gekauft. Entweder leicht in die Oberfläche einarbeiten oder vor dem Einpflanzen unters Substrat mischen. Hühnerdung ist oft mit Federn vermischt, die bis zu 17 Prozent Stickstoff enthalten können, was ein zusätzliches Plus darstellt. Der durchschnittliche Nährstoffgehalt bei frischem Hühnerdung ist 1,5 Prozent Stickstoff, 1,5 Prozent Phosphor, 0,5 Prozent Kalium – bei getrocknetem 4 Prozent Stickstoff, 4 Prozent Phosphor, 1,5 Prozent Kalium. Beide haben ein breites Spektrum Spurenelemente.

Kaffeesatz ist sauer und fördert die Aktivität der Essigsäurebakterien im Boden. Der Satz von Filterkaffee enthält etwa 2 Prozent Stickstoff und in Spuren auch weitere Nährstoffe. Er eignet sich gut für den Komposthaufen – er lässt sich auch in geringer Menge in die Substratoberfläche einarbeiten. Vorsicht ist geboten, denn er ist sehr sauer.

Schwarzwurz steckt voller Nährstoffe und wird häufig eigens zur Herstellung von Aufgüssen angepflanzt. Beim organischen Gärtnern wird ausschließlich mit Aufgüssen oder Brühen gedüngt.

Rinderdung wird seit Jahrhunderten als Dünger eingesetzt, was zu der weit verbreiteten Annahme geführt hat, er sei ein guter Dünger und – nebenbei – auch ein guter Zuschlagstoff. Als Zuschlagstoff für Mulch und Erde ist Rinderdung in der Tat äußerst nützlich. Er hat eine gute Wasserhaltekraft und sorgt dafür, dass die Erde lange fruchtbar bleibt. Sein Nährstoffgehalt ist allerdings ziemlich niedrig. Er eignet sich nicht als alleiniger Stickstofflieferant. Im Durchschnitt sind enthalten: 0,6 Prozent Stickstoff, 0,3 Prozent Phosphor, 0,3 Prozent Kalium und das ganze Spektrum der Spurenelemente. Im Verhältnis von 13,5 bis 16 Kilo pro Quadratmeter ausbringen.

Kieselgur ist ein Süßwassersediment, entstanden im Tertiär aus den Kieselsäuregerüsten der Infusorien und Kieselalgen. Es enthält das ganze Spektrum der Spurennährstoffe und ist ein guter Insektenkiller. Entweder beim Kultivieren des Bodens untermischen oder als Oberflächendünger zugeben.

Dolomitkalk reguliert den pH-Wert und sorgt für bessere Verfügbarkeit der Phosphate. Er wird im Allgemeinen zum Aufkalken verwendet und besteht aus Kalzium und Magnesium.

Federn und Federmehl enthalten 12 bis 15 Prozent Stickstoff, der sehr langsam freigesetzt wird. Die im Hühnermist enthaltenen oder in einer Hähnchenschlachterei besorgten Federn sind eine wunderbare Ergänzung zum Komposthaufen oder Dünger. Bei Federmehl werden die unter Druck gedämpften Federn getrocknet und pulverisiert. Es enthält 12,5 Prozent sehr langsam freiwerdenden Stickstoff.

Fischmehl (getrockneter und gemahlener Fisch) ist reich an Stickstoff (etwa 8 Prozent) und enthält etwa 7 Prozent Phosphorsäure und viele Spurennährstoffe. Wegen seines unangenehmen Geruchs wird es beim Innenraumanbau nicht gern verwendet. Ein wunderbarer Aktivator für den Komposthaufen und ein relativ schnell wirkender Dünger. Er lässt sich gut einarbeiten oder sollte nach dem Auftragen mit Mulch abgedeckt werden, damit der Geruch nachlässt. Fischmehl stets in luftdicht verschlossenem Behälter aufbewahren, damit es keine Katzen, Hunde und Fliegen anlockt.

Fischemulsion ist ein preiswerter, organischer und wasserlöslicher Flüssigdünger mit gutem Stickstoffgehalt (unter 8 Prozent), der reich an Mikronährstoffen ist. Außerdem enthält er Phosphor und Kalium. Die Nährstoffe sind sofort verfügbar. Fischemulsion lässt sich kaum je überdosieren. Selbst geruchsbehandelte Fischemulsion hat den fischtypischen Geruch.

Ziegenkot ähnelt Pferdedung, ist aber nährstoffreicher. Er wird kompostiert und dann wie Pferdedung verwendet.

Granitstaub oder -mehl enthält bis zu 5 Prozent Kalium und etliche Spurenelemente. Ein preiswerter Kaliumlieferant, der sich nicht auf den pH-Wert auswirkt. Da die Nährstoffe sehr allmählich über Jahre hinweg freigesetzt werden, ist er für den Innenraumanbau kaum geeignet.

Grünsand enthält Glaukonit, ein Eisenaluminiumsilikat–ein intensiv grünes, körniges Mineral, das sich in vielen marinen Sandsteinen und Mergeln findet. Abgebaut wird Grünsand beispielsweise in einer urzeitlichen Meeresbodenformation in New Jersey, wo sich Muscheln und organische Stoffe abgelagert haben. Grünsand ist reich an Eisen, Phosphor, Kalium (5 bis 7 Prozent) und enthält zahlreiche Spurennährstoffe. Viele organische Gärtnereien lehnen die Verwendung von Grünsand ab, weil die Vorkommen so knapp bemessen sind. Seine Nährstoffe setzt er über einen Zeitraum von vier Jahren frei, sodass er für den Innenraumanbau wenig geeignet ist.

Fledermaus-Guano besteht, wie der Name vermuten lässt, aus den Exkrementen von Fledermäusen. Er ist reich an löslichem Stickstoff, Phosphor und Spurenelementen. Geschätzt wird er als organischer Super-Blütendünger. Dass seine Vorräte beschränkt sind, macht sich auch im Preis bemerkbar. Er wird in schwer zugänglichen Höhlen abgebaut. Beim Trocknen findet keine nennenswerte Zersetzung statt. Fledermaus-Guano kann Tausende von Jahren alt sein. Neuere Ablagerungen haben einen hohen Stickstoffgehalt und können bei zu starker Dosierung zu Verbrennungen führen. Die älteren Sorten sind reich an Phosphor und ein exzellenter Blütendünger. Fledermaus-Guano ist normalerweise in Pulverform erhältlich und kann das ganze Jahr über als Oberflächendünger oder in Form von Aufguss verwendet werden. Vorsicht: Beim Hantieren mit dieser Substanz keinen Staub einatmen, dies kann Brechreiz oder Reizhusten verursachen!

Seevogel-Guano enthält ebenfalls viel Stickstoff und weitere Nährstoffe. Er kommt aus diversen Küstenregionen zu uns. Der Humboldtstrom an der Küste Perus und Nordchiles sorgt für ein regenarmes Klima, was die Zersetzung des Guano auf ein Minimum beschränkt – dieser südamerikanische Guano gehört zu den besten Sorten der Welt. Er wird auf kargen, unfruchtbaren Felseninseln abgebaut. Der Nährstoffgehalt variiert.

Gips, das in der Natur als Mineral vorkommende Dihydrat des Kalziumsulfats, wird zum Absenken des pH-Werts oder bei mangelnder Dränage und Durchlüftung eingesetzt. Es erweist sich auch als nützlich, um die rasche Freisetzung von Stickstoff zu stoppen oder zu drosseln. Beim Innenraumanbau selten verwendet.

Hornspäne gelten als exzellenter Lieferant von langsam fließendem Stickstoff. Beim feinen gemahlenen **Hornmehl** ist der Stickstoff schneller verfügbar und macht weniger Probleme mit Madenbefall. Es muss erst von den Bodenbakterien aufgeschlossen werden, bevor es für die Pflanze verfügbar ist. Also zwei oder drei Wochen vorm Anpflanzen einbringen. Es hält sich ein halbes Jahr oder noch länger im Boden. Hornmehl enthält 6 bis 15 Prozent Stickstoff und etwa 2 Prozent Phosphorsäure.

Pferdedung ist in Pferdeställen und an der Rennbahn erhältlich. Bei Pferdemist nur solchen nehmen, wo die Einstreu aus Stroh oder Torf bestand. In Holzspänen könnten unter Umständen Krankheitserreger lauern. Vor dem Düngen muss der Pferdemist mindestens zwei Monate lang kompostiert sein. Bei der Verrottung sterben die Unkrautsamen ab. Zudem verbessert die Verrottung die Wirksamkeit der Nährstoffe. Das enthaltene Stroh verbraucht oft einen hohen Anteil des verfügbaren Stickstoffs. Die Nährstoffe im Pferdemist: 0,6 Prozent Stickstoff, 0,6 Prozent Phosphor, 0,4 Prozent Kalium sowie ein breites Spektrum an Spurenelementen.

Kelp ist der Cadillac unter den Spurennährstoffen. Kelp sollte eine dunkelgrüne Farbe haben, frisch sein und nach Ozean riechen. Es enthält 60 bis 70 mineralische Spurenelemente in Chelatform, also in wasserlöslicher und im Boden verfügbarer Form. Auf dem Etikett nachschauen, ob die ganze Bandbreite der Spurenelemente wirklich enthalten ist.

Gemahlene Austernschalen werden normalerweise als Kalkzugabe unter das Geflügelfutter gemischt. Sie enthalten bis zu 55 Prozent Kalzium und in Spuren auch zahlreiche andere Nährstoffe, die nur langsam freigesetzt werden - weshalb sie für den Innenraumanbau weniger geeignet sind.

Papierasche enthält etwa 5 Prozent Phosphor und über 2 Prozent Kalium. Ein wunderbarer wasserlöslicher Dünger – aber nicht in hohen Dosen anwenden, weil er einen ziemlich hohen pH-Wert hat. Es ist damit zu rechnen, dass giftige Rückstände von Druckfarben enthalten sind.

Taubenkot hat eine sehr hohe Stickstoffkonzentration, ist aber schwierig zu finden. Kann in gleicher Weise wie Hühnerdung verwendet werden.

Kaninchenmist ist ebenfalls ein guter Dünger, aber kaum in großen Mengen erhältlich. Anwendung wie bei Hühner- oder Taubenkot. Laut Aussage von John McPartland ist Kaninchenmist der beste Dünger weit und breit.

Kalifeldspat liefert bis zu 8 Prozent Kalium und kann auch etliche Spurennährstoffe enthalten. Allerdings werden sie nur sehr langsam freigesetzt. Er ist also für den Innenraumanbau weniger geeignet.

Phosphorit ist ein Phosphatgestein auf Kalkbasis, das feingemahlen wird, bis es die Konsistenz von Talkpuder hat. Dieses Gesteinsmehl enthält über 30 Prozent Phosphat und eine ganze Reihe Spurenelemente. Nachteil: Die Nährstoffe werden sehr allmählich freigesetzt.

Kolloidphosphat, auch weiches Phosphat genannt, ist eine natürliche Tonphosphat-Ablagerung, die über 20 Prozent Phosphor (P2O5), überdies Kalzium und viele Spurenelemente enthält. In den ersten paar Monaten gibt es allerdings nur 2 Prozent seines Gewichts an Phosphat ab.

Algenpulver oder Kelpmehl: Algen werden draußen auf dem Meer abgefischt oder am Strand gesammelt, gründlich gereinigt, getrocknet und zu Mehl vermahlen. Dieses Mehl ist reich an Kalium. Es enthält zahlreiche Spurenelemente, Vitamine, Aminosäuren und Pflanzenhormone. Der Nährstoffgehalt hängt von der jeweiligen Algensorte und ihren Wachstumsbedingungen ab. Algenmehl wird von der Pflanze leicht absorbiert. Es wirkt positiv auf die Arbeit der Mikroorganismen im Boden, auf Struktur und Stickstofffestlegung. Es kann die Resistenz der Pflanze gegen Krankheiten und leichten Frost erhöhen und den Umpflanzschock der Pflanzen lindern.

Algendünger in flüssiger Form enthält Stickstoff, Phosphor, Kalium und alle lebensnotwendigen Spurenelemente in Chelatform (also in wasserlöslicher und im Boden rasch verfügbarer Form) sowie Pflanzenhormone. Bei akutem Nährstoffmangel als Schnellkur in wässriger Lösung verabreichen. Flüssiger Algendünger eignet sich auch bestens zum Einweichen der Samen oder zum Eintauchen von Stecklingen oder Wurzeln vor dem Einpflanzen.

Schafdung ist reich an Nährstoffen und ergibt einen wunderbaren Aufguss. Durchschnittlicher Nährstoffgehalt: 0,8 Prozent Stickstoff, 0,5 Prozent Phosphor, 0,4 Prozent Kalium und außerdem sämtliche Spurenelemente. Schafdung ist heiß, da er wenig Wasser und viel Luft enthält. Er wird sich im Komposthaufen rasch erwärmen. Rinder- und Schweinemist sind hingegen kalt, da sie viel Wasser speichern und sich leicht zusammenpressen lassen, wobei die Luft entweicht.

Schweinemist enthält gegenüber Rinder- und Pferdedung mehr Nährstoffe, die jedoch langsamer abgegeben werden. Außerdem ist er wesentlich feuchter. Durchschnittlicher Nährstoffgehalt von Schweinemist: 0,6 Prozent Stickstoff, 0,6 Prozent Phosphor, 0,4 Prozent Kalium plus die ganze Palette der Spurenelemente.

Krabben- und Garnelenkot haben einen relativ hohen Phosphorgehalt.

Kaliumsulfat wird normalerweise chemisch hergestellt, indem Steinmehl mit Schwefelsäure behandelt wird.

Holzasche (Hartholz) liefert 10 Prozent Kaliumkarbonat. Bei Weichholz sind es rund 5 Prozent. Das Kalium wird sehr rasch ausgewaschen, also gleich nach dem Verbrennen einsammeln und an trockenem Ort aufbewahren. Holzasche einer Mischung aus anderen Düngern zugeben und dann 1/4 Tasse auf einen 13-Liter-Topf nehmen. Weil das Kaliumkarbonat in der Holzasche rasch ausgewaschen wird, kann es passieren, dass der Boden sehr kompakt und klebrig wird. Da Holzasche sehr alkalisch ist, sollte sie nicht in Böden mit einem pH-Wert über 6,5 verwendet werden.

Wurmlosung besteht aus verdautem Humus und anderen organischen Substanzen, der Gehalt an Stickstoff und anderen Nährstoffen ist unterschiedlich. Ein guter Lieferant für löslichen Stickstoff, der sofort zur Verfügung steht und bei der Pflanze nicht zu Verbrennungen führt. Wurmhumus ist auch ein wunderbarer Zuschlagstoff, der die Krümelstruktur des Bodens verbessert. Mit Topferde vermischt, ergibt er einen fruchtbaren, guten Boden. In reiner Form sieht Wurmlosung wie grobes Graphitpulver aus. Sie ist schwer und sehr dicht. Beim Mischen mit Pflanzenerde nie mehr als 20 Prozent Wurmlosung zugeben, da sonst der Wurzelwuchs behindert wird. Wurmhumus gibt es abgepackt im Gartenfachhandel zu kaufen.

Faustregel

Je nach Herkunft, Alter, Erosion, Klima et cetera kann der Nährstoffgehalt in organischen Düngern erheblich schwanken. Die oben genannten Zahlen sind nur Richtwerte. Wenn Sie genaue Zahlen wissen wollen, erkundigen Sie sich beim Händler.

Der Aufguss

Ein Aufguss enthält in Wasser gelöste organische Nährstoffe. Fischemulsion ist gewissermaßen so eine Bio-Brühe, die es fertig zu kaufen gibt. Altes Goldfischwasser lässt sich ebenso verwenden. Beispielsweise sind löslicher Algendünger, stickstoffreiche Wurmlosung und phosphorreicher Fledermaus-Guano die Hauptbestandteile der organischen U-mix Aufguss-Fertigmischungen. Ihre löslichen Nährstoffe stehen den Pflanzen sofort zur Verfügung. Verursacht das Hantieren mit Fledermaus-Guano, Rindermist oder sonstigen Exkrementen Ekel, sollte auf biologischen Anbau lieber verzichtet werden.

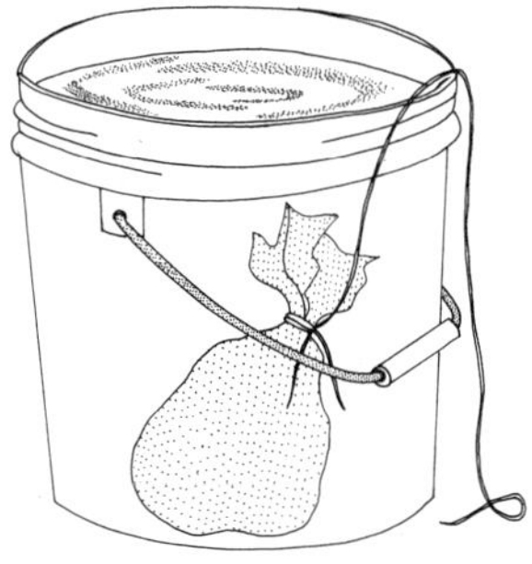

Abb. 79 | Der Aufguss: Ein Nylonstrumpf wird mit organischen Nährstoffen gefüllt und einige Tage lang eingeweicht.

So wird ein Aufguss hergestellt: Einfach die organische(n) Substanz(en) in Wasser einrühren, ein paar Tage lang stehen lassen und gelegentlich umrühren. Vor dem Gießen den Bodensatz abseihen, indem die

Flüssigkeit durch einen alten Nylonstrumpf gegossen wird. Den verdünnten Aufguss bei jedem Gießvorgang verabreichen.

Noch besser: Ein alter Nylonstrumpf gibt einen idealen Aufgussbeutel ab - hier kommen also die Nährstoffe rein, dann wird er ins Wasser gelegt. Auf diese Weise ist der Aufguss frei von Partikeln, die Gießgeräte verstopfen könnten.

Das Mischen

Sollen Pulver oder Kristalle in Wasser gelöst oder eine Flüssigkeit verdünnt werden, dann zunächst immer eine kleine Menge warmes Wasser (32 bis 38 Grad Celsius) nehmen und die Substanz einrühren. Ist sie vollkommen aufgelöst, mit lauwarmem Wasser auffüllen. Auf diese Weise ist eine gleichmäßige Verteilung im Wasser gewährleistet.

Immer strikt an die Gebrauchsanweisung halten! Mehr als die angegebene Düngermenge zu verabreichen, bedeutet keineswegs, dass die Pflanzen dann schneller wachsen. Im Gegenteil. Dies kann das chemische Gleichgewicht des Bodens verändern und zur Folge haben, dass von manchen Nährstoffen zuviel abgegeben wird und andere blockiert werden.

Düngen – wann und wieviel

Ob die Pflanzen Dünger brauchen, lässt sich durch Augenschein oder Beobachtung feststellen, durch die Untersuchung des Bodens auf seinen NPK-Gehalt, oder Experimente mit einer Testpflanze. Ganz gleich, nach welcher Methode vorgegangen wird, wichtig ist stets: Pflanzen in kleinen Töpfen verbrauchen die verfügbaren Nährstoffe rasch und müssen oft gedüngt werden, während Pflanzen in großen Kübeln (oder Beeten) mehr Boden zu Verfügung steht, der mehr Nährstoffe speichern kann und weniger oft gedüngt werden muss.

Optischer Augenschein: Wenn die Pflanzen problemlos wachsen und gesunde dunkelgrüne Blätter haben, ist davon auszugehen, dass der Boden die erforderlichen Nährstoffe liefert. Sobald die Wuchsfreudigkeit nachlässt oder die Blätter eine blassgrüne Farbe annehmen, wird es Zeit zu düngen. Allerdings sind durch Lichtmangel vergilbte Blätter nicht mit der Chlorose zu verwechseln, die ein Nährstoffmangel hervorruft.

Bei einem **NPK-Test** lässt sich genau feststellen, wie viel von jedem Hauptnährelement der Pflanze zur Verfügung steht. Bei diesem Test wird eine Bodenprobe mit einer Chemikalie vermischt.

Hat sich die Bodensubstanz abgesetzt, wird die Farbe der Flüssigkeit mit einer Farbtabelle verglichen. Anschließend erhält die Pflanze den entsprechenden Prozentsatz des fehlenden Düngers. Diese Methode ist sehr exakt, aber auch sehr aufwendig und umständlich.

Das Refractometer

Ein Refractometer ist ein überaus nützliches Gerät. Es misst den Brix- bzw. Zuckergehalt in den Blättern. Dieser Test ist ganz einfach. Er gibt Aufschluss über den Gesundheitszustand der Pflanze und ihre Nährstoffaufnahme. Beim Weinanbau stellt der Winzer mit dem Refractometer den Zuckergehalt seiner Trauben fest. Mittlerweile hält das Gerät auch beim Anbau von Marihuana Einzug.

Im Gegensatz zur Messung des EC-Werts, bei dem lediglich die Stärke der Nährlösung ermittelt wird, ehe sie von der Pflanze aufgenommen wird, liefert der Brix-Wert den tatsächlichen Zuckergehalt der Pflanze nach der Nährstoffzuführung.

Je höher der Zuckerpegel im Pflanzengewebe, desto kräftiger ist die Pflanze und desto mehr Ertrag wird sie bringen. Auf diese Weise zeigen sich Nährstoffprobleme und machen sich nicht erst Tage oder gar Wochen später bemerkbar. Ein Brix-Wert unter 10 bedeutet Nährstoffmangel, während ein Brix-Wert über 12 besagt, dass die Pflanze gesund und kräftig ist. Mit dem Refractometer lassen sich Nährstoffgaben weit präziser kalkulieren, als es bisher der Fall war. Nicht allein die Verabreichung der Nährstoffe, sondern gerade auch die Kontrolle, ob die Pflanze die Nährstoffe auch tatsächlich aufnimmt, ist der Schlüssel zu einem guten Ertrag.

Für den Test wird ein Blatt abgepflückt und zu einer kleinen Kugel gerollt. Diese wird dann mit einer sauberen Zange zusammengepresst, bis ein paar Tropfen Saft austreten. Den Saft auf das Testglas am Gerät geben und dann die Zahl ablesen, die den gemessenen Zuckergehalt angibt.

Bezugsquellen gibt es beim Winzerbedarf oder einfach bei Google das Wort „Refractometer“ eingeben.

Experimentieren mit zwei oder drei Testpflanzen. Diese Methode vermittelt Erfahrungswerte und fördert die gärtnerischen Fähigkeiten. Das Experiment funktioniert besonders gut mit Stecklingen. Die Testpflanzen erhalten etwas Dünger und werden anschließend beobachtet, ob sie eine gesunde grüne Farbe bekommen und rascher wachsen. Wenn es der Testpflanze gut tut, wird es auch beim Rest des Gartens nützlich sein.

Zeigt sich, dass die Pflanzen Dünger brauchen, so lautet die Frage natürlich: Wie viel? Die Antwort ist einfach: Der Dünger wird gemäß Gebrauchsanweisung beim üblichen Gießen verabreicht. Er kann auch verdünnt und öfters zugeführt werden. Immer daran denken: Kleine Pflanzen brauchen weniger Dünger als große. Morgens oder vormittags düngen, damit die Pflanze den Tag über Zeit hat, den Dünger zu absorbieren und zu verarbeiten.

Es lässt sich kaum vorhersagen, wie oft gedüngt werden soll. Wir wissen, dass große Pflanzen mehr Nährstoffe brauchen als kleine. Je öfter gedüngt wird, desto weniger konzentriert sollte die Düngergabe sein. Das „wie oft“ ist eine der großen Streitfragen. Beim Innenraumanbau lässt sich Marihuana zu enormer Wachstumsleistung antreiben. Es wird große Mengen an Dünger absorbieren und herrlich wachsen. Viele Anbauer verabreichen bei jedem Gießvorgang bis zu einen Esslöffel

Peters-Dünger (20-20-20 oder 10-30-20) auf 4 Liter Wasser! Dies funktioniert am besten bei Pflanzmedien, die rasch entwässern und leicht durchzuspülen sind. Andere Anbauer wiederum verwenden nur fruchtbare organische Topferde mit Dolomitkalkzugabe und verabreichen keinerlei ergänzenden Dünger bis zur Blütezeit – dann wird ein Superblütendünger eingesetzt.

Im Gartenfachhandel gibt es Düngerbeimischgeräte mit einem Siphon, die dem Wasser löslichen Dünger zuführen. Die Vorrichtung wird an den Wasserhahn geschraubt, der Siphon in der konzentrierten Düngerlösung versenkt, und am anderen Ende wird der Gartenschlauch angeschlossen. Die Zuführapparatur ist oft auf ein Verhältnis von 1:15 eingestellt. Das bedeutet, eine Einheit Flüssigdüngerkonzentrat wird mit 15 Einheiten Wasser gemischt. Dabei muss ein ausreichender Wasserfluss vorhanden sein, damit die Saugwirkung funktioniert – eine Zerstäuberdüse am Schlauchende kann sich hier nachteilig auswirken. Beim Aufdrehen des Wasserhahns wird die Düngerlösung in den Schlauch gesaugt und mit dem Wasser über die Pflanzen verteilt. Hier wird also generell bei jeder Wässerung Dünger verabreicht – der zugesetzte Prozentsatz an Düngerlösung ist entsprechend gering bemessen.

Wird eine mit Wasser plus Düngerzusatz gefüllte Plastiktonne in 90 bis 120 Zentimeter Höhe aufgestellt und in Bodennähe ein Schlauchanschluss installiert, sorgt die Schwerkraft dafür, dass die Düngerlösung konstant fließt.

Beim Düngen ist es wie bei vielen anderen Dingen: Nichts ist so lehrreich wie die eigene Erfahrung. Es gibt Hunderte verschiedener NPK-Mischungen. Und funktioniert jede. Bei der Auswahl des Düngers sorgfältig das Etikett studieren, denn es ist wichtig zu wissen, was er zu leisten vermag (bzw. zu leisten behauptet). Keineswegs davor zurückschrecken, Erkundigungen bei Verkäufern oder beim Hersteller einzuholen.

Sobald geklärt ist, wie viel Dünger der Garten braucht, muss ein regelmäßiger Düngeplan festgelegt und strikt eingehalten werden. Das funktioniert am besten, erfordert aber trotzdem Wachsamkeit und genaue Beobachtung der Pflanzen, damit eventuelle Anzeichen von Überdüngung oder Nährstoffmangel rasch erkannt werden.

Faustregel

Das Pflanzmedium alle ein bis zwei Monate gut durchspülen (mit 4 bis 8 Liter milder Nährlösung auf 5 Liter Substrat). Das ist die beste Präventivmaßnahme gegen toxische Versalzung des Bodens.

Von einer **Blattdüngung** rate ich ab, denn praktisch alle hierzu geeigneten Präparate – einschließlich Fischemulsion – enthalten Nitrate, die in den Cannabisblättern zu karzinogen N-Nitrosaminen umgewandelt werden.

Überdüngung kann beim Innenraumanbau zum echten Problem werden. Zuviel Dünger hat eine toxische Konzentration der Nährstoffe (Salze) im Boden zur Folge, was die gesamte Bodenchemie durcheinander bringt. Eine Überdüngung äußert sich zuerst in sehr raschem Wuchs und überaus üppigem Grün, bis die Nährstoffkonzentration im Boden einen toxischen Level erreicht. Die fatalen Folgen dieser Übersalzung – Flecken auf den Blättern, Verbrennungen an Blattspitzen und -rändern, Einringeln der Blätter – sind weiter vorn in der Auflistung der einzelnen Nährstoffe ausführlich beschrieben.

Bei kleinen Töpfen, deren bescheidener Erd- bzw. Substratinhalt nur geringe Nährstoffmengen speichern kann, ist die Gefahr einer Überdüngung größer als bei den größeren Töpfen. Während ein größerer Topf oder Pflanzkübel weitaus mehr Substrat fasst und somit auch mehr Nährstoffe speichern kann, dauert es hier natürlich länger, sie bei Überdüngung auszuwaschen.

Um in einem stark überdüngtem Boden die Nährstoffe auszuwaschen, sollte das Pflanzmedium mit 8,5 Liter einer wässrigen Nährlösung auf 5 Liter Substrat durchgespült werden. Nach einer Woche sollte die Pflanze sich erholt haben und wieder zu normalem Wachstum zurückkehren. Ist die Lage ernst – also bei eingeringelten Blättern –, kann es erforderlich sein, den Boden mehrfach durchzuspülen. Sobald die Pflanze den Eindruck erweckt, als sei die Krise überstanden, erhält sie eine wässrige Düngerlösung.

5. Kapitel

Hydroponik

Als Hydroponik oder Hydrokultur wird die erdlose Kultur von Pflanzen bezeichnet. Im Grunde bauen viele Leute hydroponisch an, ohne dass es ihnen klar ist. Sie ziehen Stecklinge in Steinwolle, Torf, Kokosfaser oder größere Pflanzen in erdlosem Sunshine Mix oder Terra-Lite. Das ist Hydrokultur, auch wenn hier manuell gewässert wird. Die Hydrokultur ermöglicht eine genaue Kontrolle der Nährstoffaufnahme und des Sauerstoffgehalts im Pflanzmedium. Werden diese beiden Faktoren optimal gemanagt und daneben noch einige andere Anforderungen erfüllt, lassen sich bei jeder Ernte beste Erträge erzielen.

Das Hydroponik-Substrat ist stets eine tote, inerte Substanz, die keinerlei Nährstoffe enthält. Alle Nährelemente werden mit der Nährlösung zugeführt. In regelmäßigen Zeitabständen umfließt diese Lösung die Wurzeln und läuft anschließend wieder ab. Der rings um die feinen Wurzelhaare vorhandene Sauerstoff beschleunigt die Nährstoffaufnahme. Daher auch das rasche Wachstum bei Hydro-Pflanzen. Sie nehmen die Nährstoffe ebenso schnell auf, wie sie diese verwerten. Das tun die Wurzeln in Bodenkultur zwar auch, aber selbst in den besten Böden findet sich niemals so viel Sauerstoff, wie den Wurzeln im erdlosen Hydrokultursubstrat zur Verfügung steht.

Im Gegensatz zur weit verbreiteten Ansicht erfordert Hydrokultur mehr Pflege als Bodenkultur. Wer hydroponisch anbauen will, sollte sich auf einen größeren Zeitaufwand einstellen! Eine besonders sorgfältige Pflege ist erforderlich, weil die Pflanzen schneller wachsen. Natürlich gibt es dabei auch mehr Dinge, die schief gehen können und deshalb überwacht werden müssen. In der Tat verschmähen manche Leute die Hydrokultur, weil sie zu viel zusätzlichen Aufwand erfordert. Neulinge knien sich bei ihrem allerersten Anbauversuch oft total rein und wollen alles auf einmal. Sie kaufen all diesen neuen technischen Kram und verlieren den Überblick. Das größte Problem bei einem neu gekauften Hydrokultursystem besteht offenbar darin, die Bauanleitung zu befolgen. Wer sich mit dem Gedanken trägt, solch eine Anlage selbst zu konstruieren, sollte zunächst einmal fähig sein, die Bauanleitung eines Fertigsystems zu befolgen. Es dauert mindestens ein bis zwei Monate, bis ein Fertigsystem einigermaßen fehlerfrei funktioniert (bei einem Eigenbausystem noch länger). Nur weil so ein System viel Geld kostet, bedeutet das noch lange nicht, dass es garantiert Erfolg bringt.

Heißer Tipp

Hydroponischer Anbau erfordert mehr Pflegeaufwand, weil die Pflanzen schneller wachsen.

Hydrokultur erfordert eine äußerst gewissenhafte Vorgehensweise. Sie verzeiht Fehler nicht so schnell wie herkömmliche Bodenkultur. Eine Bodenmischung wirkt stets als Puffer und speichert Nährstoffe länger als ein totes Medium wie etwa Kies.

Die fortschrittlichsten Hydrokultursysteme kommen sogar ganz ohne Substrat aus. Die Wurzeln hängen frei in der Luft und werden mit fein zerstäubter Nährstofflösung besprüht. Die Sprühkammer liegt dabei im Dunkeln, um Algenbildung zu vermeiden.

Bei präzise kalkulierten Düngergaben bilden die Pflanzen weniger Blätter und mehr Blüten. In der Hydrokultur blühen sie schneller und können einige Tage früher als in der Bodenkultur geerntet werden.

Kleine blühende Pflanzen gedeihen gut in kleinen Containern oder horizontalen Röhren. Länger gehaltene Mutterpflanzen entwickeln sich am besten in einem Topfsystem, das genügend Raum zur Wurzelbildung lässt, denn sie brauchen ein großes und kräftiges Wurzelsystem, um große Nährstoffmengen aufzunehmen. Nur so kann eine Mutterpflanze optimal gedeihen und im Laufe ihres Lebens Tausende von Stecklingen liefern.

Zwei Faktoren sind normalerweise im Anbauraum für den Ertrag maßgeblich: die Anzahl der Pflanzen und der Stromverbrauch in Watt. Beispielsweise werden für den Anbau von zwölf großen Pflanzen in einem Hydrosystem mit 22-Liter-Containern eine Mutterpflanze und etwa zehn Stecklinge benötigt. Im Blüteraum hängen eventuell zwei Natriumdampf-Hochdrucklampen mit 600 Watt. Die Stecklinge stehen unter einer Leuchtstoffröhre mit 40 Watt. Die Mutterpflanze und die Pflanzen in der vegetativen Phase unter einer Halogen-Metalldampflampe mit 175 Watt. Insgesamt sind das rund 1.400 Watt. Dieser Garten wirft jeden Monat 450 Gramm Buds ab.

Wird die Blüte eingeleitet, wenn die Stecklinge 15 bis 20 Zentimeter hoch sind, dann werden sie am Ende der Blütezeit eine Höhe von 60 bis 90 Zentimeter erreicht haben. Die kurzgewachsenen Pflanzen werden zwecks Ertragssteigerung dicht zusammengesetzt („Sea of Green"). Es lassen sich ohne weiteres 60 Steinwollwürfel von je 10 Zentimeter Breite auf einem Ebbe-Flut-Tisch oder in Grow-Bags mit 13 Liter erdlosem Substrat unterbringen. Um einen maximalen Ertrag zu erzielen, werden pro Tag (oder alle zwei Tage) ein oder zwei Pflanzen geerntet. Eine ausgereifte Pflanze geht, zwei Stecklinge nehmen ihren Platz ein. Der schwächere von beiden wird nach zwei Wochen aussortiert.

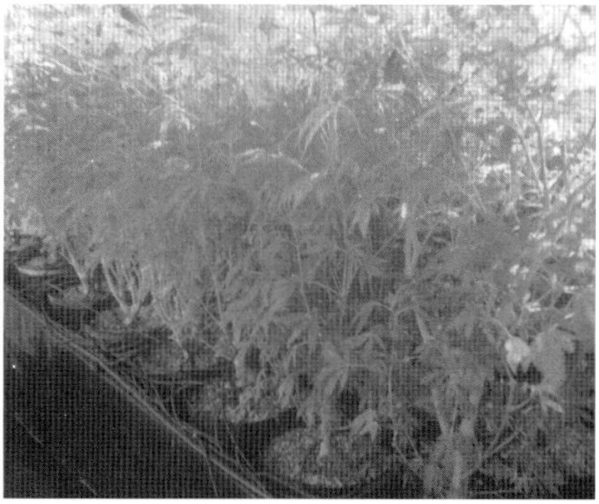

Abb. 80 | Zwölf Mutterpflanzen liefern pro Woche 600 Stecklinge

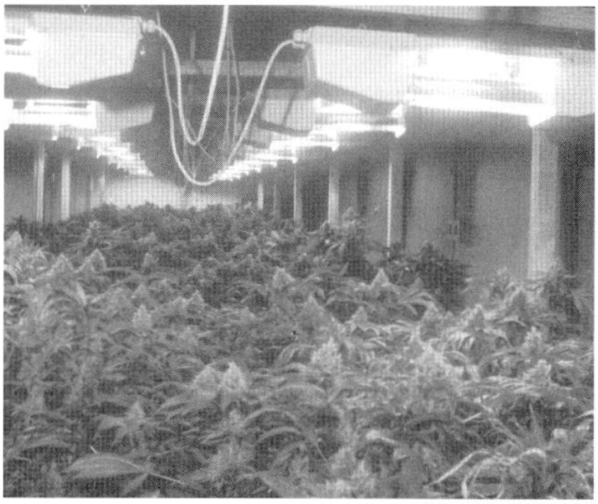

Abb. 81 | Sea of Green: Eine Plantage mit der Sorte White Widow

Die verschiedenen Systeme

Hydrokultursysteme werden in aktive und passive Systeme unterteilt. Entscheidend ist hier die Art und Weise, wie die Nährlösung herangeführt wird.

Passive Systeme funktionieren aufgrund der Kapillarwirkung des Dochts, die Nährlösung steigt über den Docht hinauf ins Medium und wird dort von den Wurzeln absorbiert. Die für passive Systeme idealen Medien sind beispielsweise Vermiculit, Sägemehl oder Torf. Beim passiven System bleibt das Medium sehr feucht. Da in nassem Substrat wenig Sauerstoff vorhanden ist, läuft die Nährstoffaufnahme eher langsam ab. Auch wenn die passiven Systeme keine hochperformanten Anlagen sind, haben sie dennoch ihre Vorteile. Ein Dochtsystem kommt ohne bewegliche Teile aus. Es hat keine störungsanfällige Mechanik, ist vom Anschaffungspreis her wirklich preiswert und macht keine große Arbeit. Diese Systeme sind äußerst effizient beim Bewurzeln von Stecklingen.

Die wesentlichen Variablen beim Dochtsystem sind das Substrat sowie die Anzahl, Größe und Beschaffenheit der Dochte. Wird die Zahl der Dochte erhöht, werden die Wurzeln mit mehr Nährlösung versorgt.

Bei den **aktiven Systemen** führt eine Pumpe die Nährlösung an die Pflanzen heran. Aktive Systeme sind z.B. Ebbe-Flut-Systeme oder so genannte Topfeed-Systeme, bei denen die Nährlösung von oben her zugeführt wird. Da es sich bei Marihuana um eine schnell wachsende Pflanze handelt, sind die aktiven Systeme für den Anbau ideal.

Des Weiteren unterscheiden sich Hydrokultursysteme danach, ob die Nährlösung nach der Zuführung gesammelt und wiederverwendet wird (geschlossene Systeme) oder ob sie nur einmal verwendet und dann entsorgt wird. Bei letzteren gibt es natürlich weniger Komplikationen, aber sie sind für den Innenraumanbau von Cannabis nicht praktikabel. Auch bei gewerblichen Großgärtnereien werden sie nicht eingesetzt, da sie eine erhebliche Belastung des Grundwassers (durch Nitrate, Phosphate etc.) bedeuten.

Die aktiven Systeme mit mehrfach verwendeter Nährlösung – zu ihnen gehören Ebbe-Flut-Tisch, Topfeed- und Nährfilmtechnik – werden heute am häufigsten verwendet und sind die produktivsten, die am Markt sind. Hier wird die Nährlösung immer wieder von neuem an die Wurzeln herangeführt. Das Sammeln und das Wiederverwenden macht den Betrieb zwar komplexer, doch mit der richtigen Nährlösung und vernünftigem Zeitplan ist die Sache kein Problem. Es werden hier schnell dränierende Medien verwendet, die viel Luft speichern können, z.B. feiner Kies, Bimssteingrus, Ziegelsplitt, Steinwolle und Kokosfaser.

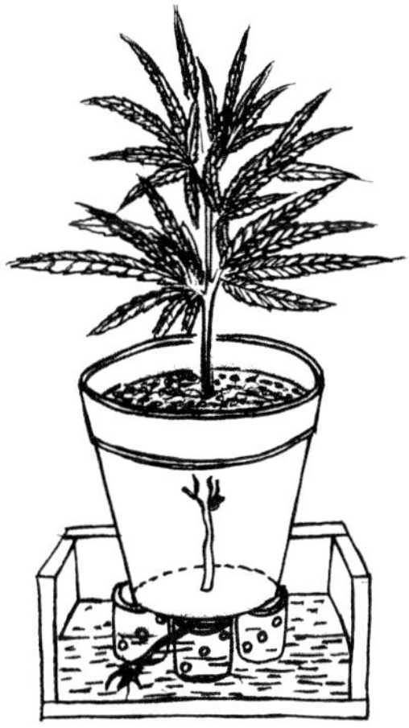

Abb. 82 | Ein Dochtsystem ist unkompliziert und erfordert wenig Pflege. Der Docht bringt die Nährlösung zu den Wurzeln.

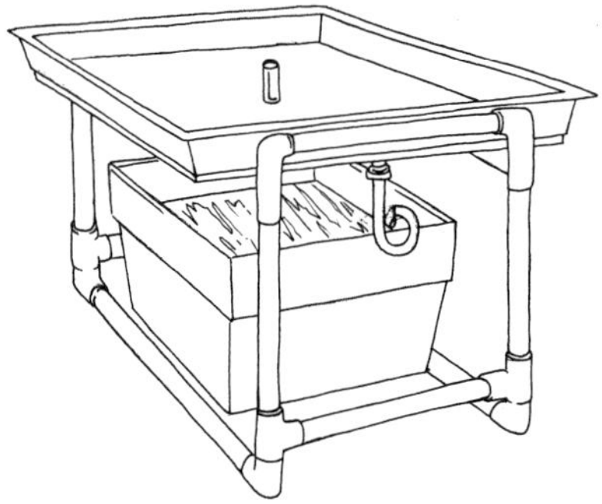

Abb. 83 | Beim Ebbe-Flut-System wird die Lösung in eine Wanne voll Pflanzen gepumpt und läuft dann wieder ab.

Ebbe-Flut-Systeme sind deswegen beliebt, weil sie erfahrungsgemäß keine große Arbeit machen und leicht bedienbar sind. Es ist eine simple Konstruktion, aber flexibel und sehr effizient. Die einzelnen Pflanzen – in Steinwollwürfeln oder Töpfen – werden auf einem Spezialtisch platziert, der statt einer Platte eine niedrige Wanne hat. Sie kann drei bis fünf Zentimeter hoch geflutet werden und hat mehrere Austrittsöffnungen, durch welche die Lösung zurück in den Tank gelangt.

Mit einer Pumpe wird die Nährlösung hinauf in die Tischwanne befördert, wo die Steinwollwürfel oder Töpfe vom Boden her geflutet werden. Dabei wird die sauerstoffarme, verbrauchte Luft aus dem Medium gepresst. Beim Ablaufen der Nährlösung füllt sich das Medium wieder mit frischer, sauerstoffhaltiger Luft.

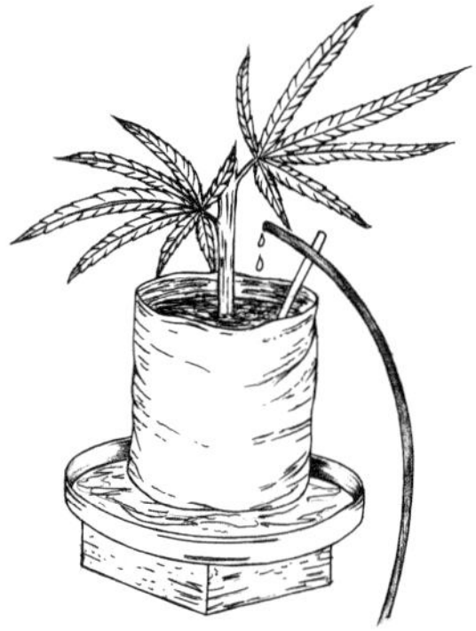

Abb. 84 | Beim Topfeed-System wird die Nährlösung mit einem Schlauch an den Stängel der Pflanze herangebracht.

Auch **Topfeed-Systeme** arbeiten sehr effizient. Hier wird die Nährlösung mit kleinen Schläuchen an den Stängelgrund herangeleitet. Die Lösung sickert durch das Substrat zu den Wurzeln und wird dabei mit Sauerstoff angereichert. Was unten aus dem Pflanzbehälter herausläuft, wird zurück in den Tank geleitet. Als Medium wird hier meist Steinwolle, Kies, Blähton oder Kokosfaser verwendet. Topfeed-Systeme sind flexibel, sie können ebenso bei Einzeltöpfen wie bei langen Beeten oder Pflanztischen eingesetzt werden.

Die **Nährfilmtechnik** (NFT) ist ein hochperformantes Verfahren. Bei dieser relativ neuen Hydro-Variante werden die Sämlinge oder Stecklinge in einem überdeckten Kanal über Kapillarmatten platziert. Die Nährlösung läuft durch den Kanal, umfließt dabei die Wurzeln und gelangt wieder zurück in den Tank. Zugeführt wird sie meist ohne Pause, rund um die Uhr. Die Wurzeln erhalten praktisch all den Sauerstoff, den sie brauchen, um die Nährlösung zu absorbieren. Bei entsprechendem Fein-Tuning wachsen die Pflanzen äußerst schnell heran. Allerdings bietet das NFT-System praktisch keinerlei Puffer. Da kein Medium existiert, müssen die Wurzeln ständig mit Nährlösung befeuchtet werden. Versagt die Pumpe, sterben die

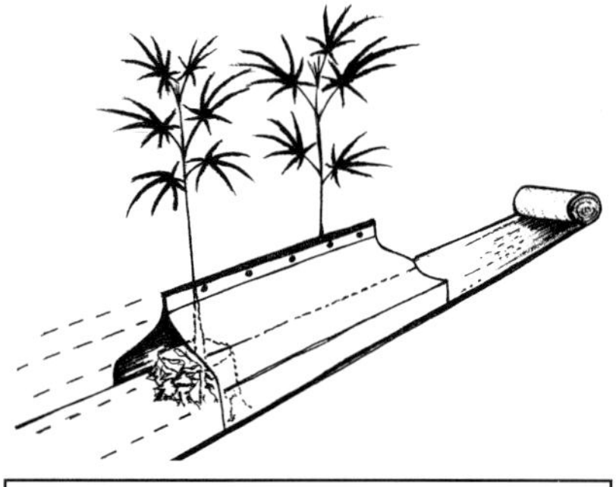

Abb. 85 | Bei der Nährfilmtechnik entwickeln sich die Wurzeln auf Kapillarmatten und werden dabei von Nährlösung umflossen.

Wurzeln ab. Liegt das System einen Tag oder länger trocken, hat das gravierende Konsequenzen. Die Anlage ist nach der Ernte sehr leicht zu reinigen und wieder neu einzurichten. Wer es ohne jede Hilfe mit einem NFT-System versuchen will, sollte einige Jahre Anbauerfahrung haben. Ein kundiger Helfer wird die Sache enorm erleichtern.

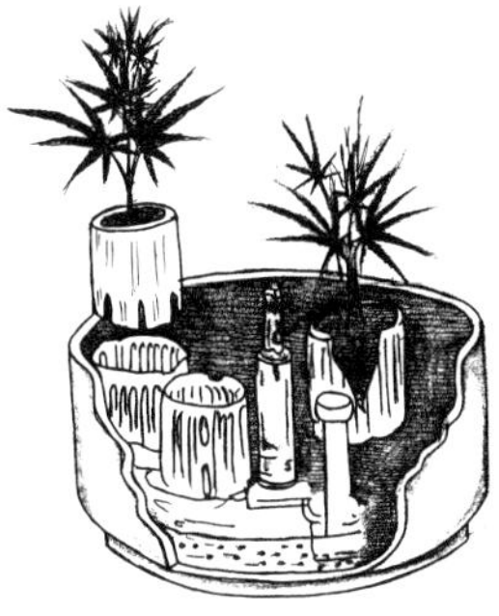

Abb. 86 | Bei der Aeroponik werden die Wurzeln mit Nährlösung besprüht.

Die **Aeroponik** (Wurzelsprühkultur) kommt ohne Medium aus. Hier befinden sich die Wurzeln in einer dunklen Kammer und werden in bestimmten Zeitabständen mit Nährlösung besprüht. Die Luftfeuchtigkeit in dieser Kammer liegt bei rund 100 Prozent. Auf diese Weise sind die Wurzeln optimal mit Nährstoffen und Sauerstoff versorgt. Mit dieser Technik lassen sich phänomenale Wachstumserfolge erzielen, aber sie kann auch sehr heikel sein. Da kein Medium vorhanden ist, gibt es nichts, was Wasser oder Nährstoffe speichern könnte. Fällt die Pumpe aus, trocknen die Wurzeln schnell aus und die Pflanzen gehen ein. Geraten pH-Wert und Nährstoffgehalt aus dem Lot, gibt es hier nichts, was stabilisierend wirken könnte.

Bewurzelte Stecklinge und Sämlinge wachsen im Aeroponiksystem äußerst rasch heran. Bei der Stecklingszucht kommt der Steckling einfach ins System hinein und startet die Versorgung mit Nährlösung. Die Wurzeln können sich in einer Umgebung bilden, die hierzu die idealen Bedingungen bietet.

Das Hydroponik-Medium

Das Medium muss Sauerstoff, Wasser, und Nährstoffe speichern und den Wurzeln Halt geben. Drei Faktoren ermöglichen es den Wurzeln, im Substrat zu gedeihen: Struktur, pH-Wert und Nährstoffgehalt (messbar anhand der elektrischen Leitfähigkeit bzw. des EC-Werts).

Die Struktur eines Substrats wird durch sein Material und die Körnung bestimmt. Von der richtigen Struktur hängt es ab, ob die Wurzeln das Medium gut penetrieren können, ob es gute Dränage hat und Sauerstoff speichert, der die Nährstoffaufnahme fördert. Je gröber die Körnung, desto besser die Durchlüftung, aber umso rascher auch die Entwässerung – um die geringe Wasserhaltekraft zu kompensieren, muss also öfter gewässert werden. Je kleiner die Partikel, desto fester ist das Gefüge des Substrats, und um so langsamer geht die Dränage vonstatten.

Stoffe mit unregelmäßiger Struktur – wie Perlite – haben mehr Oberfläche und somit eine bessere Wasserhaltekraft als runde Körner. Es sollte kein scharfkantiges Material verwendet werden, um Beschädigungen am Wurzelgeflecht zu vermeiden, falls eine Pflanze mal umfällt oder heftig geschüttelt wird. Feiner glatter Kies, Ziegel- oder Basaltsplitt sind für die Marihuanazucht in aktiven Systemen am besten geeignet. Bei der Verwendung von Gesteinssorten ist darauf zu achten, dass sie vulkanischen Ursprungs sind, da hier ein neutraler pH-Wert vorliegt und das Medium nicht zerfällt oder staubfeine Partikel freisetzt, die das System verstopfen können.

Alle Steinsorten sollten gründlich gewaschen werden, um den Staub zu entfernen, der sich sonst am Boden absetzt.

Faserige Materialien wie Vermiculit, Torf, Steinwolle und Kokosfaser speichern sehr viel Feuchtigkeit in ihren Zellen. Solche Substrate sind ideal für passive Hydrokultursysteme, die via Kapillarwirkung funktionieren.

Heißer Tipp

Ein rasch dränierendes Medium ist das A und O der aktiven Hydrokultursysteme.

Mineralische Medien sind inaktiv, sie reagieren nicht mit lebenden Organismen oder mit chemischen Substanzen, eine Beeinflussung der Nährlösung ist hier also nicht zu befürchten. Auch Kokosfaser und Torf sind inaktiv.

Bei anderen Medien hingegen kann es zu unvorhergesehenen Problemen kommen. Schotter aus einem Kalksteinbruch enthält z.B. Kalziumkarbonat, auch alter Beton enthält jede Menge Kalk. Wird gewässert, dann treibt das Kalziumkarbonat den pH-Wert hoch. Es wird nicht einfach sein, ihn wieder zu senken. Medien aus aufbereitetem Beton geben soviel Kalk ab, das sie den Pflanzen früher oder später den Garaus machen werden. Andere Substratmischungen – z.B. aus Kieseln oder Steinen, die von der Meeresküste stammen – könnten möglicherweise zuviel toxisches Salz enthalten. Meist ist es einfacher und auch ökonomischer, ein frisches Substrat zu besorgen, als den Versuch zu unternehmen, das Medium vom Salz zu befreien.

Kokosfaser ist ein hervorragendes Medium für die Hydroponik (Näheres über Kokosfaser siehe *Zuschlagstoffe* im 3. Kapitel, oder auch online unter www.canna.com).

Blähton wird von diversen Herstellern angeboten. Es eignet sich bestens zum Mischen mit Peat-Lite und zum Ziehen von Mutterpflanzen in großen Containern. Ich mag Blähton, weil er so gut dräniert und trotzdem Nährlösung und jede Menge Sauerstoff speichert.

Schaumgummi – hier ist noch kein endgültiges Urteil gefällt. Ich konnte jedoch beobachten, dass er zu passablen Resultaten führt. Große Wasserhaltekraft; für Dochtsysteme weniger geeignet.

Kies war eines der ersten Medien in der Hydrokultur und erfreut sich auch heute noch großer Beliebtheit. Er hat zwar ein hohes Gewicht, ist aber inaktiv und gut durchlüftet, dräniert gut und ist nicht teuer. Er speichert Feuchtigkeit, Nährstoffe und Sauerstoff in der Oberflächenschicht. Damit die Wurzeln nicht beschädigt werden, empfiehlt sich feiner Kies bzw. gewaschener Flusskies, der keine scharfen Kanten aufweist. Der Durchmesser sollte drei bis neun Millimeter betragen, wobei mehr als die Hälfte des Mediums rund sechs Millimeter Durchmesser haben sollte.

Lavagestein, dieses poröse, leichtgewichtige Gestein speichert Feuchtigkeit und Luft in seiner ausgehöhlten Oberfläche. Aufgrund des geringen Gewichts treibt es manchmal an der Oberfläche. Scharfe Kanten können die Wurzeln beschädigen. Dennoch ein brauchbares Medium, verhält sich ähnlich wie Blähton. Siehe auch unter Bimssteingrus im Abschnitt *Zuschlagstoffe* im 3. Kapitel.

Torf besteht aus teilweise zersetzter Vegetation. Die gebräuchlichsten Torfsorten bestehen aus Sphagnum- oder Hypnummoos. Weitere Infos im Abschnitt *Zuschlagstoffe* im 3. Kapitel.

Perlite entwässert rasch. Doch ist es dermaßen leicht, dass es beim Fluten gern oben schwimmt. Weitere Infos im Abschnitt *Zuschlagstoffe* im 3. Kapitel.

Steinwolle ist ein inaktives, steriles Medium mit poröser Struktur, das den Wurzeln festen Halt bietet. Steinwolle ist vermutlich weltweit das beliebteste Hydroponik-Substrat.

Sand ist das Medium, in dem ich jahrelang Stecklinge gezogen habe – ich liebe Sand! Es sollte Flusssand verwendet werden, niemals Meersand oder salziger Sand vom Strand. Er entwässert sehr rasch und speichert dennoch Feuchtigkeit. Zwar hat er ein ziemliches Gewicht, aber ich mag ihn trotzdem.

Sägemehl speichert zuviel Wasser, um für den Anbau von Marihuana zu taugen, außerdem ist es zu sauer.

Vermiculit hat eine sehr gute Wasserhaltekraft und eignet sich – vermischt mit Sand oder Perlite – am besten zur Anzucht von Stecklingen. Weitere Infos im Abschnitt *Zuschlagstoffe* im 3. Kapitel.

Heißer Tipp

Der pH-Wert sollte täglich (spätestens alle zwei Tage) überprüft werden, um festzustellen, ob er den Idealwert hat oder zumindest nicht weit davon entfernt ist!

pH-Wert

Der pH-Wert der Nährlösung reguliert die Verfügbarkeit der Ionen, welche die Pflanze zur Assimilation benötigt. In der Hydroponik gedeiht Marihuana sehr gut im Bereich zwischen 5,5 und 6,5, wobei der Idealbereich zwischen 5,8 und 6,0 liegt.

Bei der Hydrokultur braucht der pH-Wert ein besonders wachsames Auge, denn hier liegen sämtliche Nährstoffe in gelöster Form vor und sind leichter verfügbar als bei Bodenkultur. Und weil die einzelnen Nährstoffe in unterschiedlicher Menge absorbiert werden, kann sich der pH-Wert der Lösung im Nu verändern. Solange er nur um einen halben Punkt abweicht, gibt es keine Probleme. Liegt er freilich über 7 oder unter 5,5, wird die Aufnahme mancher Nährstoffe verzögert.

Allgemein ist bei Hydrokultur ein niedrigerer pH-Wert erforderlich als bei der Bodenkultur. Je nach Pflanze, Medium und Hydroponik-System kann der pH-Wert leicht schwanken. Im Bereich zwischen 5,5 und 6,5 hat jedes Hydro-Medium seinen eigenen Optimalwert. Richten Sie sich beim pH-Wert nach den Anweisungen des Düngerherstellers und benutzen Sie bei der Korrektur die von ihm empfohlenen Chemikalien, weil diese am besten mit dem jeweiligen Dünger reagieren.

Die Regulierung des pH-Werts

Korrektur nach oben ist möglich mit:

- *Kaliumhydroxid (Ätzkali)*
- *Auf keinen Fall das gefährliche Natriumhydroxid (Ätznatron) verwenden!*

Korrektur nach unten ist möglich mit:

- *Salpetersäure*
- *Phosphorsäure*
- *Zitronensäure*
- *Essig*

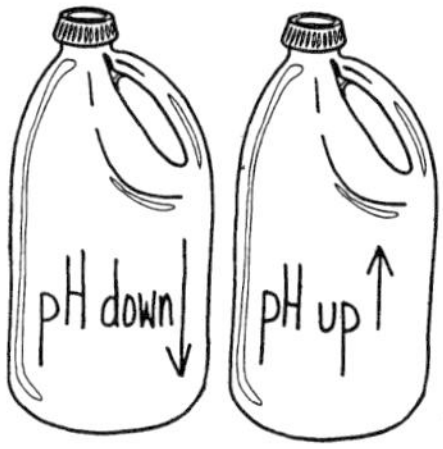

Abb. 87 | Kaufen Sie lieber Präparate wie pH-Up und ph-Down, statt mit konzentrierter Säure zu hantieren. Die im Handel angebotenen Präparate sind gepuffert und sicher.

Halten Sie sich in jedem Fall an die aufgedruckte Gebrauchsanweisung. Nicht vergessen: Das Präparat muss nach und nach in den Tank gemischt werden und vollkommen in der Flüssigkeit verteilt sein! Dünger sind normalerweise sauer und senken den pH-Wert der Nährlösung. Aber es wird ja permanent Nährlösung von den Pflanzen aufgenommen, wobei das im Transpirationsstrom aufsteigende Wasser dann verdunstet. Dadurch steigt der pH-Wert wieder.

Vor dem Zugeben des Düngers empfiehlt es sich, den pH-Wert des Wassers zu stabilisieren.

Wenn der pH-Wert um einen halben Punkt abweicht, muss eine Korrektur vorgenommen werden.

EC, TDS, DS, CF und ppm

Reines Wasser (Aqua Destillata, H2O) ist ein Isolator. Es leitet nicht, der EC-Wert ist gleich Null. Sobald es jedoch verunreinigt ist, wird durch die negativen und positiven Ladungen der Ionen ein Stromfluss ermöglicht. Eine Wasseranalyse macht ersichtlich, welche Verunreinigungen und gelösten Stoffe sich im Leitungswasser befinden. Die gelösten Salze leiten den Strom. Wird reinem Wasser Dünger hinzugefügt, erhöht sich also die Leitfähigkeit bzw. der EC-Wert.

Gemessen wird die Nährstoffkonzentration anhand ihrer Fähigkeit, Elektrizität durch die Lösung zu leiten. Gelöste Salze – Hauptbestandteil jeder hydroponischen Nährlösung – bewirken, dass in der Flüssigkeit Strom fließt. Derzeit werden verschiedene Methoden zur Messung der elektrischen Leitfähigkeit einer Nährlösung benutzt. Zu ihnen gehören

EC	=	Electrical Conductivity, elektrische Leitfähigeit
CF	=	Conductivity Factor, Leitfaktor
ppm	=	Parts per Million, Millionstel Anteil
TDS	=	Total Dissolved Salts, Gesamtmenge der gelösten Salze
DS	=	Dissolved Solids, gelöste Stoffe

In den USA messen die meisten Anbauer ihre Düngerkonzentration in ppm. Dies ist allerdings keine so präzise und zuverlässige Methode wie die Ermittlung des EC-Werts.

Der Unterschied zwischen EC, CF, ppm, TDS und DS ist komplexer, als es auf den ersten Blick erscheinen mag. Alle Methoden gehen von der gleichen Grundlage aus, doch jede interpretiert die Information anders. Beginnen wir mit dem EC-Wert, der genauesten und zuverlässigsten Messmethode.

Gemessen wird die elektrische Leitfähigkeit in Milli-Siemens pro Zentimeter (mS/cm) oder Micro-Siemens pro Zentimeter (µS/cm); ein mS/cm entspricht 1000 µS/cm. Sie ist ein Maß für die Summe aller im Wasser gelösten Ionen bzw. gelösten Salze.

Die ppm-Tester messen eigentlich den EC-Wert und rechnen ihn dann in ppm um. Leider haben die EC- und die ppm-Methode direkt nichts miteinander zu tun. Die registrierte Entladung jedes Nährstoffs (Salzes) ist anders. Um diese Hürde zu überwinden, wurde ein Standard festgesetzt, demzufolge „ein spezifischer EC-Wert einer spezifischen Menge von Nährlösung entspricht". Der ppm-Wert ist keineswegs genau, sondern nur eine ungefähre Größe.

Aber es wird noch konfuser. Die Hersteller von Messgeräten benutzen bei der Umrechnung von CF zu ppm unterschiedliche Standards, nämlich:

- **Hanna** 1/mS/cm = 500 ppm
- **Eutech** 1/mS/cm = 640 ppm
- **New Zealand Hydro** 1/mS/cm = 700 ppm

Bei empfohlenen ppm-Werten ist also immer Vorsicht geboten. Um bei dem ganzen Chaos noch halbwegs durchzublicken, halten wir für Benutzer der unten genannten Fabrikate zum Nachschlagen die folgende Tabelle bereit (1 ppm entspricht 0,0001 Prozent).

EC MS/c	Hanna 0,5	Eutech 0,64	Truncheon 0,70	CF 0
0,1	50 ppm	64 ppm	70 ppm	1
0,2	100 ppm	128 ppm	140 ppm	2
0,3	150 ppm	192 ppm	210 ppm	3
0,4	200 ppm	256 ppm	280 ppm	4
0,5	250 ppm	320 ppm	350 ppm	5
0,6	300 ppm	384 ppm	420 ppm	6
0,7	350 ppm	448 ppm	490 ppm	7
0,8	400 ppm	512 ppm	560 ppm	8
0,9	450 ppm	576 ppm	630 ppm	9
1,0	500 ppm	640 ppm	700 ppm	10
1,1	550 ppm	704 ppm	770 ppm	11
1,2	600 ppm	768 ppm	840 ppm	12
1,3	650 ppm	832 ppm	910 ppm	13
1,4	700 ppm	896 ppm	980 ppm	14
1,5	750 ppm	960 ppm	1.050 ppm	15
1,6	800 ppm	1.024 ppm	1.120 ppm	16
1,7	850 ppm	1.088 ppm	1.190 ppm	17
1,8	900 ppm	1.152 ppm	1.260 ppm	18
1,9	950 ppm	1.260 ppm	1.330 ppm	19
2,0	1.000 ppm	1.280 ppm	1.400 ppm	20
2,1	1.050 ppm	1.344 ppm	1.470 ppm	21
2,2	1.100 ppm	1.408 ppm	1.540 ppm	22
2,3	1.150 ppm	1.472 ppm	1.610 ppm	23
2,4	1.200 ppm	1.536 ppm	1.680 ppm	24
2,5	1.250 ppm	1.600 ppm	1.750 ppm	25
2,6	1.300 ppm	1.664 ppm	1.820 ppm	26
2,7	1.350 ppm	1.728 ppm	1.890 ppm	27
2,8	1.400 ppm	1.792 ppm	1.960 ppm	28
2,9	1.450 ppm	1.856 ppm	2.030 ppm	29
3,0	1.500 ppm	1.920 ppm	2.100 ppm	30
3,1	1.550 ppm	1.984 ppm	2.170 ppm	31
3,2	1.600 ppm	2.048 ppm	2.240 ppm	32

Jedes einzelne Element in der Nährlösung hat einen anderen Leitfaktor. Reines Wasser leitet nicht. Sobald aber Salze/Metalle hinzugefügt werden, steigt die Leitfähigkeit proportional an. Einfache elektronische Messgeräte messen diesen Wert und interpretieren ihn als Gesamtmenge der gelösten Stoffe (TDS = Total Dissolved Solids). Bei den Nährlösungen, die beim Anbau von Marihuana verwendet werden, bewegt sich der Wert im Allgemeinen zwischen 500 und 2.000 ppm. Ist die Konzentration zu hoch, kann sich der interne Prozess der Osmose umkehren, was zum Austrocknen der Pflanze führt. Ganz allgemein sollte ein Mittelwert zwischen 800 und 1.200 ppm gehalten werden. Der Grad der Konzentration wird natürlich davon beeinflusst, wie die Wurzeln Nährstoffe aufnehmen und wie viel Wasser verdunstet. Die Lösung wird schwächer, wenn die Pflanzen die Nährstoffe verbrauchen, doch aufgrund der Wasserverdunstung erhöht sich die Nährstoffkonzentration. Die Konzentration der Lösung wird entweder durch Düngerzugabe oder durch Verdünnen mit Wasser reguliert.

Heißer Tipp

Verwenden Sie ein EC-Messgerät, um die Konzentration der Nährlösung zu bestimmen, denn die elektrische Leitfähigkeit ist eine zuverlässige Messmethode.

So können Sie Ihre Nährstoffe auf dem gleichen Level einpegeln, unabhängig von dem Messgerät, das Sie besitzen. Bei der ppm-Messung werden Sie feststellen, dass je nach Hersteller unterschiedliche Werte ausgegeben werden.

Viele Faktoren können den EC-Wert aus dem Lot bringen. Wird zu wenig gegossen oder trocknet der Garten ganz aus, steigt der EC-Wert an. Der Wert kann tatsächlich zwei- oder dreimal so hoch sein wie die Input-Lösung, wenn die Steinwolle nicht ausreichend gewässert wird. Der Anstieg im Medium führt dazu, dass sich einige Nährstoffe schneller anreichern als andere. Verdoppelt sich der EC-Wert, kann unter entsprechenden Bedingungen der Natriumgehalt auf das Vier- oder gar Sechsfache ansteigen! Natürlich sollte im Anbauraum überhaupt kein Natrium vorhanden sein – höchstens im Leitungswasser, und dort auch nur bis zu 50 ppm.

Wenn Sie bei jeder Wässerung 10 bis 20 Prozent überschüssige Nährlösung aus der Steinwolle ablaufen lassen, wird dies den Leitfaktor stabilisieren. Mit der ablaufenden Flüssigkeit werden überschüssige Düngersalze fortgespült, die sich im Medium angereichert haben.

Wenn bei Steinwolle der EC-Wert der Nährlösung zu hoch ist, lassen Sie bei jedem Wässern mehr Flüssigkeit ablaufen – statt 10 bis 20 Prozent nun also 20 bis 30 Prozent. Um den EC-Wert zu erhöhen, geben Sie mehr Dünger in die Lösung oder setzen Sie eine frische Lösung an.

Die Messung der Dissolved Solids (DS) gibt Auskunft darüber, wie viele Millionstel (ppm) gelöste Stoffe in der Lösung enthalten sind. Bei 1.800 ppm befinden sich also 1.800 Teile Nährstoffe in 1 Million Teile Lösung, oder 1.800/1.000.000.

Das EC-Messgerät liefert eine Angabe über die Gesamtmenge der Elemente, die sich in Ihrer Lösung oder im Wasser befinden. Auf seiner LCD-Anzeige zeigt es den EC-Wert an bzw. welcher elektrische Strom zwischen den zwei Elektroden des Gerätes fließt. Sauberes Regenwasser hat einen EC-Wert von nahezu 0. Bevor Sie Regenwasser nutzen, überprüfen Sie anhand des pH-Werts und EC-Werts, ob es nicht eventuell sauer ist („saurer Regen").

Bei destilliertem Wasser, das in Flaschen oder Kanistern erhältlich ist, zeigt sich beim Messen oft ein geringer Wert, weil es nicht hundertprozentig rein ist. An hundertprozentig reines Wasser ist nicht leicht heranzukommen. Doch für unsere hydroponische Nährlösung brauchen wir es gar nicht.

Um einen genauen Wert zu erhalten, muss beim EC-Messen auch die Temperatur berücksichtigt werden. Hochwertige Geräte haben daher eine automatische und manuelle Einstellvorrichtung für die Temperatur. Das Kalibrieren des EC-Messgeräts funktioniert übrigens ähnlich wie beim pH-Meter. Halten Sie sich einfach an die Gebrauchsanleitung. Um eine genaue Zahl zu erhalten, stellen Sie sicher, dass Ihre Nährlösung und die Lösung im System die gleiche Temperatur haben.

Billige Messgeräte halten höchstens ein Jahr, die teuren können viele Jahre lang halten. Die Lebensspanne des EC-Meters ist abhängig von regelmäßiger Pflege – ganz gleich, wie teuer es gewesen sein mag. Die Elektrodenstifte müssen auf jeden Fall immer sauber sein und feucht gehalten werden. Studieren Sie genau die Anweisungen zu Pflege und Wartung. Achten Sie auf korrodierende Stellen an den Elektroden, denn mit rostigen Stiften erhalten Sie keine präzise Messung mehr.

Eine EC-Messung gibt nur Auskunft über die Gesamtmenge der Nährstoffe, nicht über einzelne Elemente. Bei einem EC-Wert von 1,0 könnte beispielsweise zu viel Natrium und Schwefel in der Lösung enthalten sein. Es könnte aber genauso gut bedeuten, dass bei der Lösung alles im Lot ist, alle Nährstoffe im richtigen Verhältnis vorhanden sind. Der EC-Wert macht nur dann Sinn, wenn Sie beim Ansetzen der Nährlösung auf die richtigen Mengenverhältnisse achten.

Heißer Tipp

Prüfen Sie regelmäßig den EC-Wert des Wassers, des Mediums und der beim Wässern abgelaufenen Flüssigkeit.

Um den EC-Wert zu prüfen, nehmen Sie Nährlösungsproben sowohl aus dem Tank wie aus der Steinwolle. Sie sparen Zeit und Aufwand, wenn Sie auch gleich die pH-Werte messen. Bei der Steinwolle muss die Probe aus mindestens fünf Zentimeter Tiefe entnommen werden (z.B. mit einer Spritze). Geben Sie jede der beiden Proben in ein sauberes Gefäß. Untersuchen Sie die Proben mit dem EC-Meter. Unter normalen Bedingungen sollte der EC-Wert in der Steinwolle ein wenig höher sein als in der Lösung im Tank. Wenn er wesentlich höher ist als der Wert der Tanklösung, liegt eine Salzanreicherung in der Steinwolle vor. In diesem Falle wird die Steinwolle gründlich mit verdünnter Nährlösung durchgespült und anschließend die alte Nährlösung durch eine frische neue ersetzt.

Sterilisation

Soll das Pflanzmedium wiederverwendet werden, müssen Sie es sterilisieren, um der Entwicklung von Keimen und Schädlingen entgegenzuwirken. Sterilisieren ist billiger und oft einfacher, als das alte Medium durch ein neues zu ersetzen. Die Sterilisation funktioniert am besten bei festen Medien, die ihre Form behalten – also Kies und Blähton. Bei Substraten mit veränderlicher Struktur – also Steinwolle, Kokosfaser, Torf, Perlite und Vermiculit – sollten Sie von einer Wiederverwendung absehen, da die ggf. im kompakten Substrat noch vorhandenen abgestorbenen Wurzeln Probleme verursachen können.

Nach der Sterilisation ist das Medium frei von schädlichen Mikroorganismen wie

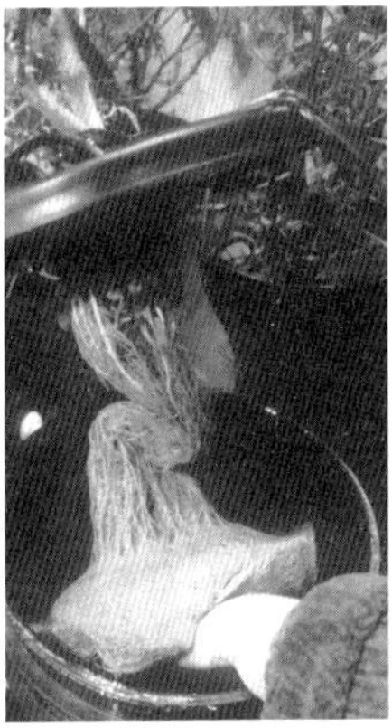

Abb. 88 | Die Wurzeln in diesem Hydrotopf sind drei Monate alt.

Bakterien und Pilzen, von Ungeziefer und seinen Eiern.

Vor dem Sterilisieren muss sämtliches Wurzelwerk aus dem Medium entfernt werden. Bei einer Marihuanapflanze im Alter von drei oder vier Monaten, die eine Höhe von 1,2 bis 1,5 Meter erreicht hat, ist der Wurzelballen etwa so groß wie ein altes Tischtelefon. Sie sollten in jedem Fall versuchen, den größten Teil der Wurzeln zu entfernen. Je weniger Fäden zurückbleiben, desto geringer die Chance, dass Probleme mit Krankheitskeimen oder Schädlingen auftreten oder es durch verstopfte Schläuche zu Funktionsstörungen kommt.

So reinigen und sterilisieren Sie das Medium:

- *Manuell das Wurzelgeflecht entfernen, das sich in Bodennähe gebildet hat.*
- *Anhaftende Partikel des Mediums abschütteln. Vermutlich ist es einfacher, mit frischem Medium aufzufüllen, als das alte zwischen den Wurzeln herauszupulen.*
- *Medien wie Blähton oder Kies werden gesiebt. Das Sieb auf einen Eimer legen und das Medium draufschütten.*
- *Medium auf dem Boden ausbreiten und mit einem Schwenkventilator trocknen. So lösen sich auch die noch anhaftenden Wurzelreste.*
- *Das Substrat kann auch in einer Tonne oder der Badewanne ausgewaschen werden. Das klappt am besten bei leichteren Substraten wie Blähton oder Glimmer. Die Wurzeln treiben dann an der Oberfläche und können abgefischt werden.*
- *Sind die Wurzeln entfernt, das Substrat sterilisieren, indem es mindestens eine Stunde in einer fünfprozentigen Bleiche belassen wird. Dann die Sterilisierflüssigkeit ablaufen lassen bzw. abpumpen und das Medium mit reichlich frischem Wasser spülen.*

Eine Badewanne mit Schlauchbrause ist für die Substratwäsche ideal. Decken Sie den Abfluss mit einem Sieb ab, kippen Sie das Substrat in die Wanne und waschen Sie es mit der Brause gründlich aus. Vermutlich werden Sie die Wanne mehrmals mit frischem Wasser füllen müssen, um alle Rückstände der Sterilisierflüssigkeit wegzuspülen.

Eine Alternative, die allerdings nur bei Sonnenwetter funktioniert: Die Steinwolle an einem sonnigen Platz auf einer schwarzen Plastikplane ausbreiten, dann mit schwarzer Folie zudecken. Dann das Ganze einige Tage lang in der Sonne braten lassen. Die Steinwolle wird sich auf bis zu 60 Grad Celsius oder mehr erhitzen. Das genügt, um die meisten Keime und Schädlinge auszumerzen.

Es gibt Anbauer, die Steinwolle und Kokosfaser nach der Ernte noch für eine zweite Anpflanzung benutzen. Manche hatten schon guten Erfolg damit, andere Probleme mit Krankheiten und Schädlingen. Ganz allgemein würde ich eine Wiederverwendung nur bei Medien empfehlen, die nicht zerfallen oder zum

Zusammenklumpen neigen – also bei Blähton, Kies, Lavagestein und Sand.
Soll die komplette Anlage sterilisiert werden, lassen Sie zuerst die Lösung aus dem Reservoir. Sie sollten sie hinaus in den Garten leiten, keinesfalls in den Abfluss.

Rühren Sie eine Lösung aus gewöhnlicher Wäschebleiche (Kalzium- oder Natriumhypochlorit) an – 1 Teil Bleiche auf 9 Teile Wasser. Statt Bleiche können Sie auch Chlorwasserstoff nehmen, der z.B. auch bei Hot-Tubs und Schwimmbädern verwendet wird.

Fluten Sie das Medium mit der Sterilisierlösung, lassen Sie diese eine halbe Stunde lang einwirken. Danach ablaufen (nicht ins Freie – wenn Pflanzen mit der Brühe in Kontakt kommen, droht Blattverlust!) und spülen Sie anschließend das ganze System – Beete, Schläuche und Abflüsse – mit reichlich frischem Wasser gründlich durch. Zur Sicherheit zweimal eine halbe Stunde lang spülen, damit keine giftigen Chemikalien zurückbleiben. Alle Flüssigkeit aus dem Tank entfernen. Sichtbare Salzrückstände beseitigen Sie mit einem großen Schwamm, der in einem Eimer mit sauberem Wasser ausgewaschen wird.

Die Nährstoffe der Hydroponik

Hochwertige Nährstoffkombinationen für die Hydrokultur enthalten alle notwendigen Nährstoffe in löslicher Form, so dass sich keinerlei Rückstände bilden. Verwenden Sie immer den besten Hydrodünger, den Sie finden können. Es sind viele exzellente Präparate im Handel, die eine ausgewogene Nährstoffpalette bieten und beim Anbau von Marihuana sehr gute Resultate bringen. Hydrodünger mit zwei oder drei Komponenten sollten alle erforderlichen Makro- und Mikronährstoffe enthalten. Bei Billigfabrikaten mit unreinen Stoffen können Rückstände bzw. Ablagerungen, die sich rasch ansammeln, ein Mehr an Arbeitsaufwand bedeuten. Qualitativ hochwertige Nährstoffpräparate in löslicher Form sind bei richtiger Anwendung sofort für die Pflanze verfügbar. Eine genaue Kontrolle der Pflanzen ist wesentlich einfacher, wenn hochwertige und reine Nährstoffprodukte verwendet werden.

Heißer Tipp

Verwenden Sie stets hochwertige hydroponische Nährstoffe in Lebensmittelqualität. Billigfabrikate enthalten Unreinheiten.

Die Marihuanapflanze muss die Nährstoffe verarbeiten können. Ob diese nun organischen Ursprungs sind oder ob es sich um simple chemische Elemente und Zusammensetzungen handelt, spielt dabei keine Rolle. Bei richtiger Anwendung wird jede Art von Dünger gute Resultate bringen. Zwecks genauerer Informationen über Nährstoffe schlagen Sie im 4. Kapitel nach und lesen Sie, was dort über *Wasser und Nährstoffe* steht. Prinzipiell gelten bei der Hydrokultur die gleichen Grundsätze wie bei Erdmischungen.

Die Nährlösung

Grundsätzlich sollte die Nährlösung alle zwei Wochen (spätestens alle drei Wochen) gewechselt werden. Nicht vergessen, dass bei großen Pflanzen öfter ausgetauscht werden muss, da sie mehr Nährstoffe aufnehmen. Die Lösung könnte auch länger darin bleiben, doch kommt es rasch zu einem unausgewogenen Verhältnis. Manche Anbauer wechseln die Lösung jede Woche, um Probleme von vornherein auszuschließen. Die Pflanzen absorbieren die Nährstoffe in unterschiedlicher Menge, deshalb sind manche schneller aufgebraucht als andere, was zu komplexen Problemen führen kann. Die beste Vorbeugungsmaßnahme ist, oft die Nährlösung auszutauschen. Wer beim Dünger knausert, riskiert Kümmerwuchs. Ein gestörtes Gleichgewicht der Nährstoffpalette hat zudem eine Veränderung des pH-Werts zur Folge, gewöhnlich nach unten. Sie vermeiden Probleme, indem Sie reine Nährstoffe verwenden und das Substrat beim Austausch der Nährlösung gründlich mit frischem lauwarmen Wasser durchspülen.

Faustregel
Wechseln Sie die Nährlösung alle 14 Tage.

Heißer Tipp
Wechseln Sie die Nährlösung jede Woche!

Bei der Hydrokultur bietet sich die Möglichkeit, Pflanzen mit einem Maximum an Nährstoffen zu versorgen. Es besteht aber auch die Gefahr, dass sie verhungern oder sehr schnell überdüngt sind. Vergessen Sie nie, dass es sich hier um ein hochsensibles System handelt. Ein einziger Störfaktor – sei es ein Stromausfall, ein Versagen der Pumpe, eine verstopfte Leitung oder eine jähe Schwankung des pH-Werts – kann im Nu große Schäden verursachen. Wenn Ihnen nur ein einziger Fehler unterläuft, kann dies zum raschen Absterben oder letalen Verkümmern der Pflanzen führen!

Heißer Tipp
Nicht einfach nur mit Leitungswasser spülen. Eine Spülung mit milder Nährlösung (1/4 der üblichen Dosis) wird mehr überschüssige Düngersalze entfernen als normales Wasser.

Die Lösung im Auge behalten

Die Pflanzen verbrauchen so viel Wasser, dass die Nährlösung regelmäßig aufgefüllt werden muss. Wasser wird rascher verbraucht als Nährstoffe, daher wird ein gelegentliches Nachfüllen des Tanks mit pH-reguliertem Wasser die Nährlösung ein oder zwei Wochen lang relativ gut im Gleichgewicht halten. In keinem Fall darf die Nährlösung länger als vier Wochen im System bleiben. Smarte Anbauer tauschen etwa einmal pro Woche aus. Ehe die neue Nährlösung in den Tank kommt, spülen Sie das gesamte System einige Stunden lang mit einer schwachen Nährlösung durch.

Faustregel

Täglich den EC-Wert überprüfen: sowohl in Tank und Substrat wie in der ablaufenden Lösung, und zwar alle im gleichen Zeitraum.

Benutzen Sie einen elektronischen EC-Stift, um den Wert der gelösten Stoffe in der Lösung zu beobachten. Hin und wieder werden Sie etwas Düngerkonzentrat hinzufügen müssen, um beim Nachfüllen den EC-Wert im Behälter konstant zu halten. Der Behälter muss immer voll sein. Je kleiner so ein Tank ist, desto rascher wird er leer – der Lösungspegel muss ständig überprüft werden, bei kleinen Tanks täglich.

Die Zusammensetzung der Lösung

Die nachfolgende Liste bietet Richtlinien, wie der Nährstoffpegel in ppm auf einem befriedigendem Level zu halten ist. Es sollte sich nicht zu weit von diesem Bereich entfernen, um Nährstoffmangel oder –überschuss zu vermeiden.

Nährstoff-Richtwerte in ppm *(1 ppm entspricht 0,0001 %)*

	Höchstwert	**Durchschnittswert**
Stickstoff (N)	150 – 1.000	250
Kalzium (Ca)	100 - 500	200
Magnesium (Mg)	50 - 100	75
Phosphor (P)	50 - 100	80
Kalium (K)	100 - 400	300
Schwefel (S)	200 – 1.000	400
Kupfer (Cu)	0,1 - 0,5	0,05
Bor (B)	0,5 - 5,0	1,0
Eisen (Fe)	2,0 - 10	5,0
Mangan (Mn)	0,5 - 5,0	2,0
Molybdän (Mb)	0,01 - 0,05	0,02
Zink (Zn)	0,5 - 1,0	0,5

Richtwerte für den Gehalt an löslichen Salzen

Angabe des EC-Werts in Milli-Siemens (mS):

erwünscht	vertretbar (könnte aber problematisch werden)	Schaden durch Versalzung wahrscheinlich
0,75 bis 2,0	2,0 bis 3,0	3,0 und höher

Für die Bestimmung der Konzentration der Nährlösung:
1 mS = 1mMho/cm2 = ungefähr 650 ppm gelöste Stoffe

Der Tank für die Nährlösung

Der Tank sollte so groß wie möglich sein – je mehr Lösung hineinpasst, desto besser. Wenn Sie es versäumen, rechtzeitig Wasser und/oder Nährlösung nachzufüllen, kann es den Verlust Ihrer Pflanzen bedeuten. Die Pflanzen brauchen viel Wasser. Es verdunstet ja auch ein Teil des im System befindlichen Wassers! Je nach Verhältnissen ist mit 5 bis 25 Prozent Nährlösungsverbrauch pro Tag zu rechnen. In trockenen, mit Pflanzen vollgestellten Räumen ist der Verlust noch größer. Bei Ebbe-Flut-Systemen verdunstet jedesmal viel Wasser, wenn der Tisch geflutet wird.

Durch Abdecken des Sammelbehälters lässt sich die Verdunstung mindern. Wird das Wasser verbraucht, erhöht sich die Konzentration der gelösten Elemente – die Lösung enthält weniger Wasser, aber noch fast die gleiche Menge an Nährstoffen. Anspruchsvollere Anlagen haben ein Ventil mit Schwimmer, so dass Frischwasser zuläuft, sobald der Pegel im Tank sinkt. Die meisten Tanks haben an der Innenwand eine Markierung, an der Sie erkennen, wenn der Pegel sein Minimum erreicht hat und Wasser nachgefüllt werden muss. Falls keine Markierung vorhanden ist, bringen Sie eine an. Um den Verlust durch Verdunstung zu kompensieren, sollte der Tank mindestens 25 Prozent mehr Nährlösung enthalten, als zum Fluten der Beete benötigt wird. Je mehr Flüssigkeit zur Verfügung steht, desto besser.

Die Pumpe sollte in der Lage sein, die Lösung aus dem Tank zu heben. Haben Sie den Behälter hoch genug aufstellt, kann die verbrauchte Nährlösung mit einem Siphonschlauch zum nächsten Abfluss oder hinaus in den Freilandgarten geleitet werden.

Faustregel

Überprüfen Sie im Behälter täglich den Pegel der Nährlösung und füllen Sie – falls erforderlich – auf.

Die Temperatur der Nährlösung

Die Nährlösung im Tank sollte eine Temperatur zwischen 15,5 und 24 Grad Celsius haben. Um Energie und Kosten zu sparen, sollten Sie lieber die Nährlösung erwärmen, statt den Raum zu heizen. Sie bewerkstelligen dies mit einer Aquarienheizung, Heizkabeln oder -stäben, die in der Flüssigkeit versenkt werden. Bei einem großen Tank kann es einen Tag oder länger dauern, bis sich die Lösung erwärmt hat. Schalten Sie die Heizung nie bei leerem Tank ein, da sie sich im Nu überhitzt und durchbrennt.

Heißer Tipp

Eine wohltemperierte Nährlösung mit 15,5 bis 18,5 Grad Celsius speichert erheblich mehr Sauerstoff als eine mit 24 Grad Celsius.

Ist die Luft kühler als das Wasser, verdunstet das Wasser rasch. Je größer der Temperaturunterschied, desto feuchter die Luft! Bei einer Lösungstemperatur um 16 Grad Celsius halten sich Verdunstung und Luftfeuchtigkeit in Grenzen, sie fördert obendrein die Nährstoffaufnahme. Eine eher kühle Nährlösung speichert mehr Sauerstoff, der wichtig ist für die Nährstoffaufnahme.

Warnung

Die Temperatur der Nährlösung sollte niemals höher als 30 Grad Celsius sein. Erwärmte Wurzeln ziehen fatale Schädlinge an, sind krankheitsanfällig, und die Sauerstoffaufnahme ist erheblich geringer.

Wenn Sie die Nährlösung nachfüllen, sollte die Temperatur des Wassers bei 16 Grad Celsius liegen. Wärmeres Wasser löst die Nährstoffe schneller, enthält aber weniger Sauerstoff. Eine im Tank versenkte Luftpumpe (wie sie bei Aquarien verwendet wird) hilft, die Temperaturdifferenz zwischen Raumluft und Tankinhalt zu verringern.

Die Wassertemperatur sollte niemals höher als 30 Grad Celsius sein. Zu hohe Temperaturen schaden den Wurzeln. Und haben sie einen Hitzeschaden weg, sind sie sehr anfällig für Fäule, Welkekrankheiten und Trauermückenbefall.

Der Bewässerungszyklus

Der Bewässerungszyklus richtet sich nach Pflanzengröße, Klimaverhältnissen und Medium. Handelt es sich um große, runde und glatte Körner, die rasch entwässern – etwa um feinkörnigen Kies –, dann muss vier- bis zwölfmal am Tag gewässert werden, und zwar jeweils für 5 bis 30 Minuten. Bei faserigen Materialien wie Vermiculit, die nicht so rasch dränieren, wird weniger oft gewässert, oft nur einmal pro Tag.

Flutsysteme mit feinem Kies werden im Allgemeinen zweimal täglich 30 Minuten lang geflutet. Das Wasser sollte bis zu zwölf Millimeter unter der Oberfläche des

Kiesbetts ansteigen und jedesmal wieder vollkommen ablaufen.

Bei Topfeed-Systemen wird fünf Minuten oder länger gewässert, und zwar mindestens dreimal täglich. Oft dehnen Anbauer den Bewässerungszyklus auf 24 Stunden aus, vor allem, wenn in rasch dränierenden Medien wie Blähton angebaut wird. Während des Anstaus und kurz danach haben Pflanzbeet und Tankinhalt die gleiche Nährstoffkonzentration. Doch ändern sich nach und nach sowohl pH-Wert wie Nährstoffkonzentration. Wenn zwischen den Wässerungen entsprechend viel Zeit verstreicht, kann sich die Konzentration soweit verändern, dass die Pflanze nichts mehr aufnehmen kann.

Wie oft gewässert werden sollte – darüber gibt es geteilte Ansichten. Am besten experimentieren Sie ein wenig und sammeln eigene Erfahrungswerte. Wie ein Anbauer zu mir sagte: „Nach 'ner Weile hat man den Bogen raus." Bei ihm hat es mehrere Ernten gebraucht, bis seine Hydrokultur richtig funktionierte. Nun erntet er unter seinen Hochdrucklampen im Blüteraum monatlich 0,5 Gramm pro Watt.

Faustregel

Die biologische Aktivität kommt auf Touren, indem die Nährlösung bei 15,5 bis 18,5 Grad Celsius gehalten wird.

Nährstoffprobleme

Bei regelmäßiger Pflege und Überwachung werden sich kaum Probleme mit Nährstoffen einstellen. Sind mehr als nur ein paar einzelne Pflanzen betroffen, überprüfen Sie als Erstes die Schlauchverbindungen. Vergewissern Sie sich, ob die betroffenen Pflanzen auch die volle Dosis der Nährlösung erhalten. Als nächstes wird beim Substrat rings um die Pflanze geprüft, ob es von der Lösung penetriert wird und die Wurzeln feucht sind. Prüfen Sie auch die Wurzelzone, um sicherzustellen, dass die Wurzeln keine Ablaufrohre verstopfen bzw. dass keine Staunässe vorliegt.

Sollte all dies in Ordnung sein, bleibt nur eins: Tauschen Sie die Nährlösung aus. Stellen Sie sicher, dass der pH-Wert des Wassers zwischen 5,5 und 6,5 liegt, bevor Sie Nährstoffe zusetzen.

Falls mit dem Austausch der Nährlösung das Problem nicht behoben sein sollte, könnte der Wechsel zu einem neuem Düngerfabrikat helfen. Schauen Sie auf den Farbtafeln im Buch nach, um welchen Nährstoffmangel oder -überschuss es sich in Ihrem Fall handelt. Bei Mangel verabreichen Sie vom fehlenden Nährstoff 10 bis 20 Prozent mehr (in Chelatform), bis die Symptome verschwinden. Im Falle einer Überdosierung wird das Medium ausgiebig durchgespült.

Es gibt beim Hydroponik-Anbau kein Bodensubstrat, das bei Nährstoff-Unregelmäßigkeiten als Puffer wirkt. Daher verbreiten sich die Symptome – Verfärben der Blätter, verlangsamtes Wachstum etc. – sehr rasch. Ein unerfahrener Anbauer muss lernen, wie er Nährstoffprobleme schon im Frühstadium erkennt, um Schäden zu verhindern, von denen sich die Pflanzen nur sehr langsam wieder erholen. Jede Behandlung von Nährstoffmangel oder -überschuss muss fix und zielsicher erfolgen.

Sind dann entsprechende Maßnahmen getroffen, dauert es freilich einige Tage, bis die Pflanze eine Reaktion zeigt.

Schwierig wird die Diagnose, wenn es gleichzeitig an zwei oder mehreren Nährstoffen mangelt bzw. Überschuss herrscht. In solchen Fällen kann es sein, dass die Symptome nicht direkt auf eine bestimmte Ursache hindeuten. Wenn das Problem hoffnungslos vertrackt scheint, tauschen Sie einfach die Nährlösung aus – in der Hoffnung, dass die Pflanzen davon profitieren.

Faustregel

Wenn unlösbar scheinende Probleme auftauchen, tauschen Sie die Nährlösung aus.

Sollten Sie Überdüngung feststellen, ist damit leicht klarzukommen. Einfach die Nährlösung ablassen und das System mindestens zweimal mit einer frischen zehnprozentigen Nährlösung durchspülen, um jegliche Salzanreicherungen zu entfernen. Dann bereiten Sie eine frische Nährlösung vor, bei der Sie genau auf die Zusammensetzung achten.

Zwar treten die problematischen Symptome bei allen Pflanzen der gleichen Sorte auf, die die Nährlösung erhalten, aber verschiedene Sorten reagieren oft unterschiedlich auf dieselbe Lösung. Vorsicht: Verwechseln Sie Nährstoffprobleme nicht mit Schäden, die andere Ursachen haben – etwa Temperaturstress, Lichtmangel, Schäden durch Zugluft (Verbrennungen), Pilz- und Insektenbefall –, zum Beispiel wenn in unmittelbarer Nähe eines Heizluftschachts stehende Pflanzen Verbrennungsschäden aufweisen, während der übrige Garten völlig gesund erscheint, oder wenn eine am äußeren Rand stehende Pflanze zu Geilwuchs neigt, weil sie weniger Licht erhält. Detailinformationen über die diversen Symptome bei Nährstoffmangel oder -überschuss finden Sie im 4. Kapitel im Abschnitt *Nährstoffe*.

Organische Hydroponik

Hydro-Organic ist in den USA schon fast zum Schlagwort geworden. Von organischer Hydrokultur ist dann die Rede, wenn eine Nährlösung zum Einsatz kommt, die ausschließlich Dünger auf organischer Basis enthält. Organische Dünger werden hier oft definiert als Präparate, die Substanzen mit einem Kohlenstoffmolekül oder eine natürliche bzw. naturbelassene Substanz wie etwa Gesteinsmehl enthalten. Hingebungsvolle Anbauer nehmen den höheren Aufwand in Kauf, den organischer Anbau mit sich bringt, denn die natürlichen Nährstoffe bringen einen angenehmen Geschmack. Freilich müssen beim Innenraumanbau die Nährstoffe des organischen Düngers löslich und sofort verfügbar sein.

Zu einem ausgewogenen Gleichgewicht gelangen Sie bei organischen Nährstoffen durch ständiges Experimentieren und mit einem Auge fürs Detail. Selbst wenn Sie Fertigprodukte von Earth Juice oder Fox Farm verwenden, werden Sie mit Dosis und Timing experimentieren müssen, bis Sie genau die Kombination haben, mit der

Sie erstklassige Buds ziehen.

In der organischen Hydrokultur ist es sehr schwierig, den genauen EC-Wert oder die Menge eines einzelnen Nährstoffs zu ermitteln. Chemischer Dünger ist ja leicht zu dosieren. Sie können den Pflanzen in jeder Wachstumsphase genau die Düngermenge verabreichen, die sie brauchen. Organische Nährstoffe hingegen haben eine komplexe Struktur, die das Messen des Nährstoffgehalts erschwert. Auch an der Stabilität hapert es bisweilen. Die Hersteller Fox Farm und Earth Juice haben es jedoch geschafft, ihrem Dünger Stabilität zu verleihen. Wer organischen Dünger verwendet, sollte ihn stets vom selben Hersteller kaufen und so viel wie möglich über die Quelle herauszufinden versuchen.

Sie können auch aus organischen löslichen Fertigpräparaten und anderen organischen Düngern Ihre eigene Kombination zusammenstellen. Gärtner experimentieren gerne, um die perfekte Mischung für ihre spezielle Anlage zu finden.

Auch bei organischem Dünger kann es zur toxischen Anreicherung von Stoffen kommen. Die Symptome sind die gleichen wie bei der Bodenkultur. Bei organischem Dünger muss ausgiebiger gespült werden: mit 13 Liter Wasser auf 5 Liter Medium. Manche Anbauer spülen auch während der letzten zwei Blütewochen, um jeglichen Geschmack nach Dünger aus den Buds herauszukriegen.

Ein ausgewogener Algendünger muss Makro-, Sekundärnährstoffe und Spurenelemente enthalten, wobei die Menge der Makro- und Sekundärnährstoffe nicht mal so wichtig ist. Achten Sie jedoch darauf, dass die ganze Bandbreite der Spurenelemente in löslicher Form enthalten ist. Makronährstoffe können Sie mit Fischemulsion (enthält Stickstoff) und Fledermaus-Guano (Phosphor und Kalium) verabreichen. Immer mehr Anbauer geben auch Wachstumsstimulatoren wie Huminsäure, Trichoderma und Hormone.

Die ersten Schritte

Sämlinge wie Stecklinge werden in kleinen Pflanzwürfeln gezogen. Die Samen in Blähton oder Kies keimen zu lassen funktioniert nicht. Sie werden weggespült, rutschen im Medium nach unten weg oder trocknen aus. Sie werden in die Hydroponikanlage umgesetzt, wenn sich die Wurzelspitzen an den Seiten des Pflanzwürfels zeigen. Wird der Steckling mitsamt Pflanzwürfel im Hydromedium platziert, kann der Würfel die Feuchtigkeit speichern, die der Steckling in Trockenzeiten zwischen den Wässerungen braucht.

Das Umsetzen von Pflanzwürfeln und Torftöpfen ist bei der Hydroponik ein Kinderspiel. Platzieren Sie das Ding einfach im Medium. Bei jungen Pflanzen ist der Umpflanzschock weniger heftig als bei älteren. Sie sollten umsetzen, ehe die Wurzeln zu weit aus dem Würfel ragen – spätestens bei zwölf Millimeter Länge –, damit die zarten Spitzen nicht beschädigt werden oder gar abbrechen. Nach dem Umsetzen schöpfen Sie etwas Nährlösung oder rühren eine B1-Lösung an und übergießen damit zwei- oder dreimal die umgesetzte Pflanze. Helfen Sie beim Wässern manuell nach, damit die Wurzeln der Jungpflanze auch wirklich gut befeuchtet werden.

6. Kapitel
Die Luft

Frische Luft ist eine wesentliche Komponente beim erfolgreichen Innenraumanbau. Denken Sie an die Atmosphäre in freier Natur – und wie anders die Luft in Innenräumen ist. Draußen ist stets reichlich frische Luft vorhanden, und sie enthält immer genügend Kohlendioxid (CO_2), das für die Pflanzen wichtig ist.

Zwar kann es vorkommen, dass an einem windstillen Tag der Kohlendioxidgehalt über einem Maisfeld mit rasch wachsender Vegetation nur ein Drittel so hoch ist wie normalerweise. Aber schon bald wird der Wind frische, kohlendioxidreiche Luft heranbringen, und ein (saurer) Regen die Staub- und Schmutzpartikel aus der Luft und von den Pflanzen waschen. Draußen schaffen die Naturvorgänge eine ideale Atmosphäre für das pflanzliche Leben. Um im äußerst begrenzten Innenraum die Luftverhältnisse der freien Natur nachzuahmen, müssen alle Parameter genauestens kontrolliert werden. Weil es im Hause an den Naturelementen fehlt, muss stets für frische und kohlendioxidreiche Luft gesorgt werden.

Kohlendioxid und Sauerstoff (O_2) sind Grundbausteine des Pflanzenlebens. Den Sauerstoff braucht die Pflanze zum Atmen, zum Verbrennen von Kohlenhydraten und anderen Nährstoffen, aus denen sie ihre Energie bezieht. Das Kohlendioxid ist wichtig für die Photosynthese. Ohne Kohlendioxid wird die Pflanze absterben. Mit Hilfe von Kohlendioxid produziert sie aus Lichtenergie und Wasser den für ihren Stoffwechsel und ihr Wachstum wichtigen Traubenzucker. Sinkt der Kohlendioxidgehalt, lässt das Wachstum sofort nach. Bei der Photosynthese wird als Abfallprodukt Sauerstoff frei. Eine Pflanze gibt mehr Sauerstoff ab, als sie verbraucht, nimmt jedoch mehr Kohlendioxid auf, als sie abgibt – nur bei Dunkelheit ist die verbrauchte Sauerstoffmenge größer.

Auch die Wurzeln brauchen Luft zum Atmen. Zur Ernährung der Pflanze muss den Wurzeln neben Wasser und Nährstoffen auch Sauerstoff zur Verfügung stehen. Ist der Boden zu fest gepackt oder zu nass, kriegen die Wurzeln keine Luft, und die Sauerstoffaufnahme gerät ins Stocken.

Flora und Fauna (und zu letzterer zählen wir jetzt auch mal die menschliche Spezies) ergänzen einander in einer symbiotischen Beziehung. Die Pflanzen geben als Abfallprodukt Sauerstoff ab, den Mensch und Tier zum Atmen brauchen. Mensch und Tier wiederum produzieren als Abfallprodukt das von den Pflanzen benötigte Kohlendioxid. Ohne die Pflanzen könnten Mensch und Tier nicht leben, und ohne Mensch und Tier könnte die Pflanzenwelt nicht überleben.

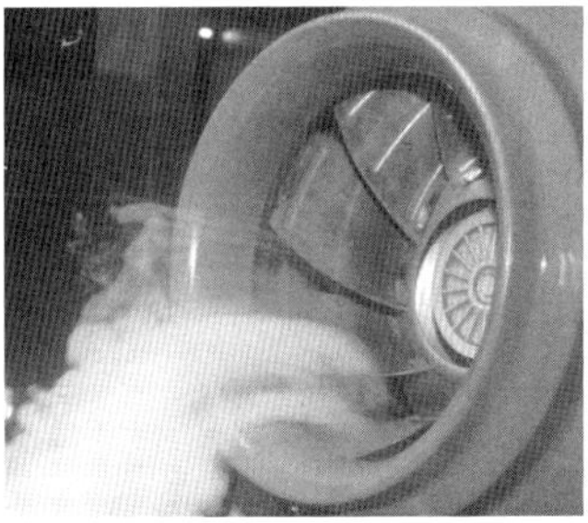

Abb. 89 | Hier wird mit Rauch die Saugkraft eines Rohrventilators demonstriert – das Foto entstand auf der CannaBusiness 2000.

Frischluft ist das billigste Element, das wir der Pflanze zur Verfügung stellen können. Beim Innenraumanbau ist Frischluft einer der am meisten vernachlässigten Faktoren. Sie kann wesentlich zu einer erfolgreichen Ernte beitragen. Erfahrene Gärtner wissen das und sorgen deshalb für angemessene Ventilation. Drei Faktoren beeinflussen die Bewegung der Luft im Raum: die Aktivität der Stomata, die Arbeit der Ventilatoren und die Zirkulation.

Die Stomata

Die Stomata sind mikroskopisch kleine Poren an der Blattunterseite, die mit den Nasenlöchern eines Tieres vergleichbar sind. Beim Tier geht der Austausch von eingeatmetem Sauerstoff (O_2) und ausgeatmetem Kohlendioxid (CO_2) über Nase und Lungen vonstatten. Bei der Pflanze sind die Stomata für die Atmung verantwortlich. Je größer die Pflanze ist, desto mehr Stomata besitzt sie, die Kohlendioxid aufnehmen und Sauerstoff abgeben, und je größer das Pflanzenvolumen, desto mehr kohlendioxidreiche Luft braucht sie für ihr gutes Gedeihen. Verschmutzte oder gar verstopfte Stomata behindern den Luftaustausch. Stomata verkleben leicht durch Schmutz, verpestete Luft oder bei der Pflege verwendete Sprays, die einen klebrigen Film auf dem Blatt hinterlassen. Verstopfte Stomata können nicht mehr atmen. In der Natur sorgen Regen und Wind für die Reinigung. Im Haus muss der Gärtner den Regen mittels Zerstäuber und den Wind mit einem Ventilator simulieren.

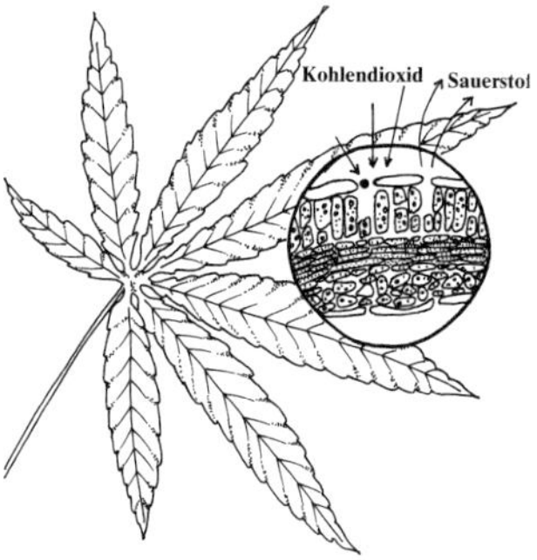

Abb. 90 | Die Pflanze atmet über mikroskopisch kleine Stomata an der Blattunterseite.

Faustregel

Mindestens einmal im Monat sollten die Blätter auf der Ober- und Unterseite mit sauberem, lauwarmem Wasser abgewaschen werden.

Zirkulation

Bei stillstehender Luft verbraucht die Pflanze all das Kohlendioxid, das rings um das Blatt in der Luft enthalten ist. Ist die Luft in diesem Bereich verbraucht und wird keine frische kohlendioxidreiche Luft herangeführt, kommt es bei der Pflanze zu Mangelerscheinungen. Das heißt, ihr Wachstum kommt praktisch zum Stillstand. Zudem bildet die Luft im Raum gern Schichten. Warme Luft

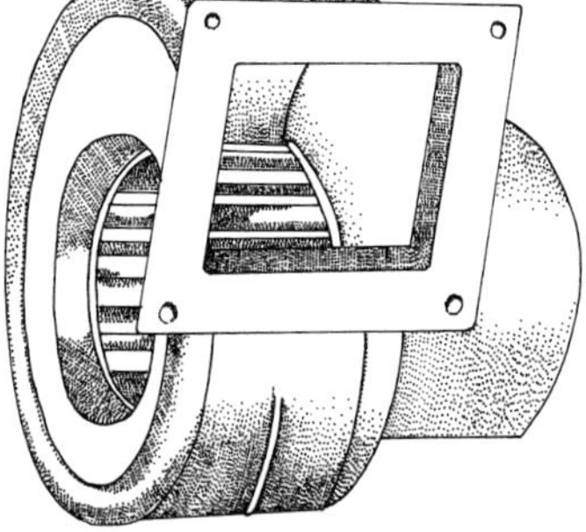

Abb. 91 | Radial- oder Schneckenventilator: sehr druckstark, aber auch laut.

hängt unter der Decke, kühlere bleibt am Boden. Durch Zirkulation werden diese Schichten durcheinander gewirbelt – also einfach mal Tür und Fenster öffnen oder einen Schwenkventilator im Raum aufstellen. Luftzirkulation ist auch wichtig zur Vorbeugung gegen Insekten- und Pilzbefall. Zwar mögen die allgegenwärtigen Schimmelsporen in der Luft treiben, wird die Raumluft jedoch von einem Ventilator in Bewegung gehalten, hindert dies die Sporen, sich auf Boden oder Pflanzen niederzulassen. Auch Spinnmilben und andere Insekten lassen sich nicht gerne in einer Umgebung nieder, wo die Luft ständig in Bewegung ist.

Ventilation

An Frischluft ist leicht heranzukommen: Ein der Raumgröße angemessener und richtig platzierter Absaugventilator befördert die warme und feuchte Raumluft ins Freie. Durch eine separat angelegte Einlassöffnung strömt von draußen frische Luft herein.

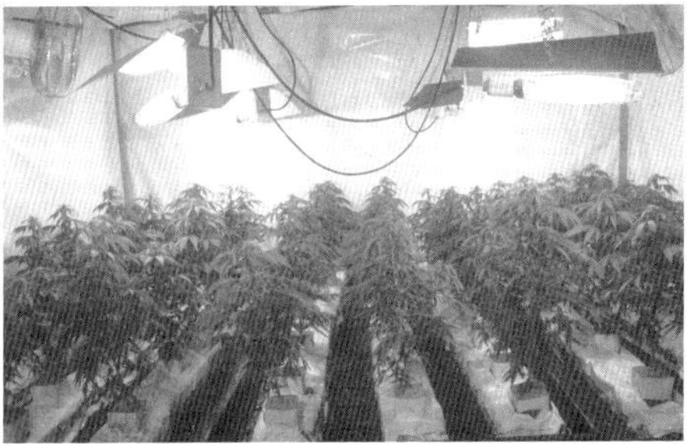

Abb. 92 | Hier sorgen an der Wand montierte Schwenkventilatoren permanent für Zirkulation.

Ein durchschnittlicher Anbau-Raum von 3 x 3 Meter Größe braucht pro Woche 40 bis 190 Liter Wasser. Das meiste davon wird verdunstet. Rasch heranwachsende Pflanzen geben pausenlos mehr und mehr Feuchtigkeit an die Raumluft ab. Verbleibt diese Feuchtigkeit im Anbauraum, steigt die Luftfeuchtigkeit auf 100 Prozent, und die Stomata kriegen keine Luft mehr – das Wachstum kommt mit kreischenden Bremsen zum Halt. Die Luftfeuchte öffnet auch Schädlingen und Keimen Tür und Tor. Ersetzen Sie feuchtwarme Luft durch frische und trockene, werden Transpiration und Verdunstung wieder funktionieren, wird die Stomata ordnungsgemäß arbeiten und die Pflanze wieder wachsen. Ein Absaugventilator ist genau das Richtige, um verbrauchte Luft loszuwerden.

Ein Ventilator ist ebenso wichtig wie Wasser, Dünger, Wärme und Licht. Nicht umsonst haben alle Treibhäuser große Ventilatoren. Das Treibhaus soll uns als Vorbild dienen. In den meisten Anbauräumen ist ein Fenster vorhanden, das sich zum Einbau eines Ventilators eignet. Aus Sicherheitsgründen könnte dieses Fenster jedoch nicht die geeignete Lösung sein. Falls gar keine Öffnung vorhanden ist, muss eine geschaffen werden.

Wichtig beim Ventilatoreinbau ist vor allem, dass von draußen weder Licht noch Geruch wahrnehmbar sein darf. Damit kein Licht hinausdringt, können Sie auf der Innenseite eine Sichtblende anbringen oder zwischen Ventilator und Wandöffnung eine winkelförmige Schlauchverbindung legen. Bei kleineren Räumen nehmen Sie einen Abluftschlauch mit 4 Zoll Durchmesser, bei größeren ein verzinktes Stahlrohr mit 8, 10 oder 12 Zoll Durchmesser. Das ins Freie führende Ende sollte hoch genug – mindestens 3,5 Meter – über dem Boden sein, damit sich niemand, der draußen vorbeigeht, über den seltsamen Harzgeruch in der Luft wundert. Auch ein Kamin ist zur Ableitung bestens geeignet; der Schornstein sollte nicht mit Feuerstätten belegt sein. Den Ventilator immer in Deckennähe installieren, damit er die feuchte Warmluft ableitet. Achten Sie darauf, dass alles gut abgedichtet ist. Zur Sicherheit sollten Sie bei Dunkelheit hinausgehen und kontrollieren, ob kein Licht nach draußen dringt. Schlagen Sie nach unter *Einbau des Ventilators* und *Ozon-Generatoren.*

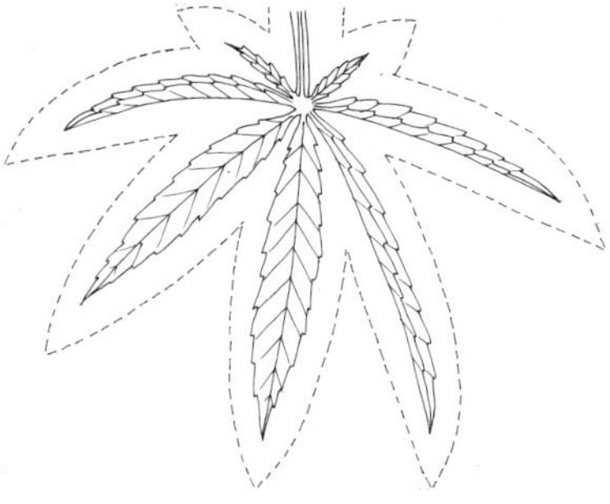

Abb. 93 | Das rings um die Blätter verfügbare Kohlendioxid (CO_2) wird rasch verbraucht und sollte alle paar Minuten ersetzt werden.

Warnung

Ungenügende Ventilation hemmt das Wachstum und kann diverse Probleme nach sich ziehen, darunter Schädlings- und Keimbefall, Nährstoffmangel und Überwässerung, überhöhte Temperatur und Luftfeuchtigkeit.

Treibhausventilatoren sind mit Lamellen ausgestattet, um den Rückstrom von Außenluft zu verhindern. In kalten Wintern oder heißen Sommern könnte die einströmende Außenluft zu starkem Abfall oder Anstieg der Raumtemperatur führen, was ernsthaften Schaden unter den Pflanzen anrichten kann, auch Keime oder Insekten könnten hier eindringen.

Heißer Tipp

Ventilation ist der Schlüssel zur Temperatur- und Feuchtigkeitskontrolle. Die Luft im Anbauraum sollte mindestens zweimal stündlich ausgetauscht werden.

Jeder Anbau-Raum braucht irgendeine Form von Ventilation. Prinzipiell genügt schon ein offenes Fenster oder eine offene Tür, um für Frischluftzufuhr und eine gewisse Zirkulation zu sorgen. Aber mit Fenster und Tür ist das so eine Sache – die meisten Anbauer installieren lieber ein Ventilationssystem, und wenn es nur ein effizienter Absaugventilator ist.

Ein Absaugventilator schafft die Luft viermal effizienter aus dem Raum, als ein normaler Ventilator sie hinauszudrücken vermag. Die Kapazität von Absaugventilatoren bemisst sich danach, wie viel Kubikmeter Luft sie pro Minute befördern können.

Beim Kauf eines Absaugventilators sollten Sie ein Gerät wählen, das in weniger als fünf Minuten das Luftvolumen (Länge x Höhe x Breite = Kubikmeter) des Anbauraums austauschen kann. Die hinausbeförderte Luft wird sofort durch Frischluft ersetzt, die durch eine Belüftungsöffnung hereinströmt. Diesen Einlass sollten Sie mit einem Fliegengitter schützen, damit keine Insekten in den Anbauraum kommen. Unter Umständen könnte auch die Installation eines Zuluftventilators erfor-

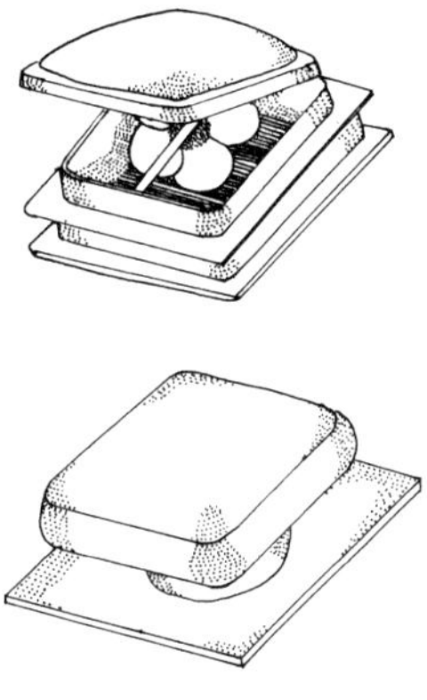

Abb. 94 | *Im Dach installierte Ventilatoren und Belüftungsöffnungen sind am unauffälligsten.*

derlich sein, der rasch das entsprechende Fischluftvolumen von draußen hereinholt. Anbauräume, in denen aufgrund zahlreicher Ritzen ein gewisser Durchzug herrscht, brauchen keine besondere Belüftungsöffnung.

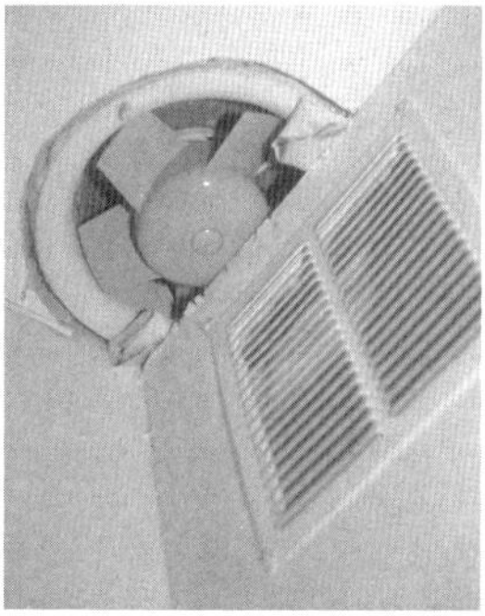

Abb. 95 | *Hier werden mit einem Ventilator gleich zwei Räume belüftet.*

Sie sollten nicht einen Stand- oder Schwenkventilator im Raum aufstellen und erwarten, dass er die Raumluft durch eine entfernte Abzugsöffnung in der Wand hinaus ins Freie drückt. Dieser müsste dann schon eine enorme Größe haben, um den Luftdruck soweit zu erhöhen, dass die Luft aus dem Raum gedrückt wird und ein Austausch stattfindet. Ein Absaugventilator hingegen wird sehr rasch und effizient für Austausch sorgen.

Schneckenhausventilatoren sind sehr effizient, aber nicht die leisesten. Die wenigsten Geräusche erzeugen Geräte, bei denen die Achse in dauergeschmierten Lagern läuft und das Schaufelrad gut ausgewuchtet ist. Um Vibrationsgeräusche zu dämpfen, verwenden Sie beim Anschrauben Filz- oder Gummiringe zwischen Gehäuse und Ventilator. Ein mit herabgesetzter Drehzahl laufendes Gerät erzeugt weniger Strömungsgeräusche.

Rohrventilatoren sind, wie der Name schon andeutet, für die Installation im Abzugsrohr konstruiert. Ihr Schaufelrad ist so ausgelegt, dass es den Luftstrom rasch, mühelos und möglichst leise bewältigt. Es gibt Modelle von hoher Qualität, die zuverlässig und geräuscharm sind. Sie sollten prinzipiell einen größeren Ventilator und eine größere Röhre kaufen, als Sie für nötig halten. Lassen Sie den Ventilator nicht mit Höchstgeschwindigkeit laufen, dann ist er leiser.

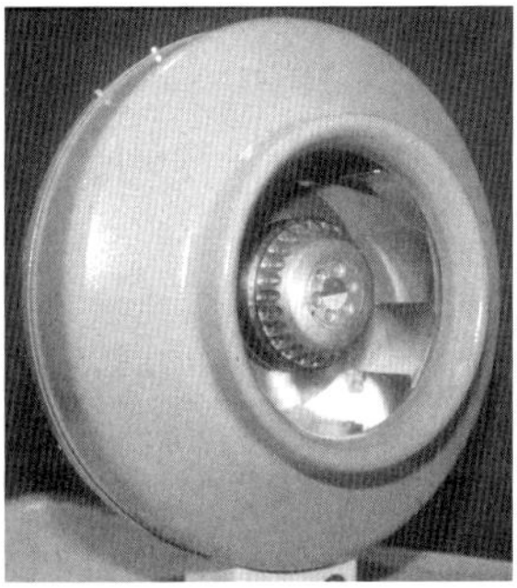

Abb. 96 | *Rohrventilatoren sind für den Innenraum-Anbau am besten geeignet. Sie sind geräuscharm und haben einen großen Durchsatz.*

Warme Luft steigt nach oben. Erfahrene Gärtner bringen die Abzugsöffnung oben an, wo es im Raum am wärmsten ist, damit Warmluft ganz von selbst entweichen kann. Je größer der Durchmesser, desto größer der Luftaustausch. Ist in dieser Öffnung ein großer Abzugsventilator installiert, wird die verbrauchte Luft effi-

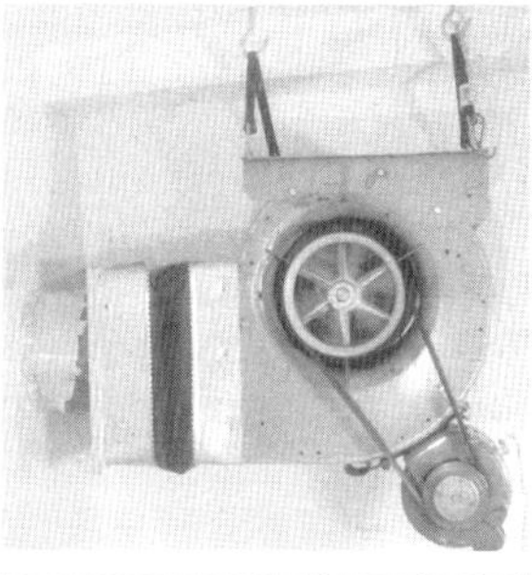

Abb. 97 | *Dieser große Radialventilator muss die Abluft über drei Etagen befördern. Zwecks Schalldämpfung hängt er an Bungee-Seilen, den Anschluss bildet eine Gummimanschette.*

zient und geräuscharm entfernt. Ein Gerät mit 50 Umdrehungen pro Minute läuft leiser als eines mit 200. Smarte Anbauer installieren ein 12-Zoll-Rohr mit Rohrventilator.

Gehäuselüfter mit großen Schaufeln sind am effizientesten und leisesten, wenn sie mit wenig Umdrehungen laufen und eine große Abzugsöffnung zur Verfügung steht. Ein langsam drehender Ventilator im Dach eines Anbauraums wird effizient eine hohe Fördermenge bewältigen.

Heißer Tipp

Die Abluft wird mit einem Absaugventilator aus dem Anbauraum befördert. Ein mit herabgesetzter Drehzahl laufendes Gerät erzeugt weniger Strömungsgeräusche.

Warnung

Der Geräuschpegel des Ventilators steigt proportional zur Geschwindigkeit (Umdrehungen pro Minute).

Temperatur

Jeder Anbauraum sollte mit einem präzisen Thermometer ausgestattet sein, an dem jederzeit problemlos die Raumtemperatur ablesbar ist. Es muss kein teures Gerät sein und nur die elementare Temperaturinformation liefern. Quecksilber-Thermometer sind im Allgemeinen genauer als Digitalmodelle oder die mechanischen mit Feder. Ideal wäre ein Tag-und-Nacht-Thermometer, also eines, das Maximum- und Minimumtemperatur anzeigt. Hier lässt sich genau feststellen, wie tief die Temperatur bei Nacht abfällt und welcher Höchstwert tagsüber erreicht wird. Dies ist aus vielerlei Gründen wichtig, auf die wir noch eingehen werden.

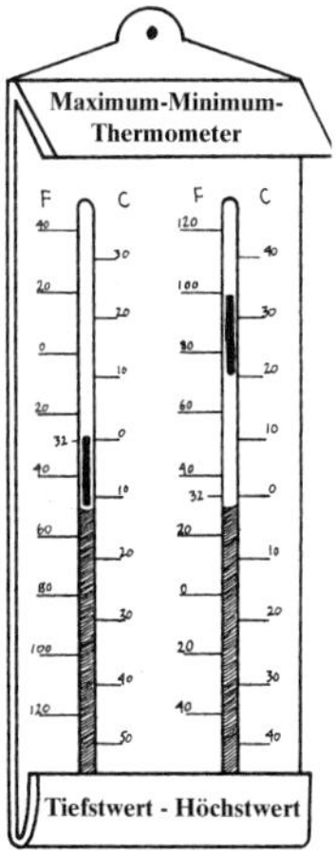

Abb. 98 | Ein simples Max-Min-Thermometer zeigt an, ob es im Raum zu warm oder zu kalt wird.

Unter normalen Bedingungen liegt die ideale Temperatur für den Anbau von Marihuana im Haus bei 22 bis 24 Grad Celsius. Nachts kann die Temperatur um sechs bis acht Grad Celsius sinken, ohne dass sich dies auf die Wachstumsrate auswirkt. Sie sollte aber nie um mehr als elf Grad Celsius abfallen, weil es sonst Probleme mit der Feuchtigkeit bzw. Schimmelbildung geben kann. Tagestemperaturen über 32 Grad Celsius und unter 16 Grad Celsius drosseln das Wachstum. Gesunden, kräftigen Wuchs erzielen Sie nur, wenn im Raum konstant die richtige Temperatur herrscht. Achten Sie darauf, dass die Pflanzen nicht zu dicht an Wärmequellen wie Vorschaltgerät oder Heizluftschacht stehen, damit sie nicht austrocknen oder Verbrennungen erleiden!

Temperaturen über 29 Grad Celsius sind nicht zu empfehlen,

außer wenn die Luft mit Kohlendioxid angereichert wird. Dann darf die Temperatur bis auf 35 Grad Celsius steigen, was ich aber nicht empfehle. Unter entsprechenden Bedingungen, die allerdings nicht leicht herzustellen sind, können höhere Temperaturen die metabolischen Prozesse und damit das Wachstum der Pflanze beschleunigen. Je wärmer die Luft, desto mehr Feuchtigkeit kann sie aufnehmen. Feuchte Luft dämpft oft die Lebensprozesse der Pflanze und drosselt eher das Wachstum, als es zu beschleunigen. Beim nächtlichen Temperaturabfall könnte die Kondensierung der überschüssigen Feuchtigkeit noch andere Probleme mit sich bringen.

Besonders bei warmem Wetter kann eine rasch steigende Temperatur im Raum zum Problem werden, wenn Sie nicht aufpassen. Der ideale Anbauraum liegt deshalb im Keller, wo das umgebende Erdreich gute Isolation bietet. Denn bei heißem feuchtem Wetter draußen und der Wärme, welche die Hochdrucklampe entwickelt, staut sich im Anbauraum schnell die Hitze. Schon mancher Anbauer hat seine Ernte verloren, wenn am 4. Juli die Sonne vom Himmel knallte. An diesem amerikanischen Feiertag zieht es nämlich alle hinaus ins Grüne. Manche vergessen dann (oder sind zu paranoid ...), für ausreichende Ventilation während Ihrer Abwesenheit zu sorgen. Bei einem unzureichend belüfteten Anbauraum kann die Temperatur schnell bis auf 38° C oder mehr ansteigen. Und das übersteht keine Pflanze ohne Ventilation und gewaltige Mengen an Wasser.

Heißer Tipp

Die Temperatur sollte tagsüber 24 und nachts 18,5 Grad Celsius betragen. Sie sollten durch regelmäßiges Messen auf gleichbleibende Werte achten.

Das andere Extrem ist natürlich die Winterkälte. Kanadische Anbauer in Montreal werden wohl kaum das Jahr vergessen, als der Strom bei einem Schneesturm in der ganzen Stadt und Umgebung ausfiel. Heizungen gingen aus und die Leitungsrohre froren ein. Die Bewohner mussten ihre Häuser verlassen, bis es ein paar Tage später wieder Strom gab. Etliche Anbauer fanden bei der Rückkehr verwelkte Plantagen vor, in diesem dunklen, widerlichen Grün, wie es nur ein Frost bescheren kann. Ansonsten lauter geplatzte Wasserrohre und alles voll Eis. Klar, das alle bei einer Katastrophe das Weite suchen – ansonsten aber darf die Temperatur im Anbauraum nie unter den Nullpunkt sinken, weil der Frost die Zellen zerstört. Die Blätter sterben dann entweder ab oder wachsen nur noch sehr langsam. Bereits bei 10 Grad Celsius wird das Wachstum gehemmt. Stress durch kaltes Klima reduziert den Ertrag, doch oft ist der THC-Gehalt proportional erhöht. Aber wer die Pflanzen mit einem Kälte-Test stressen will, tut das auf eigenes Risiko!

Faustregel

In den meisten Anbauräumen lässt sich die Temperatur durch einen per Thermostat gesteuerten Absaugventilator regulieren, wobei der Thermostat auf 24 Grad Celsius Raumtemperatur eingestellt sein sollte.

Ein Thermostat reguliert die Raumtemperatur. Er misst die Temperatur und schaltet nach Bedarf das angeschlossene Heiz- oder Kühlgerät ein oder ab. So hält es die Temperatur immer in einem vorher festgelegten Bereich. Ein Thermostat lässt sich ebenso mit Elektro- wie mit Ölöfen koppeln. Die meisten Haushalte sind heute mit einer Heizung ausgestattet, die über ein Raumthermostat geregelt wird.

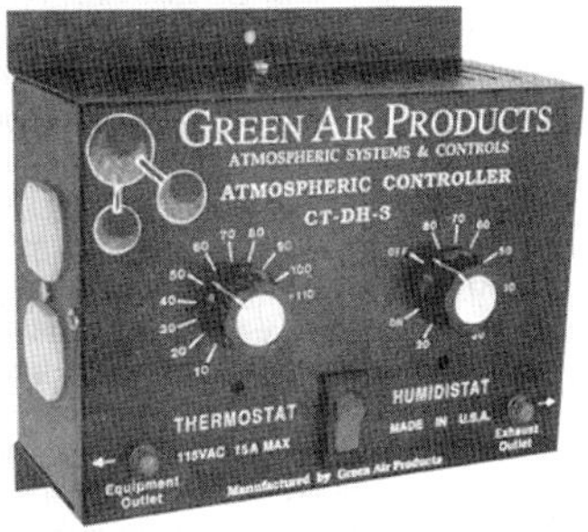

Abb. 99 | Ein Steuergerät der Firma Green Air, das Thermostat und Hygrostat vereint.

Nur in wirklich kalten Räumen sollte der Ventilator nicht mit dem Thermostat gekoppelt sein. Wird es im Raum zu heiß und zu stickig, schaltet er den Ventilator ein, und sobald die gewünschte Raumtemperatur erreicht ist, schaltet er ihn wieder ab.

Normalerweise genügt es, Temperatur und Luftfeuchtigkeit per Ventilator zu regulieren. Wenn Hitze und Feuchtigkeit wirklich zum Problem werden, kann ein Air-Conditioner installiert werden, um die Luft zu kühlen. Falls nur die Hitze Probleme macht, kann ein Air-Cooler helfen, der mit Kühlpatrone und Ventilator arbeitet.

Beim Thermostat gibt es zwei Arten: einstufig und zweistufig. Der einstufige steuert ein Gerät und sorgt dafür, dass Tag und Nacht konstante Temperatur herrscht. Der zweistufige ist etwas teurer und bewirkt, dass bei Tag eine andere Temperatur herrscht als bei Nacht. Das ist sehr bequem und spart zudem Kosten, weil nachts die Temperatur ohne weiteres um sechs bis acht Grad Celsius absinken kann, ohne das Pflanzenwachstum zu beeinträchtigen.

In den letzten zehn Jahren wurden viele neue Steuergeräte für Anbauräume entwickelt. Sie können jedes Gerät im Raum in die Steuerung integrieren. Clevere Anbauer programmieren so auch die Steuerung von Kohlendioxid- und Frischluftversorgung. Es gibt auch relativ preisgünstige Möglichkeiten der Computersteuerung. Wer mit der Regulierung der Luftfeuchtigkeit Probleme hat, sollte sich überlegen, ob er nicht ein Steuergerät kauft.

Bei nichtisolierten Räumen bzw. generell solchen mit starken Temperaturschwankungen müssen Sie sich also etwas einfallen lassen. Am einfachsten wäre es wohl, Sie pflanzen woanders an. Haben Sie nur einen Speicher zur Verfügung, auf den tagsüber die Sonne knallt, während es nachts sehr kühl wird, müssen Sie für eine optimale Isolierung sorgen, um die Innentemperatur stabil zu halten.

Wird der Kohlendioxidgehalt auf 0,12 bis 0,15 Prozent (1.200 bis 1.500 ppm) erhöht, dann fördert eine Temperatur von 30 Grad Celsius einen rascheren Gasaustausch. Die Abläufe von Photo- und Chlorophyllsynthese werden beschleunigt, die Pflanzen wachsen schneller. Mit diesem Temperaturanstieg von sechs bis acht Grad Celsius erhöhen sich natürlich auch Wasser- und Nährstoffverbrauch sowie das Raumbedürfnis der Pflanzen!

Bei einer Anreicherung mit Kohlendioxid brauchen die Pflanzen trotzdem Ventilation, d.h. die warme, abgestandene Raumluft muss entfernt werden.

Eine Temperatur zwischen 26 und 29 Grad Celsius beschleunigt das Keimen der

Samen und auch die Wurzelbildung der Stecklinge. Temperatur und Luftfeuchtigkeit lassen sich erhöhen, indem die jungen Sämlinge und Stecklinge mit einem Folienzelt abdeckt werden. Sobald die sprießenden Keimlinge aus der Erde kommen, wird das Zelt entfernt, damit die Luft zirkulieren kann. Bleibt es zu lange stehen, könnte dies bei den Pflänzchen zur Umfallkrankheit führen. Die Stecklinge hingegen sollten während des gesamten Wurzelbildungsprozesses abgedeckt bleiben. Stets auf Anzeichen von Schimmel oder Fäule achten! Um Schimmel vorzubeugen, sollten Sie hin und wieder das Folienzelt abnehmen und frische Luft zwischen den Stecklingen zirkulieren lassen.

Heißer Tipp

Bei der Begasung mit Kohlendioxid sollten Sie die Raumtemperatur um sechs bis acht Grad Celsius erhöhen, wobei dann ggf. auch die Nährstoff- und Wassergaben zu erhöhen sind.

Die Aufstellung eines Schwenkventilators verhindert, dass im Raum die warme Luft im oberen und die kühle im unteren Bereich verbleibt. In einem geschlossenen Raum erzeugen Hochdrucklampe und Vorschaltgerät normalerweise genügend Wärme. Das auf einem Regalbrett oder einer Konsole in Bodennähe stehende Vorschaltgerät trägt überdies zur Zirkulation bei, weil die trockene Hitze, die es abstrahlt, einen Aufwärtsstrom erzeugt. In kühleren Klimazonen ist es tagsüber durch gestiegene Außentemperaturen auch im Raum warm genug. Wird es bei Einbruch der Nacht draußen kalt, kühlt es auch im Anbauraum ab. Dies lässt sich kompensieren, indem die Lampen statt tagsüber nachts brennen – so haben es die Pflanzen auch bei niedriger Außentemperatur warm.

Mitunter wird es vielleicht zu kalt, als dass Lampe und Vorschaltgerät genug Wärme liefern könnten. Anbauräume in Wohnhäusern sind jedoch meist mit Zentralheizung ausgestattet, die normalerweise durch einen Zentralthermostat reguliert wird, der die Temperatur im ganzen Haus kontrolliert. Ist das Thermostat auf 22 Grad Celsius eingestellt und die Tür zum Anbauraum geöffnet, bleibt es im Anbauraum angenehm warm, nämlich 22 Grad Celsius. Diese Methode ist aber nicht nur kostspielig, sie könnte auch zum Sicherheitsproblem werden. Normalerweise genügt es, wenn der Thermostat zwischen 15,5 und 18,5 22 Grad Celsius steht – in Verbindung mit der Wärmeabstrahlung des Lampensystems wird sich die Temperatur im Anbauraum dann bei 24 bis 22 Grad Celsius halten. Durch Einsatz zusätzlicher Heizquellen (Heizgeräte oder auch simple Glühbirnen) wird zwar die Stromrechnung höher, aber rasch für Wärme gesorgt, die leicht regulierbar ist. Propan- und Erdgasheizgeräte erwärmen nicht nur die Luft, sondern liefern als Abfallprodukt neben Wasserdampf auch Kohlendioxid – ein doppelter Gewinn, der ihren Einsatz

Heißer Tipp

Stecklinge wurzeln am schnellsten, wenn die Lufttemperatur zwischen 22 und 24 Grad Celsius und die des Mediums zwischen 25,5 und 26,5 Grad Celsius liegt.

ökonomisch sinnvoll macht.

Auch Kerosinheizgeräte sind zum Heizen und zur Produktion von Kohlendioxid geeignet. Nehmen Sie nur ein Gerät, das den Brennstoff vollkommen verbrennt und keinen Geruch hinterlässt. Lassen Sie die Finger von Kerosinheizgeräten älterer Bauart oder ineffizienten Heizölbrennern. Eine blaue Flamme zeigt an, dass der gesamte Brennstoff sauber verbrennt, während bei einer roten Flamme nur Teile des Brennstoffs verbrennen. Ich halte nicht viel von Kerosinöfen und empfehle auch nicht, so ein Ding zu benutzen. Der Raum muss regelmäßig gelüftet werden, um eine giftige Anreicherung von Kohlenmonoxid zu vermeiden, das ebenfalls bei der Verbrennung entsteht.

Einer der gebräuchlichsten Brennstoffe zum Beheizen von Wohnhäusern ist wohl immer noch das Heizöl, eine schmutzige Sache, die die Umwelt belastet. Das Verbrennen von Holz ist zwar auch nicht die sauberste Art, funktioniert aber gut als Wärmequelle. Wenn ein Ofen die Raumluft verpestet, muss auf jeden Fall per Ventilator Frischluft zugeführt werden!

Die Raumtemperatur hat auch Einfluss auf Insektenleben und Pilzbefall. Generell lässt sich sagen: Je kühler es ist, desto weniger werden sich Insekten und Schadpilze vermehren. Die Regulierung der Raumtemperatur ist ein wichtiges Mittel zur Vorbeugung gegen Schädlings- und Pilzbefall.

Luftfeuchtigkeit

Luftfeuchtigkeit ist relativ, d.h. die Luft enthält je nach Temperatur eine bestimmte Menge Wasser. Mit anderen Worten: Je wärmer es ist, desto mehr Wasserdampf kann die Luft aufnehmen; je kühler es ist, desto weniger. Bei Temperaturabfall geht der überschüssige Wasserdampf vom gasförmigen in den flüssigen Zustand über. Er kondensiert. So können sich beispielsweise in einem Raum von 21,6 Kubikmeter (3 x 3 x 2,4 Meter) bei einer relativen Luftfeuchtigkeit von 100 Prozent und einer Temperatur von 21 Grad Celsius rund 400 Gramm Wasser in der Luft befinden. Steigt die Temperatur auf 38 Grad Celsius, können es bei einer relativen Luftfeuchtigkeit von 100 Prozent gar rund 1.600 Gramm sein! Das ist viermal soviel! Wo bleibt all das Wasser, wenn die Temperatur sinkt? Es kondensiert – wie der Tau in der freien Natur – auf der Oberfläche von Pflanzen und Wänden.

Die Luft in einem Raum von 21,6 Kubikmeter (3 x 3 x 2,4 Meter) kann enthalten:

113 Gramm Wasser bei 0 Grad Celsius
198 Gramm Wasser bei 10 Grad Celsius
396 Gramm Wasser bei 21 Grad Celsius
510 Gramm Wasser bei 26,5 Grad Celsius
793 Gramm Wasser bei 32,5 Grad Celsius
1.587 Gramm Wasser bei 38 Grad Celsius

Fällt nachts die Temperatur, erhöht sich die relative Luftfeuchtigkeit. Je größer der Temperaturunterschied, desto mehr variiert sie. Schwankungen über acht Grad Celsius können den Einsatz einer zusätzlichen Heizquelle bzw. Ventilation erforderlich machen.

Faustregel

Bei einem Temperaturanstieg um elf Grad Celsius verdoppelt sich die Wasserhaltekraft der Luft.

Cannabis gedeiht am besten bei einer relativen Luftfeuchtigkeit zwischen 40 und 60 Prozent. Wie eine konstante Temperatur, so fördert auch eine konstante Luftfeuchtigkeit ein gesundes, gleichmäßiges Wachstum. Die Luft beeinflusst die transpirierenden Stomata. Bei feuchter Luft verdunstet das Wasser langsamer. Die Stomata schließen sich, die Transpiration wird gedrosselt, und damit das Wachstum der Pflanze. Bei trockener Luft kann das Wasser rascher verdunsten. Die Stomata öffnen sich, Transpiration und Wachstum werden beschleunigt.

Transpiration in trockener Luft geht nur dann rasch vonstatten, wenn den Wurzeln genügend Wasser zur Verfügung steht. Ist das nicht der Fall, schließen sich die Stomata, um die Pflanze vor Dehydration zu schützen, wodurch sich ihr Wachstum verlangsamt.

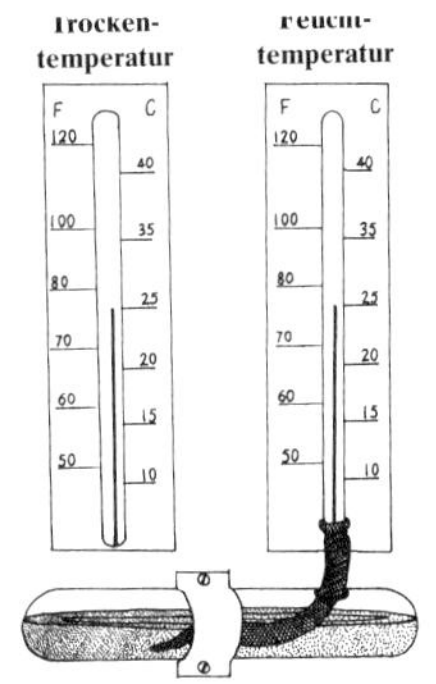

Abb. 100 | Ein Hygrometer misst die relative Luftfeuchtigkeit.

Messung der Luftfeuchtigkeit

Die Kontrolle der relativen Luftfeuchtigkeit gehört zu den Vorbeugemaßnahmen gegen Schädlinge. Hohe Luftfeuchte (über 80 Prozent) schreckt zwar Spinnmilben ab, fördert aber Pilzbefall und Stängelfäule, bei niedriger (unter 50 Prozent) ist das Fäulnis- und Schimmelrisiko geringer.

Warnung

Bei 24 Grad Celsius enthält die Luft 454 Gramm Wasser, bei 15,5 Grad Celsius jedoch nur noch 284 Gramm. Hier werden beim Temperaturabfall also 170 Gramm im Raum kondensieren!

Die relative Luftfeuchtigkeit wird mit dem Hygrometer gemessen – ein sehr wichtiges Instrument, das Ihnen viel Frust ersparen und Ihre Pflanzen vor Pilzbefall bewahren kann! Mit seiner Hilfe können Sie sich genau orientieren und die Luftfeuchtigkeit auf einen sicheren Level von 50 Prozent bringen, was die Transpiration fördert und das Gedeihen von Schadpilzen verhindert.

Es gibt zwei Arten von Hygrometern:

Erstens: Die preiswerte Version mit Spiralfeder, die eine Messgenauigkeit von fünf bis zehn Prozent erreicht, genügt den Anforderungen der meisten Hobbygärtner, denen es vor allem darum geht, die Luftfeuchtigkeit bei rund 50 Prozent zu halten.

Zweitens: Die andere Variante, Psychrometer genannt, ist etwas teurer, misst aber sehr genau. Ein Psychrometer arbeitet mit der Messung von Trocken- und Feuchttemperatur und bietet eine hervorragende Methode, die relative Luftfeuchtigkeit genau im Auge zu behalten. Natürlich gibt es heute auch viele neue High-Tech-Geräte, die äußerst präzise arbeiten und obendrein noch mit Memoryfunktion ausgestattet sind.

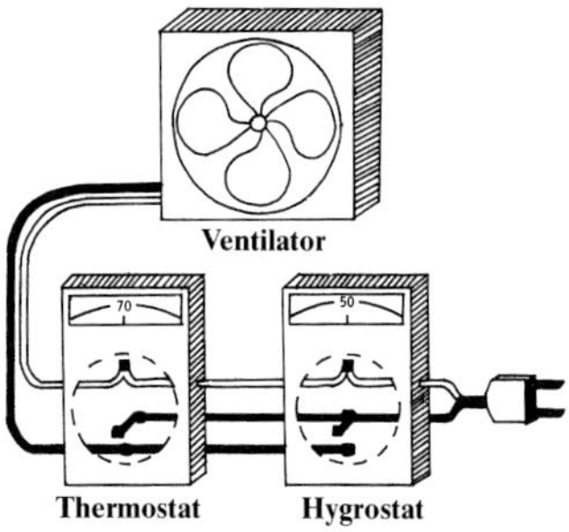

Abb. 101 | Klimakontrolle im Anbauraum: Thermostat und Hygrostat sind mit dem Ventilator gekoppelt.

Ein Hygrostat erfüllt eine ähnliche Funktion wie der Thermostat, nur reguliert er die Luftfeuchtigkeit. Eine wunderbare Erfindung – so ein Feuchtigkeitsregler ist nur mit allerbesten glitzernden Buds aufzuwiegen! Hygro- und Thermostat werden mit dem Absaugventilator gekoppelt (siehe Abb. 101). Beide können unabhängig voneinander den Ventilator ein- bzw. abschalten. Sobald die Luftfeuchtigkeit (oder die Raumtemperatur) den gewünschten Bereich übersteigt, wird der Ventilator in Betrieb gesetzt, der die feuchte (bzw. warme) Luft nach draußen befördert.

Die von Hochdrucklampe und Vorschaltgerät abgestrahlte Hitze senkt die Luftfeuchtigkeit. Im Allgemeinen werden die trockene Wärme des Lampensystems und ein Absaugventilator ausreichen, um die Luftfeuchtigkeit unter Kontrolle zu halten. Andere Lieferanten für trockenwarme Luft wie ein Holzofen können ebenfalls verwendet werden. Achten Sie darauf, dass warme Heizluft niemals direkt auf die Pflanzen bläst, weil sie sonst austrocknen. Ich kenne einen Anbauer, der auf ausgelegte Silikatpäckchen (Trockenmittel in Verpackungen) schwört, um die Luft zu entfeuchten. Er legt sie jeden Tag neu im Anbauraum aus, die eingesammelten trocknet er einige Stunden im Solarium.

Faustregel

In den meisten Anbauräumen ist ein Absaugventilator die beste Methode zur Regulierung der Luftfeuchtigkeit.

Erhöhen lässt sich die Luftfeuchtigkeit leicht durch Versprühen von Wasser oder Aufstellen eines Wassereimers (Verdunstung). Luftbefeuchter sind zu erschwinglichen Preisen erhältlich, verbrauchen aber natürlich zusätzlichen Strom. Die gewünschte Luftfeuchtigkeit wird eingestellt und schon sorgt das Gerät durch Wasserverdunstung dafür, dass die Raumluft diese Feuchte erhält. So ein Gerät ist nur dann erforderlich, wenn im Raum ständig überdurchschnittlich trockene Luft herrscht – was in der Praxis selten der Fall sein wird.

Vielmehr ist die Luftfeuchtigkeit aufgrund von Transpiration und Wässerung oft zu hoch. Wenn das Ventilationssystem es nicht schafft, die Luftfeuchtigkeit zu senken, dann ist wohl ein Luftentfeuchter nötig.

Dieser senkt die Feuchte, indem er das Wasser kondensieren lässt und in einem Behälter auffängt, der täglich geleert werden sollte. Fällt beispielsweise in einem

Raum von 21,6 Kubikmeter die Temperatur um nur sechs Grad Celsius ab, kommen schnell 280 Gramm Kondenswasser zusammen.

Ein Luftentfeuchter ist hilfreich, um den Raum vor Pilzbefall zu schützen. Stellen Sie einfach den Regler auf den gewünschten Prozentwert ein, und schon hat der Raum die perfekte Luftfeuchtigkeit! Diese Geräte sind komplexer als Befeuchter. Ihre Anschaffung lohnt sich aber, wenn es ernsthafte Probleme mit zu großer Feuchtigkeit gibt und ein Ventilator nicht viel dagegen ausrichtet. Einige Firmen vermieten Luftentfeuchter auch wochen- oder monatsweise.

Junge Sämlinge und wurzelnde Stecklinge gedeihen besser, wenn die Luftfeuchtigkeit bei 70 bis 100 Prozent liegt. Bei trockener Luft kann das unterentwickelte Wurzelsystem nicht rasch genug die Wassermenge absorbieren, die das Pflänzchen braucht. Weitere Infos über Luftfeuchtigkeit bei der Stecklingszucht finden sich im Abschnitt *Stecklinge*.

CO_2-Versorgung

Kohlendioxid (CO_2) ist ein farb- und geruchloses, nicht brennbares Gas. Die Luft, die wir atmen, enthält 0,03 bis 0,04 Prozent Kohlendioxid. Das im Anbauraum enthaltene Kohlendioxid wird von den Pflanzen innerhalb weniger Stunden verbraucht, und sinkt der Kohlendioxidgehalt unter 0,02 Prozent, werden sich Wachstum und Photosynthese erheblich verlangsamen.

Die Anreicherung der Luft mit Kohlendioxid wird in gewerblichen Gewächshäusern seit über 30 Jahren praktiziert, weil dies das Pflanzenwachstum stimuliert. Da der Innenraumanbau von Marihuana den Bedingungen im Treibhaus ähnlich ist, lassen sich hier die gleichen Prinzipien anwenden. In Europa wird die Begasung bisher nur vereinzelt praktiziert, verbreitet ist sie vor allem in den USA und in Australien. Marihuana kann mehr Kohlendioxid verarbeiten als die normalerweise in der Luft enthaltenen 0,03 bis 0,04 Prozent. Erhöhen Sie den Gehalt auf 0,12 oder 0,15 Prozent, also 1.200 oder 1.500 ppm, den nach Auffassung vieler Profi-Anbauer optimalen Wert, dann wachsen die Pflanzen zwei- oder dreimal so schnell, vorausgesetzt, ihnen stehen Licht, Wasser und Nährstoffe in ausreichender Menge zu Verfügung. Stehen die Pflanzen allerdings unter Leuchtstoffröhren, zeigt die CO_2 -Begasung nur wenig oder gar keine Wirkung, denn die Röhren liefern den Pflanzen nicht genügend Licht, um das zusätzlich verfügbare Kohlendioxid zu verarbeiten. Doch unter Hochdrucklampen lassen sich mit CO_2 -Anreicherung und ausreichender Wasser- und Nährstoffversorgung absolut erstaunliche Ergebnisse erzielen! Cannabis wächst unter diesen Bedingungen wirklich rascher und effizienter als in freier Natur. Bei geschicktem Timing können so bis zu sechs Ernten pro Jahr erzielt werden.

Warnung

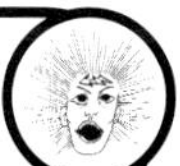

Enthält die Luft mehr als 0,5 Prozent (5.000 ppm) Kohlendioxid (CO_2), kann das Einatmen des Gases über einen längeren Zeitraum zu Schwindelgefühl führen. Bei höherer Konzentration kann es zur Vergiftung führen, in diesem Fall besteht immer Sauerstoffmangel!

Heißer Tipp
Bei der CO_2 -Begasung ist darauf zu achten, dass in ausreichendem Maße Wasser bzw. Nährlösung zur Verfügung steht und Temperatur, Luftfeuchtigkeit etc. immer optimale Werte haben.

Kohlendioxid steigert nicht die THC-Produktion, sondern es werden in kürzerer Zeit mehr Blätter gebildet. Und je größer die Grünmasse einer potenten Marihuanasorte, desto mehr THC wird geerntet!

Unter CO_2 -Begasung wachsendes Marihuana stellt höhere Anforderungen und bedarf besonderer Pflege. Es braucht etwa doppelt soviel Wasser und Nährstoffe, und bei einer erhöhten Raumtemperatur von 30 Grad Celsius werden die chemischen Prozesse in der Pflanze wesentlich beschleunigt. Bei richtiger Pflege wachsen sie so rasch und werden so voluminös, dass die Blüte früher als im Normalfall eingeleitet werden muss. Wie die Entwicklung der Blätter, so wird auch das Wurzelwachstum von der CO_2 -Begasung beeinflusst.

Das von den Wurzeln aufgenommene Wasser wird bei der Transpiration von den Stomata an die Luft abgegeben, die auch das Kohlendioxid aus der Luft aufnehmen. Um saftig und frisch zu bleiben, muss die Pflanze das bei der Transpiration verdunstete Wasser durch Aufnahme von neuem Wasser ausgleichen. Wenn die Pflanze das Wasser schneller transpiriert, als es ersetzt werden kann, welkt sie. Das in der Pflanze nach oben steigende Wasser verdankt dies nicht allein dem atmosphärischen Druck, sondern auch der Sogwirkung, die durch den Prozess der Transpiration entsteht.

Die CO_2 -Begasung beeinflusst die Transpiration, indem sie die Stomata veranlasst, sich teilweise zu schließen. Dies senkt den Wasserverlust. Blätter von begasten Pflanzen sind nachweislich dicker und saftiger. Sie welken nicht so schnell wie das Laub unbegaster Pflanzen. Kohlendioxid beeinflusst die Morphologie der Pflanze: Stängel und Zweige wachsen schneller, in diesen Teilen der Pflanze herrscht eine höhere Zelldichte. Da mehr Sprossen gebildet werden, entstehen auch mehr Blüten.

Heißer Tipp
CO_2 -Begasung erhöht die Anzahl der weiblichen Pflanzen um bis zu fünf Prozent.

Tatsächlich hat die erstaunliche Wirkung von Kohlendioxid schon den einen oder anderen Anbauer frustriert, weil die Superpflanzen in solch hohem Tempo wachsen, dass der Gärtner einfach überfordert ist. Denn stehen bei CO_2 -Begasung nicht die benötigten Nährelemente zur Verfügung, werden die Pflanzen nicht von der Begasung profitieren – sie ist also umsonst. Auch wenn es nur an einem einzigen Faktor mangelt, ist das Wachstum der Pflanzen eingeschränkt. Wasser und Nährstoffe werden viel schneller verbraucht. Bei unzureichender Versorgung kann es passieren, dass sie verkümmern. Auch wenn die Pflanze einen größeren Topf braucht und ihn nicht rechtzeitig bekommt, wird sie im Wuchs verkümmern.

Faustregel

Bei CO_2-Begasung ist der Wachstumszyklus um ein bis zwei Wochen verkürzt – die intensivere Pflege der Pflanzen bedeutet mehr Zeitaufwand.

Heißer Tipp

CO_2-Begasung wird den Ertrag um 20 bis 30 Prozent steigern, wenn alles, was die Pflanze sonst zum Gedeihen braucht, in optimaler Menge vorhanden ist.

Der Einsatz einer zusätzlichen Hochdrucklampe ist beim beschleunigten Wachstum zwar hilfreich, aber nicht unbedingt nötig. Unter Umständen wird der Garten dann so schnell wachsen, dass Sie kaum noch hinterherkommen. Ein Mehr an Kohlendioxid bedeutet nicht, dass die tägliche Leuchtdauer der Lampe erhöht werden muss. Die Photoperiode bleibt im gleichen Zyklus wie unter normalen Bedingungen.

Für eine optimale Effizienz muss der Kohlendioxidgehalt an jeder Stelle des Raumes rund 1.500 ppm betragen. Um dies zu gewährleisten, muss der Raum rundum abgedichtet sein. Größere Ritzen sollten Sie verschließen, damit kein Gas entweicht, denn nur im abgedichteten Raum lässt sich die Begasung genau kontrollieren. Nachdem der Ventilator die abgestandene Luft im Raum abgesaugt hat, beginnen Sie mit der Begasung. Hier benötigen Sie einen Ventilator mit Lamellen, die verhindern, dass Kohlendioxid durch die Ventilatoröffnung entweicht.

Berechnung der CO_2-Menge

Das Berechnen der Kohlendioxidmenge (CO_2-Menge) und Messen des Kohlendioxidgehalts (CO_2-Gehalts) in der Raumluft ist nicht gerade billig und für Anbauer mit drei oder vier Hochdrucklampen nicht unbedingt erforderlich. Wenn aber mehr als zehn Hochdrucklampen im Anbauraum hängen, ist eine Überwachung des Kohlendioxidgehalts sehr hilfreich, um überall im Raum einen gleichmäßigen CO_2-Pegel zu gewährleisten. Wer sich über die neusten Geräte auf diesem Gebiet informieren möchte, sollte mal unter www.greenair.com nachsehen.

CO_2-Testkits für die einmalige Anwendung sind problemlos, präzise und erschwinglich. Die Packung enthält Spritze und Teströhrchen. Sie müssen nur die Enden des Röhrchens abbrechen und es in die Spritze einführen. Dann ziehen Sie 100 Kubikzentimeter Luft in die Spritze und beobachten im Zylinder den Farbwechsel zu Blau, während das Reagens mit dem in der Luft enthaltenen Kohlendioxid reagiert. Der Test misst bis zu 40 ppm genau. Dies ist für den Anbauraum ausreichend.

Elektrochemische Sensorsysteme messen die elektrische Leitfähigkeit einer Luftprobe entweder in einer alkalischen Lösung oder in destilliertem bzw. deionisiertem Wasser. Diese Geräte sind relativ billig, haben aber auch einige Nachteile wie ihre beschränkte Genauigkeit und die Anfälligkeit für Temperaturschwankungen und

Verunreinigungen in der Luft.

Die Infrarotüberwachung ist präziser und flexibel einsetzbar. Infrarotdetektoren liefern genaue Angaben über den Kohlendioxidgehalt und können mit Steuergeräten, die Raumtemperatur, Ventilation und CO_2-Generatoren regulieren, gekoppelt werden. Die Anschaffungskosten sind zwar hoch, doch beugt so ein Infrarotdetektor vielen Problemen im CO_2–Kontext vor und gewährleistet optimale Wachstumsbedingungen.

Heißer Tipp

Es ist billiger, mehr Kohlendioxid als benötigt herzustellen, als ein teures Überwachungsgerät anzuschaffen.

Anbauer, denen der Aufwand für die CO_2-Überwachung zu hoch ist, können anhand einer Tabelle und simpler Mathematik den ungefähren Kohlendioxidgehalt der Raumluft bestimmen. Diese Berechnung berücksichtigt aber nicht die Ventilation, eventuelle undichte Stellen oder andere Faktoren, die eine Messung im Allgemeinen beeinflussen. Es ist jedenfalls einfacher, die Menge des produzierten Kohlendioxid zu messen, als den Gehalt in der Luft.

Um die verbrauchte Menge Kohlendioxid zu messen, wiegen Sie die Flasche bzw. den Gasbehälter vor der Begasung. Dann begasen Sie eine Stunde lang und wiegen anschließend erneut, wobei die Differenz die Menge des verbrauchten Gases (oder Brennstoffs) ergibt. 100 Gramm Brennstoff ergeben 300 Gramm Kohlendioxid. Ein paar Seiten weiter werden wir im Abschnitt *CO_2-Generatoren* noch genauer auf das Berechnen der CO_2-Menge eingehen.

Die Erzeugung von Kohlendioxid (CO_2)

Der CO_2-Gehalt der Raumluft lässt sich auf verschiedene Arten erhöhen. Kohlendioxid ist ein Nebenprodukt beim Verbrennungsprozess. Sie können es also durch Verbrennung fossiler Brennstoffe erzeugen, mit Ausnahme solcher, die Schwefeldioxid und Äthylen enthalten und damit den Pflanzen schaden. Auch bei Fermentierung und bei organischen Zerfallsprozessen wird als Nebenprodukt Kohlendioxid frei. In tropischen Regenwäldern z.B. ist der CO_2-Gehalt in Bodennähe zwei- bis dreimal so hoch wie in der übrigen Luft. Aber es würde natürlich niemand auf Idee kommen, zwecks CO_2-Gewinnung einen Komposthaufen ins Haus zu schaffen. Trockeneis wird aus gefrorenem Kohlendioxid hergestellt – das Gas wird frei, wenn es mit Luft in Kontakt kommt. Es kann teuer werden und auch ziemliche Probleme mit sich bringen, wenn Sie einen großen Raum mit Trockeneis versorgen wollen.

Bei der CO_2-Gewinnung gibt es also diverse Methoden und Varianten, die mehr oder weniger gut funktionieren. Ohne den Einsatz kostspieliger Messgeräte lässt sich kaum kalkulieren, wie viel Kohlendioxid bei Fermentierung, Kompostierung oder Trockeneis freigesetzt wird. Die Messgeräte wären also weitaus teurer als die Produktion des Kohlendioxid. Wie bereits angedeutet, wird die Verwendung von Trockeneis über längere Zeit hinweg sehr teuer. Ein knappes Kilo Trockeneis erhöht den CO_2-Gehalt in einem Raum von 3 x 3 Meter für eine Dauer von 24 Stunden auf etwa 2.000 ppm. Ein verdrossener Gärtner bemerkte dazu: „Das Zeug schmilzt schneller, als man guckt.“ Dass ein miefender Komposthaufen im Haus kaum der geeignete Lieferant für Kohlendioxid sein kann, sagten wir schon. außerdem müsste er zu diesem Zweck zweimal am Tag umgeschichtet werden.

Mit Fermentierung lässt sich zwar Kohlendioxid erzeugen, aber nur schwer kalkulieren, wie viel freigesetzt wird. Näheres zu dieser Methode finden Sie ein paar Seiten weiter im Abschnitt *Fermentierung*.

CO_2-Begasungssysteme

Die Begasung aus CO_2-Druckgasbehältern ist praktisch risikolos. Es entstehen hierbei weder giftige Gase, noch werden Nebenprodukte wie Wärme oder Wasser frei. Die Menge des aus einer Stahlflasche mit Zeitschaltuhr, Pneumatikventil, Druckminderer und Durchflussmesser strömenden Gases lässt sich genau dosieren.

Sie haben die Wahl zwischen kontinuierlicher und kurzfristiger Begasung. Die Stahlflaschen, in denen das Kohlendioxid unter hohem Druck gelagert wird, sind in diversen Größen (Füllmenge 6, 10, 20, 25 oder 30 Kilo, wobei 1 Kilo ca. 500 Liter Kohlendioxid entspricht) erhältlich entweder beim Schweißbedarf oder im Getränkehandel – in Kneipen wird z.B. Kohlendioxid aus Flaschen zum Bieraufschäumen verwendet (wer einen Gastwirt kennt, hat auch eine CO_2-Connection). Übrigens düngen auch Aquarienhalter mit Kohlendioxid. Die Flaschen müssen TÜV-geprüft sein, als Benutzer müssen Sie entsprechende Sicherheitsbestimmungen beachten. Zum Experimentieren mit der Begasung leihen Sie sich am besten erst mal eine Flasche; später können Sie sich dann eine komplette CO_2-Begasungsanlage anschaffen.

Heißer Tipp

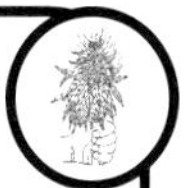

In Anbauräumen mit bis zu 1,000 Watt empfiehlt sich zur CO_2-Versorgung eine Begasungsanlage. In Räumen, in denen gewöhnlich hohe Temperaturen herrschen, installieren Sie einen CO_2-Generator.

Warnung

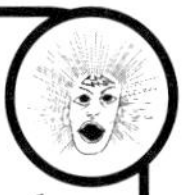

Vergewissern Sie sich, dass der Gasbehälter eine Schutzvorrichtung hat, die das Ventil umgibt. Wenn durch Unachtsamkeit die Flasche umfällt und dabei das schutzlose Ventil abgesprengt wird, schießt aufgrund des enormen Drucks die komplette Armatur wie eine Granate davon.

Beim Schweißbedarf sind Durchflussmesser und Druckminderer erhältlich. Die Modelle mit geringerem Durchfluss (0,30 bis 1,70 m^3/Std.) sind für Anbauzwecke geeignet. Sie sollten alle Komponenten beim gleichen Händler kaufen und sicherstellen, dass alles zusammenpasst.

Durchflussmesser und Druckminderer brauchen Sie zur Begasung, Pneumatikventil und Zeitschaltuhr nicht unbedingt. Wer keine Uhr und kein Pneumatikventil benutzt, verschwendet Kohlendioxid. Beide regulieren den CO_2-Fluss, was natürlich auch manuell machbar ist, wenn die Zeit dafür vorhanden ist. Das elektromagnetische Pneumatikventil startet bzw. stoppt den Gasfluss des Durchflussmessers.

Um die CO_2-Begasung zu automatisieren, brauchen Sie einen Timer, der den Tag über in bestimmten Zeitabständen für zehn Minuten oder weniger das Pneumatikventil öffnet.

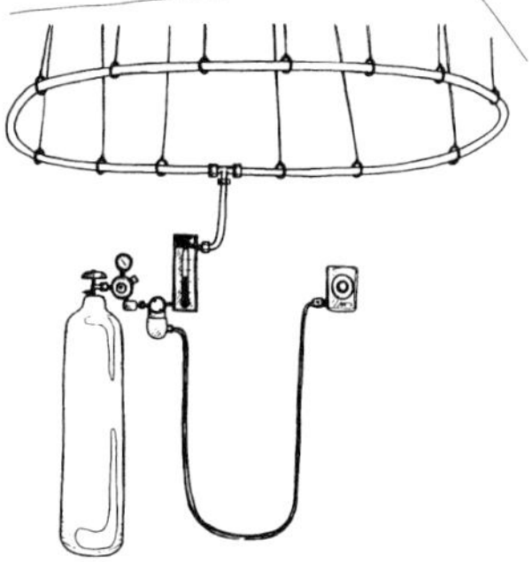

Abb. 102 | Diese Begasungsanlage gibt Kohlendioxid aus einem ringförmigen Rohr ab. So wird das Gas gleichmäßig verteilt.

Die zu verabreichende Gasmenge regulieren Sie über Durchfluss und Zeitdauer. Um festzustellen, wie lange das Ventil geöffnet bleiben soll, teilen Sie die Anzahl der gewünschten Kubikmeter (in unserem Beispiel 0,028 Kubikmeter) durch die Durchflussrate. Ist der Durchflussmesser auf 0,28 m^3/Std. eingestellt, muss das Ventil für 0,1 Stunden bzw. 6 Minuten (0,1 Std. mal 60 Minuten) geöffnet werden, um im Raum einen CO_2-Gehalt von 1.500 ppm zu erhalten.

Natürlich entweicht auch Kohlendioxid durch irgendwelche Ritzen. Im Allgemeinen wird der CO_2-Gehalt des Raumes nach rund drei Stunden wieder auf 300 ppm gesunken sein – die Pflanzen haben Kohlendioxid aufgenommen, manches davon ist durch Ritzen entschwunden. Wenn Sie die Menge, die pro Stunde angegeben wird, in zwei oder vier kleinere Dosen aufteilen, erreichen Sie einen gleichmäßigeren CO_2-Level.

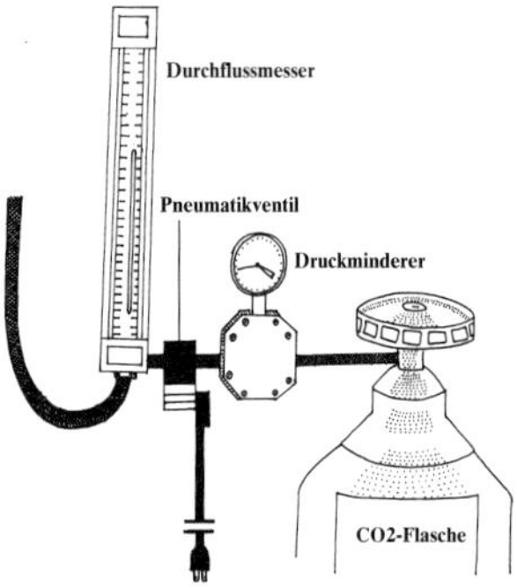

Abb. 103 | Die Basisstation besteht aus Gasflasche, Druckminderer, Pneumatikventil und Durchflussmesser.

Es gibt zwei Methoden, das Gas aus der Flasche im Raum zu verteilen: mit dem Ventilator oder einer Rohrleitung. Bei letzterer hängen Sie unter der Decke Plastikröhren auf, durch die das Gas aus der Flasche zur Raummitte geleitet wird. Sie können von der Hauptleitung auch mehrere Nebenstränge abzweigen und diese über den Anbauraum verteilen. Kohlendioxid ist schwerer als Luft und sinkt auf die Pflanzen herab.

Faustregel

An einer Eigenbauanlage sollten Sie sich nur dann versuchen, wenn im Fachhandel kein Fertigmodell erhältlich ist.

Um zu gewährleisten, dass aus den Plastikröhren eine gleichmäßige CO_2-Verteilung erfolgt, tauchen Sie diese unter Wasser und bringen die Löcher an, während gerade Kohlendioxid ins Rohr strömt. Auf diese Weise sehen Sie, welchen Durchmesser die

Löcher haben müssen und in welchem Abstand sie sitzen müssen, um eine ideale CO_2-Verteilung zu erreichen.

Deckenventilatoren helfen, das Gas im Raum zu verteilen. Am besten lassen Sie das Kohlendioxid direkt in den Luftstrom unter dem Ventilator fließen, so wird es gleichmäßig verteilt und zirkuliert zwischen den Pflanzen.

Kohlendioxid aus Druckgasflaschen mag zwar in der Anwendung praktisch risikolos sein, aber es ist vor allem bei großen Anbauräumen kostspielig. In den USA ist es ist wesentlich teurer als der Brennstoff für Generatoren.

Warnung

Bei der Begasung mit Kohlendioxid aus Druckgasflaschen ist äußerste Vorsicht geboten! Wenn es entweicht, ist es so kalt, dass schon eine sehr geringe Menge ausreicht, um Schäden an Haut oder Augen hervorzurufen! Liegt die Durchflussrate bei über 0,5 m^3 /Std., kann der Druckminderer einfrieren.

Warnung

CO_2-Generatoren erzeugen heiße Auspuffgase (CO_2 und H_2O). Auch wenn das Kohlendioxid schwerer als Luft ist, ist es wärmer und daher weniger dicht, steigt also auf. Bei der CO_2 -Begasung muss immer für eine gleichmäßige Verteilung des Gases gesorgt werden.

CO_2-Generatoren

CO_2 -Generatoren werden beim gewerblichen Blumen- und Gemüseanbau eingesetzt, und natürlich auch beim Anbau von Marihuana. Die US-Firma Green Air hat beispielsweise eine ganze Reihe von erschwinglichen Modellen im Angebot, die als Brennstoff Erdgas oder Propan verwenden. Beim Verbrennungsprozess fallen hier als Nebenprodukte Wärme und Wasser an. Die Generatoren arbeiten mit Zündflamme, Brenner und Durchflussmesser, das Innere ähnelt in etwa dem Brenner eines Gasofens. Die offene Flamme des Generators muss mit einer Abdeckung versehen sein. Sie können das Gerät entweder bei Bedarf manuell einschalten oder mit einem Timer koppeln, der auch die Ventilation steuert.

Betrieben werden die Generatoren meist mit Kerosin, Propan oder Erdgas. Sie sollten nur hochwertiges Kerosin verwenden (auch wenn es teuer ist!), da mindere Qualität einen Schwefelgehalt von bis zu 0,1 Prozent aufweisen kann, wodurch giftiges Schwefeldioxid im Raum entsteht. Die Unterhaltungskosten für Kerosingeneratoren sind aufgrund der verwendeten Elektroden, Pumpen und Filter recht hoch. Für die meisten Anbauer sind Propan- und Erdgasbrenner die bessere Wahl.

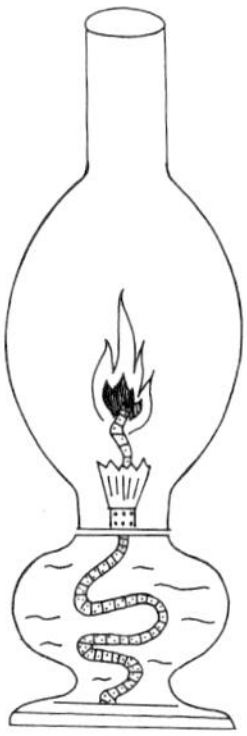

Abb. 104 | In kleinen Räumen mit Ventilation reicht schon eine Kerosinlampe, um für einen CO_2 -Anstieg in der Luft zu sorgen.

Die Generatoren von Green Air laufen entweder mit Propan oder mit Erdgas. In der Unterhaltung sind sie nicht teuer, denn Filter oder Pumpen sind hier nicht vorhanden. Die Anschaffungskosten für einen Generator sind etwas höher als die einer mit kleinen Gasflaschen versorgten CO_2-Begasungsanlage. Dennoch bevorzugen Anbauer mit Propan- und Erdgas betriebene Generatoren, denn die Begasung aus Flaschen kommt im Betrieb etwa viermal so teuer wie so ein Generator. Die benötigte Brennstoffmenge bei einer Raumtemperatur von 20 Grad Celsius wird wie folgt berechnet:

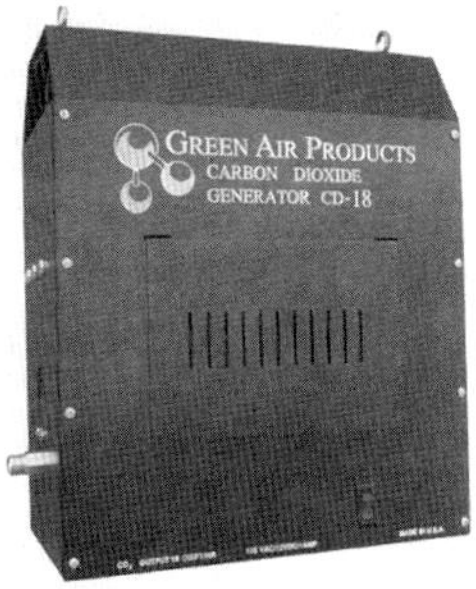

Abb. 105 | Mit einem CO_2 - Generator lässt sich der Ertrag durchschnittlich um 20 Prozent steigern.

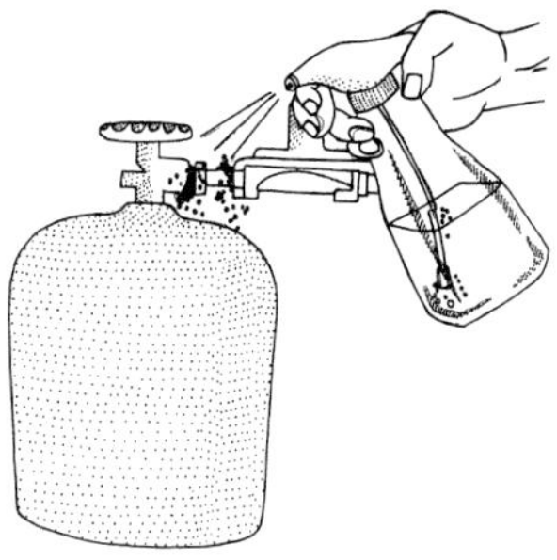

Abb. 106 | Durch Aufsprühen von Seifenwasser lassen sich eventuelle Lecks an den Verbindungen des Gasbehälters feststellen.

Raumgröße:
Nehmen wir an, unser Raum hat zwei Meter Länge, zwei Meter Breite und zwei Meter Höhe. Hier ergibt sich folgendes Raumvolumen:
$L \times B \times H = 2 \times 2 \times 2 = 8\ m^3$

Gewünschter CO_2-Gehalt der Raumluft: 1.500 ppm
Abzüglich der normalerweise in der Luft vorhandenen 300 ppm Kohlendioxid müssen wir also **1.200 ppm** (= 0,0012) erzeugen.

Benötigte Gasmenge, um die 1.200 ppm zu erhalten:
Wir multiplizieren diesen CO_2–Gehalt mit dem Raumvolumen:
$0{,}0012 \times 8\ m^3 = 0{,}0096\ m^3$

Fakt: 1.000 Gramm CO_2 haben ein Volumen von ca. 0,4801 m^3
Dementsprechend errechnen wir im Dreisatz, wie viel Gramm Kohlendioxid wir brauchen, um 0,0096 Kubikmeter zu erhalten:
$0{,}4801\ m^3$ – 1000 g CO_2
$0{,}0096\ m^3$ – 19,99 g CO_2

Fakt: 1.000 Gramm Brennstoff liefern zirka 3.000 Gramm CO_2
Wir runden unser Resultat von oben auf 20 Gramm auf und berechnen dementsprechend die benötigte Brennstoffmenge:
3000 g CO_2 – 1000 g Brennstoff
20 g – 6,7 g Brennstoff

Wir brauchen also 6,7 Gramm Brennstoff. Um aber genügend Kohlendioxid für 12 bis 18 Stunden zu erzeugen, wird die dreifache Menge benötigt, also rund 20

Gramm Brennstoff. Diese Brennstoffmenge muss täglich verbrannt werden, um in unserem Beispielraum einen CO_2-Gehalt von 1.500 ppm zu erhalten.

Aber CO_2-Generatoren haben auch ihre Nachteile. Pro Kilo Brennstoff werden 3 Kilo Kohlendioxid, 1,5 Kilo Wasser und über 50.000 Kilojoule Wärme erzeugt – für Anbauräume unter zehn Kubikmeter sind sie also weniger geeignet. Auch bei größeren Räumen ist darauf zu achten, dass sich die erzeugte Wärme und Feuchtigkeit nicht nachteilig auf die Pflanzen auswirken.

Wenn der Brennstoff nicht sauber und nicht vollständig verbrennt, kann der CO_2-Generator toxische Gase freisetzen, darunter Kohlenmonoxid. Auch Stickstoffoxidul, ein Nebenprodukt der Propanverbrennung, kann sich in giftigem Maße ansammeln!

Warnung

Kohlenmonoxid ist ein giftiges Gas. Es gibt hierfür spezielle Warnmelder, die in Baumärkten oder in Werkzeuggeschäften erhältlich sind.

Warnung

Falls Sie bei hoher CO_2-Konzentration empfindlich reagieren, muss ein CO_2-Überwachungsgerät installiert werden. Preisgünstige Varianten sind Digitalgeräte oder Farbtafeln, die bei CO_2-Anstieg die Farbe wechseln (sie werden in Flugzeugen benutzt).

Warnung

Ziehen Sie niemals eine Flasche am Schlauch durch die Gegend. Der Schlauch könnte beschädigt werden. Dann besteht Brandgefahr! Klingt behämmert, ich weiß – aber ich habe schon Leute dabei beobachtet.

Eigenbaumodelle sowie Kerosin- und Gasbrenner sollten Sie regelmäßig überprüfen. Propan und Erdgas verbrennen mit blauer Flamme. Bei gelber Flamme entweicht zu viel unverbranntes Gas (wobei Kohlenmonoxid entsteht), es wird mehr Sauerstoff gebraucht, damit das Gas restlos verbrennen kann. Undichte Stellen finden Sie, indem Sie eine Lösung aus 1 Teil Wasser und 1 Teil Spülmittel auf die Zuleitungen aufsprühen. Erscheinen Blasen, dann entweicht Gas. Niemals mit einem lecken Brennersystem arbeiten!

Neue Propangasflaschen sind zwecks Rostschutz oft mit einem inerten Gas gefüllt. Lassen Sie es heraus, bevor Sie die Flasche zum ersten Mal füllen. Niemals ganz voll füllen, denn das Propan verändert bei Temperaturwechsel sein Volumen. Es könnte am Ventil entflammbares Gas austreten, wenn der Behälter zu voll ist.

Auch Sauerstoff wird verbrannt. Nimmt der Sauerstoffgehalt im Raum soweit ab, dass schließlich Mangel herrscht, ändert sich auch das Erscheinungsbild der Flamme. Sie brennt kräftiger und wird gelb. Deshalb ist Frischluft wichtig.

Andere Methoden der CO_2-Gewinnung

Es gibt diverse andere Arten, Kohlendioxid zu produzieren. Bei kleinen Räumen hilft es schon, in einer Petroleumlampe Äthyl- oder Methylakohol zu verbrennen. In Norwegen laufen gerade Experimente mit dem Einsatz von Holzkohleöfen als CO_2-Quelle. Es besteht die Hoffnung, hier die Vorzüge von Generatoren und Druckgasflaschen miteinander kombinieren zu können. Holzkohle ist wesentlich teurer als Kohlendioxid in Flaschen und weniger riskant als Generatoren, was toxische Nebenprodukte anbetrifft. Anderswo wird versucht, mit einer neuen Technologie Kohlendioxid aus der Luft zu extrahieren bzw. zu filtern.

Kompost und organische Medien

Bei der Zersetzung von organischem Material wie Holzspäne, Heu, Laub oder Dung werden große Mengen Kohlendioxid freigesetzt. Obwohl dieses Kohlendioxid natürlich gesammelt werden kann, ist es für den Innenraumanbau eher eine unpraktische Methode.

Fermentierung

Anbauer mit kleineren Räumen stellen Kohlendioxid auch durch Fermentierung bzw. Hefegärung her, d.h. aus Wasser, Zucker und Hefe. Die Hefe nimmt Zucker auf, dabei entstehen Kohlendioxid und Alkohol. Das Rezept: Mischen Sie in einem Vierlitereimer 1 Tasse Zucker, 1 Päckchen Bierhefe und 2,85 Liter Wasser. Mit der Temperatur müssen Sie experimentieren – in heißem Wasser sterben die Hefepilze ab, in kaltem werden sie nicht aktiv. Kriegen Sie die Sache in Gang, wird schubweise Kohlendioxid freigesetzt. Nun decken Sie den Eimer ab, lassen eine kleine Öffnung frei und stellen ihn im Anbauraum an ein warmes Plätzchen (27 bis 35 Grad Celsius). Die Mischung muss dreimal am Tag erneuert werden: Gießen Sie die Hälfte der Lösung ab und geben Sie 1,4 Liter Wasser sowie eine frische Tasse Zucker hinzu. Solange die Gärung vor sich hin blubbert, ist alles in Ordnung. Stirbt die Hefe ab, geben Sie eine frische Packung hinzu. Nach diesem Rezept können Sie im Anbauraum mehrere solcher Eimer verteilen, was den CO_2-Gehalt merklich erhöht.

Die Fermentierung ist eine billige Alternative. Hier gibt es keine Nebenprodukte wie Wärme, Wasser oder giftige Gase, und brauchen Sie keinen Strom. Weil die Sache – im Wortsinne – jedoch stinkt, wird wohl kein Anbauer Fermentierung im großen Stil betreiben. Zudem ist es kaum möglich, einen gleichmäßigen CO_2-Gehalt zu gewährleisten, denn die CO_2-Abgabe bei der Fermentierung ist nur schwer messbar.

Trockeneis

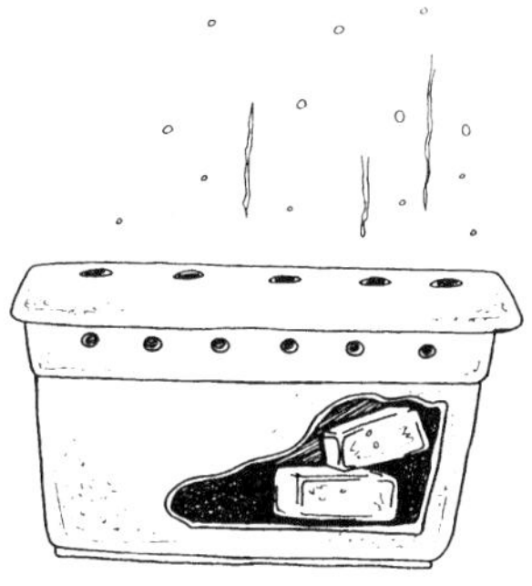

Abb. 107 | Das Trockeneis wird in einen Plastikbehälter mit kleinen Löchern gelegt, um das Verdampfen hinauszuzögern.

Schon seit Jahren gibt es Anbauer, die mit Trockeneis in großen isolierten Tanks Kohlendioxid produzieren. Trockeneis ist gefrorenes und komprimiertes Kohlendioxid. Beim Schmelzen verwandelt es sich zum Gas. Das gasförmige Kohlendioxid wird dann mittels Ventilator mit der Raumluft vermischt und verteilt, so dass es zwischen den Pflanzen zirkuliert. Auf kleiner Basis, ohne Tank und Konverter, funktioniert Trockeneis recht gut. Es ist auch nicht teuer und problemlos erhältlich (in den Gelben Seiten nachschauen). Unter Normaldruck gibt es bei Kohlendioxid keinen flüssigen Aggregatzustand, die Umwandlung vom festen zum gasförmigen Zustand geht schmutzfrei und problemlos vonstatten. Auch lässt sich leicht die ungefähre Menge des freiwerdenden Gases bestimmen. Ein Kilo Trockeneis entspricht einem Kilo flüssigem Kohlendioxid. Wenn Sie wissen, wie lange eine bestimmte Menge Trockeneis zum Verdampfen braucht, können Sie abschätzen, wie viel Kohlendioxid während einer bestimmten Zeit frei wird. Um den Verdampfprozess hinauszuzögern, platzieren Sie das Trockeneis in einer Kühlbox aus Styropor und bohren Sie kleine Löcher in Deckel und Wände, durch die das Gas austreten kann. Über Größe und Anzahl dieser Löcher können Sie steuern, wie schnell das Kohlendioxid freigesetzt wird.

Heißer Tipp

Ein Trockeneisblock von 2,3 Kilogramm reicht im Durchschnitt für rund 24 Stunden.

Trockeneis ist ökonomisch und risikolos, es entstehen keine giftigen Gase, keine Wärme und kein Wasser. Zwar ist mit Trockeneis leichter umzugehen als mit Druckgasflaschen, aber die Lagerung ist kompliziert und nicht ungefährlich. Die Wärmeisolation zögert das Verdampfen zwar hinaus, kann es aber nicht aufhalten. Aufgrund seiner extremen Kälte (-76 Grad Celsius) kann Trockeneis bei zu langem Hautkontakt zu Hautschäden führen – es sollte nur mit Handschuhen angefasst werden.

Backpulver und Essig

Bei einem kleinen Anbauraum besteht auch die Möglichkeit, Kohlendioxid aus Backpulver und Essig herzustellen. Hierzu werden nur Dinge benötigt, die es in jedem Haushalt gibt. Es geht darum, eine Vorrichtung zu bauen, bei der Essig austritt und auf eine Schicht aus Backpulver tröpfelt. Der Nachteil bei diesem System: Die erzeugte CO_2 -Menge ist völlig unkalkulierbar. Es dauert sehr lange, bis ein

CO_2-Gehalt erreicht ist, der den Pflanzen nützt. Und ist der optimale Level erreicht, kann es passieren, dass der Gehalt weiter steigt, bis Kohlendioxid in einer Menge vorhanden ist, die den Pflanzen schadet. Haben Sie genug Zeit zum Experimentieren, können Sie ein Tröpfelsystem konstruieren, das mit Pneumatikventil und Timer gesteuert wird. Damit lässt sich in Koordination mit dem Ventilationssystem regelmäßig Kohlendioxid in kleinen Dosen freisetzen.

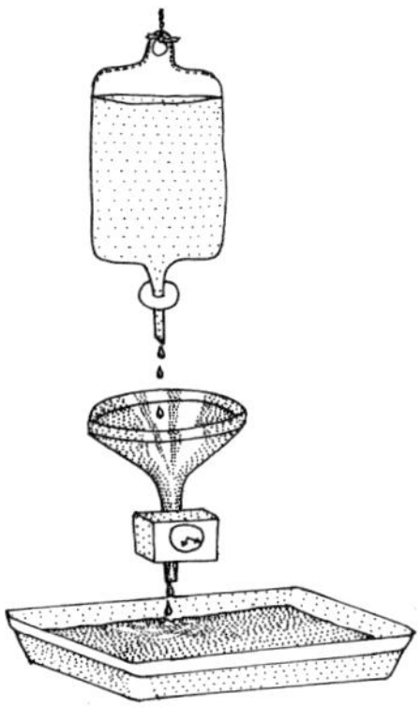

Abb. 108 | Der Aufbau ist etwas kompliziert, aber es funktioniert. Der auf das Backpulver tröpfelnde Essig setzt Kohlendioxid frei.

Geruchsprobleme

Mit einem guten Absaugventilator, der die Abluft ins Freie befördert, lässt sich am besten vermeiden, dass es im ganzen Haus nach frischem Marihuana riecht. Wenn der Geruch penetrant und adäquate Belüftung schwierig ist, kann ein **Ionisator** helfen. Er erzeugt negative Ionen – diese verteilen sich in der Raumluft, heften sich an die schwebenden Partikel (Sporen, Schmutzteilchen u.a.) und neutralisieren sie.

Von Anbauern wird das Gerät zur Neutralisierung des starken Duftes verwendet, den die reifenden Pflanzen verströmen. Es reinigt die Luft zudem generell von Schmutzpartikeln, was zur Gesundheit der Pflanzen beiträgt. So ein Gerät braucht nur ganz wenig Strom. Sie sollten alle paar Tage einen Blick auf den Filter werfen.

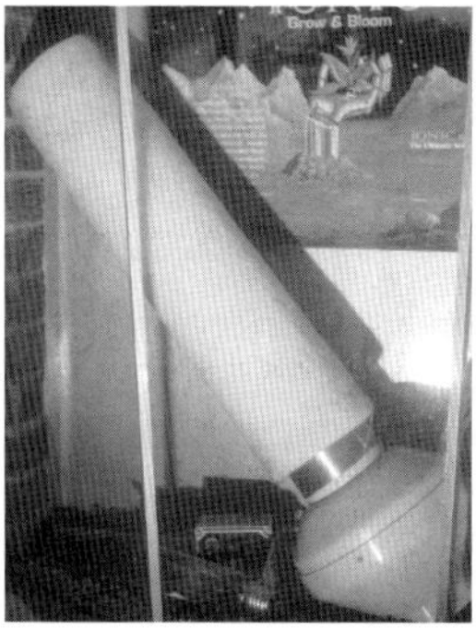

Abb. 109 | Ventilator mit Aktivkohlefilter: Die Luft wird gereinigt, bevor sie den Raum verlässt.

Ein Anbauer war von der Idee mit dem Ionisator so begeistert, dass er gleich fünf Geräte in einem Raum aufstellte, in dem fünf Hochdrucklampen hingen. Sie funktionierten so perfekt, dass sein Marihuana überhaupt keinen Geruch mehr hatte, selbst nach der Ernte nicht! Wenn der Duft der Ernte zum Problem wird, leiten Sie die Abluft in den Kamin, den Speicher oder einen anderen separaten Raum und stellen dort den Ionisator auf. Auf diese Weise behält das Marihuana sein würziges Bouquet!

Des Weiteren gibt es Produkte wie *Vaportronic, Vaportec, Odor Killer, Ona, Ozium* usw., die geeignet sind, den intensiven Harzgeruch des Marihuana zu verschleiern.

Faustregel

Verwenden Sie einen Absaugventilator, der das Luftvolumen des Anbauraums innerhalb von fünf Minuten (oder weniger) auszutauschen vermag.

Ozon-Generatoren

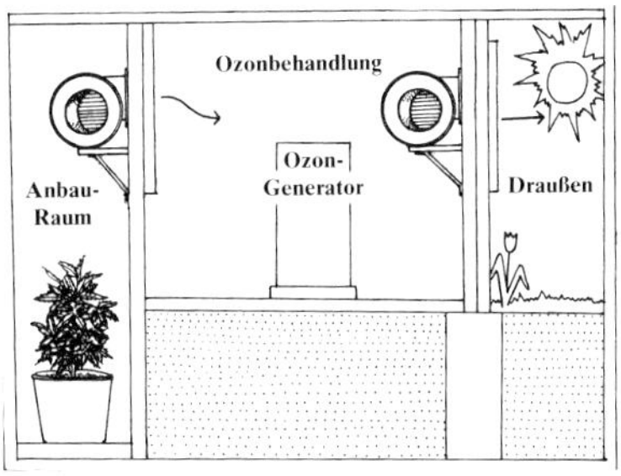

Abb. 110 | Die in die Kammer mit dem Ozon-Generator geleitete Luft bleibt dort mindestens eine Minute lang zur Behandlung und wird dann ins Freie geleitet.

Der Ozon-Generator fügt dem natürlich vorkommenden Sauerstoff der Atmosphäre (O_2) ein weiteres Molekül hinzu, es entsteht O_3. Diese Form des Sauerstoffs, das Ozon, hat viele Anwendungen. So etwa im medizinischen Bereich, in kleinen Dosen wird es auch zum Sterilisieren von Nahrungsmitteln und Wasser benutzt. Es wird auch verwendet, um die Luft auf molekularer Ebene von lästigen Gerüchen zu reinigen. Der Generator erzeugt Ozon, indem er die Sauerstoff enthaltende Luft mit ultraviolettem Licht sättigt. Dieses intensive UV-Licht ist sehr gefährlich. Es kann Haut und Augen in Sekundenbruchteilen rettungslos verbrennen. Schauen Sie niemals, unter keinen Umständen, in die UV-Lampe des Ozon-Generators! Ein kurzer Blick in dieses Licht hat bereits mehr als einem hoffnungsvollen Anbauer das Augenlicht gekostet! Außerdem kann Ozon zu Verbrennungen in der Lunge führen. Bei niedrigem Ozonpegel ist die Sache gefahrlos, bei höheren Werten lauert jedoch Gefahr. Sie sollten also niemals zuviel Ozon generieren!

Ozon hat einen eigentümlichen Geruch, es erinnert an die Luft nach einem guten Regen. Wer schon mal einen Raum betreten hat, in dem gerade die Luft mit Ozon angereichert wurde, kennt den Geruch und wird ihn nie wieder vergessen. Bei zu hohem Ozongehalt riecht es wie nach verbranntem Haar. In diesem Fall ist Vorsicht geboten!

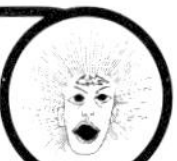

Warnung

Nie in starkes UV-Licht schauen, denn dabei entstehen Verbrennungen an der Netzhaut, die zur Erblindung führen!

Wie schon angedeutet, entsteht Ozon, wenn Sauerstoffmoleküle (O_2) durch ultraviolette Strahlung gespalten werden und die befreiten Atome sich zu Dreiergruppen rekombinieren, um ein verwandtes Molekül des Sauerstoffs zu bilden, das O_3. Das dritte Molekül ist immer ein positiv geladenes Ion, das dazu tendiert, sich an ein negativ geladenes Kation zu hängen. Gerüche sind negativ geladene Kationen. Wenn das Sauerstoffion sich an so ein Kation hängt, neutralisieren sich beide gegenseitig und damit auch den Geruch. Der chemische Vorgang dauert etwa eine Minute, die zu behandelnde Luft muss also mindestens für diese Dauer in einer Kammer bleiben, um effektiv gereinigt zu werden.

Es sind zahlreiche Modelle von Ozon-Generatoren auf dem Markt. Manche sind besser konstruiert als andere. Beim Kauf eines solchen Gerätes ist darauf zu achten, dass es sich selbst reinigt, dass es leicht zu reinigen und das Leuchtmittel einfach und in ungefährlicher Weise auszutauschen ist. Vergewissern Sie sich, dass taugliche

Sicherheitsvorkehrungen eingebaut sind, wie etwa ein Schalter, der zu Wartungszwecken die Lampe abschaltet und damit jeden Augenkontakt mit der gefährlichen UV-Strahlung verhindert. Wenn UV-Licht in der Luft mit Feuchtigkeit reagiert, entsteht als Nebenprodukt Salpetersäure, die sich als weiße Substanz um die Lampe ablagert – eine sehr ätzende Säure, die schlimme Verbrennungen an Haut und Augen hervorrufen kann.

Der *Air Tiger* von der Firma Rambridge (www.rambridge.com) ist eines der sichersten Geräte, die am Markt sind. Es ist einfach zu bedienen und für den Marihuana-Anbauer genau das Richtige. Ein Sicherheitsschalter macht direkten Augenkontakt mit der 25 Zentimeter langen UV-Röhre unmöglich.

Die Leistung von Ozon-Generatoren bemisst sich nach dem Volumen der gereinigten Luft in Kubikmeter. Manche Anbauer stellen das Gerät im Anbauraum auf, wo es das gesamte Luftvolumen reinigt. Dabei kann jedoch der würzige Duft der geernteten Buds vermindert werden. Smarte Anbauer installieren den Ozon-Generator in einem unbenutzten Nebenraum und leiten die stark riechende Luft aus dem Anbauraum dort hinein, wo sie dann mittels Ozon-Generator behandelt und anschließend ins Freie befördert wird.

Ich rate, das Gerät in jedem Fall abseits der Pflanzen bzw. in einem Nebenraum aufzustellen, da Ozon unter Umständen zu erheblichen Schädigungen führen kann. Das Wachstum der gesamten Pflanze wird gehemmt, an den Blättern bilden sich chlorotische Flecken, die größer und dunkler werden, bis die Blätter welken und schließlich abfallen.

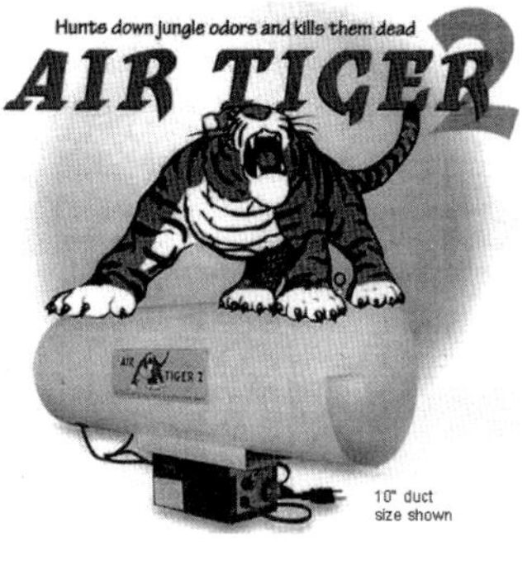

Abb. 111 | Ozon-Generatoren verdecken Gerüche nicht, sondern eliminieren sie gänzlich.

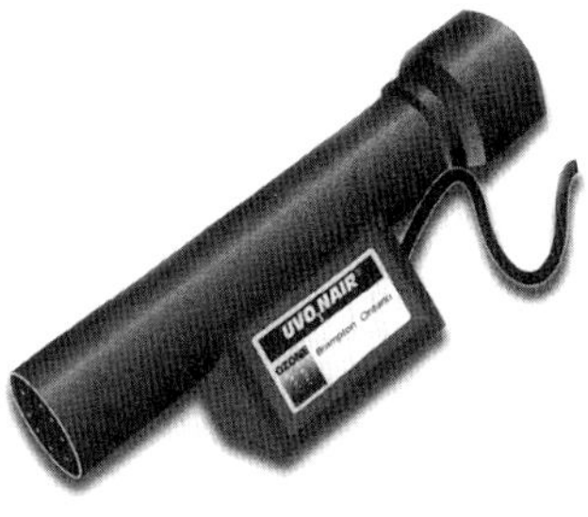

Abb. 112 | Nachdem die Luft durch eine Ozonkammer geleitet wurde, ist sie frisch und rein.

Abb. 113 | Ins Abluftsystem integrierter Ozon-Generator.

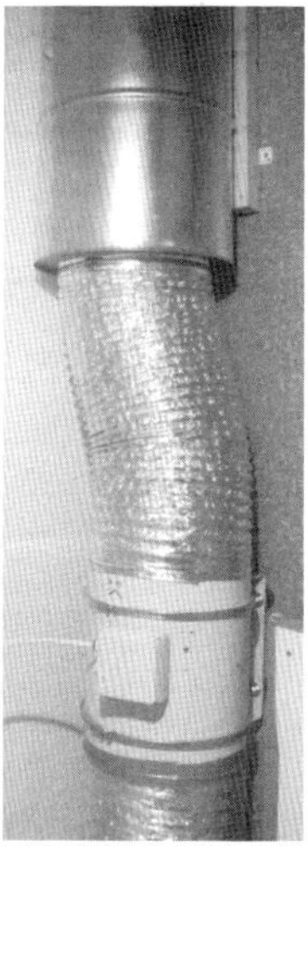

Einbau des Ventilators

Erster Schritt: Berechnen Sie das Raumvolumen: Bei einem Raum von 3 Meter Länge, 3 Meter Breite und 2,4 Meter Höhe beträgt es beispielsweise 21,6 Kubikmeter (Länge x Breite x Höhe).

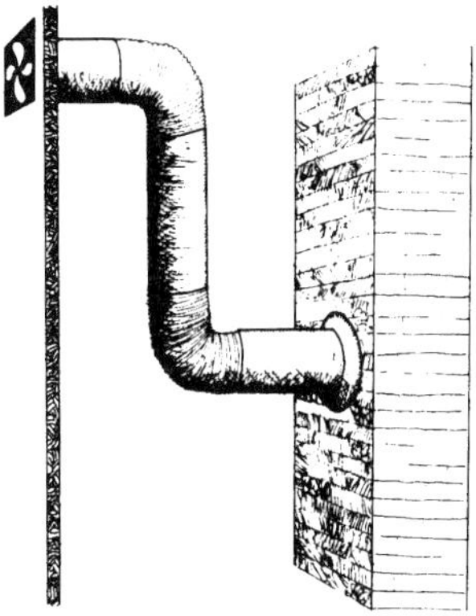

Abb. 114 | Abluft aus dem Anbauraum wird mit einem Schlauch in den Kamin geleitet.

Zweiter Schritt: Suchen Sie einen Ventilator aus, der die ganze Luft im Raum in weniger als drei Minuten absaugen kann. Die Leistung von Ventilatoren wird nach dem Durchsatz der Luft (m^3/h, Kubikmeter pro Stunde) bemessen, den sie bewältigen. Kaufen Sie entweder ein Gerät, das sich leicht an der Wand installieren lässt, oder einen Rohrventilator, der ins Entlüftungsrohr eingebaut wird. Letztere haben den größten Durchsatz und machen am wenigsten Lärm. Es lohnt sich durchaus, etwas mehr für einen Rohrventilator hinzublättern. Für kleinere Anbauräume eignet sich ein Gerät, das an einen flexiblen 4-Zoll-Schlauch angeschlossen wird. Viele Growshops bieten schallgedämpfte Spezialschläuche an, die mit Highspeed-Schneckenventilatoren kombiniert werden.

Dritter Schritt: Den Ventilator hoch oben an der Wand bzw. in Deckennähe montieren, damit er die aufsteigende feuchte Warmluft absaugt.

Vierter Schritt: Wenn möglich, die Außenwand durchbrechen und den Ventilator direkt an der Wandöffnung anbringen. Oft ist jedoch eine spezielle Installation nötig – siehe die folgenden Schritte.

Fünfter Schritt: Um den Ventilator an einem Fenster zu installieren, müssen Sie eine Sperrholzplatte (12 Millimeter stark) so zuschneiden, dass sie die ganze Fensteröffnung abdeckt. Die Fensterscheiben werden mit lichtundurchlässiger schwarzer Farbe angemalt. Der Ventilator wird oben in die Sperrholzplatte eingebaut. Holzplatte und Ventilator mit Schrauben befestigen (siehe Abb. 115).

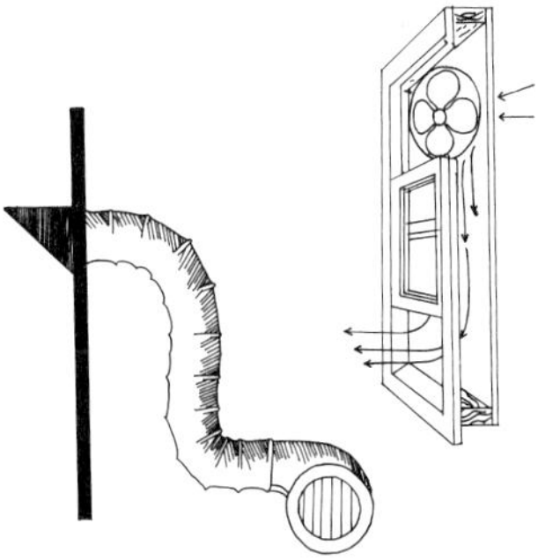

Abb. 115 | Das Fenster wurde außen mit einer Sperrholzplatte verschlossen und in diese ein Ventilator eingebaut. Der Raum zwischen Anbauraum und Fenster dient als Ozonkammer.

Sechster Schritt: Um zu verhindern, dass Licht nach draußen dringt, verwenden Sie einen Abluftschlauch (4 Zoll). Legen Sie eine Schlauchöffnung nach draußen. Dann schließen Sie am anderen Ende einen Schneckenventilator an. Achten Sie darauf, dass die Rohrschelle gut festsitzt. Den Schlauch langziehen, um das Innere zu glätten. Eine unregelmäßige Oberfläche im Innern des Abluftschlauchs bewirkt Turbulenzen und kann den Luftstrom um mehr als die Hälfte verringern.

Siebter Schritt: Eine weitere Möglichkeit besteht darin, die Abluft in den Kamin oder auf den Speicher zu leiten, wo sich niemand am Geruch stört oder einen Lichtschimmer sieht. Im Kamin zuerst die Rußablagerungen entfernen: Eine Kette an einem Seil befestigen, hinunterlassen und so lange im Kamin hin- und herschwenken, bis die Ablagerungen hinabfallen. Am Boden wird sich eine Tür befinden, hier können Sie den Dreck entfernen. Und hier wird auch die Abluft eingeleitet.

Achter Schritt: Den Ventilator mit Hygrostat und Thermostat bzw. anderen Geräten zur Klimasteuerung koppeln, so dass warme, feuchte Luft nach draußen befördert wird. Stellen Sie die Temperatur auf 24 Grad Celsius und die Luftfeuchtigkeit auf 50 Prozent. Bei den Steuergeräten ist gewöhnlich eine Anleitung dabei, wie das Gerät zu verkabeln ist. Ausgefeilte Modelle sind mit Steckdosen ausgestattet, wo nur der Stecker der Peripheriegeräte einzustecken ist.

Neunter Schritt: Sie können den Ventilator natürlich auch mit der Zeitschaltuhr koppeln und ihn immer eine bestimmte Zeit lang laufen lassen. Dies macht man im Allgemeinen bei CO_2-Begasung. Vor jeder Begasung schaltet sich der Ventilator ein und befördert die abgestandene Luft aus dem Raum.

7. Kapitel

Schädlinge und Pilzkrankheiten

Es ist immer damit zu rechnen, dass Ungeziefer im Anbauraum auftaucht, sich satt frisst und vermehrt. In der freien Natur kreucht und fleucht es überall, und im Haus werden sich die Viecher überall dort ausbreiten, wo der Anbauer es zulässt. Zudem schweben immer Pilzsporen in der Luft, die jederzeit in den Anbauraum herein driften können – oder sie werden durch eine befallene Pflanze eingeschleppt. Bei günstigen klimatischen Bedingungen lassen sich die Sporen nieder und keimen. Gegen Insekten- wie Pilzbefall können Sie vorbeugen. Haben sich aber Schädlinge eingenistet, müssen Sie oftmals zu harten Maßnahmen greifen, um sie auszumerzen.

Vorbeugung

Sauberkeit ist das A und O, um sich vor Insekten und Pilzbefall zu schützen. Der Anbauraum sollte eine ringsum abgeschlossene Einheit bilden, damit sich alle Vorgänge problemlos überwachen lassen. Halten Sie den Boden sauber und achten Sie darauf, dass keine abgestorbenen Pflanzenteile in den Töpfen herumliegen. Verwenden Sie im Haus keinen Mulch. Die Schädlinge lieben schmutzige Eckchen, feuchtes altes Laub und verrottenden Mulch, denn dort können sie sich wunderbar einnisten. Es besteht auch die Gefahr, dass Sie mit Ihren Werkzeugen mikroskopisch kleine Schädlinge in den Raum einschleppen, die für die Pflanzen fatal sein können. Das bedeutet zwar nicht, dass Sie und Ihre Werkzeuge bei jedem Betreten klinisch rein sein sollten – obwohl das kein Nachteil wäre –, aber Sie sollten im üblichen Rahmen vorbeugen: Immer in sauberer Kleidung und mit sauberem Werkzeug arbeiten! Im Anbauraum sollten Sie ein Werkzeugsortiment haben, das nur dort verwendet wird. Wenn Sie an einer kranken Pflanze gearbeitet haben, desinfizieren Sie Ihr Werkzeug, indem Sie es in Isopropylalkohol tauchen oder mit heißem Wasser und Seife abwaschen. So vermeiden Sie eine Übertragung. Sie können es auch mit einem Schweißbrenner desinfizieren, die Hitze macht es im Nu keimfrei.

Persönliche Sauberkeit ist sehr wichtig – wenn Sie sich um eine kranke Pflanze gekümmert haben. Waschen Sie sich die Hände, bevor Sie sich den gesunden zuwenden. Machen Sie keinen Spaziergang durch den Freilandgarten und gehen dann in den Anbauraum, sondern machen Sie es umgekehrt. Überlegen Sie kurz, ehe Sie den Raum betreten: Bin ich nicht gerade draußen über von Rostpilz befallenen Rasen gelaufen? Habe ich den Hund gestreichelt? Habe ich nicht gerade im Wohnzimmer den von Spinnmilben befallenen Philodendron angefasst? Wer nichts einschleppen will, wäscht sich vorher die Hände und wechselt am besten auch Hemd, Hose und Schuhe, bevor er den Anbauraum betritt.

Wenn Sie Pflanzen in Topferde oder erdlosem Substrat gezogen haben, sollten Sie das Pflanzmedium nach der Ernte beseitigen. Manche Anbauer benutzen immer wieder die gleiche alte Topferde. Darauf sind sie auch noch stolz, ohne sich darüber im Klaren zu sein, wie so etwas den Ertrag schmälert.

Das alte Substrat kann schädliche Insekten und Pilze enthalten, die mittlerweile gegen Sprays immun geworden sind. Es mag zwar einiges kosten, bei jedem Anpflanzen mit frischer Topferde zu beginnen, es erspart aber so manches Problem! Die gebrauchte Topferde gibt immer noch wunderbare Gartenerde fürs Freiland ab. Gebrauchte Topferde hat vor allem viel von ihrer Lockerheit verloren. Ihr festes Gefüge wird sich negativ auswirken. Die Wurzeln können es weniger gut penetrieren und es speichert nicht genug Sauerstoff, was die Nährstoffaufnahme einschränkt. Die Nährstoffe sind ohnehin erschöpft. Wenn aber die Pflanze keinen guten Start bekommt, ist sie anfällig für Krankheiten und wird vor allem weniger Ertrag bringen.

Im Freien können Sie Insekten fern halten, indem Sie bestimmte Zweitpflanzen einsetzen. Im Innenraum funktioniert das nicht, weil die Schädlinge hier nirgendwohin ausweichen können.

Heißer Tipp

Bauen Sie immer zehn Prozent mehr Pflanzen an, als Sie ernten wollen. Wenn eine von zehn Pflanzen kränkelt oder unter Schädlingsbefall leidet, wird sie entfernt. Das Beseitigen der ganzen Pflanze ist bei den meisten Krankheiten und Schädlingen die einfachste Methode zur Isolierung.

Bauen Sie Marihuanasorten an, die resistent gegen Insekten- und Pilzbefall sind. Achten Sie beim Kauf der Samen darauf, dass sie krankheitsresistent sind. Im Allgemeinen hat Cannabis Indica die bessere Resistenz gegen Schädlinge, während Cannabis Sativa besser gegen Pilzkrankheiten gefeit ist. Auch bei der Auswahl Ihrer Mutterpflanzen sollten Sie die Resistenz überprüfen. Es ist sehr erstaunlich zu beobachten, wie manche Pflanzen erkranken und andere in unmittelbarer Nähe überhaupt keine Symptome zeigen.

Sorgen Sie dafür, dass die Pflanzen immer gesund sind und schnell wachsen. Krankheitskeime werden zu allererst die kränkelnden Pflanzen befallen. Kräftige Pflanzen wachsen oft viel zu rasch heran, als dass sich Insekten oder Pilzbefall unter ihnen ausbreiten könnten.

Heißer Tipp

Es ist wesentlich einfacher, Krankheiten und Schädlingen vorzubeugen, als einen Befall zu kurieren.

Machen Sie den Insekten das Leben sauer, indem Sie für gute Luftzirkulation sorgen. Die Tierchen hassen das, denn bei Wind ist das Fliegen erschwert bzw. verlieren sie den Halt an der Pflanze. Und Schimmelsporen werden ebenfalls keine Chance haben, am Boden zu landen. Sie werden sich ohnehin kaum entwickeln können, wenn die Zirkulation dafür sorgt, dass Boden, Blätter und Stängel immer trocken sind.

Ventilation verändert rasch die Luftfeuchtigkeit im Raum. Die Luftfeuchtigkeit regulieren Sie am besten, indem Sie den Absaugventilator mit einem Hygrostat koppeln. Ich besuchte einmal einen Anbauer, der hatte Riesenprobleme mit Schimmel. Die Luftfeuchtigkeit in seinem Anbauraum betrug fast 100 Prozent! Kein Wunder, der Ignorant hatte keinen Ventilator. Bei ihm war es dermaßen feucht, dass sogar aus den Stängeln Wurzeln schlugen. Nun, dieser Mann installierte dann einen Absaugventilator, der die stickig feuchte Luft nach draußen beförderte. Die Luftfeuchte sank auf 50 Prozent, bald darauf war er seinen Schimmel los, und die nächste Ernte brachte einen besseren Ertrag.

Anbauer, die in ausreichendem Maße vorbeugen, haben weniger Schädlingsprobleme. Es ist viel einfacher, Krankheiten vorzubeugen, als kranke Pflanzen zu kurieren. Wenn Insekten und Pilzkrankheiten sich ungehindert ausbreiten, können sie binnen weniger Wochen die ganze Pflanzung ruinieren.

Gegenmaßnahmen

Selbst nach entsprechender Vorbeugung können sich mitunter Schädlinge und Pilzsporen ausbreiten. Zuerst werden sie über eine empfindliche, geschwächte Pflanze herfallen, sich von dort ausbreiten und eine Pflanze nach der anderen besetzen, bis sie über den ganzen Garten verteilt sind. Das kann innerhalb von wenigen Tagen passieren. Die meisten Insekten legen binnen kürzester Zeit Tausende von Eiern, aus denen sich in wenigen Wochen ausgewachsene Nachfolger entwickeln. Nehmen wir mal an, im Laufe von zwei Wochen haben 100 mikroskopisch kleine Krabbeltierchen jeweils 1.000 Eier gelegt, aus denen zwei Wochen später ebenfalls kleine Krabbeltierchen werden. Wiederum zwei Wochen später werden 100.000 Tierchen je 1.000 Eier legen. Am Ende des Monats wimmeln 100 Millionen Insekten in Ihrem Garten und fressen sich satt! Und nun rechnen Sie sich aus, wie viele es dann zwei Wochen später sind!

Sprays wirken oft nur bei ausgewachsenen Insekten. Im Allgemeinen sollten Sie ein Spray nach dem Schlüpfen anwenden, denn im Frühstadium sind die Insekten am schwächsten. Für den Gartengebrauch geeignetes Ölspray mit geringer Viskosität können Sie entweder als alleiniges Spritzmittel oder zusätzlich zur Vernichtung der Larven und Eier einsetzen.

Mitunter sind Insektensprays nicht zu jeder Jahreszeit im Handel. Im Winter verkleinern die Gartenabteilungen in den Supermärkten meist ihr Angebot. Sie sollten auf Sonderangebote beim saisonalen Schlussverkauf achten. Growshops halten Insektizide aber das ganze Jahr über vorrätig.

Schädlingsbekämpfung

Bei der Schädlingsbekämpfung gibt es diverse Optionen, wobei unter den Vorbeugungsmaßnahmen die Reinlichkeit an erster Stelle steht. Aus der folgenden Liste ist zu ersehen, wie sich die Ausbreitung von Schädlingen vermeiden lässt.

Faustregel

Gehen Sie bei der Schädlingsbekämpfung stets in logischer Reihenfolge vor.

Logische Folge der Schädlingsbekämpfung

1. ***Vorbeugung***
    a. *Sauberkeit*
    b. *frische Topferde benutzen*
    c. *eigenes und nur im Anbauraum verwendetes Werkzeug*
    d. *krankheitsresistente Pflanzen einsetzen*
    e. *gesunde Pflanzen einsetzen*
    f. *Klimaüberwachung*
    g. *keine Haustiere im Raum*
    h. *Zweitpflanzen einsetzen*
2. ***Manuell entfernen***
    a. *mit den Fingern*
    b. *mit Schwämmchen*
3. ***Biologische Spritzmittel***
4. ***Natürliche Feinde (Nützlinge)***
5. ***Chemikalien***

Manuell entfernen ist ganz wörtlich zu nehmen. Jedes Insekt, das Sie entdecken, wird zwischen Daumen und Zeigefinger (oder zwei Schwämmen) zerquetscht.

Ich bevorzuge organische Sprays wie Pyrethrum und Neem, und setze aggressive Chemikalien erst dann ein, wenn sonst nichts mehr hilft. Bei jedem Spray – so nützlich es auch sein mag – scheint sich das Wachstum der Pflanzen etwas zu verlangsamen. Beim Besprühen überzieht ein dünner Film das Blatt, die Substanz haftet eine Weile auf den Blättern, was zu verklebten Stomata führt – bis die Substanz sich dann auflöst oder abgewaschen wird. Je stärker das Spray, desto mehr belastet es die Pflanze. Oft wirkt es dann phytotoxisch, und es kann zu Verbrennungen an den Blättern kommen. Sie sollten so selten wie möglich sprühen, und in den letzten beiden Wochen vor der Ernte grundsätzlich gar nicht. Vor Gebrauch unbedingt die Gebrauchsanweisung studieren!

Benutzen Sie grundsätzlich nur solche Kontaktgifte, die für Nahrungspflanzen verwendet werden dürfen. Sprays niemals bei jungen Sämlingen oder noch unbewurzelten Stecklingen verwenden. Warten Sie, bis die Stecklinge bewurzelt und die Sämlinge mindestens vier Wochen alt sind.

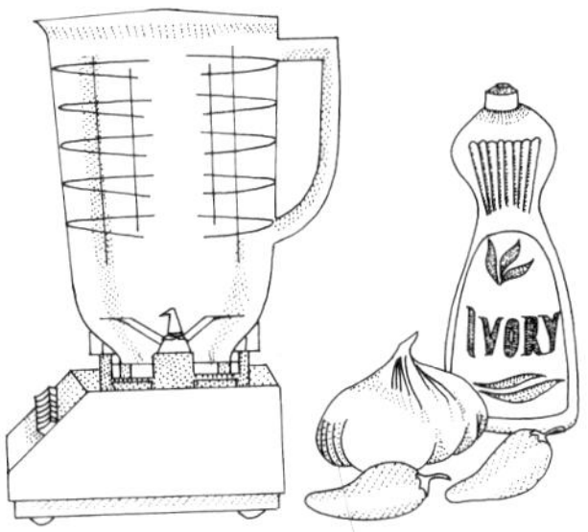

Abb. 116 | Hausgemachte Sprays enthalten häufig Seife, Knoblauch, Pfeffer bzw. Chili und Öl – die Zutaten werden im Mixer verquirlt.

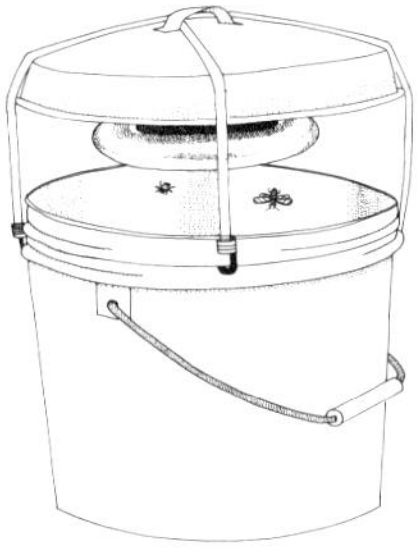

Abb. 117 | Die Schwarzlichtfalle hilft gegen aufdringliche Fluginsekten. rechts:

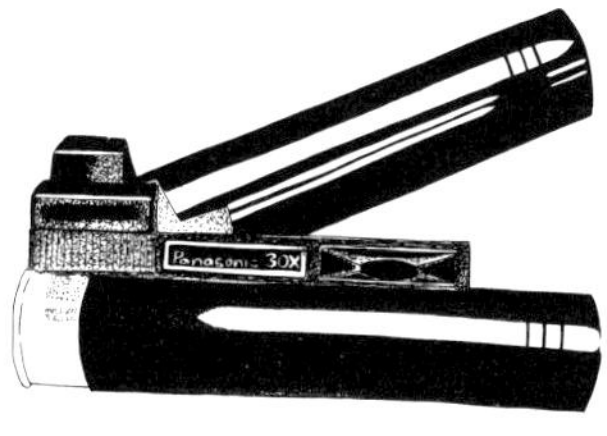

Abb. 118 | Eine Leuchtlupe mit 30-facher Vergrößerung ist beim Identifizieren von Schädlingen und Krankheitssymptomen sehr hilfreich.

Spritzmittel und Fallen

Chemische Fungizide, Insektizide und Milbengifte

Vom Gebrauch chemischer Fungizide rate ich ab bei Pflanzen, die für den menschlichen Konsum bestimmt sind. Die meisten Kontaktsprays, die nicht ins System der Pflanze eingreifen, sind für essbare Früchte und Gemüse erlaubt. Doch gibt es zahlreiche Methoden, ohne Chemikalieneinsatz gegen Pilzbefall, Krankheiten und Schädlinge vorzugehen. Hier folgt eine (unvollständige) Liste von Handelsbezeichnungen gebräuchlicher chemischer Mittel, die bei essbaren Pflanzen nicht verwendet werden sollten:

Name	Einsatz	Wirkungsweise
Griseofulvin	Fungizid	systemisch
Streptomycin	Bakterizid	systemisch
Carbaryl	Fungizid	systemisch
Tetracyclin	Bakterizid	halbsynthetisch
Avid	Insektizid	systemisch
Pentac	Milbengift	systemisch
Temik	Breitband	systemisch
Neem	Insektizid	systemisch
Funginex	Fungizid	systemisch
Vitavax	Fungizid	systemisch
Orthene	Insektizid	systemisch

Warnung

Systemische Produkte sollten grundsätzlich nicht verwendet werden!

Abamectin

Bestandteile: Abamectin, zu den Derivaten gehören Emamectin und Milbemectin. Wird vor allem beim Hopfenabau verwendet, wirkt streng genommen nicht systemisch. Wird von den äußeren Blattschichten absorbiert und dringt besonders bei jungen Blättern translaminar auch in tiefere Schichten ein.
Wirkt gegen: Spinnmilben und Rote Spinnmilben, Feuerameisen, Minierfliegen und Nematoden.
Rezept: Mit Wasser verdünnen. 1/4 Teelöffel auf 3,8 Liter. Netzmittel benutzen.
Anwendung: Spray, wirkt am besten bei Temperaturen über 21 Grad Celsius. Behandlung alle 7 bis 10 Tage wiederholen.
Persistenz: 1 Tag.
Form: Flüssig.
Toxizität: In hoher Konzentration giftig für Säugetiere, Fische und Honigbienen. Saugende Schädlinge werden getötet, Nützlinge bleiben verschont.
Sicherheitsmaßnahmen: Schutzbrille, Handschuhe und Maske tragen.

Algen

Bestandteile: Zahlreiche Elemente einschließlich Nährstoffen, Bakterien und Hormonen.
Wirkt gegen: Spinnmilben und andere weichhäutige Insekten werden von den enthaltenen Partikeln behindert bzw. durch Verletzungen auch getötet.
Rezept: Verdünnen gemäß Anweisung zur Bodendüngung.
Anwendung: Auf die Blätter sprühen, vor allem auf die Unterseiten, wo die Milben sich aufhalten.
Persistenz: Bei Verwendung von Haftmittel bis zu 2 Wochen.
Form: Pulver, flüssig.
Toxizität: Ungiftig für Säugetiere, Vögel und Fische. Wirkt tödlich bei Nützlingen!
Sicherheitsmaßnahmen: Maske und Handschuhe tragen.

Bacillus thuringiensis (Bt) und Varianten

Der *Bacillus thuringiensis*, kurz *Bt* genannt, wird in Form von Spray, Staub oder Granulat zur Bekämpfung von Raupen, Larven und Maden eingesetzt. Bohrer bekämpfen Sie durch Injektion von flüssigem *Bt* in den Stängel. *Bt* wird von den Schädlingen mit der Nahrung aufgenommen und führt zu einer Lähmung des Verdauungstrakts, die binnen weniger Tage zum Tod führt. *Bt* wirkt bei den Raupen von Kohlminierer und Eulenfalter, den Larven des Schwammspinners und einiger Schwärmer. Bei den im Handel erhältlichen *Bt*-Produkten vermehrt sich *Bt* nicht im Organismus des Insekts. Es können also mehrere Anwendungen nötig sein, um einen Befall zu beseitigen.

Die Mikroben sind für Säugetiere und Menschen, Pflanzen und Nützlinge nicht giftig, beim Menschen kann sich mitunter eine allergische Reaktion zeigen.

Auch wenn handesübliche *Bt*-Produkte keine lebenden Bakterien enthalten, ist das *Bt*-Gift dennoch sehr leicht verderblich. Unbedingt bei vorgeschriebener Temperatur aufbewahren und strikt nach Anleitung verabreichen. Am besten wirkt es bei jungen Raupen, Larven und Maden. Haben Sie welche entdeckt, sollten Sie schnellstens *Bt* anwenden.

Am effizientesten ist *Bt*, wenn Sie ein UV-Schutzmittel verwenden, ein Netz- und Haftmittel und ggf. auch einen Fraßstimulator. Unter UV-Einstrahlung zerfällt *Bt* innerhalb von drei bis vier Tagen.

Die Variante *Bt var. kurstaki (Btk)*, seit Anfang der 60er Jahre auf dem Markt, ist am weitesten verbreitet, sie wirkt bei vielen Motten- und Raupenlarven – bei den meisten, die sich von Blüten oder Gemüsepflanzen ernähren. Unter den Handelsnamen DiPel, Delfin, Baktur erhältlich.

Bt var. aizawai (Bta) wirkt bei hartnäckigen Eulenfalterraupen, Bohrern und Schädlingen, die gegen *Btk* resistent geworden sind. Unter dem Handelsnamen Turex erhältlich.

Bt var. israelensis (Bti) wird eingesetzt gegen die Larven von Moskitos, Kriebelmücken und Trauermücken. Entsprechende Präparate sind unter dem Namen Vectobac und Bacrimos im Handel. Alle wirken tödlich bei Larven. Die erwachsenen Insekten bleiben unbehelligt. Trauermücken können z.B. Wurzelfäule verursachen. Sobald Sie welche entdecken, sollten Sie sofort *Bti* verabreichen.

Bacillus cereus hilft bei Umfallkrankheit und Pilzkrankheiten der Wurzel. Er gedeiht in wassergesättigten Medien und fördert nützliche Pilze, die der Krankheit zu Leibe rücken.

Bacillus subtilis ist eine Bodenbakterie, die gegen Fusarium, Pythium und Rhizoctonia hilft. Erhältlich unter den Handelsnamen Kodiac, Rhizo-Plus, Serenade. Sie weichen entweder die Samen darin ein oder wässern das Medium, bis es gesättigt ist.

Bacillus popilliae besetzt den Organismus der Larven, von denen er aufgenommen wurde. Er verursacht zunächst eine milchweiße Verfärbung, dann sterben die Larven ab. Am effizientesten beim Japankäfer.

Backpulver

Bestandteile: Natriumbikarbonat.
Wirkt gegen: Echten Mehltau.
Vorsicht: Backpulver beseitigt den Pilz, indem es den pH-Wert der Blattoberfläche verändert. Es funktioniert nicht als Fungizid, das die Organismen auslöscht, sondern zur Verhütung von Schimmel.
Rezept: In Wasser gelöst.
Anwendung: Auf Blätter sprühen oder stäuben.
Persistenz: 1 bis 3 Tage.
Form: Pulver.
Toxizität: Ungiftig für Säugetiere, Fische und Nützlinge.
Sicherheitsmaßnahmen: Maske tragen, um ein Einatmen des Staubs zu verhüten.

Bordeauxbrühe

Bestandteile: Wasser, Schwefel, Kupfersulfat und Kalk (Kalziumhydroxid).
Wirkt gegen: Meist als Fungizid beim Laub eingesetzt, wirkt auch gegen Bakterien und Insekten.
Vorsicht: Wirkt phytotoxisch, wenn bei zarten Sämlingen oder in feuchtkühlem Klima auf Blättern angewendet.
Rezept: Muss sofort nach der Zubereitung verwendet werden.
Anwendung: Beim Sprühen öfters umrühren, damit sich die Bestandteile nicht absetzen.
Persistenz: Bis zum Abwaschen von den Blättern.
Form: Pulver, flüssig u.a.
Toxizität: Ungiftig für Mensch und Tier, aber schädlich für Honigbienen und sehr giftig für Fische.
Sicherheitsmaßnahmen: Maske, Handschuhe und lange Ärmel tragen.

Borsäure

Bestandteile: Erhältlich in Form von Boraxseife und Staub.
Wirkt gegen: Kontakt- und Fraßgift für Ohrwürmer, Schaben, Grillen und Ameisen.
Vorsicht: Wirkt beim Ausbringen auf Blätter phytotoxisch.
Rezept: Boraxseife in gleichen Teilen mit Puderzucker mischen, um die Insekten zu ködern.
Anwendung: Köder in Stängelnähe auf dem Boden auslegen.
Persistenz: Köder darf nicht nass werden, löst sich sonst schnell auf.
Form: Pulver.
Toxizität: Ungiftig für Honigbienen und Vögel.
Sicherheitsmaßnahmen: Staub nicht einatmen!

Diatomeenerde

Bestandteile: Auch als Kieselgur bekannt, ein vor allem aus Siliciumdioxid bestehendes Süßwassersediment, das im Tertiär aus den Kieselsäuregerüsten der Infusorien (Aufgusstierchen) und Diatomeen (Kieselalgen) entstanden ist und 14 Spurenelemente in löslicher Form enthält.
Wirkt gegen: Die meisten Schädlinge ohne harten Chitinpanzer (Blattläuse und Spinnmilben) sowie Schnecken – zerstört von außen den Körper.
Vorsicht: Niemals die Diatomeenerde nehmen, die bei Schwimmbadfiltern verwendet wird! Diese ist chemisch behandelt. Das Produkt enthält eine kristalline Form der Kieselerde, die beim Einatmen zu Gesundheitsschäden führt.
Rezept: Mit dem Pulver stäuben. Um zu verhindern, dass Schnecken an die Pflanzen herankommen, einen Ring aus Diatomeenerde um den Stängel legen.
Anwendung: Als Spray bei Schädlingsbefall.
Persistenz: Bleibt einige Tage an den Blättern haften, bzw. bis zum Abwaschen.

Form: Pulver.
Toxizität: Menschen, Säugetiere, Vögel und Regenwürmer können Diatomeenerde schadlos verdauen. Hautkontakt vermeiden, nicht ans Auge bringen!
Sicherheitsmaßnahmen: Beim Umgang mit dieser staubfeinen Substanz Schutzbrille und Atemmaske tragen, um Einatmen und Augenreizungen zu verhindern.

Fallen

Bestandteile: Bei den Klebfallen Harze auf gelbe oder rote Karten aufbringen. Bei dieser Methode wird die Erkenntnis genutzt, dass Insekten von gewissen Farben angezogen werden. Landet das Insekt auf dem klebrigen Harz, kommt es nicht mehr los. (Schwarzlichtfallen fangen eierlegende Motten und andere Fluginsekten, von denen die meisten keine Pflanzenschädlinge sind. Lichtfallen ziehen vielerlei Insekten an, darunter auch Nützlinge. Im Anbauraum könnten sie also eher schaden als nützen. Pheromonfallen, die Sexuallockstoffe verströmen, locken Männchen an. Diese Fallen werden z.B. auf Bauernhöfen zur Ermittlung des optimalen Bekämpfungszeitpunkts verwendet. In Anbauräumen ist mir noch keine begegnet.)
Wirkt gegen: Klebfallen sorgen dafür, dass Spinnmilben und andere Krabbler innerhalb dieser Barrieren bleiben. Fallen können eingenistete Trauermücken in Schach halten, auch Thripse. Natürlich gehen auch andere Insekten auf den Leim.
Vorsicht: Den Klebstoff nicht anfassen, er ist nur schwer zu entfernen!
Rezept: Die Anweisungen auf der Packung befolgen. Den Klebstoff auf die Objekte auftragen, die ausgelegt werden sollen.
Anwendung: Ringsum auf den Topfrand auftragen, auch unten rings um den Stängel, um eine undurchdringliche Barriere gegen Milben und ähnliche Insekten zu bilden. Mit dieser simplen Maßnahme werden die Milben isoliert. Die erfindungsreichen Spinnmilben bringen es allerdings fertig, auf ihrem Gespinst zu anderen Pflanzen zu gelangen, wenn der Luftzug eines Ventilators das Zeug in die richtige Richtung schweben lässt.
Persistenz: Das Harz hält so lange, bis es entfernt wird oder die Falle voller Insekten ist.
Form: Klebrige Substanz, ähnlich wie Lack.
Toxizität: Ungiftig für Säugetiere. Die gefangenen Insekten verhungern.
Sicherheitsmaßnahmen: Handschuhe tragen.

Hausgemachte Spritzbrühen

Bestandteile: Das Wirkungsprinzip dieser hausgemachten Sprays beruht zumeist auf ihrem scharfen beißenden Geschmack oder üblen Geruch und der Beimischung einer Substanz, die die Insekten austrocknen lässt. Siehe unten.
Wirksam gegen: Blattläuse, Thripse, Spinnmilben, Schildläuse und viele andere Schädlinge, die entweder vertrieben oder abgetötet werden.
Vorsicht: Jedes neue Spray vor dem Anwenden immer erst an einer einzelnen Testpflanze ausprobieren.

Rezept: Die Zutaten mit etwas Wasser in einem Mixer zerkleinern. Das entstandene Konzentrat wird durch einen Nylonstrumpf oder ein feines Tuch geseiht und zur Anwendung mit Wasser verdünnt.
Anwendung: Das Laub – auch von unten! – gut einsprühen, bis die Flüssigkeit von den Blättern tropft.
Persistenz: Einige Tage.
Form: Flüssig.
Toxizität: Die für Schädlinge lethale Dosis ist für den Menschen normalerweise ungefährlich.
Sicherheitsmaßnahmen: Schutzmaske und Handschuhe tragen, Hautpartien und Haar bedecken. Nicht mit Augen, Nase, Lippen, Ohren in Kontakt bringen.

Rezepte für hausgemachte Spritzbrühen

Zutaten:

Alkohol *– Stets Isopropylalkohol verwenden. Ein Zusatz von Isopropylalkohol bewirkt, dass der Organismus der Insekten austrocknet.*

Bleiche *– Eine fünfprozentige Lösung wirkt generell als Desinfektionsmittel.*

Chili *– Hierbei Tabascosauce oder ein ähnliches Konzentrat in Wasser verdünnen.*

Knoblauch *– Mit der Knoblauchpresse auspressen und den Saft in die Spritzbrühe geben.*

Löschkalk *– Ergibt in Wasser gelöst ein Fungizid.*

Meerrettich *– Wie Knoblauch zusetzen, am besten frischen Rettich verwenden.*

Minze *– Minzöl vertreibt Insekten. Es ist stark verdünnt anzuwenden. Einige Trop fen auf einen halben Liter geben.*

Oregano *– Ergibt frisch zerkleinert und mit Wasser vermischt ein brauchbares Mittel, um Insekten zu vertreiben.*

Pflanzenöl *– Enthält Fettsäuren und Glyzeride. Mit Isopropylalkohol mischen, damit es im Wasser emulgiert. Tolle Sache!*

Seife *– In flüssiger Form (biologisch abbaubar) mit Wasser vermischt als Insektizid einsetzbar. Dient auch als Netz- und Haftmittel.*

Tabak *– Mit heißem Wasser vermischen, um das giftige Alkaloid zu extrahieren. Nicht kochen. Das Konzentrat mit Wasser verdünnen.*

Zimt *– Zimtöl wirkt als Insektizid. Einige Tropfen auf einen halben Liter Wasser geben.*

Zitrus *– Zitrusöle sind eine hervorragende Zutat für tödlich wirkende Sprays.*

Durch Kochen oder Erhitzen können die Wirkstoffe zerstört werden. Um sie zu extrahieren, zerkleinern Sie die Pflanze und lassen das Resultat einige Tage lang in einem Mineralöl ziehen. Dieses Öl mischen Sie mit Wasser. Damit es emulgiert, müssen Sie ein wenig Seife hinzugeben. Diesen Spritzmitteln kann jede reine und biologisch abbaubare Kern- oder Flüssig-Seife als Haftmittel und zur Entspannung des Wassers zugegeben werden. Die Seife löst sich am besten, wenn Sie pro Liter Wasser einen Teelöffel Alkohol beigeben.

Die Blüten von Chrysanthemen, Ringelblumen und Kapuzinerkresse, sowie Knoblauch, Schnittlauch und Speisezwiebeln, Chilischoten und Meerrettich, Minze und Oregano, Tomaten- und Tabakreste sind allesamt wirkungsvolle Abwehrmittel gegen vielerlei Schädlinge, darunter Blattläuse, Raupen, Milben und Weiße Fliegen. Im Mixer zerkleinerte Insekten einer bestimmten Art, in Wasser emulgiert – dies ergibt ein Spray, das eben diese Insektenart vertreibt. Es wirkt am besten bei großen Insekten. Die Mixtur nur mit Wasser verdünnen und keine weiteren Stoffe beimischen, weil die Wirkung sonst sehr schnell nachlässt.

Mixturen, die Tabak enthalten, wirken tödlich, wenn sie stark genug sind. Die Soße aus dem Mixer sollten Sie auf jeden Fall filtern, bevor Sie sie mit Wasser verdünnen, um ein Verstopfen von Spritzdüse oder Zuleitung zu vermeiden.

Rezept 1: Je 3 Esslöffel Isopropylalkohol, Zitronen-, Knoblauch- und Meerrettichsaft, Flüssigseife sowie ein paar Tropfen Tabasco, Minz- und Zimtöl in einer kleinen Schüssel gut verrühren. Das Resultat im Mixer mit Wasser verquirlen. Die Mixtur verdünnen, indem 1 Teelöffel Konzentrat in O,48 Liter Wasser gegeben werden.

Rezept 2: 1 Teelöffel Tabascosauce o.ä. und 4 Knoblauchzehen im Mixer mit 0,48 Liter Wasser im Mixer gründlich verquirlen. Der Knoblauch muss vollkommen zerkleinert sein. Durch einen Nylonstrumpf seihen, und fertig ist das Spray!

Rezept 3: Ein effektives Spray gegen Milben u.a. Insekten. 1/8 bis 1/4 Tasse Löschkalk mit 0,95 Liter Wasser mischen und etwas Flüssigseife als Haftmittel zugeben. In hohen Dosen wirkt Kalk auf Pflanzen phytotoxisch. Immer zuerst bei einer Topfpflanze ausprobieren und ein paar Tage abwarten. Erst wenn sich hier keine nachteilige Wirkung zeigt, die Spritzbrühe bei weiteren Pflanzen einsetzen.

Rezept 4: Ein gutes Fungizid für Wände etc. (nie auf Pflanzen sprühen!) ist flüssige Wäschebleiche (Natriumhypochlorid). Es wird als fünf- bis zehnprozentige Lösung verwendet. Ich rate, Schutzbrille und Handschuhe zu tragen, um Augenreizungen zu vermeiden. Für eine fünfprozentige Lösung 1 Teil Bleiche und 9 Teile Wasser nehmen. 1 : 4 ergibt eine zehnprozentige Lösung. Das Spray ist als Desinfektionsmittel für Werkzeuge zu verwenden und auch bei Verletzungen an den Pflanzen. Die Bleiche löst sich sehr schnell auf und hinterlässt so gut wie keine Rückstände.

Insektizidseife

Bestandteile: Mildes Kontaktgift, hergestellt aus tierischen und pflanzlichen Fettsäuren. Es wird in unterschiedlichen Formen angeboten, meist als Flüssigkonzentrat auf Kaliseifenbasis. Biologisch abbaubare Konzentrate zum Geschirrspülen beseitigen Schädlinge in ähnlicher Weise wie Insektizidseifen, sind aber schwächer und weniger effizient.
Wirkt gegen: Weichhäutige Insekten wie Blattläuse, Schmierläuse, Spinnmilben, Thripse und Weiße Fliegen, indem es die Membranen im Organismus verstopft.
Vorsicht: Keine gewöhnliche Haushaltsschmierseife verwenden, da ggf. kaustisch.
Rezept: Einige gefüllte Verschlusskappen auf 1 Liter Wasser ergeben ein Spray. Bio-

logisch abbaubare Flüssigseife ist auch bei anderen Lösungen bestens als Haftmittel geeignet. Es bewirkt, dass das Spray besser an den Blättern haftet.
Anwendung: Beim ersten Erscheinen der Schädlinge sofort sprayen. Bei gekauften Produkten die Gebrauchsanweisung beachten. Hausgemachte Sprays alle 4 bis 5 Tage angewenden.
Persistenz: Der Seifenfilm hält nicht lange an. Er zersetzt sich spätestens nach einem Tag.
Form: Flüssig.
Toxizität: Für Menschen, Säugetiere und Honigbienen unschädlich.
Sicherheitsmaßnahmen: Maske und Handschuhe tragen.

Kupfer

Bestandteile: In Verbindungen – Kupfersulfat, Kupferoxichlorid, Kupferhydroxid und Kupferoxid – häufig als Fungizid genutzt und weniger phytotoxisch als reines Kupfer.
Wirkt gegen: Grauschimmel, Pilzbefall der Blätter, Anthracnose, Brand- und Mehltauvarianten und diverse bakteriell hervorgerufene Krankheiten.
Vorsicht: Wird leicht überdosiert, führt dann zu Verbrennungen an den Blättern oder bewirkt zumindest einen Kupferüberschuss in der Pflanze.
Rezept: Muss nach der Zubereitung sofort verwendet werden.
Anwendung: Beim Sprühen öfters umrühren, damit sich nichts absetzt. Am besten bei Temperaturen zwischen 18 und 29 Grad Celsius anwenden.
Persistenz: Im Innenraum 2 Wochen oder länger, wenn es nicht abgewaschen wird.
Form: Pulver und flüssig.
Toxizität: Giftig für Fische, nicht für Säugetiere, Vögel und Honigbienen.
Sicherheitsmaßnahmen: Maske und Handschuhe tragen. Haare und Hautpartien sollten bedeckt sein.

Neem

Bestandteile: Zu medizinischen Zwecken und auch als Insektizid wird Neem in Indien und Südostasien schon seit Jahrhunderten benutzt. Der Extrakt des tropischen Neembaumes (Azadirachta indica) ist ein natürlicher Fraßhemmer und stört die Metamorphose und Fortpflanzung der Insekten. In Fernost ist der Neembaum als „Dorfapotheke“ bekannt. Eer liefert Heilmittel für Mensch und Tier und obendrein Abwehrstoffe gegen Insekten und Pilze. Das Neempulver wird aus den Blättern gewonnen. Der Wirkstoff Azadirachtin stört die Wachstumshormone der Insekten, wodurch sie nicht zur Geschlechtsreife kommen und keine Fortpflanzung stattfindet. Die beste Wirkung wird bei jungen Insekten erzielt. Neempräparate sind in unterschiedlicher Konzentration erhältlich.
Wirkt gegen: Am besten gegen Raupen und die Larven der Weißen Fliege, Trauermücke, Minierfliege und Schmierlaus.
Vorsicht: Neem ist bei Spinnmilben weit weniger wirksam als Neemöl!

Rezept: Wird oft mit pflanzlichem Öl vermischt. Erst kurz vor Gebrauch in Wasser mit einem pH-Wert unter 7 mischen. Netz- und Haftmittel benutzen. Bei der Anwendung immer wieder umrühren, damit sich nichts absetzt. Falls etwas übrig bleibt: entsorgen.
Anwendung: Das Substrat tränken oder es der Nährlösung zusetzen. So dringt Neem ins Pflanzengewebe ein und wird systemisch. Versprüht wirkt es als Kontaktgift und Fraßhemmer. Am wirksamsten ist es bei einer Luftfeuchtigkeit über 60 Prozent.
Persistenz: Das Spray hält sich bis zu 4 Wochen auf den Blättern, wenn es nicht abgewaschen wird. Bei Aufnahme über die Wurzeln bleibt Neem bis zu 4 Wochen in der Pflanze.
Form: Emulgierendes Konzentrat.
Toxizität: Ungiftig für Honigbienen, Fische und Regenwürmer. In der Konzentration, die Schädlinge tötet, ist es für Nützlinge ungiftig.
Sicherheitsmaßnahmen: Maske und Handschuhe tragen, um Augenreizungen zu vermeiden.

Neemöl

Bestandteile: Gereinigter Extrakt aus Neemsamen. Nur kaltgepresstes Öl kaufen. Nur dies enthält die Naturstoffe, auf die es ankommt, in unveränderter Form, insbesondere den Wirkstoff Azadirachtin.
Wirkt gegen: Spinnmilben (äußerst effektiv!), Trauermücken und Blattläuse. Auch als Schimmelverhüter gegen Echten Mehltau und Rost einsetzbar.
Rezept: Erst vor dem Gebrauch in Wasser mit pH-Wert unter 7 anrühren, Netz- und Haftmittel verwenden. Beim Sprühen ständig umrühren, damit keine Entmischung stattfindet. Reste entsorgen.
Anwendung: Laub besprühen, besonders die Blattunterseiten, denn dort sitzen die Milben. Die Anwendung alle paar Tage wiederholen, damit es die neuen Larven sofort aufnehmen. Kräftig sprühen, damit ihnen gar keine andere Wahl bleibt. Während der letzten Tage vor der Ernte nicht sprühen.
Persistenz: Bleibt bis zu 4 Wochen auf den Blättern bzw. bis es abgewaschen wird. Bei Aufnahme durch die Wurzeln bis zu 4 Wochen in der Pflanze präsent.
Form: Konzentrat, durch Emulsion verdünnbar.
Toxizität: Für den Menschen ungiftig. Es wurden Fälle berichtet, wo es giftig auf Nützlinge wirkte.
Sicherheitsmaßnahmen: Verursacht Augenreizungen, also Maske und Handschuhe tragen.

Nikotin(sulfat)- und Tabak-Sprays

Bestandteile: Nikotin ist ein flüchtiges Insektizid und wird aus Tabak hergestellt. Es wirkt als Kontakt- und Fraßgift. Die sehr giftige Substanz wirkt auf das neuromuskuläre System ein, die Schädlinge gehen unter Krämpfen zugrunde. Die gebräuch-

lichste Form ist das Nikotinsulfat.
Vorsicht: Auf keinen Fall verschlucken, auch Hautkontakt vermeiden!
Wirkt gegen: Saugende und durch Fraß schädigende Insekten.
Rezept: Netz- und Haftmittel verwenden.
Anwendung: Selten phytotoxisch, wenn gemäß Anweisung verwendet. In Kombination mit Insektizidseife erhöht sich die Toxizität.
Persistenz: 8 bis 10 Tage.
Form: Flüssig.
Toxizität: Obwohl ein natürlich vorkommender Stoff, ist Nikotin, wenn es in konzentrierter Form aufgenommen wird, für die meisten Insekten (einschließlich Honigbienen und Nützlinge) sehr giftig. Dies gilt ebenso für Fische. Auch für den Menschen ist Nikotin giftig. Dass es durch jahrelangen Gebrauch zu Lungenkrebs u.a. Krebsleiden führen kann, ist bekannt.
Sicherheitsmaßnahmen: Maske und Handschuhe benutzen. Hautkontakt vermeiden. Nicht ans Auge bringen.

Ölspray

Bestandteile: Als Insektizid (vor allem gegen Milben) in gewerblichen Treibhäusern schon immer verbreitet. Früher oft übersehen und unterschätzt, erfreut sich Ölspray nun auch beim Innenraumanbau von Cannabis steigender Beliebtheit. Hergestellt wird es aus Fisch-, Saat- und Petroleumölen. Dabei werden nahezu alle Bestandteile entfernt, die sich bei Pflanzen schädlich auswirken könnten. Leichtes Öl mit einer Viskosität von 60 bis 70 ist weniger phytotoxisch. Auch reines Pflanzenöl kann im Gartenbau verwendet werden. Ölsprays bietet u.a. die Firma Neudorff (http://www.neudorff.de) unter den Handelsnamen „Neudosan Neu Blattlausfrei“ und „Promanal AF Neu Schild- und Wolllausfrei“ an.
Wirkt gegen: Ähnlich wie Mineralöl bei medizinischen Anwendungen, vernichtet der dünne unsichtbare Ölfilm auf den Pflanzen träge und immobile Sauginsekten, indem er sie erstickt bzw. ihren Lebenszyklus stört.
Vorsicht: Auf keinen Fall Schmieröl oder Motoröl für Gartenzwecke verwenden!
Rezept: Einen halben Teelöffel auf 1 Liter Wasser (eine höchstens einprozentige Lösung), weil sonst die jungen zarten Triebe Schaden nehmen könnten.
Anwendung: Blätter besprühen, auch von unten, bei Bedarf wiederholen. Gewöhnlich wird dreimaliges Sprühen im Abstand von 5 bis 10 Tagen die Milben (u.a. Insekten) in Schach halten. Bis 2 Wochen vor Ernte einsetzbar.
Persistenz: Unter normalen Bedingungen ist es in 1 bis 3 Tagen verdunstet.
Form: Flüssig.
Toxizität: Ein sicheres, ungiftiges und umweltfreundliches Insektizid. Kann bei zu hoher Viskosität oder bei zu häufiger Anwendung phytotoxisch wirken – auch bei Temperaturen unter 21 Grad Celsius oder bei zu hoher Luftfeuchtigkeit (hemmt die Verdunstung).
Sicherheitsmaßnahmen: Maske und Handschuhe tragen.

Pyrethrum

Bestandteile: Dieses weithin bekannte Gift wird aus den Blüten der Chrysantheme (*Chrysanthemum coccineum* und *C. cinerariaefolium*) gewonnen. Es wirkt als Kontaktgift. Um die Wirksamkeit zu erhöhen, wird es oft mit Rotenon und Ryania kombiniert. Das Aerosol in der Dose enthält Synergisten.
Vorsicht: Nie mit Schwefel, Kalk, Kupfer oder Seife mischen, weil der hohe pH-Wert dieser Substanzen dem Pyrethrum die Wirksamkeit nimmt. Also vor der Anwendung von Pyrethrum diese Substanzen abspülen.
Wirkt gegen: Pyrethrum ist ein Breitband-Insektizid, das bei Blattläusen, Weißen Fliegen und leider auch bei Nützlingen wirkt. Als Spray sehr effektiv gegen Fluginsekten. Erhält das Insekt jedoch nicht die tödliche Dosis, wird es sich unter Umständen wieder erholen und davonschwirren.
Rezept: In Wasser mit pH-Wert unter 7 lösen und Netz- und Haftmittel verwenden.
Anwendung: Gezielt befallene Pflanzen besprühen. Sprühdosen sind sehr effektiv, besonders bei Spinnmilben. Sie können aber bei weniger als 30 Zentimeter Abstand zu Verbrennungen an den Blättern führen, da der feine Sprühnebel beim Austritt aus der Düse eiskalt ist. In Sprühdosen sind die für Menschen giftigen Substanzen Piperonylbutoxid (PBO) oder MGK 264 enthalten. Alle Formen von Pyrethrum verflüchtigen sich innerhalb weniger Stunden. Bei Spritzgeräten mit Pumphebel kann sich das Ausbringen von gelöstem Pyrethrumpulver auf den Blattunterseiten problematisch gestalten.
Persistenz: Bleibt bei Licht etliche Stunden, bei Dunkelheit und abgeschaltetem Ventilator länger wirksam.
Form: Wasserlösliches Pulver, Staub, flüssig, Granulat-Köder, Spraydose.
Toxizität: Wenn inhaliert, ist es für den Menschen giftig. Wenn verschluckt, ungiftig für Mensch und Tier. Für Fische und Nützlinge giftig.
Sicherheitsmaßnahmen: Beim Sprühen Maske und Schutzkleidung tragen, vor allem beim Sprayen aus der Dose. Die toxischen, möglicherweise krebsfördernden Substanzen PBO und MGK 464 werden leicht eingeatmet.

Synthetische Pyrethroide

Bestandteile: Synthetische Pyrethroide wie Permethrin und Cypermethrin wirken als Breitband-Kontaktgift. Es gibt mehr als 30 synthetische Pyrethroide, die in diversen Kombinationen im Handel angeboten werden. Deltamethrin gibt es als klebrigen Lack, der als Falle eingesetzt wird. Damit werden Stängel oder farbige Objekte bestrichen. Weitere sind Allethrin, Cyflutrin, Fenpropathrin, Phenothrin, Sumithrin, Resmithrin und Tefluthrin.
Wirkt gegen: Blattläuse, Weiße Fliegen, Thripse, Käfer, Schaben, Raupen und Spinnmilben. Achtung! Viele Insekten und Milben sind gegen Pyrethroide resistent. Vorsicht: Breitband-Pyrethroide töten alle Insekten, auch Nützlinge und Honigbienen.
Rezept: Der Gebrauchsanweisung auf der Packung folgen.
Anwendung: Beim Mischen der Gebrauchsanweisung auf der Packung folgen, bzw.

siehe oben bei *Pyrethrum* unter *Anwendung*.
Persistenz: Zerfällt nach 1 bis 3 Tagen. Neu entwickelte Pyrethroide wie Permethrin bleiben am längsten aktiv.
Form: Puder, flüssig, Spraydose.
Toxizität: Giftig für sämtliche Insekten, zum Teil auch für Säugetiere.
Sicherheitsmaßnahmen: Beim Sprayen Maske und Schutzkleidung tragen. Sprays enthalten die giftigen und eventuell karzinogenen Substanzen PBO und MGK 464.

Quassia

Bestandteile: Quassia wird aus dem Bitterholzbaum (*Quassia amara*) hergestellt, der in Teilen Südamerikas und in der Karibik heimisch ist.
Wirkt gegen: Weichhäutige Insekten wie Blattläuse und Minierfliegen, sowie einige Raupen.
Rezept: Erhältlich in Form von Rinde und Holzspäne. 45 Gramm mit 1 Liter Wasser übergießen. Dieser Ansatz bleibt 24 Stunden stehen und wird danach 2 Stunden lang gekocht. Um die Effektivität zu erhöhen, etwas Kaliseife beigeben. Vor dem Sprühen abkühlen lassen und abseihen.
Anwendung: Auf die Blätter sprühen, bis sie gut nass sind.
Persistenz: Auf der Oberfläche der Pflanze 2 bis 5 Tage.
Form: Rinde und Holzspäne.
Toxizität: Ungiftig für Säugetiere, Einfluss auf die meisten Nützlinge relativ gering.
Sicherheitsmaßnahmen: Maske und Handschuhe tragen.

Rotenon

Bestandteile: Das Breitband-Kontakt- und Fraßgift Rotenon wird aus den Wurzeln von bestimmten, in tropischen Regionen heimischen Leguminosen-Pflanzen gewonnen.
Wirkt gegen: Käfer, Raupen, Fliegen, Thripse u.a., aber auch Nützlinge! Es wirkt als Kontakt- und Fraßgift. Der Tod tritt langsam ein. Laut *Hemp Pests and Diseases* können Insekten das Dreißigfache der letalen Dosis aufnehmen, bevor sie eingehen.
Vorsicht: In Deutschland nicht zugelassen. Neueren Untersuchungen zufolge ist Rotenon aufgrund seiner hohen Warmblütertoxizität giftig für den Menschen und kann möglicherweise zur Parkinson'schen Krankheit führen. Es sollte nur in extremen Ausnahmefällen eingesetzt werden.
Rezept: Die Anweisungen auf der Packung befolgen.
Anwendung: Die Anweisungen auf der Packung befolgen.
Persistenz: Zerfällt nach 3 bis 10 Tagen.
Form: Puder, wasserlösliches Pulver, flüssig.
Toxizität: Siehe oben! Nicht nur giftig für den Menschen, sondern auch für Säugetiere, Vögel, Fische und Nützlinge.
Sicherheitsmaßnahmen: Maske und Handschuhe tragen. Haar und Hautpartien bedecken. Hautkontakt vermeiden.

Ryania

Bestandteile: Ryania ist ein Fraß- und Kontaktgift. Es wird aus den Stängeln und Wurzeln eines tropischen Strauches (*Ryania speciosa*) hergestellt.
Wirkt gegen: Giftig für Blattläuse, Thripse, Maiszünsler, Hanfbohrer, Erdflöhe und viele Raupen. Nach Aufnahme von Ryania sind die Insekten binnen 24 Stunden tot.
Vorsicht: Gefährlich für Säugetiere und Nützlinge!
Rezept: Die Anweisungen auf der Packung befolgen.
Anwendung: Die Anweisungen auf der Packung befolgen. Es sollte durch Stäuben ausgebracht werden.
Persistenz: 2 Wochen oder länger.
Form: Staub, wasserlösliches Pulver.
Toxizität: Giftig für Säugetiere, Vögel, Fische und Nützlinge.
Sicherheitsmaßnahmen: Maske, Handschuhe und Schutzbrille tragen. Haar und Hautpartien bedecken. Hautkontakt vermeiden.

Sabadilla

Bestandteile: Das Alkaloid wird gewonnen aus den Samen einer tropischen Lilie (*Schoenocalon officinale*), die in Zentral- und Südamerika beheimatet ist, teils auch aus dem Weißen Germer (*Veratrum album*).
Wirkt gegen: Das seit Jahrhunderten verwendete Fraß- und Kontaktgift beseitigt Blattläuse, Käfer, Heuschrecken und die Raupen des Kohlminierers.
Vorsicht: Sehr giftig für Honigbienen, auch ziemlich giftig für Menschen.
Rezept: Die Anweisungen auf der Packung befolgen.
Anwendung: Entfaltet bei Temperaturen zwischen 24 und 27 Grad Celsius seine stärkste Wirkung. Die Anweisungen auf der Packung befolgen.
Persistenz: 2 bis 3 Tage.
Form: Pulver, flüssig.
Toxizität: Sehr giftig für Honigbienen, auch gefährlich für Säugetiere.
Sicherheitsmaßnahmen: Maske, Handschuhe und Schutzbrille tragen, Haar und Hautpartien bedecken. Kontakt mit Haut, Augen, Nase und Ohren vermeiden! Ruft Augen- und Nasenreizungen hervor.

Schwefel

Bestandteile: Wird das Element Schwefel mit Kalk vermischt, erhöht sich die toxische Wirkung auf Insekten, jedoch auch die Phytotoxizität für die Pflanzen.
Wirkt gegen: Echten Mehltau und Rost. Wird seit Jahrhunderten als Fungizid verwendet.
Vorsicht: Nicht anwenden bei Temperaturen über 32 Grad Celsius und bei einer Luftfeuchte unter 50 Prozent, weil sonst Verbrennungen an den Blättern entstehen können.
Rezept: Die Anweisungen auf der Packung befolgen.

Anwendung: In schwacher Lösung ausbringen. Vorsicht! Es wirkt phytotoxisch. Vor allem bei trockenwarmem Klima um 32 Grad Celsius.
Persistenz: Bleibt bis zum Abwaschen auf den Blättern.
Form: Pulver.
Toxizität: Ungiftig für Honigbienen, Vögel und Fische.
Sicherheitsmaßnahmen: Maske, Handschuhe und Schutzbrille tragen. Haar und Hautpartien bedecken. Kontakt mit Haut, Augen, Nase und Ohren vermeiden! Ruft Haut-, Lungen- und Augenreizungen hervor.

Wäschebleiche

Bestandteile: Natriumhypochlorid.
Wirkt gegen: Zahlreiche Arten von Bakterien und Pilzen.
Vorsicht: Hautkontakt vermeiden. Nicht einatmen. Ruft in konzentrierter Form Verbrennungen auf der Haut hervor. Hinterlässt Flecken auf Bekleidung.
Rezept: Mit Wasser mischen, fünf- bis zehnprozentige Lösung.
Anwendung: Als Desinfektionsmittel für Container, Wände, Werkzeug etc.
Persistenz: Verdunstet in wenigen Tagen, hinterlässt leichte Rückstände.
Form: Flüssig.
Toxizität: Giftig für Menschen (bei Verschlucken oder wenn es in die Augen gerät), Fische und Nützlinge.
Sicherheitsmaßnahmen: Beim Umgang mit Konzentrat Maske und Handschuhe tragen! Hautkontakt vermeiden. Nicht einatmen!

Wasser

Bestandteile: Einfach nur Wasser. Vorzugsweise mit pH-Wert zwischen 6 und 7. Ein kalter Wasserstrahl fegt die Spinnmilben samt Eiern (und natürlich auch andere Schädlinge) von den Blättern, oft genug mit tödlicher Wirkung. Heißwasserdampf und -dunst wirken sterilisierend.
Wirkt gegen: Spinnmilben, Blattläuse und andere Sauger. Mit einem kalten Wasserstrahl wird der Kampf eröffnet! Auch mit Dampf kann gegen Spinnmilben und Insekten vorgegangen werden, ebenso gegen Krankheitskeime bei den eingetopften Pflanzen, sowohl auf dem Medium wie auf anderen Oberflächen im Anbauraum.
Vorsicht: Ausgebildete Buds nicht bespritzen. Staunässe bzw. hohe Feuchtigkeit zwischen den Buds fördert Grauschimmel. Blätter vertragen keinen heißen Dampf.
Anwendung: Falls Raubmilben präsent sind, statt zu spritzen nur mit Wasserdunst oder -spray vorgehen. Die erhöhte Luftfeuchtigkeit stört den Lebenszyklus der Milben, während sie das Gedeihen der Raubmilben fördert. Es kann auch ein Gerät ausgeliehen werden, das mit Wasserdampf Tapeten ablöst. Den Dampfstrahl auf die Oberflächen und Ritzen im Anbauraum richten.
Persistenz: Keine.
Form: Dampf, flüssig.
Toxizität: Ungiftig für Mensch und Tier.
Sicherheitsmaßnahmen: Vorsicht, nicht mit dem kräftigen Strahl in die Augen oder sonstige Körperöffnungen spritzen.

Biologische Bekämpfung durch Nützlinge und Parasiten

Das Angebot von Nützlingen und Parasiten hat sich im Laufe der letzten 10 Jahre erheblich erweitert. Es ist heute umfangreicher als je zuvor. Kosten, Frachtspesen und die Anwendung sind je nach Nützling oder Parasit verschieden und sollten vom Anbieter genau angegeben werden. Achtung! Der Anbieter sollte über folgende Spezifikationen informieren:

- lateinischer Name des Nützlings
- die vom Nützling vertilgten Schädlinge
- Lebenszyklus
- bevorzugtes Klima (Temperatur und Luftfeuchtigkeit)
- Anwendungsweise und -zahl

Informationen über Nützlinge gibt es auf den folgenden Websites:
Unter http://www.bba.de/inst/bi/nuetzl_1.htm stehen Infos der Biologischen Bundesanstalt für Land- und Forstwirtschaft;

Bezugsquellen werden genannt unter http://www.gartensaison.de/nuetzlin.htm (darunter Lieferanten wie http://www.nuetzlinge.de/ und http://www.re-natur.de/pflanzenschutz/nuetzlinge.html).

Natürlich sind Nützlinge auch in vielen Growshops erhältlich.

Parasiten heften sich an den Schädling, um diesen allmählich – über einen Zeitraum von mehreren Tagen hinweg – zu verzehren.

Laut Definition muss ein Raubinsekt mehr als ein Opfer vertilgen, bevor es erwachsen ist. Je nachdem, wie die Mundwerkzeuge der jeweiligen Nützlingsart beschaffen sind, verzehrt es seine Opfer entweder beißend-kauend oder stechend-saugend.

Der Parasit vertilgt ein einziges Wirtstier, bis er erwachsen ist. Typischerweise legen Parasiten später in vielen Opfern einzelne Eier ab, aus diesen entwickeln sich Larven, die den Wirt von innen her verzehren. Meist verpuppen sich die Larven im Wirtsorganismus und kommen erst in ausgewachsener Form hervor.

Anders als Raubinsekten jagen die Parasiten, bis ihre Beutetiere so gut wie eliminiert sind. Raubinsekten sind am liebsten von Opfern umzingelt. Verringert sich die Population ihrer Beutetiere, ziehen Raubinsekten gern weiter, um eine umfangreichere Population zu finden. Sie rotten die Schädlinge nie vollkommen aus, deshalb sind sie auch besser als Vorbeugemaßnahme geeignet.

Die Rate, in der Parasiten und Raubinsekten die Schädlinge in Schach halten, ist direkt proportional zur Zahl der Raubinsekten. Je mehr Nützlinge vorhanden sind, desto schneller werden sie der Schädlingsplage Herr. Die Nützlinge vermehren sich rascher als die Opfer und setzen ihnen in wachsender Überzahl zu.

Wenn Sie sich Nützlinge per Post liefern lassen, schauen Sie regelmäßig im Briefkasten nach. Lassen Sie das Päckchen im Sommer nicht bei rund 50 Grad Celsius im Briefkasten schmoren.

Falls Sie die Sendung beim Postamt abholen müssen, sollten Sie dies so schnell wie möglich tun.

Beim Freilassen der Nützlinge im Anbauraum muss dafür gesorgt sein, dass sich die kleinen Killer wohlfühlen. Mindestens zwei Wochen vorher jedes Sprühen von chemischen Insektiziden unterlassen! Pyrethrum und Insektizidseife können noch wenige Tage zuvor eingesetzt werden, vorausgesetzt, alle Rückstände werden mit sauberem Wasser abgewaschen. Nach dem Aussetzen von Parasiten und Raubinsekten darf nicht mehr gesprüht werden!

Nützlinge arbeiten sehr gut in Anbauräumen, die nicht zwischen Ernte und Neupflanzung sterilisiert wurden. Räume, in denen fortlaufend geerntet wird, bieten ihnen ein ideales Umfeld.

In Räumen mit Hochdrucklampen haben sich vor allem flügellose Nützlinge bewährt. Geflügelte Insekten fliegen oft geradewegs in die Lampe. Der Marienkäfer ist ein gutes Beispiel: Setzen Sie montags 500 dieser Tierchen aus, werden am Freitag nur noch ein paar ganz Unverwüstliche übrig sein. Der Rest ist an der heißen Lampe verschmort. Wenn Sie Fluginsekten aussetzen, tun Sie es bei Dunkelheit – dann haben Sie mehr davon.

Oft sind Nützlinge winzig klein und müssen auf jeder einzelnen Pflanze ausgesetzt werden. Das erfordert Sorgfalt und Geduld. Sie müssen hier mit einigem Zeitaufwand rechnen. Die Nützlinge stellen auch gewisse Ansprüche ans Klima. Wenn der Einsatz Erfolg bringen soll, beachten Sie die Anforderungen, die Ihre Nützlinge stellen, und sorgen Sie für günstige Lebensbedingungen.

Schädlinge

Blattläuse

Identifizierung: Sind etwa so groß wie ein Stecknadelkopf und mit bloßem Auge gut zu erkennen. Um ganz sicher zu gehen, sollten Sie aber eine Lupe nehmen. Unter allen klimatischen Bedingungen anzutreffen, bei denen Pflanzen gedeihen. Es gibt sie in grün, gelb, schwarz und sogar rosa. Die weißgrauen bis schwarzen treten normalerweise als Schädlinge auf. Die meisten haben keine Flügel. Bei den geflügelten Blattläusen sind die Flügel etwa viermal so groß wie der Körper. Blattläuse vermehren sich ungeschlechtlich ohne Befruchtung. Geboren werden lebende Jungen – überwiegend Weibchen, von denen jedes wiederum schon bald zwischen 40 und 100 Junge gebiert. Wenn es im Freien viele Blattläuse gibt, sind sie auch in Innenräumen präsent. Installieren Sie bei einigen Pflanzen gelbe Klebfallen unten am Stängel und bei ein paar anderen oben nahe der Spitze, um zu beobachten, ob mit geflügelten Blattläusen zu rechnen ist. Diese kommen gewöhnlich als erste in den Anbauraum. Blattläuse scheiden Honigtau aus, eine klebrige Substanz, von der sich Ameisen ernähren. Die Ameisen sind darauf so erpicht, dass sie die Blattläuse regelrecht melken. Halten Sie Ausschau nach Ameisenkolonnen, die um die Pflanzen herum marschieren. Bestimmt werden Sie dann auch Blattläuse antreffen.

Schäden: Blattläuse saugen den Pflanzensaft aus den Blättern, worauf die Blätter welken und vergilben. Bei zunehmendem Befall ist der klebrige Honigtau zu bemerken, den sie ausscheiden. Sie machen sich vor allem gern über geschwächte Pflanzen her. Manche bevorzugen saftige frische Sprossen, andere eher das ältere Laub oder gar die Buds. Ihre bevorzugten Aufenthaltsorte sind die Unterseiten der Blätter sowie die Bereiche um Achselknospen und Terminalknospe. Sie schleppen obendrein Viren ein. Manche Arten der Blattlaus können bis zu 150 Virusarten übertragen. Der Honigtau bildet einen vorzüglichen Nährboden für Schadpilze wie Rußtau. Bei allen Maßnahmen zur Blattlauskontrolle muss gleichzeitig auch an eine Kontrolle von Ameisen gedacht werden.

Gegenmaßnahmen: Sind nicht sehr viele vorhanden, entfernen Sie diese manuell. Begrenzten Befall gezielt besprühen. Bei hartnäckigem Befall Raubinsekten einsetzen.

Kultur- und physische Maßnahmen: Die manuelle Beseitigung ist einfach und funktioniert wunderbar. Sitzen sie saugend auf dem Blatt, sind sie bewegungsunfähig und leicht zu zerquetschen. Entweder mit bloßen Fingern oder mit einem Schwämmchen, der mit einer Insektizidlösung getränkt ist.

Biologische Maßnahmen: Der effizienteste Nützling ist die Florfliege (Spezies *Chrysoperla*). Sobald Sie Blattläuse entdecken, setzen Sie je nach Befall pro Pflanze 1 bis 20 Florfliegen aus und wiederholen dies alle 4 Wochen. Bei Eiern dauert es einige Tage, bis die Larven soweit sind und sich die Blattläuse vornehmen. Als Nützlinge sind außerdem im Handel Gallmückenlarven (Aphidoletes aphidimyza) und Schlupfwespen (Aphidius matricariae).

Auch Marienkäfer eignen sich gut zur Blattlausbekämpfung. Der Nachteil ist, dass die Hochdrucklampe wie ein Magnet auf sie wirkt. Sie schwirren los, knallen gegen den heißen Kolben, und das war's dann. Nach 1 bis 2 Wochen sind gewöhnlich sämtliche Marienkäfer im Anbauraum der Lampe zum Opfer gefallen.

Der Pilz *Verticillium lecanii* – erhältlich unter dem Handelsnamen Vertalec – ist ein spezielles Gift für Blattläuse und sehr effektiv.

Ameisen halten Sie unter Kontrolle, indem Sie Boraxseife oder Boraxpulver mit Puderzucker vermischen. Die Ameisen werden vom Zucker angelockt, nehmen das Borax auf und gehen daran ein.

Sprays: Hausgemachte Spritzbrühen und Insektizidseifenspray sind sehr effektiv. Anwendung zwei- bis dreimal im Abstand von 5 bis 10 Tagen. Auch Pyrethrum wirkt gut, Anwendung wie oben.

Bohrer

Identifizierung: Die Larven dieser Käferart bohren sich in Stängel oder Wurzeln. Halten Sie längs des Stängels Ausschau nach ihrem Eingangsloch, das von totem Gewebe gesäumt ist. Oft ist es auch verfärbt oder finden sich Reste der Späne. Bohrer sind häufiger im Freien als in Innenräumen anzutreffen.

Schäden: Die gebohrten Tunnel in Sprossachsen und Wurzeln unterbrechen den Flüssigkeitstransport innerhalb der Pflanze, worauf betroffene Pflanzenteile zu welken beginnen. Wird die Hauptsprossachse ernsthaft geschädigt, kann unter Umständen der Haupttranspirationsstrom unterbrochen werden, was die Pflanze nicht überlebt.

Gegenmaßnahmen: Bohrer werden in Innenräumen selten zur Plage. Fallen sie mal über eine Sprossachse her, ist sie oft derart geschädigt, dass sie entfernt und vernichtet werden muss.
Kultur- und physische Maßnahmen: Alle Käferlarven manuell entfernen.
Biologische Maßnahmen: Es gibt diverse Kombinationen von Nützlingsnematoden, die Bohrer im Boden in Schach halten.
Sprays: *Bacillus popilliae* ist speziell für Käfer geeignet, oder es wird Rotenon in die Sprossachse injiziert.

Minierfliegen

Identifizierung: Aus den Eiern der Minierfliegen schlüpfen grüne oder schwarze Maden von drei Millimeter Länge. In den meisten Fällen entdecken Sie nicht die Maden, sondern werden erst durch die Fraßschäden aufmerksam.
Schäden: Die Maden hinterlassen helle, minenartige Fraßgänge in den Blättern. Gewöhnlich befallen sie frische saftige Triebe. Der Schaden hemmt das Wachstum der Pflanze. Lassen Sie die Schädlinge gewähren, wird die Blüte länger dauern und die Buds werden kleiner ausfallen. Es kommt nur selten zum Absterben der befallenen Pflanze. Durch die Verletzungen wird sie aber anfällig für Krankheiten.
Gegenmaßnahmen: Diese Schädlinge machen beim Innenraumanbau selten Probleme. Die effektivste Kontrolle besteht im sorgfältigen Entfernen und Entsorgen der befallenen Blätter, in diesen sitzen die Maden nämlich noch drin.
Kultur- und physische Maßnahmen: Die kleine, im Blatt gefangene Made manuell zerquetschen. Bei starkem Befall so viele Maden wie möglich vernichten. Die befallenen Blätter entfernen und sie entweder kompostieren oder verbrennen. Gelbfallen aufstellen, um die erwachsenen Minierfliegen zu fangen.
Biologische Maßnahmen: Als Parasiten werden drei Wespenarten eingesetzt: *Dacnusa sibirica*, *Diglyphus isaea* und *Opius pallipes*.
Sprays: Als Repellent wird Neemöl und Pyrethrum eingesetzt. Bei den im Tunnel steckenden Maden bleiben Sprays oft wirkungslos. In *Hemp Diseases and Pests* empfiehlt sich eine 0,4-prozentige Neemlösung. Sie wirkt rasch und bleibt nach der Anwendung 4 Wochen lang auf den Blättern.

Nematoden

Identifizierung: Unter all den Tausenden von Arten, die es bei den mikroskopisch kleinen Nematoden gibt, sind nur wenige für die Pflanzen schädlich. Meist handelt es sich um im Boden lebende Wurzelnematoden, welche die Wurzeln befallen. Doch gibt es auch Stängel- und Blattnematoden. Die Wurzelnematoden sind unter einem Mikroskop mit 30-facher Vergrößerung erkennbar. Der Schaden lässt sich oft diagnostizieren, ohne dass Sie die winzigen, durchsichtigen scheinenden Würmer tatsächlich zu Gesicht bekämen.
Schäden: Wachstumshemmung, Blattchlorosen, tagsüber stundenlang welkes Erscheinungsbild aufgrund gestörten Flüssigkeitshaushalts. Symptome sind mitunter

schwer von denen des Stickstoffmangels zu unterscheiden. Bis Sie auf die Idee kommen, die Wurzelsphäre zu inspizieren, hat der Schaden dort meist schon gravierende Ausmaße angenommen. Zu den schlimmsten Arten gehören die gallenbildenden Nematoden, deren Saugtätigkeit zu Wucherungen im umliegenden Gewebe führt. Andere Arten werden bei ihrer Zerstörung des Wurzelgewebes durch die von Schadpilzen und Bakterien hervorgerufene Fäulnis unterstützt, wobei sich das Gewebe zu einer weichen Masse zersetzt.
Kultur- und physische Maßnahmen: Sauberkeit! Durch Verwendung von sterilisierter Topferde könne Sie vorbeugen. In sauberen Anbauräumen werden Nematoden selten zum Problem.
Biologische Maßnahmen: Nematoden vertreiben Sie mit Ringelblumen (*Tagetes patula*) und einem Pilz namens *Myrothecium verrucaria*.
Sprays: Medium mit Neem durchfeuchten.

Raupen und Spanner

Identifizierung: Raupen gibt es von 1 bis 10 Zentimeter Länge. Sie haben eine zylindrische Form, sind oft grün, treten aber in den verschiedensten Farben auf, von weiß bis schwarz. Die Raupen haben Beinpaare auf der gesamten Körperlänge, während Spanner jeweils zwei Beinpaare vorn und zwei hinten haben, daher auch ihre „spannende“ Fortbewegung, d.h. die typische Buckelbildung beim Kriechen. Manche sind gestreift oder gepunktet oder haben andere Muster zur Tarnung. Die Raupen und Spanner stellen ein Zwischenstadium im Leben der Falter und Schmetterlinge dar. Im Anbauraum kommen sie selten vor, außer in Zeiten, wenn sie draußen zur Plage werden. Ob sie im Anbauraum vorhanden sind, überprüfen Sie, indem Sie eine Pflanze mit Pyrethrum aus der Dose einsprühen und dann schütteln. Das Spray betäubt sehr rasch. Die meisten Raupen werden herabfallen.
Schäden: Raupen richten enorme Fraßschäden an und hinterlassen typische Beißmuster. Manche Raupen wickeln auch Pflanzenteile mit Hilfe von Gespinstfäden zusammen. Die Schäden am Laub reichen bis hin zum Kahlfraß. In jedem Fall wird das Wachstum der Pflanze gedrosselt, in gravierenden Fällen stirbt sie ab.
Biologische Maßnahmen: Schlupfwespen der Spezies *Trichogramma*, auch Raubwanzen (*Podisus maculiventris*) – letztere dürfen allerdings in Deutschland nicht eingesetzt werden.
Sprays: Hausgemachte Spritzbrühen (als Repellent: Chili, Knoblauch), Bt, Pyrethrum und Rotenon sind zu empfehlen.

Schmierläuse und Schildläuse

Identifizierung: Schmierläuse sind in Anbauräumen ziemlich verbreitet. Die 2 bis 7 Millimeter große, wachsweiße, ovale Schmierlaus bewegt sich kaum vom Fleck. Sie entwickelt sich sehr langsam und lebt in Kolonien, die sich meist dort befinden, wo die Seitentriebe vom Stängel abzweigen. Wie Blattläuse scheiden auch Schmierläuse klebrigen Honigtau aus.

Auch Schildläuse kommen ziemlich oft vor. Die Schildlaus ähnelt in Aussehen und Verhalten weitgehend der Schmierlaus. Ihre Form ist etwas runder. Sie kann weiß, gelb, braun, grau oder schwarz sein. Der harte Schildpanzer hat 2 bis 4 Millimeter Durchmesser. Schildläuse bewegen sich so gut wie nie vom Fleck. Anzutreffen sind sie meist an Blattknoten, wo sie in Kolonien leben. Manche sondern klebrigen Honigtau ab.

Schäden: Sie saugen an den Blättern, wodurch das Wachstum der Pflanze gehemmt wird. Ihre klebrigen Ausscheidungen sind ein Nährboden für Rußtau und locken Ameisen an, die den Honigtau als Nahrung schätzen.

Gegenmaßnahmen: Diese Schädlinge machen beim Innenraumanbau keine großen Probleme. Die einfachste und effizienteste Art der Kontrolle ist im folgenden Absatz beschrieben. Ich habe nie einen Fall erlebt, wo biologische Maßnahmen erforderlich geworden wären.

Kultur- und physische Maßnahmen: Manuelles Entfernen ist ziemlich eklig, aber sehr effektiv. Befeuchten Sie ein Wattestäbchen mit Isopropylalkohol und wischen Sie die Milbe weg. Mitunter müssen Sie auch ein kleines Messer, Fingernägel oder Pinzette zu Hilfe nehmen, um die fest haftenden Schädlinge nach der Alkoholbehandlung abzuheben.

Biologische Maßnahmen: Es gibt zahlreiche Arten von Schmier- und Schildläusen. Alle haben sie natürliche Feinde, darunter gewisse Arten des Marienkäfers und Raubwespen und parasitäre Wespen. Ihre Zahl ist so groß, dass es zu weit führen würde, sie hier alle aufzulisten.

Sprays: Hausgemachte Spritzbrühen, die Isopropylalkohol, Nikotin und Seife enthalten, wirken bei diesen Milben tödlich. Auch Insektizidseife, Pyrethrum und Neemöl sind zu empfehlen.

Spinnmilben

Identifizierung: Die Spinnmilbe ist bei Heimpflanzen der am meisten verbreitete Schädling und richtet den größten Schaden an. Die Milben gehören nicht zu den Insekten, sondern zu den Spinnentieren, denn sie haben acht Beine, Insekten hingegen nur sechs. Die etwa 0,5 Millimeter großen Tierchen siedeln auf der Blattunterseite und saugen dem Blatt den Saft aus. Mit bloßem Auge sind sie für den ungeübten Betrachter kaum auszumachen. Sichtbar sind sie auf der Blattunterseite als winzig kleine Punkte. Eindeutig erkennbar sind allerdings die typischen gelblichweißen Flecken auf der Blattoberseite. Bei genauerem Hinsehen sind winzige Spinnweben an Stängeln und unter Blättern erkennbar. Besonders gut sichtbar sind die Fäden, wenn sie mit Wasser besprüht werden. Eine Lupe oder ein kleines Mikroskop (10-30x) hilft, die gelblichen, weißen, braunen oder roten Milben und ihre transparenten Gelege zu identifizieren. Nach einer einzigen Paarung sind die Weibchen lebenslang befruchtet und können rund 100 Eier legen, aus denen sich im Durchschnitt zu 75 Prozent Weibchen und 25 Prozent Männchen entwickeln.

Schaden: Milben schädigen die Pflanzen, indem sie Epidermis- und Parenchymzellen aussaugen. Diese Zellen füllen sich mit Luft und geben dem Blatt die charakteristische Weißscheckung. Die geschädigten Blätter vergilben und fallen ab. Ist eine

Spinnmilbenbefall

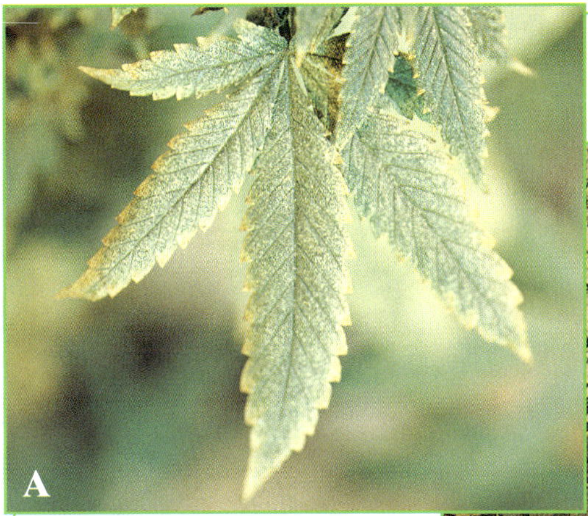

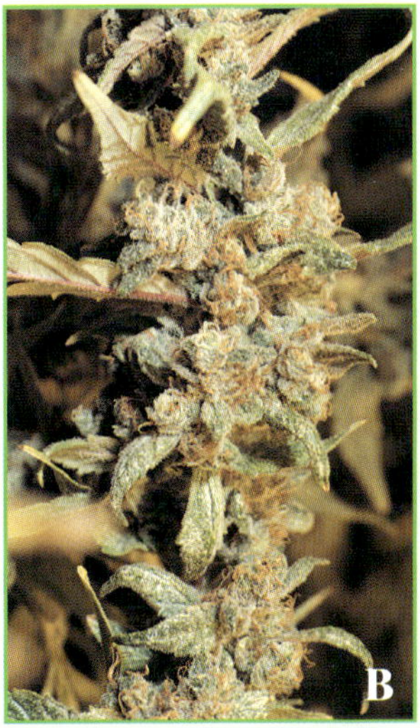

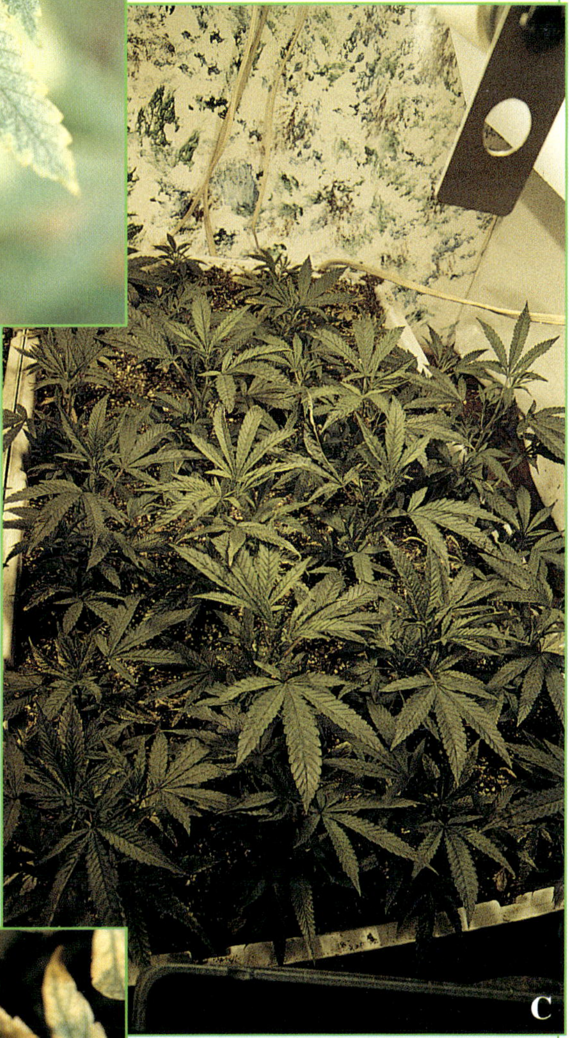

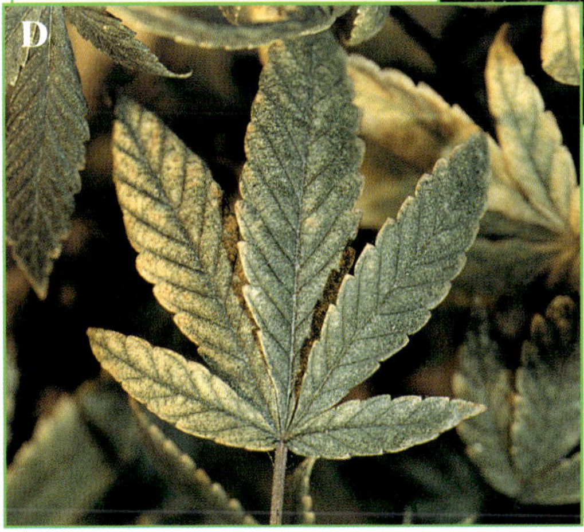

A) Typisches Anzeichen: die winzigen weißen bzw. silbrigen Flecken. B) Spinnmilben auf überdüngtem, kränklichen Bud. C) Der Befall – auf Stecklingen nur schwer zu entdecken – raubt der Pflanze die Energie und verschlimmert Nährstoffprobleme. Schädlinge und Eier sind immer auf den Blattunterseiten – mit Taschenmikroskop inspizieren! D) Spinnmilbenschäden kombiniert mit Kalium- und Manganmangel.

Spinnmilben

A) Gut sichtbar sind die Spinnmilben auf dem Netz dieser schwer befallenen Pflanze. B) Da hocken sie auf der Blattspitze und wollen zur nächsten Pflanze! C) Ein Milbenheer hat sich auf einem eingesponnenen, abgestorbenen männlichen Bud versammelt und plant den nächsten Vorstoß. D) Vergrößerte Darstellung einer erwachsenen Spinnmilbe samt Eiern.

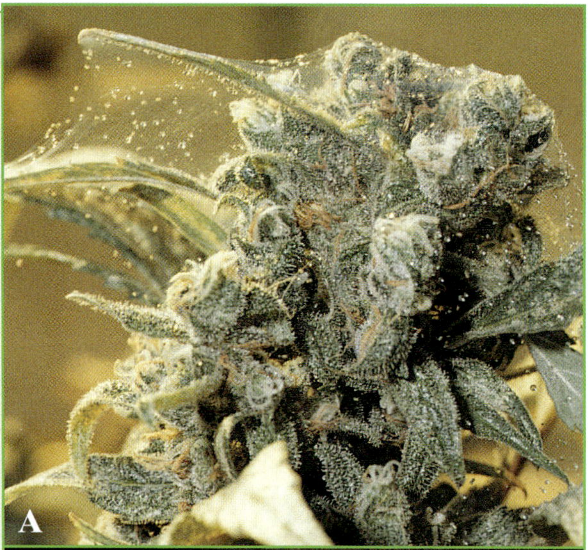

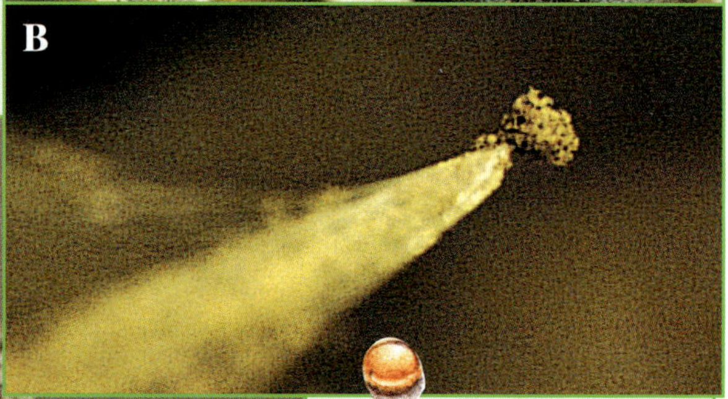

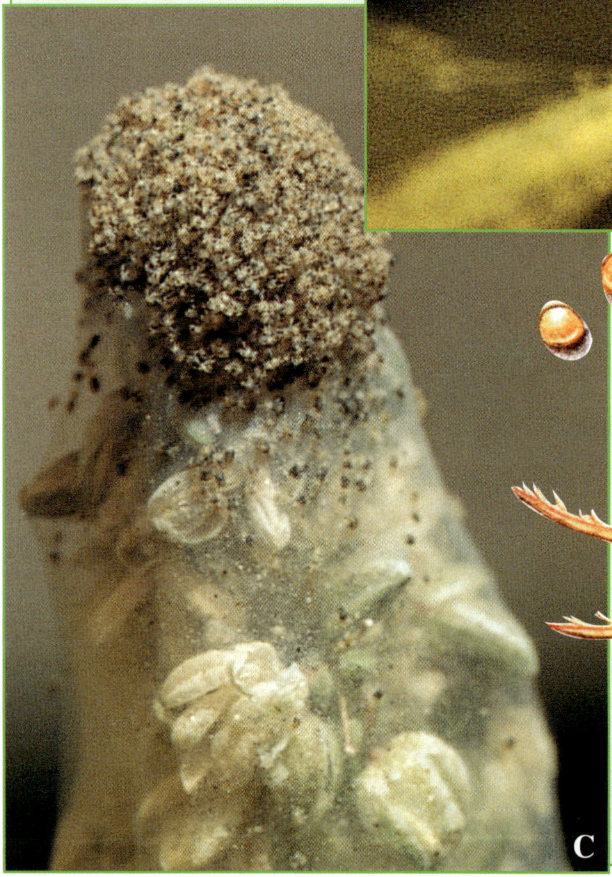

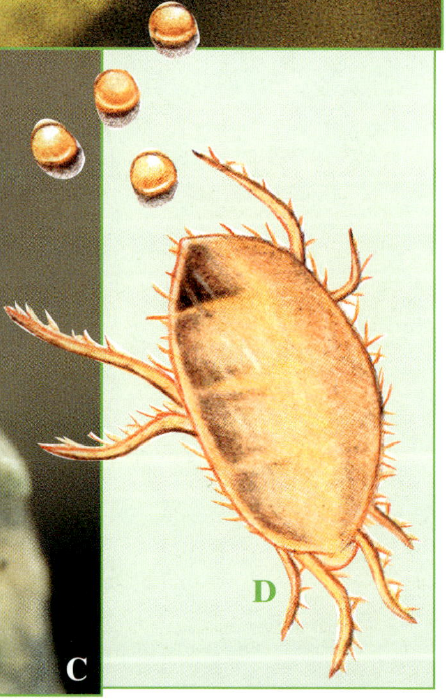

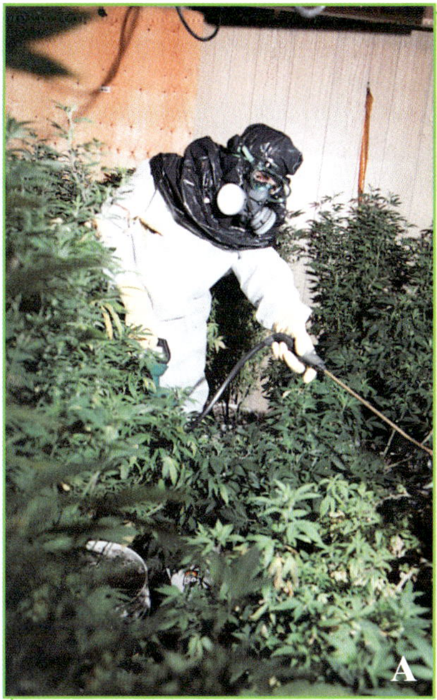

Thripse, Weiße Fliegen
und andere Schädlinge

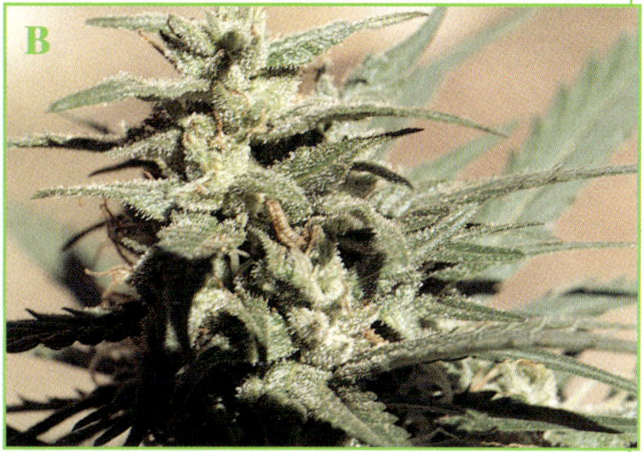

A) Kanadischer Anbauer in Schutzkleidung spritzt Milbengift. B) Mitunter können Raupen und Larven im Anbauraum zum Problem werden. C) Weiße Fliege (erwachsenes Insekt und Eier) D) Beißschäden von Raupen E) Thrips und Larven F) Blattläuse (erwachsen und Jungtiere)

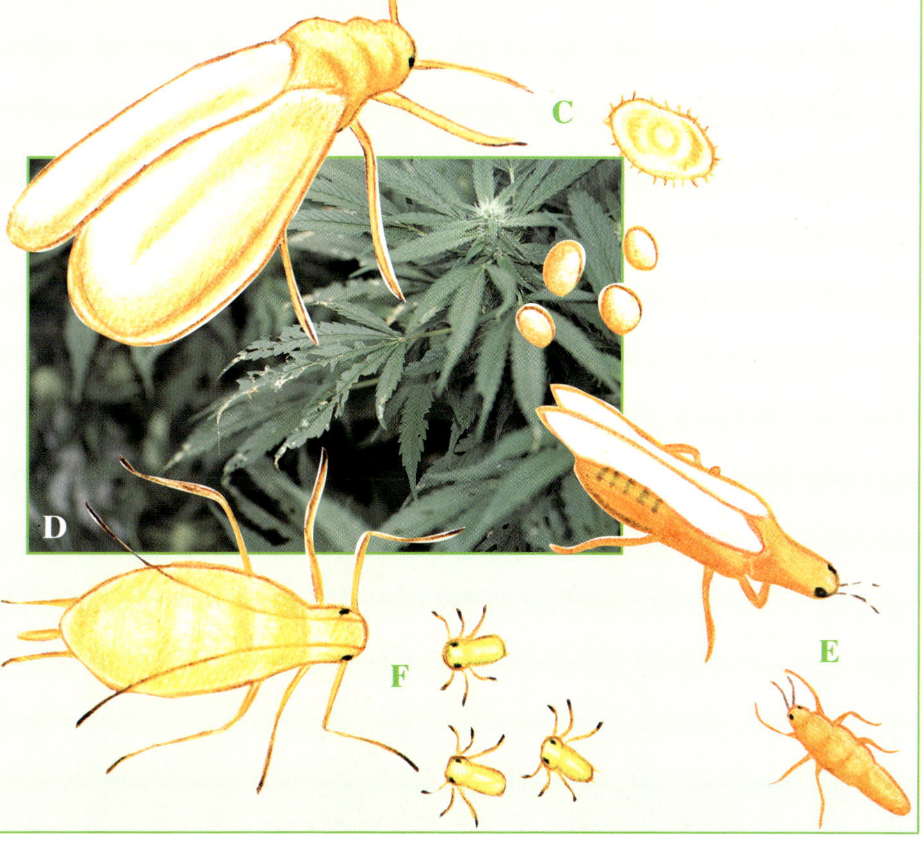

Welkekrankheiten

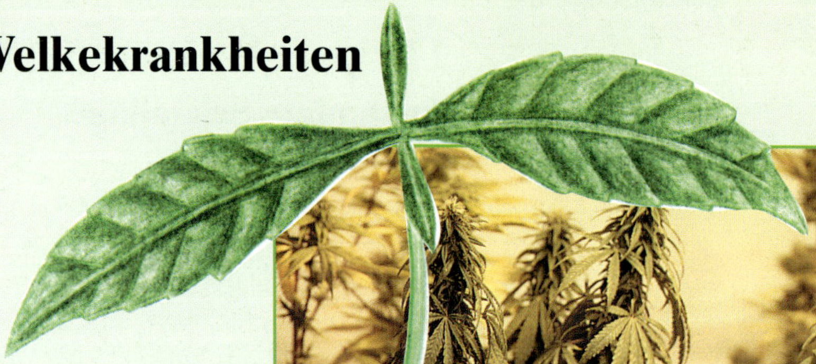

A) Pflanzen welken aufgrund von Wassermangel, einer Welkekrankheit oder Nährstoffmangel bzw. -überschuss.
B) Fusarium-Diagnose: Der Stängelquerschnitt offenbart, dass das Xylem mit einer rötlich-braunen Flüssigkeit verstopft ist.
C) Bei Verticillium verstopfen die Kanäle des Transportsystems, wobei Xylem und das Gewebe der Umgebung eine braune Färbung annehmen.
D) Die Umfallkrankheit wird verursacht durch Pythium, einen Bodenpilz. Als Schwächeparasit befällt er vor allem Sämlinge und Stecklinge. Der untere Stängelteil verfärbt sich schwarz, Fäule zerstört das Gewebe.

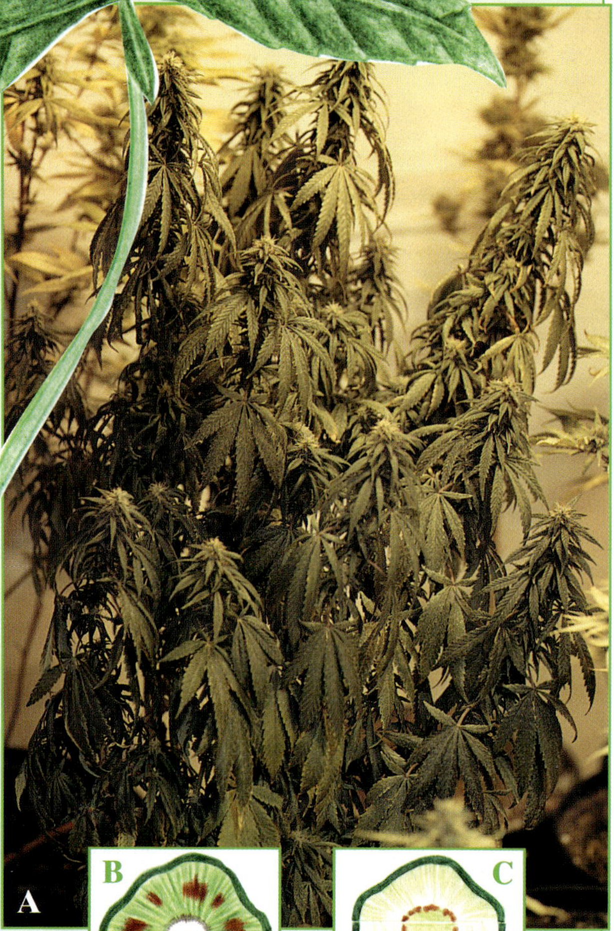

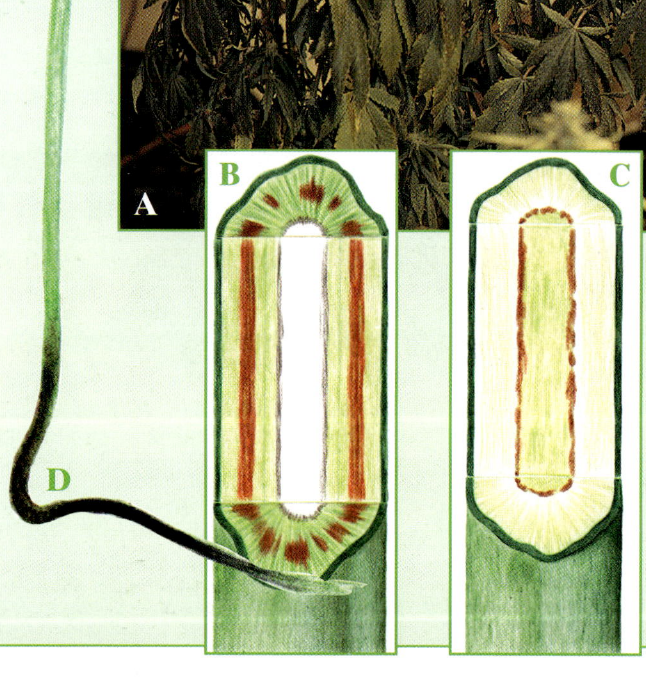

Wurzelprobleme und Schimmel

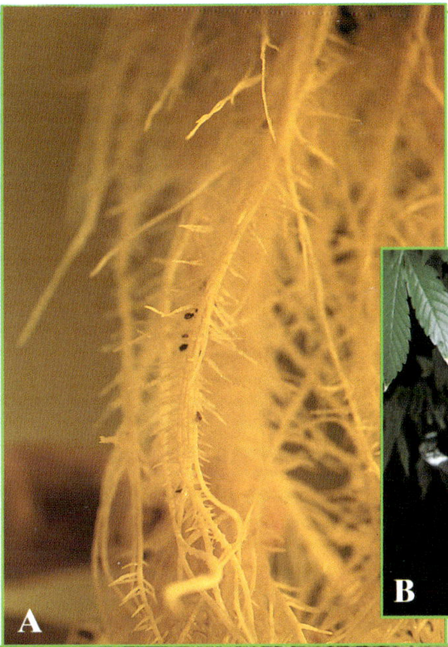

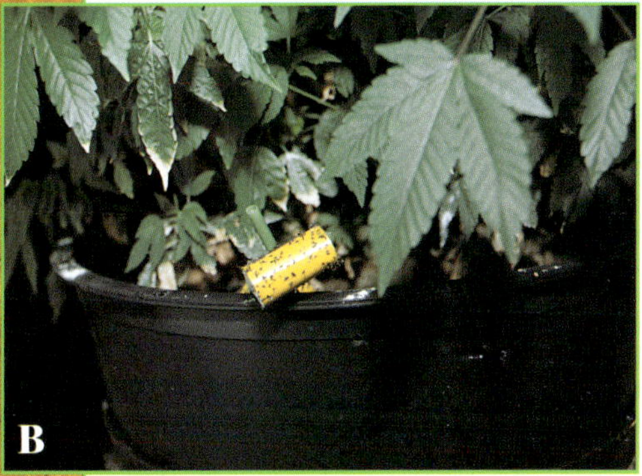

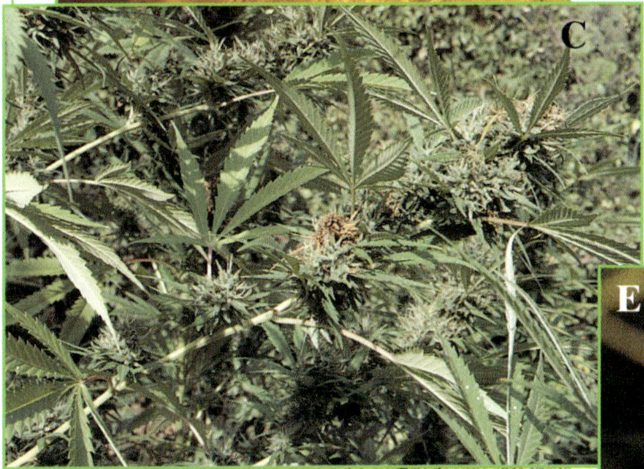

A) Trauermücken auf gesunder Wurzel. B) Mit gelben Klebfallen wird das Auftauchen von Trauermücken und anderen Schädlingen überwacht. C) Grauschimmel (Botrytis) hat die braune Spitze an diesem Bud befallen. D) Hier waren Wurzelnematoden am Werk. E) Von Botrytis befallener Bud muss sorgfältig entfernt werden, damit sich keine Sporen verbreiten.

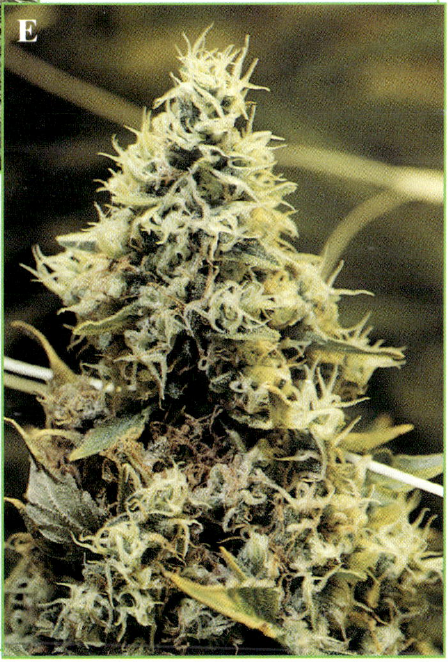

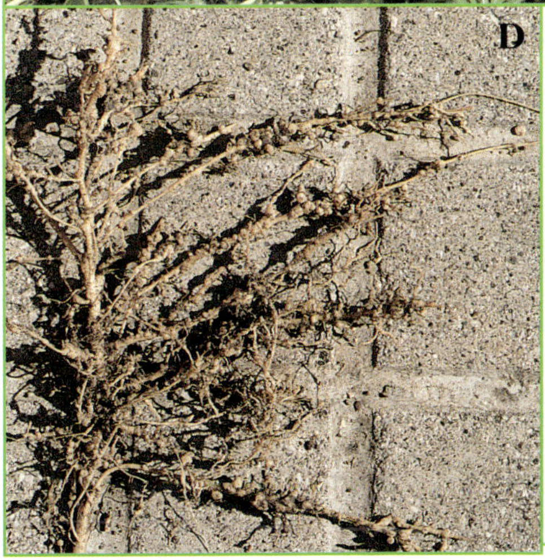

Pilzbefall

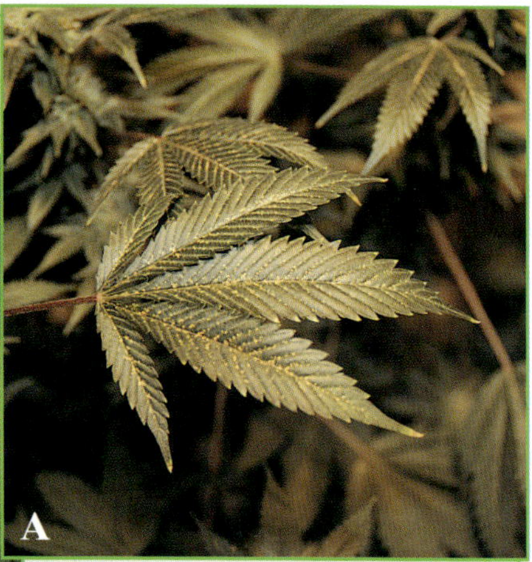

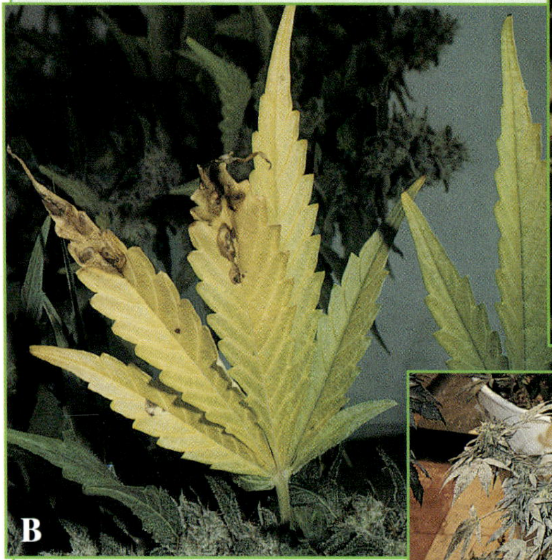

A) Nässe auf dem Blatt führte über Nacht zu Blattfäule. B) Rostfarbener Schimmel auf überdüngten Pflanzen – nach Senken der Luftfeuchte und Entfernen beschädigter Blätter war alles wieder im Lot. C) Fungizid auf Pflanze – nach zwei Tagen wird es mit Wasser abgespült. D) Blattflecken durch Pilzbefall plus Nährstoffprobleme. E) Eine Perlite-Schicht (12 mm) bewahrt das Substrat vor Algen und vielen Pilzproblemen.

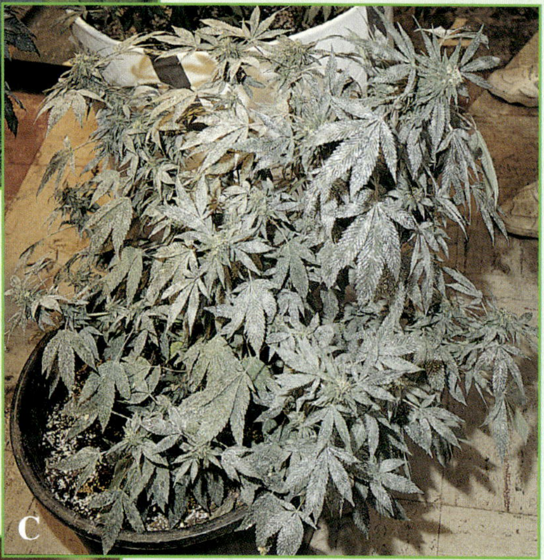

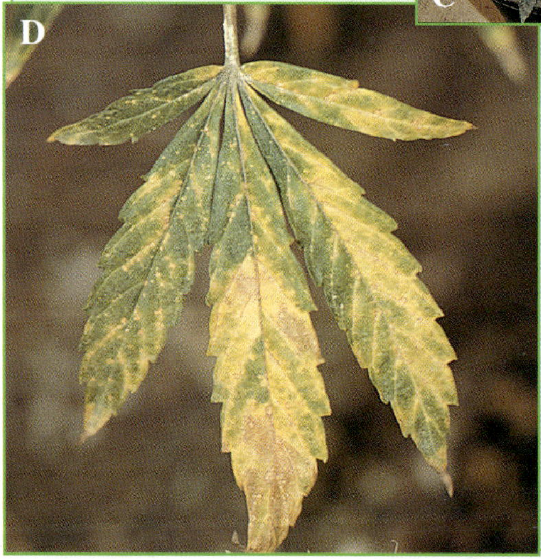

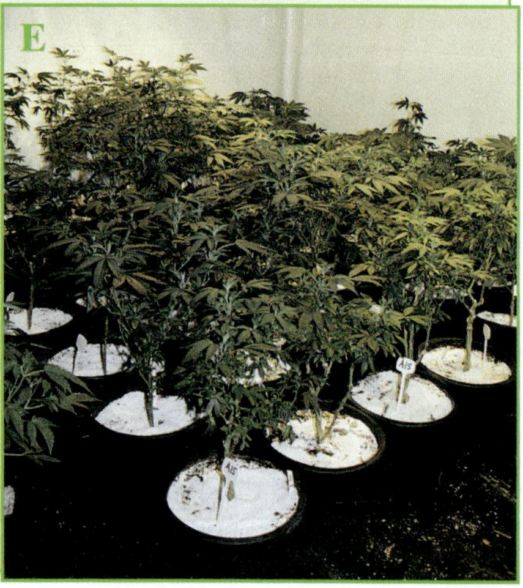

Probleme bei der Kultivierung

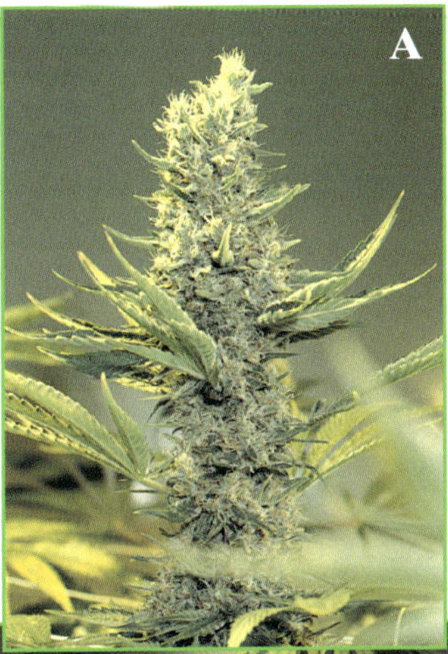

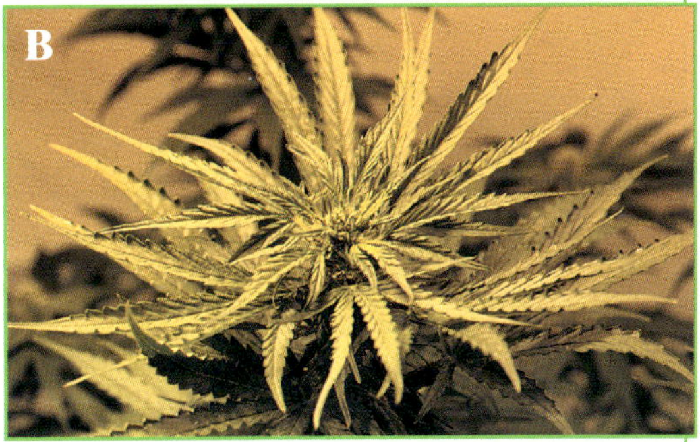

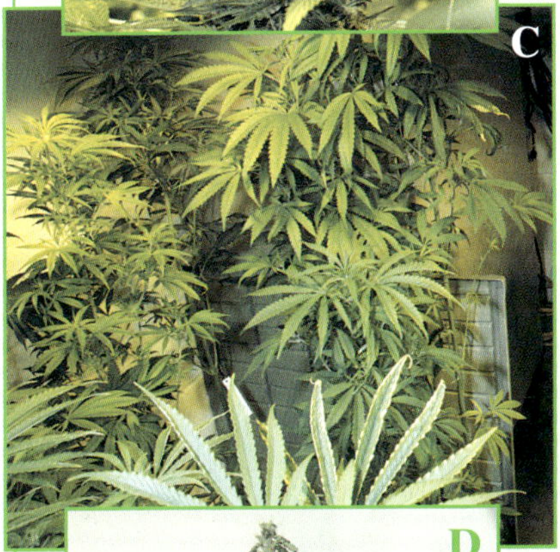

A) Kaliummangel wurde durch einen Natriumüberschuss im Wasser verursacht. B) Vergilbung älterer Blätter weist auf Stickstoffmangel hin (durch zu geringe Stickstoffgaben in der Blüte). C) Trockene, spröde und nach unten gebogene Blätter: Kalium u.a. Nährstoffe sind blockiert, hierdurch steigt die Temperatur im Blatt, Transpiration beschleunigt sich. D) Dünne, dunkelgrüne, nach unten gekrümmte Blätter mit leicht verbrannten Spitzen deuten auf Stickstoffüberschuss und Kaliummangel hin, vermutlich durch Natriumüberschuss verursacht. E) Überdüngt mit Stickstoff u.a.; Krümmung der Blätter aufgrund relativ geringen Natriumlevels. F) Gerät zur permanenten Messung und Aufzeichnung des Raumklimas.

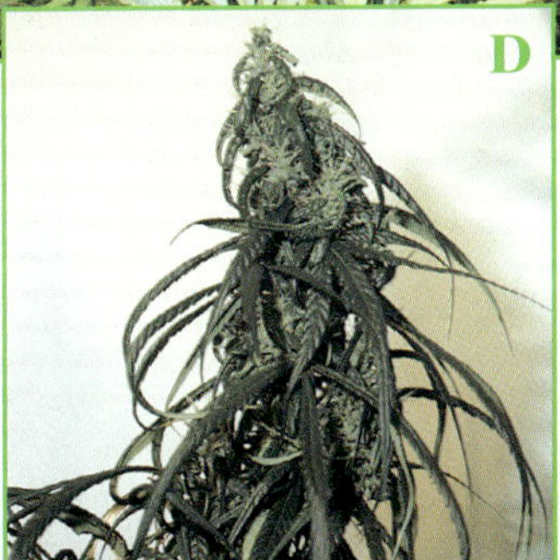

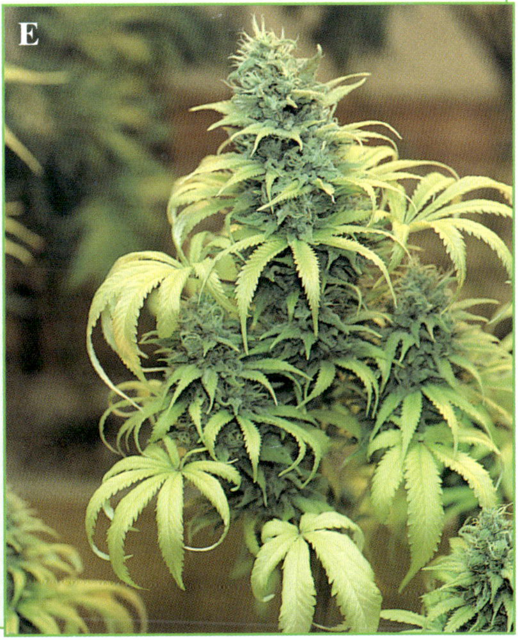

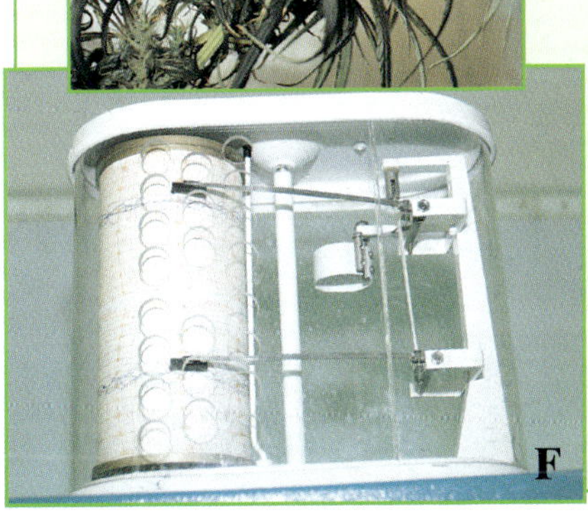

Probleme bei der Kultivierung

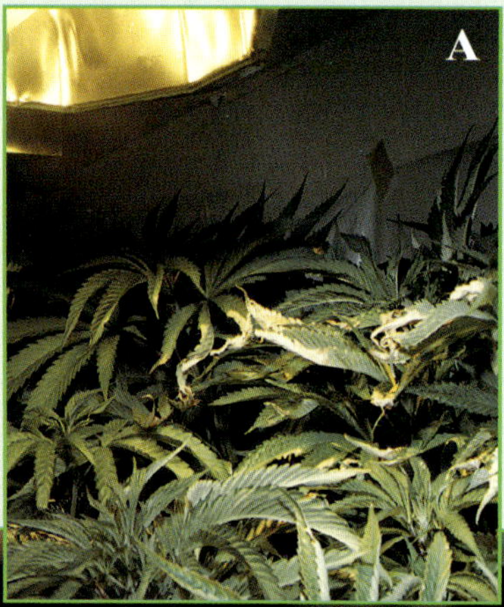

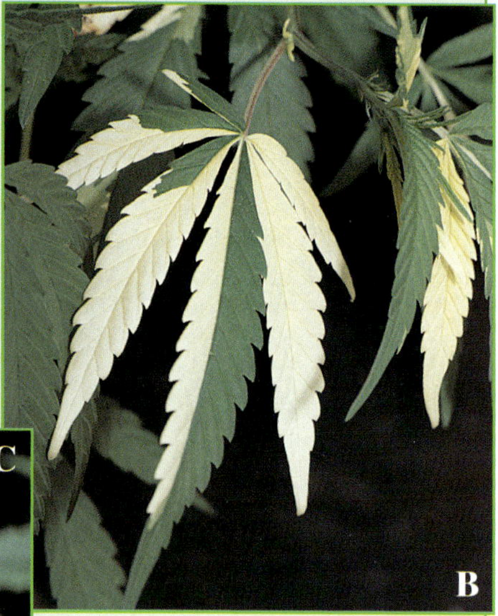

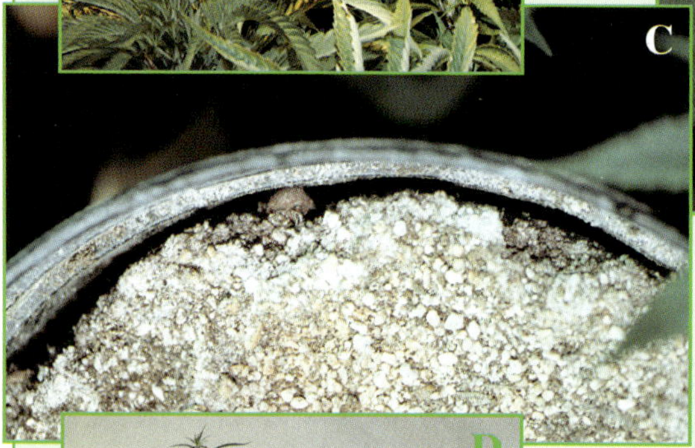

A) Verbrennungen durch Licht im „Hot Spot". B) Gelegentlich kommen Albinos u.a. Mutationen vor. C) Regelmäßig mit dem Finger innen am Topfrand prüfen, ob kein Spalt zwischen Erde und Topf klafft! Erde andrücken! D) Ein Steckling nach drei Wochen zwölf Stunden Licht/täglich, dreimal 18 Stunden Licht/täglich und wiederum 12-stündiger Photoperiode.
E) Pflanze welkt aufgrund von hohem Natriumgehalt des Wassers, hat zudem Spinnmilbenschäden und Kaliummangel.

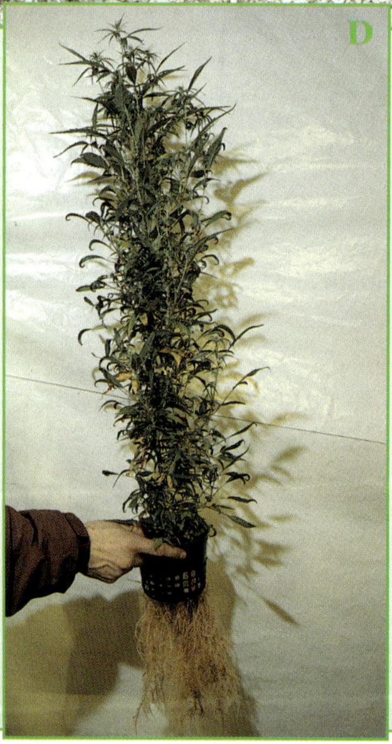

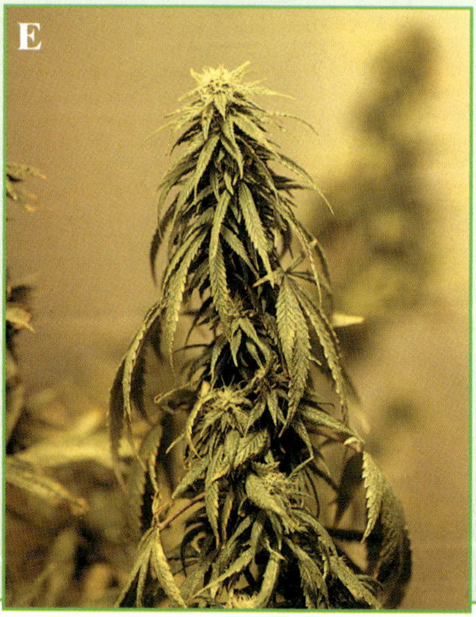

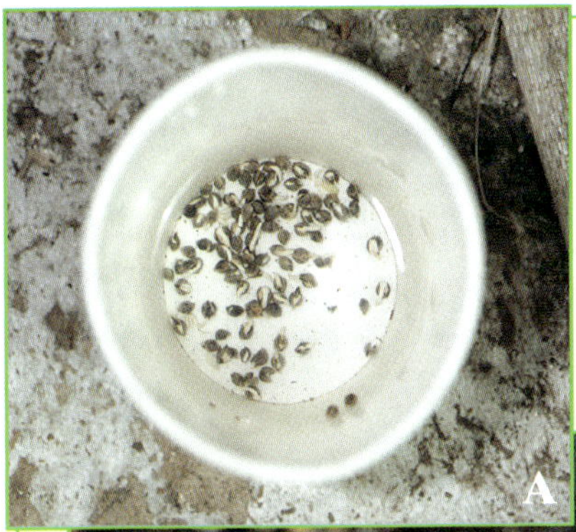

Samen und Sämlinge

A) 48 bis 72 Stunden in Wasser eingeweichte Samen keimen vor dem Einpflanzen. B) Sämling mit zwei Paar „echten“ Blättern. C) Am Keimblatt hängt noch die Samenschale, und es sprießt bereits das erste Paar „echter“ Blätter. D) Hier wird jeder einzelne Samen mit der Pinzette eingepflanzt, damit die Keimwurzel stets nach unten zeigt.

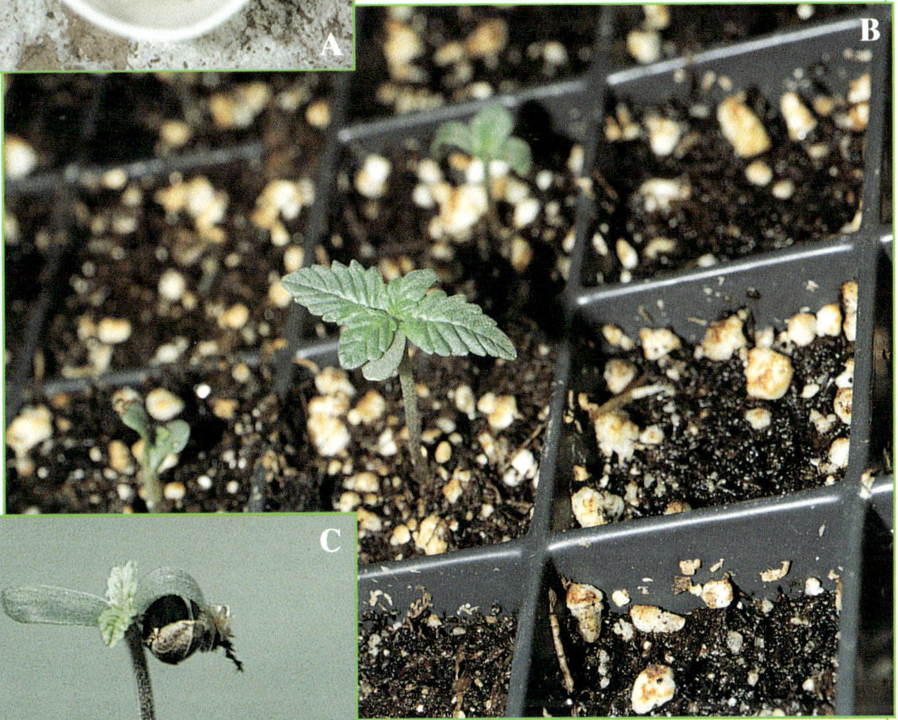

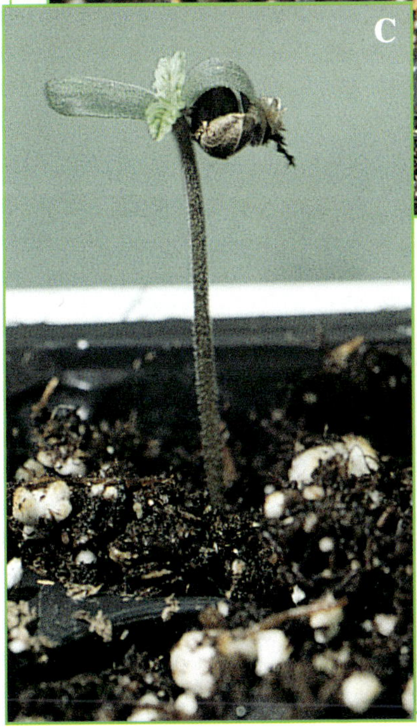

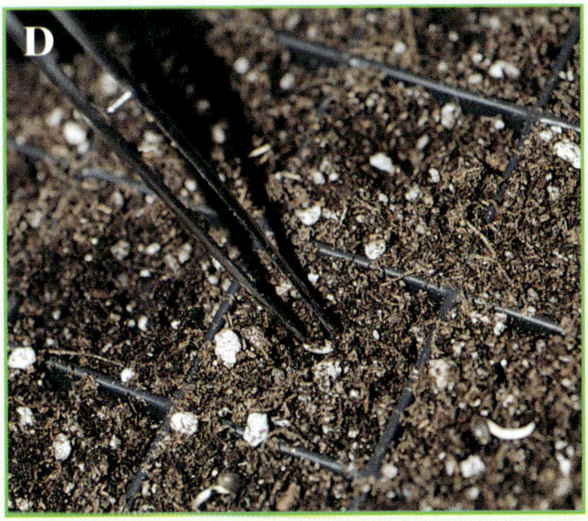

Mutterpflanzen und Stecklinge

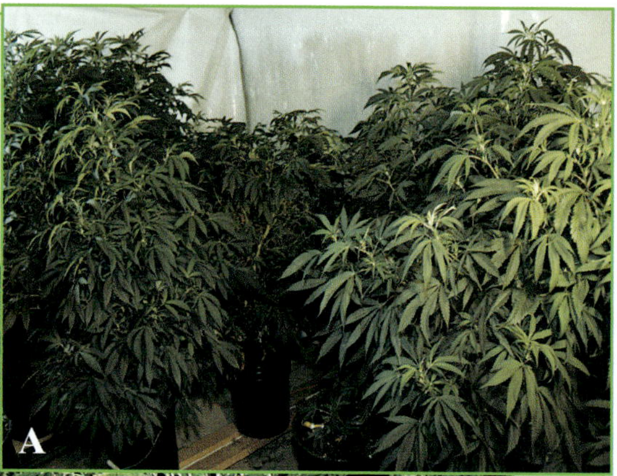

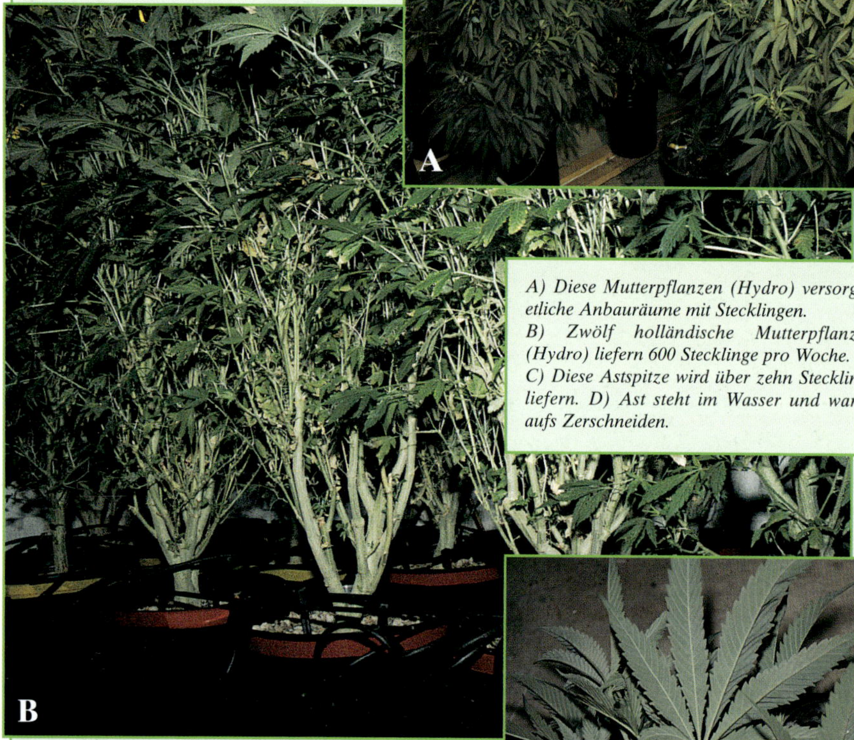

A) Diese Mutterpflanzen (Hydro) versorgen etliche Anbauräume mit Stecklingen.
B) Zwölf holländische Mutterpflanzen (Hydro) liefern 600 Stecklinge pro Woche.
C) Diese Astspitze wird über zehn Stecklinge liefern. D) Ast steht im Wasser und wartet aufs Zerschneiden.

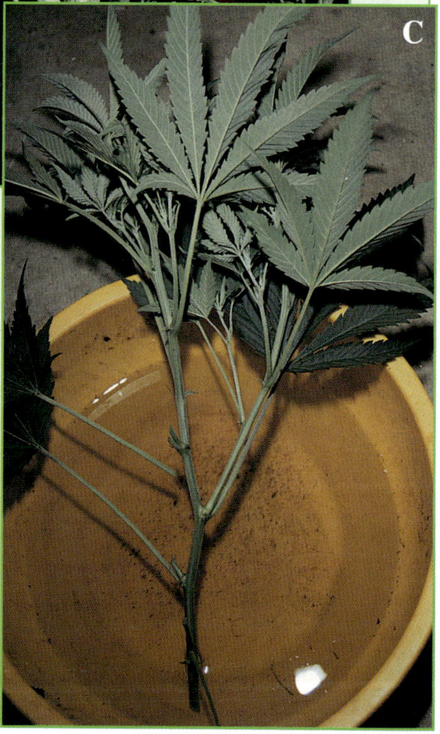

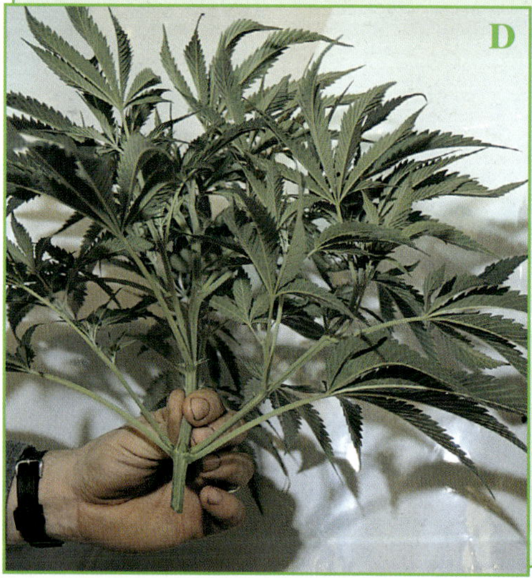

Stecklinge schneiden

A) Zweig einer Mutterpflanze wird zerteilt. B) Das untere Blattpaar wird entfernt. C) Steckling wird in Wurzelhormon getaucht. D) Steckling wird ins vorbereitete Loch eingeführt.

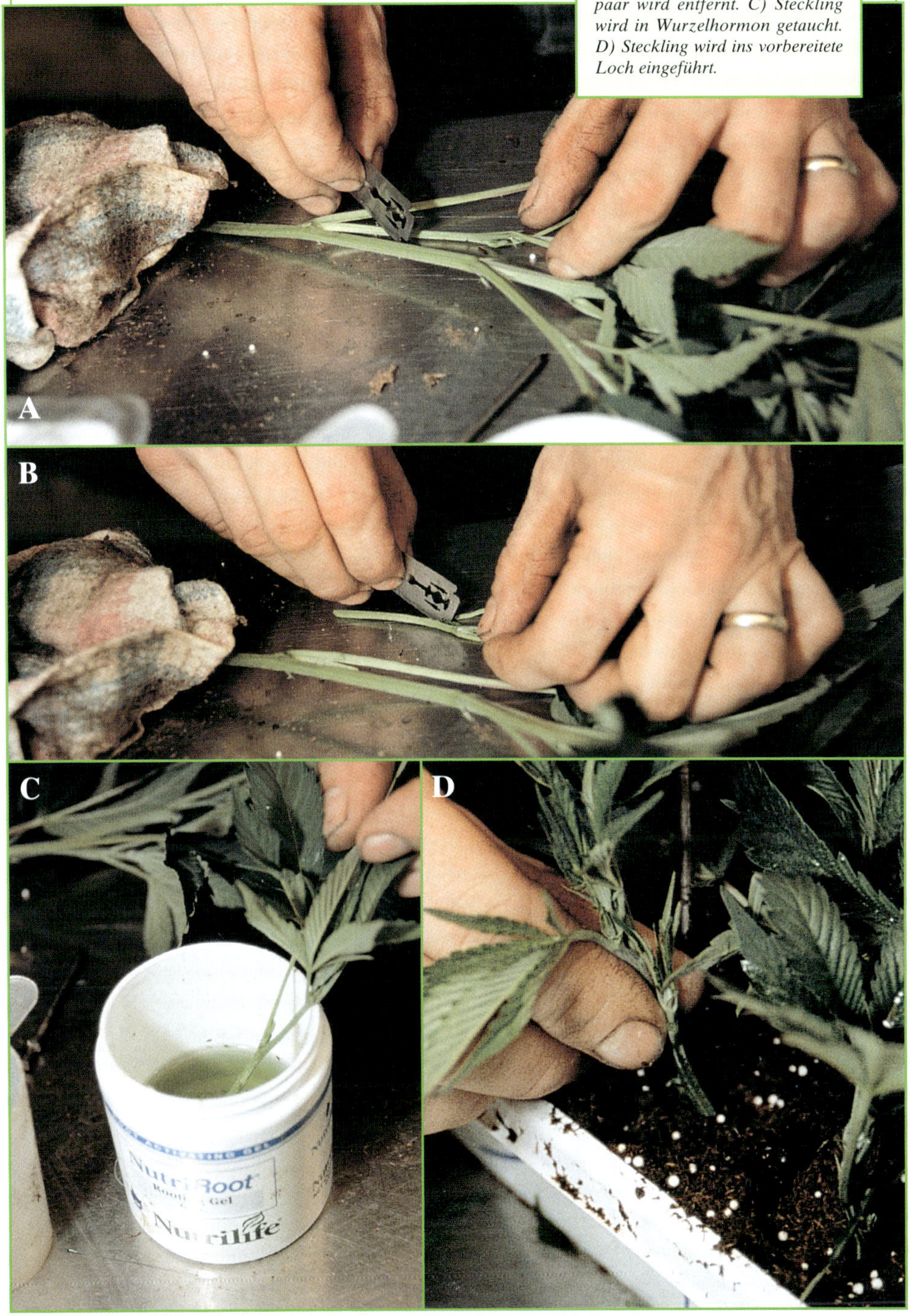

Stecklinge

A) Bewurzelter Steckling, bereit zum Umpflanzen. B) Stecklinge unter Leuchtstoffröhren. C) Abdeckhauben halten Temperatur und Feuchte konstant. D) Felix, ein Schweizer Züchter, zeigt eins seiner Stecklingsbeete. E) Wurzelbildung in trockenem Medium bei hoher Luftfeuchte. F) Stecklinge bewurzeln in Jiffy-Pots.

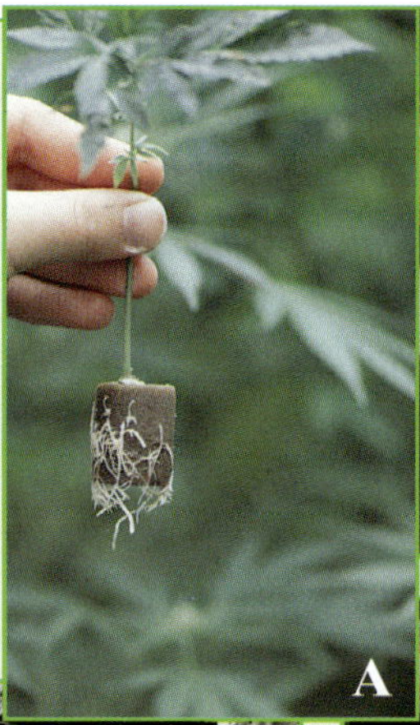

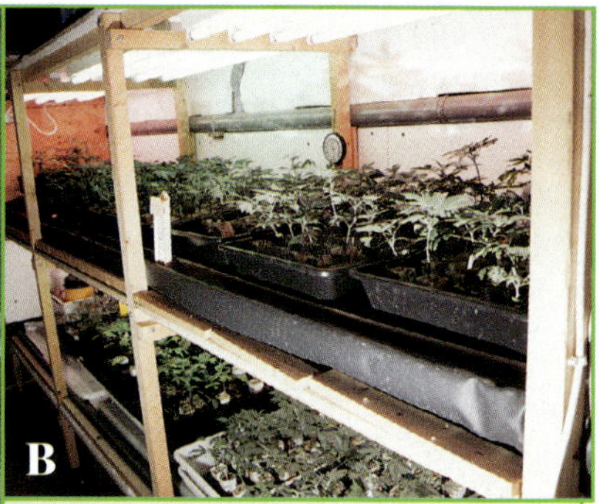

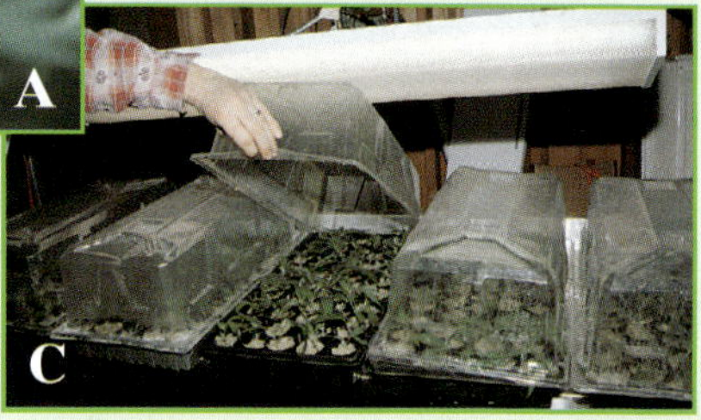

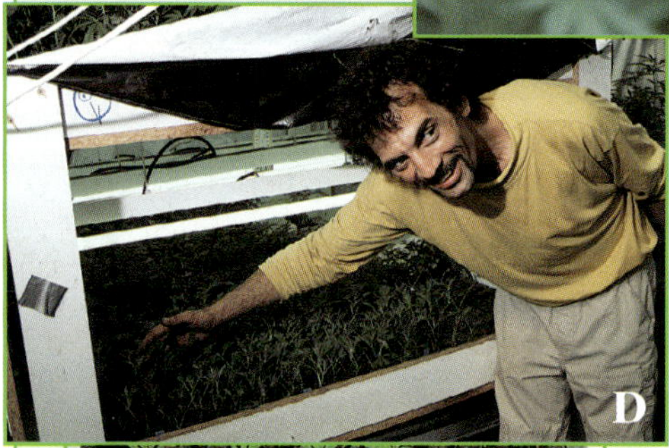

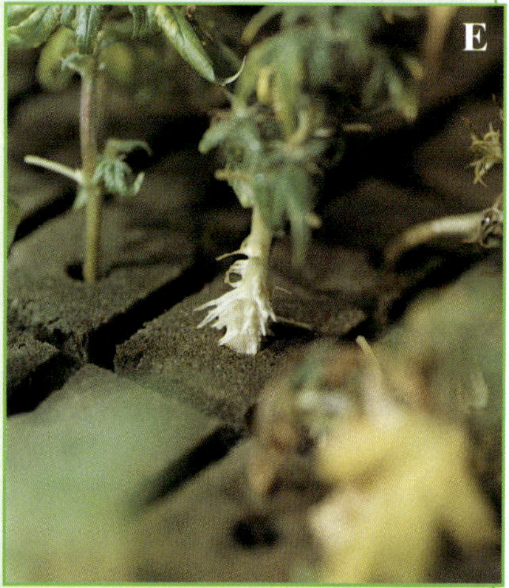

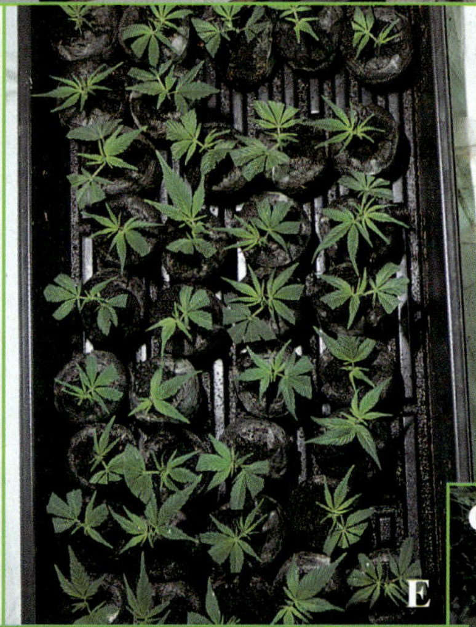

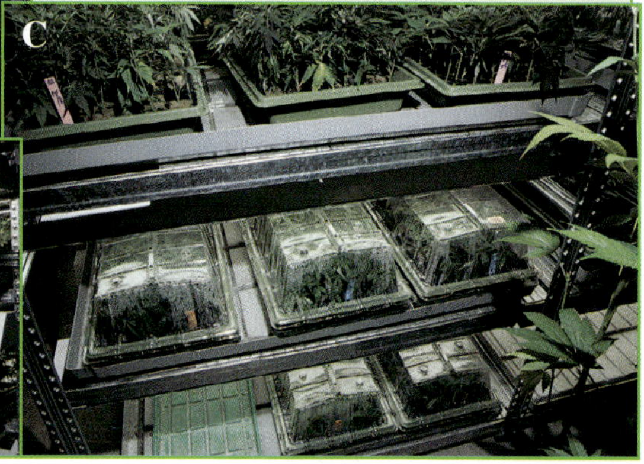

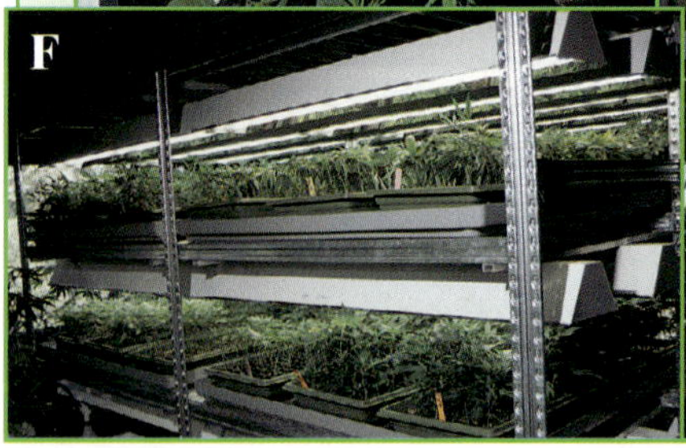

Umpflanzen und vegetative Phase

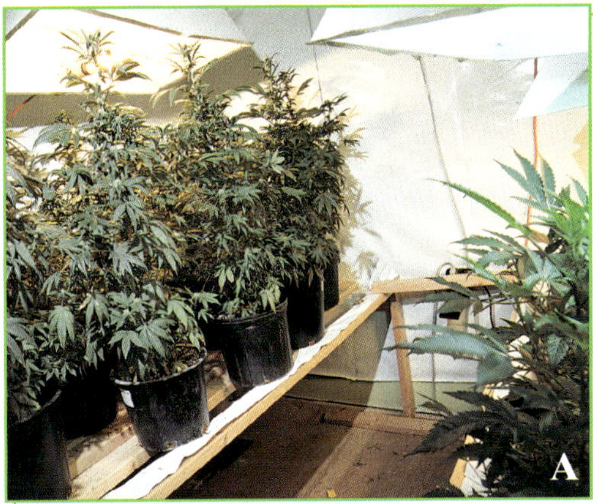

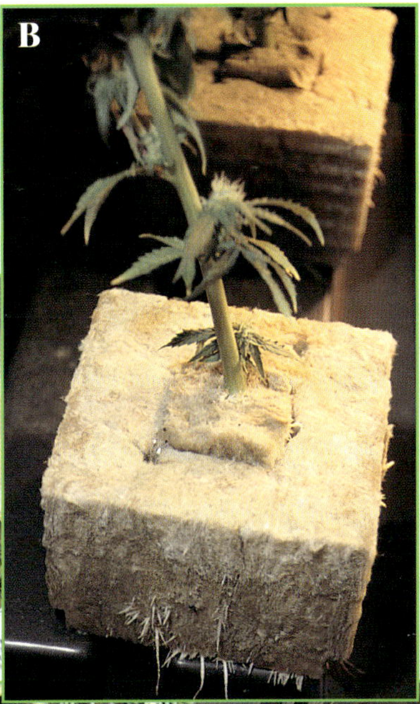

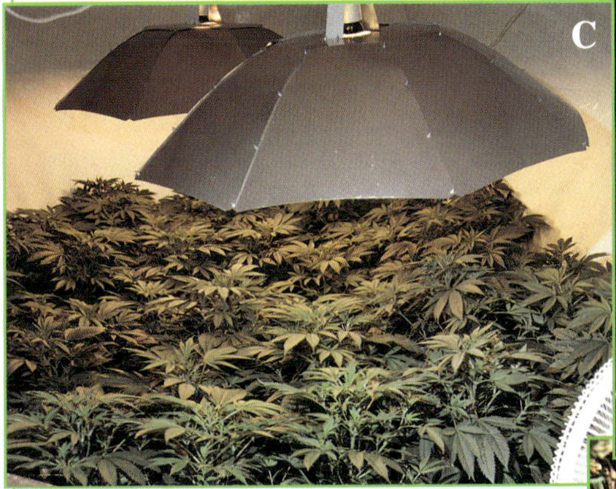

A) Blühende, 60 Zentimeter hohe Stecklinge. B) Aus dem Steinwollwürfel dehnen sich die Wurzeln rasch in die Matte aus. C) Hier gibt es einen Monat täglich 18 Stunden Metallhalogenlicht, dann geht es in den Blüteraum. D) Fotograf und Aktivist Barge in kanadischem Anbauraum. E) Beim Umpflanzen von erdlosem Substrat in Steinwolle muss gut gewässert werden.

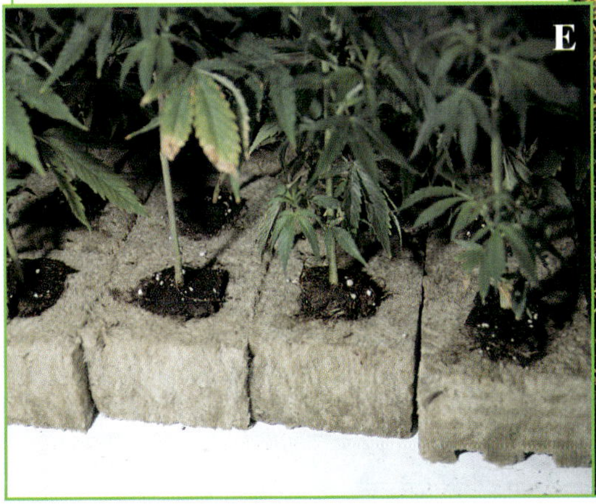

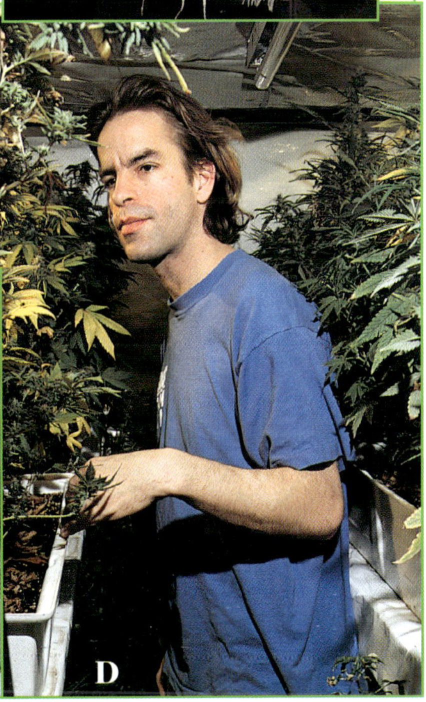

Mutterpflanzen

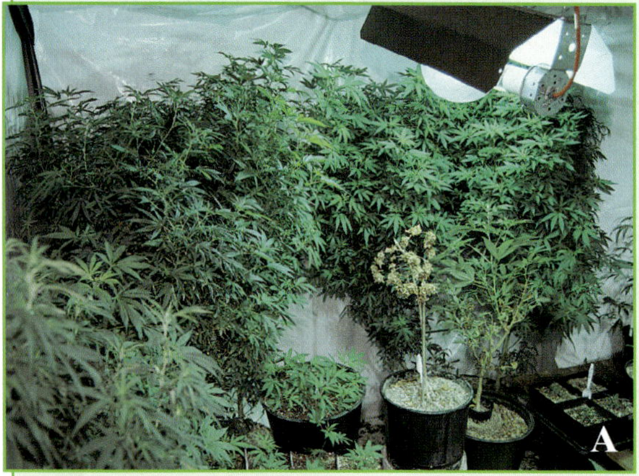

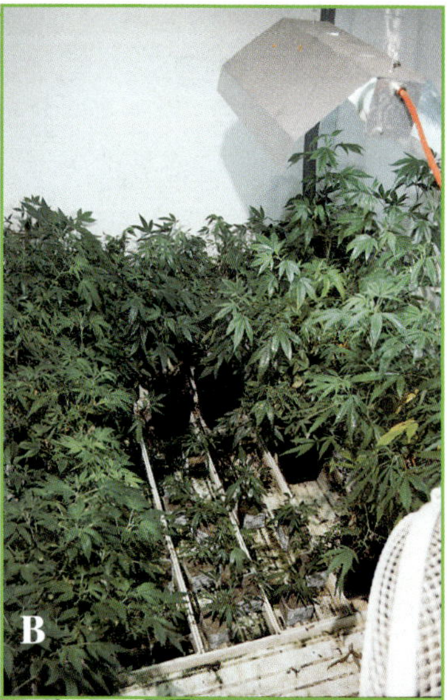

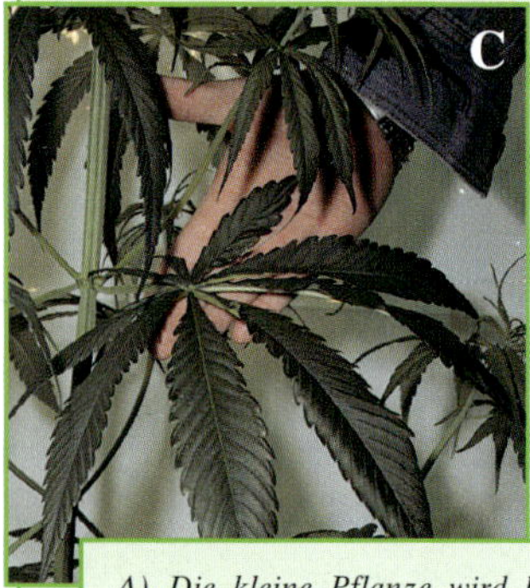

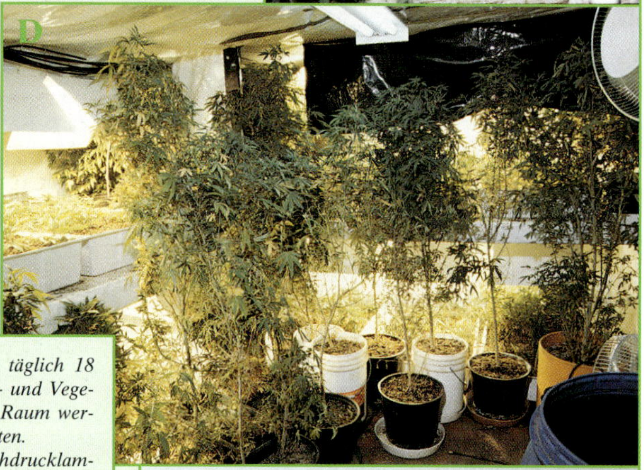

A) Die kleine Pflanze wird bei täglich 18 Stunden Licht im Mutterpflanzen- und Vegetativraum verjüngt. B) In diesem Raum werden permanent Stecklinge geschnitten.
C) Große Blätter können das Hochdrucklampenlicht kaum nutzen. D) Pflanzen wachsen in zwei Etagen, die hohen in der Mitte, die kurzen in 90 x 120 Zentimeter großen Kästen. E) Das frühere Treibhaus von Sensi Seeds, mit Propangas beheizt und mit Bubble-Folie isoliert. F) „BC Big Bud" ist bereit für den Blüteraum.

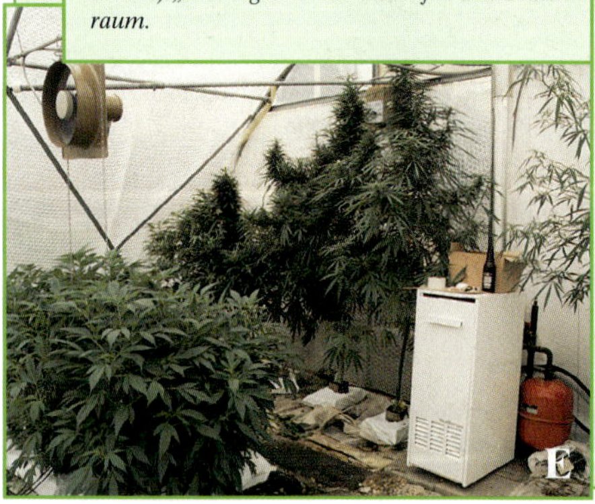

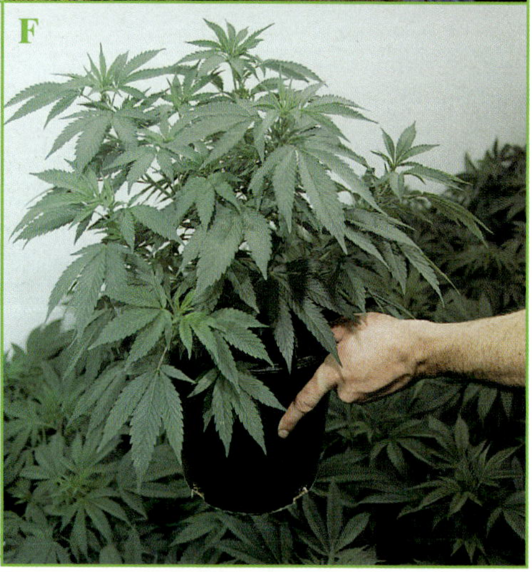

Männliche Pflanzen

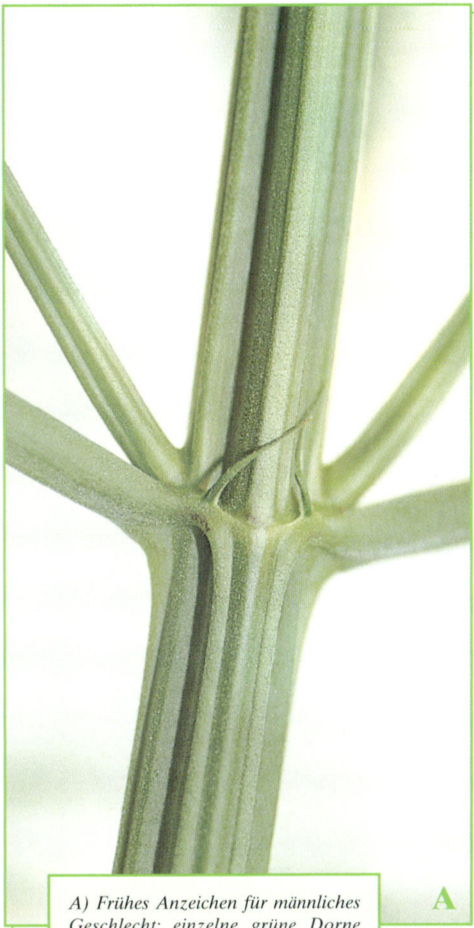

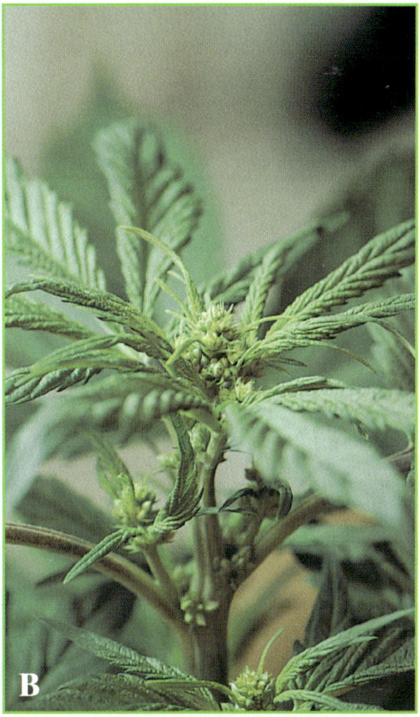

A) Frühes Anzeichen für männliches Geschlecht: einzelne grüne Dorne sprießen aus den Achseln. B) Reife Pollensäcke kurz vor dem Platzen. C) Die offenen Säcke streuen Pollen aus. D) Diese Pollensäcke werden sich bald öffnen!

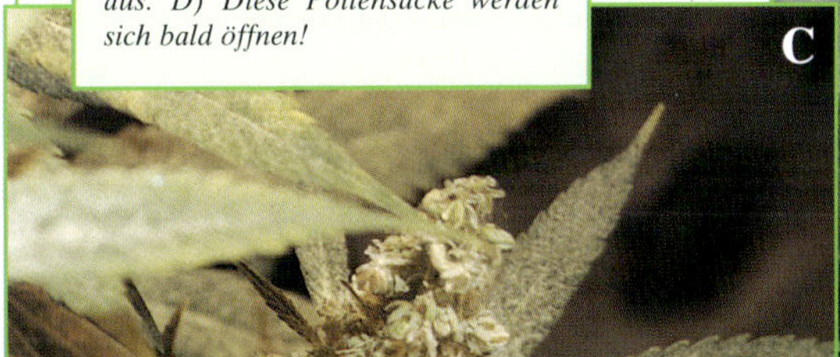

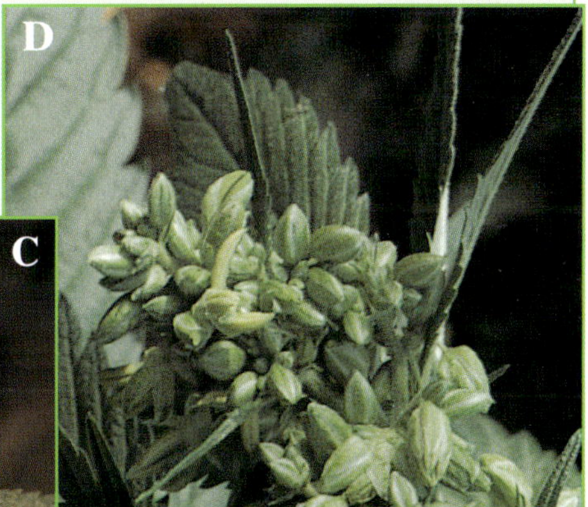

Weibliche Pflanzen

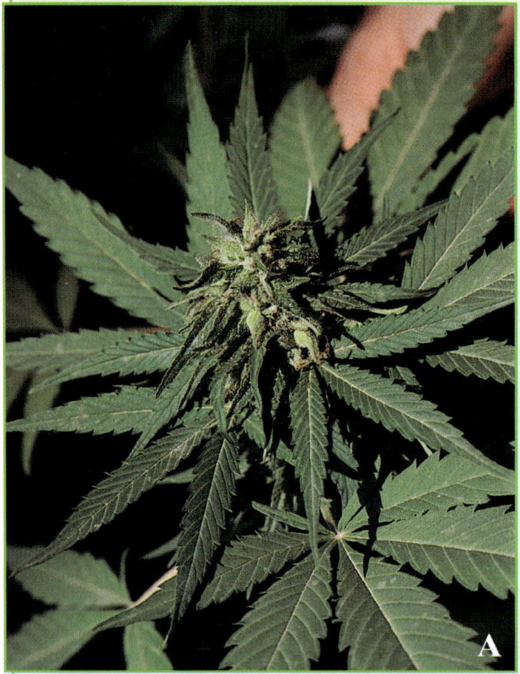

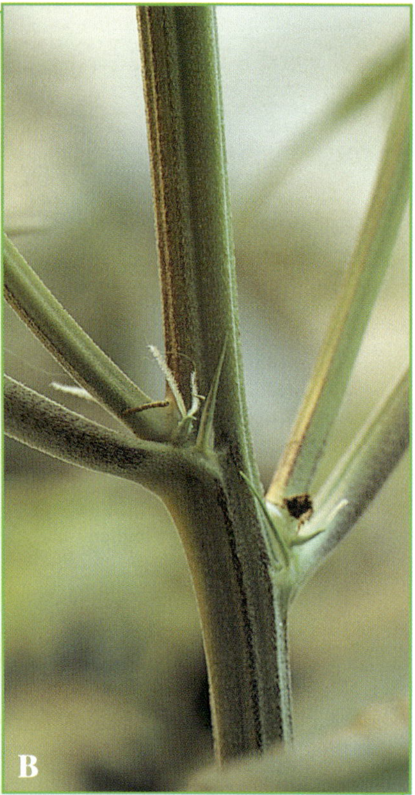

A) Bud mit einigen Samen. B) Früher Hinweis auf Weiblichkeit: In der Achsel sprießt ein Paar weißer Griffel. C) Offenbar verwirrte Pflanze: Griffel sprießen aus der Blattmitte. D) Weiblicher Bud; im Kreis: einige männliche Blüten.

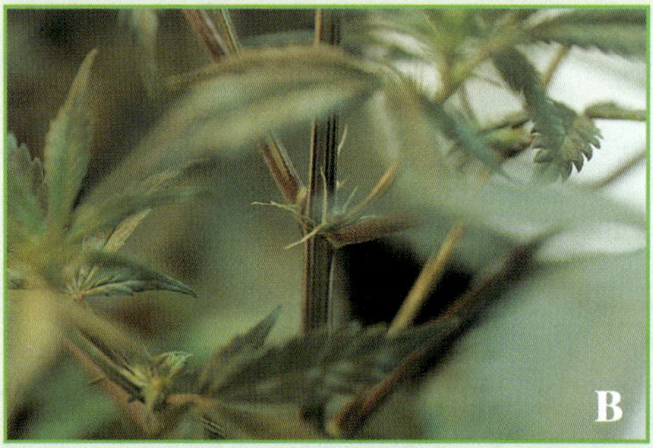

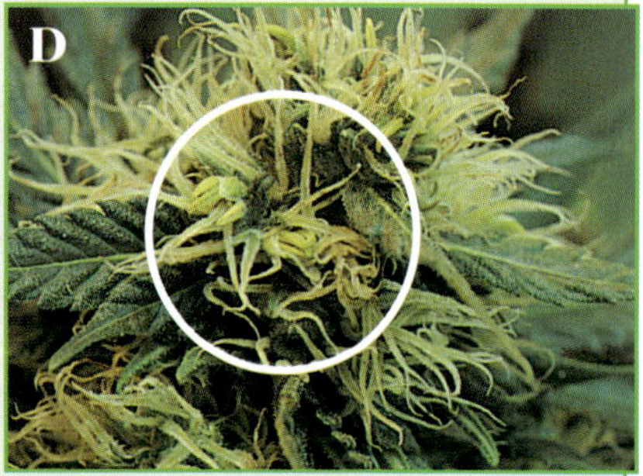

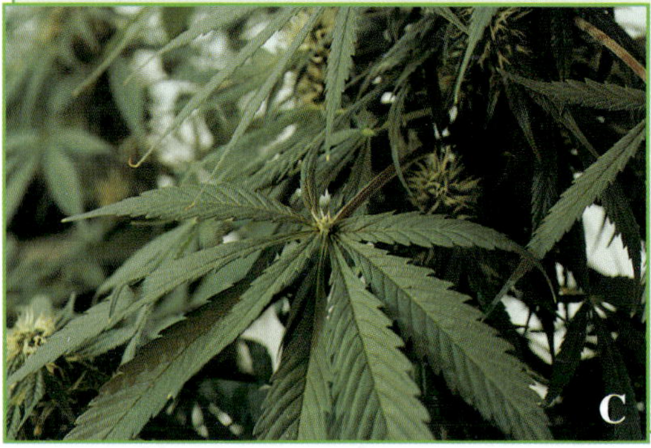

Pflanze einmal mit Milben besetzt, schreitet die Schädigung sehr rasch fort. Bei gravierenden Schäden geht die Pflanze dann ein.

Gegenmaßnahmen: Sauberkeit! Das ist der wichtigste und allererste Schritt zur Milbenbekämpfung. Anbauraum und Werkzeug stets absolut sauber halten und regelmäßig desinfizieren. Mutterpflanzen haben oft Spinnmilben. Sie sollten deswegen regelmäßig mit Milbengift besprüht werden. Wollen Sie Stecklinge schneiden, sollten Sie die Mutterpflanzen drei Tage vorher einmal besprühen. Wenn Milbenbefall außer Kontrolle gerät und die Gifte nicht rasch genug wirken, werden Sie nicht umhin können, den gesamten Anbauraum auszuräumen und ihn mit einer fünfprozentigen Bleichelösung zu desinfizieren. Auch Dampfdesinfizierung ist möglich, in den meisten Fällen aber zu schwierig durchführbar.

Kultur- und physische Maßnahmen: Spinnmilben gedeihen bei trockenem Klima (zwischen 21 und 27 Grad Celsius. Bei Temperaturen über 27 Grad Celsius vermehren sie sich alle fünf Tage. Um ihnen den Spaß zu verderben, senken Sie die Temperatur auf 16 Grad Celsius und spritzen Sie die Pflanzen mit einem Wasserstrahl ab – halten Sie dabei auf die Blattunterseiten. Das wird die Spinnmilben vom Blatt fegen und erhöht zugleich die Luftfeuchtigkeit. Ihr Vermehrungszyklus wird gestört. Nun haben Sie Gelegenheit, ihnen den Garaus zu machen, bevor sie größeren Schaden anrichten können. Wenn die Zahl der Milben relativ gering ist, hilft manuelles Entfernen. Alle entdeckten Milben ablesen und zerquetschen, oder jedes einzelne Blatt mit zwei Schwämmchen abwaschen. Vorsicht, die Schädlinge nicht mit ungewaschenen Händen oder Schwämmen auf gesunde Pflanzen übertragen!

Sind die Blätter zu mehr als 50 Prozent beschädigt, müssen Sie diese abschneiden, wegwerfen und darauf achten, dass keine Milben und Eier wieder zurück in den Garten gelangen. Wenn die Milben nur ein oder zwei Pflanzen befallen haben, so isolieren Sie diese und behandeln sie separat. Beim Entfernen befallener Blätter darauf achten, dass Milben nicht auf andere Pflanzen gelangen. Schwer geschädigte Pflanzen sollten Sie behutsam aus dem Anbauraum herausbugsieren und vernichten.

Schmieren Sie Klebfallenharz rings auf den Topfrand und unten um den Stängel, um unüberwindbare Barrieren zu schaffen und die Milben auf bestimmten Pflanzen zu isolieren. Beim Trocknen der Buds sollten Sie die Schnüre, an denen sie aufgehängt sind, an beiden Enden mit dem Harz beschmieren, um Spinnmilben fernzuhalten – mitunter versuchen die Schädlinge über die gespannten Schnüre an die noch saftigen Buds zu kommen.

Biologische Maßnahmen: *Neoseiulus (Amblyseius) californicus* und *Mesoseiulus (phytoseiulus) longipes* sind die beiden am weitesten verbreiteten und effektivsten Raubmilben. Im Handel erhältlich sind *Phytoseiulus persimilis*, *Neoseiulus (Amblyseius) fallacius*, *Galendromus (Metaseiulus) occidentalis*. Die meisten Raubmilben sind bei einer 12-stündigen Photoperiode (12 Stunden Belichtung und 12 Stunden Dunkel) inaktiv.

Bei richtiger Anwendung und Versorgung arbeiten Raubmilben sehr gut. Beim Einsatz der Raubmilben gilt es zu bedenken, dass dieser Nützling pro Tag nur eine gewisse Anzahl Schädlinge vertilgen kann. Im Durchschnitt 20 Eier oder 5 erwachsene Tiere. Sind alle Spinnmilben weggefuttert, kann es passieren, dass einige der Raubmilben verhungern und die übrigen sich auf andere Insekten umstellen oder von Pollen ernähren. Sie sollten sich vom Händler Anweisungen zum Aussetzen der jeweiligen Art geben lassen. Generell sollten Sie mit 20 Raubmilben pro Pflanze beginnen, es dürfen auch ein paar mehr sein. Die Raubmilben immer direkt auf der betroffenen Pflanze aussetzen! Darauf achten, dass Temperatur und Luftfeuchtigkeit den Ansprüchen der Raubmilben gerecht werden, damit diese erfolgreich gegen die Schädlinge vorgehen können.

Haben Spinnmilben die ganze Pflanzung befallen, dann können die Raubmilben sie nicht mehr rasch genug vertilgen, um der Plage Herr zu werden. Raubmilben sollten Sie einsetzen, solange die Spinnmilben noch nicht überhand genommen haben. Sobald Sie die ersten paar Milben entdecken, setzen Sie die Nützlinge aus, und danach in monatlichem Abstand. So können die Raubmilben Schritt halten. Vorm Aussetzen alle Pflanzen gut abspülen, damit keine Überreste von toxischen Sprays oder Fungiziden mehr auf den Pflanzen sind.

Auch der parasitisch lebende Pilz *Hirsutella thompsonii* (erhältlich unter dem Handelsnamen Mycar) kann zur Bekämpfung von Spinnmilben eingesetzt werden.

Sprays: Hausgemachte Spritzbrühen sind oft nicht stark genug, um eine Population auszurotten, helfen aber Ungeziefer fern zu halten. Beliebt sind Kombinationen aus Seife, Knoblauch, Chili, Zitrusöl und Flüssigalgen. Sollte ein solches Spray die Milben nach 4 bis 5 Anwendungen nicht vertreiben, wählen Sie ein stärkeres wie z.B. Neemöl, Pyrethrum, Gärtneröl, Niktonsulfat oder Cinnamaldehyd.

Insektizidseife hilft recht gut gegen Spinnmilben, muss zwei- oder dreimal im Abstand von 5 bis 10 Tagen gesprüht werden.

Das Öl erstickt die Eier. Mischen mit Pyrethrum und anderen Zutaten erhöht die Toxizität.

Pyrethrum aus der Spraydose wirkt bei Milben hervorragend! Zwei- oder dreimal im Abstand von 5 bis 10 Tagen sprühen. Danach sollten sie ausgemerzt sein, sofern die hygienischen Bedingungen im Anbauraum tipptopp und vorbeugende Maßnahmen beachtet worden sind. Die Brut schlüpft in 5 bis 10 Tagen. Das zweite Sprühen vernichtet die neue Brut und die verbliebenen alten Milben. Mit dem folgenden dritten Sprühen werden alle erwischt, die unter Umständen neu hinzugekommen sind.

Gegen synthetisches Pyrethrum entwickeln Milben nach gewisser Zeit eine Resistenz.

Neemöl wirkt hervorragend!

Aggressive Chemiegifte sind erhältlich. Ich rate aber vom Gebrauch bei Pflanzen ab, die für den menschlichen Konsum bestimmt sind. Wenn ein chemisches Mittel benutzt wird, sollte ein Kontaktgift benutzt werden, kein systemisches Gift. Auch Cinnamaldehyd (einem Extrakt von *Cinnamonum zeylanicum*) killt Milben erfolgreich.

Maßnahmen zur Kontrolle von Spinnmilben

Sauberkeit: Anbauraum täglich reinigen, Werkzeug desinfizieren, keine Schädlinge durch Kleidung, Haustiere u.ä. einschleppen.

Klimakontrolle: Per Temperatur und Luftfeuchte (Wasserspray) den Milben das

Leben sauer machen.
Barrieren: Klebfallenharz rings auf Topfrand und um den Stängel, anlegen auf die Schnüre bei trocknenden Buds.
Stecklinge und Pflanzen: In Pyrethrum, Neemöl oder Gärtneröl tauchen. Junge Pflanzen schützen.
Beschädigtes Laub entfernen: Wenn Blätter zu mehr als 50 Prozent beschädigt sind, müssen sie beseitigt werden.
Raubmilben: Bevor der Befall überhand nehmen kann, Raubmilben auf den Pflanzen aussetzen.
Spray: Pyrethrum und Neemöl sprühen, falls nötig mit stärkeren Mitteln. Öfter wechseln, damit die Milben keine Resistenz entwickeln.

Chemische Insektizide und Milbengifte

Substanz	Handelsname	Bemerkungen	
Abamectin	Avid	Wirkstoff wird von einem Bodenpilz der Species *Streptomyces* gebildet	
Dienochlor	Pentac	Wirkt verzögert, aber speziell auf Milben	
Aldicarb	Temik	Systemisch.	**Nicht verwenden!**
Mthomyl	Subdue	Systemisch.	**Nicht verwenden!**
Dicofol	Kelthane	Milbengift.	**Nicht verwenden!**
Acephat	Orthene	Systemisch.	**Nicht verwenden!**

Thripse

Identifizierung: Thripse kommen in Treibhäusern öfter vor als in Anbauräumen. Diese winzigen flinken Tierchen sind selbst kaum sichtbar, ihre Schäden umso mehr. Sie sind geflügelt, 1 bis 1,5 Millimeter lang. Sie treten in weißer, grauer oder in dunkler Färbung auf, oft mit winzigen Streifen. Zu finden sind sie unter den Blättern. Beim Schütteln der Pflanze werden die Thripse – wenn sie in großer Zahl präsent sind – lieber davonhüpfen und -rennen als fliegen. Oft huschen sie als winzige Flecken in Scharen über die Blätter. Die Weibchen bohren Löcher ins Pflanzengewebe und legen dort ihre Eier ab, die mit bloßem Auge nicht zu sehen sind. Die fliegenden Thripse können sich problemlos von einer befallenen Pflanze zur nächsten ausbreiten.
Schäden: Thripse schädigen die Pflanze, indem sie die Epidermis und Parenchynzellen aussaugen. Die Blätter haben dann den für Thripsschäden typischen Silberglanz. Die Chlorophyllproduktion lässt nach, die Blätter werden spröde. Sichtbar sind auch die winzigen schwarzen Flecken der ausgeschiedenen Kothäufchen. Oft befallen Thripse auch Blüten und saugen innerhalb der Buds, andere wickeln sich in Blätter.
Kultur- und physische Gegenmaßnahmen: Sauberkeit! Blaue oder rosa Klebfallen aufstellen. Wird die Pflanze mit Wasserdunst eingenebelt, ist den Schädlingen das Wegfliegen erschwert. Bei kleiner Anzahl hilft manuelles Entfernen, aber leicht zu

fangen sind sie nicht. Haben sie sich erst mal eingenistet, sind sie schwer wieder loszuwerden.
Biologische Maßnahmen: Wirksam sind diverse Raubmilben (*Amblyseius cucumeris*, *Amblyseius barkeri*, *Neoseiulus cucumeris*, *Iphiseius degenerans*, *Neoseiulus barkeri*, *Euseius hibisci*), Schlupfwespen (*Thripobis semiluteus*, *Ceranisus menes*, *Goetheana shakespearei*), Raubwanzen der Spezies *Orius* und der Pilz *Verticillium lecanii*.
Sprays: Hausgemachte Spritzbrühen (auf Tabak- bzw. Nikotinbasis), Pyrethrum, synthetisches Pyrethrum, Insektizidseife. Anwendung zwei- bis viermal im Abstand von 5 bis 10 Tagen.

Trauermücken

Identifizierung: Die Larven werden 4 bis 5 Millimeter lang und haben einen durchscheinenden Leib mit schwarzem Kopf. Die erwachsenen Trauermücken sind grau bis schwarz, 2 bis 4 Millimeter lang und haben lange Beine. Halten Sie bei Boden- wie bei substratlosem Anbau am Stängelgrund nach ihnen Ausschau. Sie lieben die feuchte, dunkle Umgebung in Steinwolle und das Ambiente, das sie beim Nährfilmtechnikanbau vorfinden. Erwachsene Weibchen legen in 7 bis 10 Tagen rund 200 Eier.
Schäden: Sie befallen das Pflanzmedium und die Wurzelzone knapp unter der Oberfläche, vertilgen die feinen Wurzelhaare und verstümmeln größere Wurzeln, worauf die Pflanze geschwächt und das Laub blass wird. Die angegriffenen Wurzeln sind anfällig für Schadpilze wie Fusarium oder Pythium, besonders wenn die Pflanze in nassem Boden steht und Nährstoffprobleme hat. Die Larven bevorzugen nasses, fauliges Pflanzengewebe. Sie vertilgen auch gern Algen, die sich oft in nasser Umgebung bilden. Trauermücken und ihre Larven können schnell außer Kontrolle geraten, vor allem bei Hydroponik-Anbau mit sehr feuchten Medien. An den reifen Buds bleiben die Mücken kleben wie am Fliegenfänger. Sie sind nur schwer zu entfernen.
Gegenmaßnahmen: *Bacillus thuringiensis var. israelensis (Bti)* hält die Larven in Schach.
Kultur- und physische Maßnahmen: Nicht zuviel gießen und die Luftfeuchtigkeit niedrig halten. Darauf achten, dass das Medium nicht zu nass ist. Eventuell abdecken, damit sich keine Algen bilden. Horizontale Gelbfallen in 2,5 bis 5 Zentimeter Höhe über dem Medium fangen die erwachsenen Trauermücken.
Biologische Maßnahmen: Am besten wirkt *Bti*. Alternativ Raubmilben (*Hypoaspis miles*) und Nematoden (*Steinernema feltiae*) einsetzen.
Sprays: Neem oder Insektizidseife einsetzen, das Medium mit der Lösung gut wässern.

Weiße Fliegen

Identifizierung: Sie kommen ihnen auf die Schliche, indem Sie einen Zweig der Pflanze schütteln. Dann fliegen sie unter den Blättern hervor. Weiße Fliegen sehen wie winzige Motten aus und werden ca. 1 Millimeter lang. Normalerweise erscheinen sie zuerst an der schwächsten Pflanze, und zwar unterhalb der Spitze. Sie arbeiten sich nach unten vor oder fliegen weiter zu den umstehenden Pflanzen. Auf den Blattunterseiten finden sich auch die Eier, die mit einem Stielchen im Blattgewebe befestigt sind.
Schäden: Sie schädigen durch Saugtätigkeit. Wie bei Milbenschäden bekommt das Blatt auch hier einen silbernen Schimmer. Je weiter die Schädigung fortschreitet, desto mehr wird die Pflanze geschwächt und ihre Chlorophyllproduktion eingeschränkt.
Kultur- und physische Maßnahmen: Manuell können Sie die Fliegen kaum erwischen, dafür sind sie zu flink. Die erwachsenen Insekten werden von der Farbe Gelb angezogen, deshalb ist ihnen mit Gelbfallen beizukommen. Leuchtend gelbe Objekte mit Klebharz bestreichen und auf den Töpfen zwischen den Pflanzen aufstellen. Sind sie voller Insekten, werden sie weggeworfen.
Biologische Maßnahmen: Die Schlupfwespe *Encarsia formosa* ist der effektivste Parasit, den Sie bei Weißen Fliegen einsetzen können. Die kleinen Wespen attackieren nur die Weißen Fliegen. Sie stechen keine Menschen. Vor dem Einsatz von Raubinsekten und Parasiten müssen alle eventuell noch an Blättern haftenden Sprays abgespült werden. Da die Schlupfwespen kleiner sind als die Weißen Fliegen, brauchen sie eine Weile, um der Plage Herr zu werden. Die Wespe legt ihr Ei in der Fliegenlarve ab. Das hat zur Folge, dass die Fliegenlarve von innen her vertilgt wird. Das braucht seine Zeit. Sobald Sie die erste Weiße Fliege entdecken, sollten Sie pro Pflanze zwei Schlupfwespen aussetzen und dies alle 2 bis 4 Wochen wiederholen, bis die Pflanzen geerntet werden. Auch der Pilz *Verticillium lecanii* (*Cephalosporium lecanii*) ist zur Bekämpfung sehr wirksam.
Sprays: Mit organischen Spritzbrühen sind Weiße Fliegen leicht auszumerzen. Vor der Anwendung sollten Sie alle zu mehr als 50 Prozent geschädigten Blätter entfernen und verbrennen. Hausgemachte Spritzbrühen wirken ebenso wie Insektizidseife oder Pyrethrum. Die Anwendung erfolgt zwei- bis viermal im Abstand von 5 bis 10 Tagen.

Wespen und Bienen

Identifizierung: Wespen und Bienen, die stechen, sind gewöhnlich 10 bis 25 Millimeter lang. Meist haben sie gelbe Streifen rings um den Leib. Besonders wenn das Klima im Freien abkühlt, werden sie auch von Pflanzen in Innenräumen angezogen.
Schäden: Sie schädigen zwar nicht die Pflanzen, können jedoch im Anbauraum sehr lästig werden, und ihre Stiche tun höllisch weh.
Gegenmaßnahmen: Wenn sie hin und wieder zum Problem werden, am besten Spray benutzen.
Kultur- und physische Maßnahmen: Mitunter gelangen sie durch irgendwelche Rit-

zen oder eine Belüftungsöffnung in den Anbauraum. Bei kühler Jahreszeit gefällt es ihnen dort natürlich. Eine wirksame Barriere sind Fliegengitter. Durch Schwenkventilatoren werden ihre Flugmanöver erschwert. Fangen lassen sie sich mit Wespenfallen und Fliegenfängern. Auch vom hellen Licht der Hochdrucklampe werden sie angezogen, fliegen gegen den heißen Kolben und verenden.
Biologische Maßnahmen: Nicht notwendig.
Sprays: Ich empfehle Pyrethrum. Ein kleines Nest können Sie beseitigen, indem Sie es in einen passenden Plastikbehälter bugsieren (nachts, wenn die Wespen ruhen) und diesen dann ein paar Stunden lang in den Kühlschrank stellen. Nur wenn es mit dem Nest wirklich ernste Probleme gibt, sollten Sie zu Sevin (Carbaryl) greifen.

Zikaden

Bei den Zikaden handelt es sich um 3 bis 4 Millimeter lange Insekten, die gewöhnlich in grüner, weißer oder gelblicher Farbe auftreten. Viele Arten tragen winzige Streifen auf Flügeln und Körper. Erkennbar sind sie an ihrem Sprungvermögen und den dachförmig über dem Hinterleib zusammengelegten Flügeln. Die Zikaden und ihre Larven saugen an den Blättern und sondern eine klebrige Substanz ab. Bei den Schaumzikaden liegen die Larven in einer Schaumhülle.
Schäden: Die hervorgerufenen Schäden ähneln denen der Spinnmilben und Thripse. Die Blätter werden geschwächt, in schweren Fällen die gesamte Pflanze, was ihr Absterben bedeuten kann.
Kultur- und physische Maßnahmen: Sauberkeit! Schwarzlichtfallen eignen sich für Kartoffelkäfer.
Biologische Maßnahmen: Den Pilz *Metarhizium anisopliae* einsetzen.
Sprays: Pyrethrum, Rotenon, Sabadilla

Pilzkrankheiten

Pilze sind sehr primitive Pflanzen, die kein Chlorophyll produzieren (das den höheren Pflanzen die grüne Farbe verleiht). Sie vermehren sich durch mikroskopisch kleine Sporen. Die Luft enthält meist zahlreiche Pilzsporen. Unter günstigen Bedingungen werden sie sich niederlassen, keimen und wachsen. Manche Schadpilze wie der Grauschimmel (Botrytis), der mitunter die Buds ruiniert, können binnen Tagen sämtliche Pflanzen im Raum befallen! Einer der Anbauräume, die ich besuchte, lag in der Nähe eines Sumpfes, wo es vor Botrytis-Sporen nur so wimmelte. Buds und Stängel wurden im Nu zum Opfer des Grauschimmels. Nachdem ihm die Schimmelsporen aus dem Sumpf viermal hintereinander die Ernte ruiniert hatten, gab der arme Anbauer entnervt auf. Er beschloss, woanders anzubauen, wo er dann keine Probleme mehr mit Schimmel hatte. Nicht sterilisierte und zu nasse Erde, gepaart mit feuchter Luft ohne Zirkulation – das ist genau die Umgebung, in der Schadpilze prächtig gedeihen. Auch wenn es viele verschiedene Arten gibt, sind sie doch allesamt mit den gleichen Methoden zu bekämpfen.

Faustregel

Um einen Pilz zu beseitigen, muss er zunächst identifiziert werden. Dann wird das für diesen Pilz geeignete Fungizid ausgewählt.

Vorbeugung

Vorbeugung ist der erste Schritt und der Schlüssel zur Pilzbekämpfung. Im Abschnitt Die *Einrichtung des Anbauraums* empfahl ich, alles zu entfernen, was Schadpilzen als Nährboden dienen oder Schimmel beherbergen könnte, z.B. alte Klamotten oder Vorhänge. Ist der Raum mit Teppichboden ausgelegt, sollten Sie diesen mit weißer Plastikfolie abdecken. Falls sich Schimmel an den Wänden zeigt, sollten Sie diese zunächst mit einem Fungizid besprühen. Die Wände mit einer fünfprozentigen Lösung aus Bleiche abwaschen bzw. mit Pinesol (wird aus natürlichem Fichtenöl hergestellt), anschließend eine Farbe auftragen, die ein Mittel zur Schimmelverhütung enthält. Es gibt auch Spezialfarben für feuchte Räume, die Fungizide enthalten. Sie müssen immer erst allen Schimmel gründlich entfernen, ehe Sie Bleichlösung auftragen und schließlich mit schimmelresistenter Farbe streichen.

Sauberkeit und Klimakontrolle sind der Schlüssel zur Verhütung von Schimmel und Pilzbefall. In sauberen, gut belüfteten Anbauräumen gibt es selten Probleme. Im Gegensatz hierzu hatten all die schmuddeligen, ungepflegten Räume, die ich sah, Pilzprobleme und brachten eine mickrige Ernte.

Installieren Sie einen Absaugvenilator (ggf. auch mehrere), der groß genug ist, die feuchte Luft rasch zu entfernen. Achten Sie darauf, dass die Luftfeuchtigkeit nicht über 50 Prozent steigt. Ein Ventilator ist ein erschwingliches Kontrollgerät, um die Luftfeuchtigkeit in einem vernünftigen Bereich zu halten. Bei Gebrauch eines CO_2-Generators fällt als Nebenprodukt Wasserdampf ab, der zu einer höheren Luftfeuchte beiträgt. Entfeuchter sind relativ preiswert, es gibt sie fast in jedem Supermarkt oder Baumarkt. Sie eignen sich gut, die Luftfeuchtigkeit im Anbauraum unter Kontrolle zu halten. Freilich verbrauchen Sie zusätzlichen Strom, und das kondensierte Wasser muss täglich ausgegossen werden. Die meisten Air-Conditioner können so eingestellt werden, dass ein bestimmter Feuchtigkeitswert eingehalten wird. Wenn der Raum über Zentralheizung verfügt, lässt sich via Temperaturregulierung die Luftfeuchtigkeit senken.

Gegenmaßnahmen

Pilzbefall verhüten Sie durch Überwachen aller Faktoren, die das Wachstum von Pilzen begünstigen. Der Raum sollte stets sauber sein. Es sollte keine verborgenen Ecken geben und für gute Zirkulation gesorgt sein. Die Luftfeuchtigkeit sollte um 50 Prozent betragen. Falls es trotz Vorbeugung zu Pilzbefall kommt, sind strengere Maßnahmen nötig. Abgefallenes Laub bzw. abgestorbene Blätter an den Pflanzen müssen entfernt und vernichtet werden. Anschließend Hände waschen! Sind lediglich einzelne Pflanzen befallen, diese isolieren und gezielt behandeln. Hat sich aber trotz Vorbeugung der Pilzbefall im Anbauraum ausgebreitet, zögern Sie nicht vor durchgreifenden Maßnahmen – hierzu gehört, im gesamten Raum mit dem entsprechenden Fungizid zu spritzen.

Logische Folge der Pilzbekämpfung

1. ***Vorbeugung***
   - *a) Sauberkeit*
   - *b) niedrige Luftfeuchtigkeit*
   - *c) Ventilation*
2. ***Entfernen***
3. ***Kupfer-, Kalksulfatspray***
4. ***Spezifisches Fungizid***

Echter Mehltau

Identifizierung: Die ersten Anzeichen der Infektion sind kleine Tupfen auf der Blattoberseite. Das nächste Stadium ist ein feiner, mehlartiger, grauweißer Belag auf Stängeln, Blattsprossen und Blättern, wobei sich der Echte Mehltau auf die Blattoberseite beschränkt. Die Folgen sind Wachstumshemmung und vergilbte Blätter. Bei weiterem Fortschreiten der Krankheit stirbt die Pflanze ab. Beim Innenraumanbau werden gelegentlich Pflanzen dahingerafft. Am schlimmsten wütet die Krankheit, wenn die Wurzeln austrocknen und das Laub feucht ist. Wenn sich die ersten Symptome zeigen, sind die Pflanzen schon seit Wochen infiziert.

Gegenmaßnahmen: Sauberkeit!! Gegen diese Mehltauvariante beugen Sie vor, indem Sie feuchtkühles Klima und trübes Licht im Anbauraum vermeiden bzw. bei Befall für bessere Luftzirkulation, Ventilation und helles Licht sorgen. Auf genügend Abstand zwischen den Töpfen achten, damit die Luft zirkulieren kann! Vor

dem Abschalten der Lampen sollte das Laub trocken sein. Laub, das zu über 50 Prozent infiziert ist, muss entfernt und vernichtet werden. Übermäßige Stickstoffgaben vermeiden.
Biologische Maßnahmen: Anwendung von Serenade (*Bacillus subtilis*) – oder Backpulver in Wasser auflösen und die Pflanzen mit der gesättigten Lösung besprühen.
Sprays: Bordeauxbrühe könnte helfen, diese Schimmelvariante in Schach zu halten. Bei Anwendung des selbstgemachten Backpulver-Sprays bleibt nach dem Verdunsten des Wassers ein feiner Staub auf dem Blatt. Durch das Backpulver ergibt sich auf der Blattoberfläche ein pH-Wert von 7, hier kann sich dann kein Echter Mehltau entwickeln.

Falscher Mehltau

Identifizierung: Befällt Pflanzen in der vegetativen und in der Blütephase und erscheint in Form von gelblichen Tupfen auf den Blättern, aus denen blasse Flecken werden. Auf der Blattunterseite ist an der gleichen Stelle gräuliches Myzel erkennbar. Der Falsche Mehltau kann sich sehr schnell ausbreiten. Die Pflanzen werden geschwächt, das Wachstum ist gehemmt, die Blätter vergilben und fallen schließlich ab. Es handelt sich hier um einen Endoparasiten, d.h. um einen innenlebenden Pilz. Er führt oft zum Absterben der Pflanze und kann eine ganze Ernte vernichten.
Gegenmaßnahmen: Sauberkeit! Steriles Substrat benutzen. Befallene Pflanzen komplett entfernen, nicht nur das Laub!
Biologische Maßnahmen: Als Gegenmittel wirkt Serenade (*Bacillus subtilis*). Auch Bordeauxbrühe ist ziemlich effektiv.

Fusarium

Identifizierung: Die Welkekrankheit Fusarium beginnt mit kleinen Tupfen auf den älteren, unteren Blättern. Rasch kommt es zu Blattchlorosen. Es kommt vor, dass die Blattspitze sich vor dem Welken ringelt und ganz plötzlich abstirbt und im Nu völlig trocken und spröde ist. Entweder es welken Teile oder auch die gesamte Pflanze. Das Ganze geschieht so schnell, dass vergilbte, abgestorbene Blätter an den Zweigen hängen. Die Krankheit beginnt im Xylem, in jenem Teil des Pflanzengewebes also, wo der Flüssigkeitstransport stattfindet. Wird durch Einwirken des Pilzes der Saftstrom unterbrochen, welkt die Pflanze. Beim Durchschneiden der Hauptsprossachse ist die typische rötlich-braune Färbung erkennbar.
Gegenmaßnahmen: Sauberkeit!! Frisches, steriles Medium verwenden. Übermäßige Stickstoffgaben vermeiden.
Biologische Maßnahmen: Mycostop (*Streptomyces griseoviridis*) oder *Burkholderia cepacia* und *Trichoderma*.
Sprays: Samen mit chemischen Fungiziden behandeln, um die durch Saatgut übertragene Infektion zu verhindern. Die chemischen Fungizide sind bei Blättern nicht effektiv.

Grauschimmel (Botrytis)

Identifizierung: Der Pilz, der beim Innenraumanbau am häufigsten die Pflanzen befällt, ist der Grauschimmel. Der Schaden wird verschlimmert durch ein feuchtes Klima, d.h. bei einer Luftfeuchtigkeit über 50 Prozent. Er beginnt innerhalb des Blütenstands und ist bei Ausbruch gar nicht richtig zu sehen. Botrytis erscheint in feuchtem Klima meist als ein gräulicher, weißlich bis bläulich grüner feiner Pelz. Bei fortschreitender Erkrankung wird das Blattwerk schleimig. In weniger feuchter Umgebung kann der Schaden auch in Form dunkler bräunlicher Flecken auf den Buds auftreten. Die befallene Stelle fühlt sich trocken an. Beim Reiben zerkrümelt sie oft. Grauschimmel befällt auch zahllose andere Nutzpflanzen, die Sporen sind praktisch immer in der Luft präsent. Zwar werden meist dichte, fette Buds heimgesucht. Doch kommt Schimmelbefall auch an Stängeln, Blättern, Samen sowie bei den getrockneten und eingelagerten Buds vor. Botrytis führt auch zur Umfallkrankheit. Die Übertragung kann auch durch Samen stattfinden.

Schäden: Bei feuchtkühlem Klima werden Buds im Nu in eine schleimige Substanz verwandelt, in trockenwarmem Klima zu einem nicht rauchbaren Pulver. Wird nichts dagegen unternommen, kann Botrytis binnen 7 bis 10 Tagen eine gesamte Ernte vernichten. Befall am Stängel wird beim Innenraumanbau weniger beobachtet. In diesem Fall wird der Stängel gelb und es entwickelt sich ein brandiges Gewebe, oberhalb dieser Stelle beginnt die Pflanze dann zu welken. Schließlich knickt sie um.

Durch Sporen in der Luft oder Kontamination an Händen und Werkzeug kann sich der Grauschimmel sehr rasch im Raum verbreiten und in weniger als einer Woche sämtliche Pflanzen befallen.

Gegenmaßnahmen: Die Wahrscheinlichkeit eines Botrytisbefalls verringert sich durch niedrige Luftfeuchtigkeit (maximal 50 Prozent) und gute Ventilation und Zirkulation. Bauen Sie Sorten an, die keine schweren, überfetten Buds entwickeln, die dem Schimmel eine bevorzugte Angriffsfläche bieten. Kühles Klima unter 21 Grad Celsius mit über 50 Prozent Luftfeuchtigkeit ist die ideale Umgebung für Grauschimmel. Vergessen Sie beim Beseitigen von beschädigten Blättern nicht die abgestorbenen Blattstiele zu entfernen, denn Grauschimmel bildet sich oft auf totem, fauligen Gewebe. Erhöhen Sie die Ventilation und achten Sie unbedingt auf Reinlichkeit! Bei jedem neuen Anpflanzen ein frisches steriles Medium verwenden.

Kultur- und physische Maßnahmen: Sobald Symptome auftreten, schneiden Sie befallene Buds mit einer in Alkohol sterilisierten Gartenschere mindestens 25 Millimeter unterhalb des befallenen Bereichs ab. Manche Anbauer amputieren 5 bis 10 Zentimeter unterhalb der Schadstelle, um sicherzustellen, dass wirklich alles beseitigt wird. Aufpassen, dass weder mit dem Bud noch mit irgendetwas, das ihn berührt hat, andere Pflanzen kontaminiert werden! Befallene Pflanzenteile aus dem Raum schaffen und vernichten. Hände und Werkzeug hinterher gründlich waschen. Temperatur auf 27 Grad Celsius erhöhen und Luftfeuchtigkeit auf 50 Prozent senken. Ein hoher Stickstoff- und Phosphorgehalt in der Pflanze macht das Laub zart und empfänglich für Botrytis. Achten Sie darauf, dass der pH-Wert bei rund 6 liegt, um die Kalziumaufnahme zu gewährleisten. Auch ungenügende Lichtverhältnisse können zu schwächelnden Pflanzen führen und Botrytisattacken fördern. Die Pflanzen

dürfen nicht zu dicht gedrängt stehen. Es muss hell genug sein. Um seinen Lebenszyklus zu vollenden, ist Botrytis auf UV-Strahlung angewiesen – ohne UV-Licht kann der Schimmel nicht existieren. Es gibt Cannabissorten, die nur selten von Botrytis befallen werden. Viele Kreuzungen sind resistenter gegen Botrytis als die reinen Indica-Varietäten. Es sollte geerntet werden, wenn die Harzdrüsen noch durchscheinend sind. Sobald sie eine bernsteingelbe Farbe annehmen, erhöht sich die Botrytis-Gefahr.
Biologische Maßnahmen: Die Pflanzen mit *Gliocladium roseum* und der Spezies *Trichoderma* besprühen. Der Umfallkrankheit begegnen Sie mit *Gliocladium* und *Trichoderma*. Der Autor von *Hemp Diseases and Pests* empfiehlt, mit den Hefepilzen *Candida guilliermondii* und *Candida oleophila* oder der Bakterie *Pseudomonas syringae* zu experimentieren.
Sprays: Bordeauxbrühe hilft, solange nur die Blätter befallen sind. Von einem Sprühen der Buds vor der Ernte ist abzuraten. Samen werden mit einen Überzug von Captan vor Grauschimmel bewahrt.

Grünalgen

Identifizierung: Die schleimigen grünen Algen brauchen zu ihrem Gedeihen Nährstoffe, Licht und eine feuchte Umgebung. Sie finden sich oft auf feuchter Steinwolle – eigentlich immer dort, wo feuchte Medien dem Licht ausgesetzt sind. Sie schaden kaum, locken aber Trauermücken und anderes Ungeziefer an, das die Wurzeln schädigt. Und durch Fraßstellen und Abschürfungen können dann leicht Krankheitskeime eindringen.
Gegenmaßnahmen: Feuchte Steinwolle und andere Medien abdecken, damit kein Licht hinkommt. Der Nährlösung bzw. dem Wasser einen Algenvernichter beigeben.

Pilzbefall an Blättern

Identifizierung: Es gibt eine Reihe verschiedener Krankheiten, die Stängel und Blätter befallen und sich dort als braune, graue, schwarze oder gelbe bis weiße Flecken manifestieren. Es zeigt sich zunächst eine Verfärbung. Es bilden sich Flecken oder Tupfen. An diesen Stellen werden der Saftstrom und andere Prozesse gestört. Am Blatt breiten sich die Flecken über die gesamte Fläche aus, worauf es dann zu einer Vergilbung kommt. Schließlich fällt das Blatt ab. Das Wachstum der Pflanze wird gehemmt, die Ernte hinausgezögert. Im schlimmsten Fall stirbt die betroffene Pflanze ab.

Diese Krankheiten können durch Bakterien, Pilze und Nematoden verursacht werden. Bei den durch Pilze hervorgerufenen Flecken kommt es oft vor, dass sie während des Wachstums der Pflanze ihre Farbe ändern. Blätterflecken treten oft auf, wenn Pflanzen unter heißen Hochdrucklampen mit kaltem Wasser besprüht werden. Die Ursache ist Temperaturstress, und oft entwickelt sich dann aus diesen Flecken eine Krankheit.

Gegenmaßnahmen: Sauberkeit!!! Bei jedem neuen Anpflanzen frisches steriles Medium verwenden. 30 Minuten vor dem Sprühen die Hochdrucklampen hochziehen bzw. vom Blätterdach entfernen, damit die Pflanzen etwas abkühlen. Nach Abschalten der Lampen in den ersten vier Stunden nicht sprühen. Jede überschüssige Feuchtigkeit auf den Blättern fördert Schimmelbefall. Beim Wässern sollte das Laub möglichst nicht nass werden. Übergießen vermeiden. Die Luftfeuchtigkeit auf 50 Prozent oder weniger absenken. Bei Tag und Nacht die Luftfeuchtigkeit überprüfen. Genügend Raum zwischen den einzelnen Pflanzen lassen, damit die Luft zirkulieren kann. Beschädigte Blätter entfernen. Übermäßige Stickstoffgaben vermeiden.
Biologische Maßnahmen: Bordeauxbrühe hilft unter Umständen gegen die Blätterflecken, wirkt bei regelmäßiger Anwendung im Innenraum aber oft phytotoxisch.
Sprays: Bordeauxbrühe.

Pythium

Identifizierung: Siehe unter *Umfallkrankheit.*

Rußtau

Identifizierung: Der schwarze Rußtau ist ein Oberflächenpilz, der auf den klebrigen Ausscheidungen von Blattläusen, Schmierläusen, Schildläusen, Weißen Fliegen etc. gedeiht. Er kann beim Innenraumanbau nur dann zum Problem werden, wenn diese Ausscheidungen vorhanden sind. Er hemmt Entwicklung und Wachstum der Pflanzen, was natürlich den Ertrag schmälert.
Gegenmaßnahmen: Alle Insekten beseitigen, die Honigtau absondern. Damit wird dem Rußtau die Grundlage entzogen. Rußtau und Honigtau mit einer Lösung von biologisch abbaubarer Seife abwaschen. Nach ein paar Stunden dann das Seifenwasser mit klarem Wasser abspülen.

Umfallkrankheit

Identifizierung: Diese Pilzkrankheit, manchmal auch Pythium genannt, tritt oft in Bodensubstraten auf. Sie führt dazu, dass frisch gekeimte Samen nicht durch die Oberfläche stoßen. Sie befällt die Sämlinge und lässt sie direkt an der Bodenoberfläche faulen. Sie führt ebenso bei älteren Pflanzen zur Stängelfäule in Bodennähe. Auch Stecklinge werden mitunter an dieser Stelle befallen. Verantwortlich sind verschiedene Pilzspezies, darunter Botrytis, Pythium und Fusarium. Ist die Pflanze einmal befallen, ist ihr Schicksal besiegelt. Zu Beginn der Krankheit verliert der Stängel auf Bodenhöhe an Umfang, wird geschwächt und verfärbt sich dann dunkel, bis schließlich die Zirkulation im Innern unterbrochen wird, worauf die Pflanze abstirbt.
Gegenmaßnahmen: Als Verursacher der Umfallkrankheit gilt eine Kombination folgender Komponenten: erstens bereits im nicht sterilen Medium präsente Bodenpil-

ze, zweitens Überwässerung, die zu einem völlig aufgeweichten Medium geführt hat, und drittens eine extrem hohe Luftfeuchtigkeit. Verhüten lässt sich die Krankheit durch Kontrolle der Bodenfeuchtigkeit. Vor allem das Übergießen führt zu dieser Krankheit, und hier liegt der Schlüssel zur Vorbeugung. Durch eine sorgfältige tägliche Überprüfung der Bodenfeuchte wird gewährleistet, dass im Substrat von Stecklingen und Sämlingen die richtige Menge Feuchtigkeit vorhanden ist. Sowohl Sämlinge wie Stecklinge am besten in rasch dränierendem, sterilem groben Sand, in Steinwolle, Oasis- oder Jiffy-Würfeln ziehen – alles Medien, die kaum zu übergießen sind. Über Keimlinge keine Abdeckung stellen, denn sie kann zu einem Übermaß an Luftfeuchtigkeit und damit zur Umfallkrankheit führen. Stecklinge sind weniger anfällig und wurzeln abgedeckt besser. Die Keimtemperatur sollte zwischen 24 und 27 Grad Celsius liegen. Auch helles Licht hilft gegen diese Krankheit, weshalb Sämlinge lieber unter Hochdrucklampen als Leuchtstoffröhren gezogen werden sollten. Während der ersten beiden Wochen die Düngung auf ein Minimum beschränken. Bringen Sie Samen zwischen zwei frischen sauberen Papierhandtüchern zum Keimen. Sobald sie gekeimt sind, transferieren Sie sie ins Substrat. Den Sämling nicht zu tief ins Substrat pflanzen. Er sollte etwa einen halben Zentimeter hoch mit Substrat bedeckt sein. Verwenden Sie ein frisches und steriles Pflanzmedium, und reinigen Sie vorher gründlich die Töpfe, damit keine Sporen eingeschleppt werden.

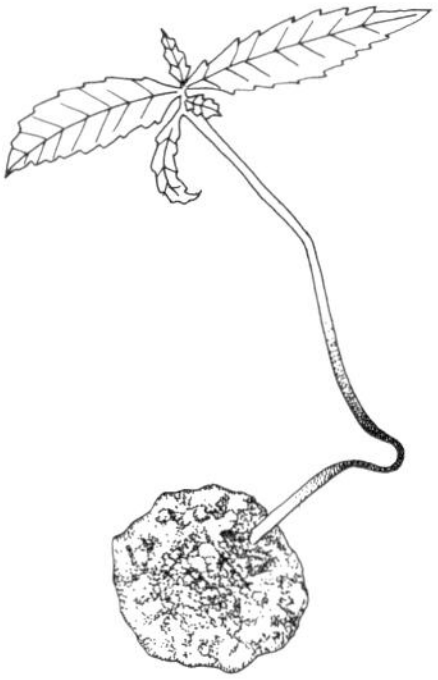

Abb. 119 | Schadensbild der Umfallkrankheit.

Biologische Maßnahmen: Verwenden Sie (*Pythium oligandrum*) für Erde und Samen. Samen werden mit *Burkhoderia cepacia* behandelt. Auch die Präparate Kodiac, Quantum 4000 und Rhizo-Plus sind wirksame Mittel, um die Ursachen der Umfallkrankheit zu beseitigen.

Chemische Maßnahmen: Die Samen mit Captan bestäuben. Das Fungizid Benomyl nicht zur Bodenbehandlung verwenden, da es Nützlinge abtötet.

Verticillium

Identifizierung: Bei den unteren Blättern entwickeln sich chlorotische Vergilbungen an den Rändern und zwischen den Adern, dann verfärben sie sich schmutzigbraun. Tagsüber welken die Pflanzen, bei Dunkelheit scheinen sie sich zu erholen. Die Welkekrankheit breitet sich schon bald über Teile oder auch die gesamte Pflanze aus. Wenn Sie den Stängel durchschneiden, ist im Querschnitt die typische bräunliche Verfärbung des Xylemgewebes erkennbar. Der Pilz blockiert den Flüssigkeitstransport, was zur Welke führt.

Gegenmaßnahmen: Sauberkeit!! Frisches, steriles Medium verwenden. Gute Dränage. Zur Stickstoffversorgung Ammon-Stickstoff verabreichen. Nicht überdüngen.

Biologische Maßnahmen: Bio-Fungus (Species *Trichoderma*), *Rhizo-Plus* (*Bacillus subtilis*)

Sprays: Chemische Sprays sind ineffektiv.

Wurzelfäule

Identifizierung: Die Farbe der Wurzeln verändert sich vom gesunden Weiß zu einem hellen Braun, und mit fortschreitender Fäule wird das Braun immer dunkler. Im weiteren Verlauf zeigen sich Blattchlorosen, an der gesamten Pflanze verwelken die älteren Blätter. Das Wachstum wird gehemmt. Bei ernstem Befall wandert die Fäule von der Wurzel bis hinauf zum Stängelgrund, der sich nun schwarz verfärbt. Wurzelfäule ist vor allem dann anzutreffen, wenn die Wurzeln nicht genug Sauerstoff erhalten und in unbelüftetem Wasser stehen. Durch Fraß u.a. von Bodenschädlingen zugefügte Verletzungen finden Krankheitskeime den Weg in die Pflanze. Die Wurzeln müssen auf Verfärbungen untersucht werden. Eine Lupe mit 10-facher Vergrößerung zeigt durch Ungeziefer verursachte Schäden.
Gegenmaßnahmen: Sauberkeit! Frisches und steriles Medium verwenden. Auf angemessenen Kalziumlevel achten und übermäßige Stickstoffgaben vermeiden. Um das Krankheitsrisiko zu mindern, sollte der pH-Wert bei Bodenanbau über 6,5 liegen, bei Hydroponik-Medien um 6,0. Konsequent gegen Insekten, Schadpilze und Bakterien vorgehen, die speziell die Wurzeln befallen.
Biologische Maßnahmen: Binab, Bio-Fungus (*Trichoderma harzianum*) oder *Trichoderma virens.*
Sprays: sind ineffektiv.

Viren

Identifizierung: Viren sind noch immer ein ziemliches Rätsel. In manchen Fällen verhalten sie sich wie lebende Organismen, in anderen wie leblose Chemikalien. Übertragen werden Viren durch Insekten, Milben, Pflanzen, Tiere und Menschen. Blattläuse und Weiße Fliegen sind die schlimmsten Vektoren. Auch durch infizierte Werkzeuge können Viren von einer Pflanze zur nächsten geschleppt werden.

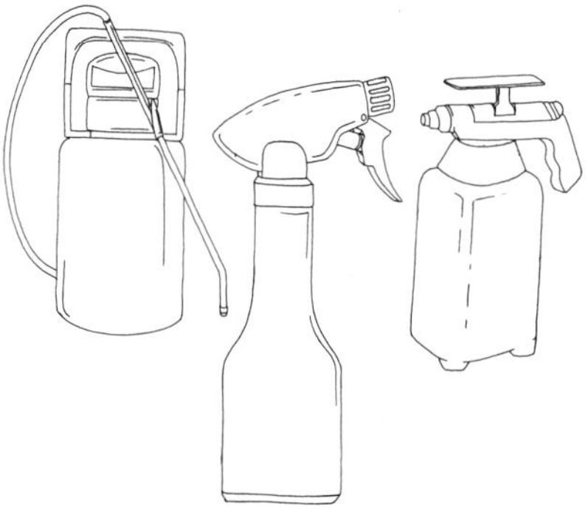

Abb. 120 | Meist genügt ein kleiner Feinsprüher aus Plastik (Mitte und rechts), mehr fasst eine Druckspeicherspritze (links).

Typische Symptome einer Virusinfektion sind Kümmerwuchs und geringer Ertrag. In manchen Fällen können Viruskrankheiten auch zu jähem Verwelken und Absterben führen. Sie zerstören den Flüssigkeitshaushalt, was oft zu Blattflecken führt. Ist eine Pflanze von einem Virus befallen, lässt sich kaum etwas dagegen tun.
Gegenmaßnahmen: Sauberkeit! Bei jedem neuen Anpflanzen frisches steriles Medium verwenden. Werkzeug desinfizieren, bevor es zum Beschnitt anderer Pflanzen benutzt wird. Alle infizierten Pflanzen vernichten.
Sprays: Gegen Virusinfektionen helfen keine chemischen Sprays.

Spritzen und Sprühen

Grundsätzlich nur Kontaktsprays benutzen, die für essbare Früchte und Gemüse freigegeben sind. Auf keinen Fall toxische systemische Chemikalien verwenden!!! Immer den ganzen Text lesen, der auf dem Etikett steht! Wie lange das Spray wirksam ist, wird auf dem Etikett angegeben. Warten Sie doppelt so lange wie dort empfohlen. Waschen Sie alle Blätter gründlich vor dem Verzehr. Die Toxizität hält in Innenräumen viel länger an, da die Chemikalien weder Sonnenstrahlung noch anderen Natureinwirkungen ausgesetzt sind.

Benutzen Sie einen sauberen Messbecher oder –löffel. Messen Sie stets genau ab!

Pestizide und Fungizide erst kurz vor Gebrauch anrühren, die übrig gebliebene Flüssigkeit stets auf sichere Weise entsorgen. (Bei Dünger können Sie eine größere Menge mischen und sie über mehrere Wochen hinweg benutzen.)

Wasserlösliches Pulver sowie lösliche Kristalle zunächst in einer kleinen Menge warmem Wasser anrühren, bis sie vollständig aufgelöst sind. Erst dann das restliche Wasser zugeben. Auch organische Sprays mit natürlichen Wirkstoffen sind toxisch und sollten sparsam angewendet werden.

Chemische Sprays sollten Sie in geschlossenen Räumen – wenn überhaupt – nur mit äußerster Vorsicht anwenden, denn in der Innenraumluft bleiben die fein zerstäubten Chemikalien in höherer Konzentration präsent als draußen im Freien.

Sprays nützen nur dann, wenn sie in Maßen angewendet werden. Bei jedem Besprühen der Pflanze verkleben die Stomata. Die Folge ist ein Nachlassen der Wuchsfreudigkeit. Es hilft, wenn Sie die Pflanze nach 24 bis 48 Stunden gründlich mit Wasser abspülen.

In den Wochen vor der Ernte keine Spritzbrühen verwenden, die Rückstände hinterlassen. Sobald die Blütenbildung beginnt, besteht die Gefahr von Schimmelbildung in den Buds.

Die Anwendung von Spritzmitteln kann zu einer phytotoxischen Schädigung der Pflanze führen. Zu den Symptomen gehören Verbrennungen an den Blättern, plötzliches Welken oder verminderte Wuchsfreudigkeit. Saftige Blätter, die viel Flüssigkeit enthalten, sind weniger empfindlich. Falls Sie befürchten, ein Spray könnte sich phytotoxisch auswirken, besprühen Sie erst einige wenige Pflanzen und warten ein paar Tage ab, um zu sehen, wie diese darauf reagieren.

Benutzen Sie beim Sprühen eine Gasmaske, vor allem, wenn Sie mit Spraydosen oder Nebelgerät arbeiten!

Sprühen Sie immer früh am Morgen, damit die Pflanzen Zeit haben, um die Wirkstoffe zu absorbieren und wieder zu trocknen. Wird weniger als zwei Stunden vor Abschalten der Lampen gesprüht, kann es zu Pilzbefall auf den Blättern führen, wenn sie zu lange nass bleiben.

Immer die ganze Pflanze von allen Seiten besprühen, Ober- und Unterseite der Blätter, Stängel, Substrat und Topf. Vorsicht bei zarten frischen Trieben. Hier können aggressive Spritzmittel leicht zu Verbrennungen führen!

Ideal ist eine Sprühflasche mit ein bis zwei Liter Füllinhalt und abnehmbarem Verschluss, der sich leicht reinigen lässt. Bei einer verstopften Düse hilft eine auf

gebogene Heftklammer.
Für größere Räume nehmen Sie wohl eher ein Drucksprühgerät mit fünf bis zehn Liter Fassungsvermögen. Das Metallrohr am Schlauch erleichtert das Spritzen der Blattunterseiten. Ich bevorzuge Plastikgeräte, die rosten nicht.
Für große Anbauflächen empfiehlt sich ein elektrisch betriebenes Nebelgerät. Die Spritzbrühe wird mit starkem Druck durch die Düse gepresst, und der feine Sprühnebel dringt bis in die letzte Ecke. Tank und Düse nach Gebrauch gründlich reinigen! Es ist OK, denselben Tank für Dünger und Insektizide zu benutzen. Sie sollten aber niemals Insektizide und Fungizide miteinander oder mit etwas anderem mischen. Hier könnte es zu unliebsamen Reaktionen kommen, wodurch die Wirksamkeit gemindert wird.

Warnung

Ziehen Sie beim Sprühen stets die Hochdrucklampe hoch, damit kein Sprühnebel oder Spritzwasser an die Lampe kommt! Wenn das relativ kühle Wasser auf die heiße Lampe trifft, kann sie platzen. Dies wird Ihnen nicht bloß einen gewaltigen Schreck einjagen, sondern es kann hierbei zu schweren Augen- und Hautschäden kommen. Wenn die Lampe platzt, sofort System ausschalten und Stecker herausziehen!

Computergestützter Anbau

Ein Computer zur Steuerung sämtlicher Vorgänge im Anbauraum ist mittlerweile für die meisten Anbauer erschwinglich. Mein Lieblingsprogramm läuft unter MS Windows und kostet weniger als 1.000 Dollar. Die Computersteuerung ist verbunden mit Sonden, die strategisch über den Anbauraum verteilt sind und von Wasserverbrauch und Raumtemperatur über Luftfeuchte und CO_2-Gehalt bis hin zum Nährstoff- und Feuchtigkeitsgehalt im Medium alles messen. Anhand der gesammelten Daten lässt sich jede Facette des Pflanzenwachstums überwachen und optimieren. So ernten Sie die fettesten und besten Buds!

Die Aufzeichnung und Kontrolle aller Daten im Minutentakt kann eben nur ein Computerprogramm bewältigen. Manche Anbauer benutzen bei der Überwachung ihrer Pflanzen sogar Kameras, Geräusch- und Bewegungsmelder. Optimale Sicherheit bringt die Installation eines Türschlosses, das sich nur per Magnetkarte öffnen lässt.

Bei der Computerkontrolle wird der PC mit einer Treibhauskontrollbox verbunden, sie ist der erste Schritt zum komplett automatisierten System. Früher lies sich nur das Klima oder die Nährlösung überwachen. Heute beobachten und dirigieren die Kontrollgeräte wirklich alles, was im Anbauraum vor sich geht. Die gesammelten Daten sind leicht zu interpretieren und zur Optimierung der Vorgänge einsetzbar.

Ferngesteuerte Sonden oder Elektroden, die Temperatur-, Feuchtigkeits-, CO_2 - und andere Werte sammeln, befinden sich in jeder Kammer. Sie senden ihre Infor mation an das mit dem PC verbundene Kontrollgerät, worauf das unter Windows laufende Programm die Daten in einem Lagebericht zusammenfasst. Das Programm gibt dann Instruktionen an Klimageräte wie Ventilatoren, Luftbefeuchter, Entfeuchter, Heiz- oder Kühlgeräte, die das Klima entsprechend regulieren, und zwar rund um die Uhr.

Bleistiftgroße (bisweilen auch kleinere) Sonden und Fühler messen Temperatur, Feuchte, CO_2 –Wert und pH-Wert, geben diese Informationen an den Computer weiter, wo das Programm sie zu schematischen Darstellungen, Statisken u.a. aufarbeitet. Auf diese Weise lässt sich die gesamte Geschichte des Anbauraums dokumentieren. Es zeigt aber vor allem auch die genaue Interaktion von Temperatur, Feuchte und Kohlendioxid auf der Zeitachse. Steigt z.B. die Luftfeuchtigkeit, springt der Ventilator an. Oft kommt es aber vor, dass sie für eine kurze Zeit ansteigt, ohne dass der Ventilator eingeschaltet wird. Solche Stresszeiten wirken sich hemmend aufs Wachstum aus.

Wer in kleinem Rahmen anbaut und beispielsweise mit zwei 400-Watt-Lampen arbeitet, braucht keine allumfassende Computerüberwachung. Für ihn gibt es ein kompaktes Steuergerät – eine vollgepackte kleine Box mit Blinklämpchen, Kontrolleinheiten und Anschlüssen für die diversen Geräte, die im Anbauraum vorhanden sind. Es sind Steckdosen für Ventilatoren, Kühlgeräte, Pumpen, pH- und EC-Meter etc. vorhanden. Die gewünschten Parameter einstellen, und der Mikroprozessor sorgt dafür, dass sie eingehalten werden.

Schauen wir uns beispielsweise den Green Air Products Controller an, und zwar das Modell GHC-3. Dieses Gerät überwacht und kontrolliert automatisch die Nährstoffversorgung mit direkter Einbindung von pH- und EC-Sonden, die den Input liefern für die Menge der Nährlösung, die von Injektoren bzw. Pumpen verabreicht wird. Diese Einheit ist mit dem PC verbunden. Am Bildschirm erscheint ein grafisches Display, in dem sich die Einstellungen per Keyboard-Eingabe vornehmen lassen – alternativ lässt sich das Gerät natürlich auch manuell einstellen. Alle Daten aus dem Anbauraum werden im PC gesammelt. Sie können auf Disketten abgespeichert werden, um sie ggf. später genauer zu analysieren. Die Software läuft unter Windows 95 (nähere Infos unter www.greenair.com).

Teil 2 Wachstumsphasen

Cannabis durchläuft unter natürlichen Bedingungen drei Wachstumsphasen: Sämling, vegetative Phase und Blüte.

Die Phase des Sämlings dauert einen Monat. In dieser Zeit keimt der Same, bildet ein Wurzelsystem, einen Stängel und einige Blätter. In der zweiten Phase, der vegetativen Phase, wachsen der Pflanze viele Blätter. Sie wird buschig und entwickelt ein kräftiges Wurzelsystem. Das vegetative Wachstum kann wenige Tage, aber auch mehr als ein Jahr dauern. Bleibt die Blüte der weiblichen Pflanze unbefruchtet, produziert sie keine Samen. Bezeichnet wird solch eine Pflanze als Sinsemilla (spanisch: ohne Samen). Wird eine weibliche Pflanze mit männlichen Pollen bestäubt, produziert sie Samen.

Indoor-Anbauer können die tägliche Lichtdauer (Photoperiode) gut kontrollieren. Die Pflanze benötigt als Sämling und während des vegetativen Wachstums 16- bis 24-Stunden Helligkeit. Um die Blüte einzuleiten, braucht die Pflanze nach einer zwölfstündigen Tagesphase eine zwölfstündige Dunkelphase, die nicht unterbrochen werden darf.

8. Kapitel Same und Sämling

Eigentlich werden alle Cannabispflanzen, ob es sich nun um Faserhanf oder THC-haltiges Cannabis handelt, als *Cannabis sativa* klassifiziert (und nach US-Gesetz wird Cannabis immer als *Cannabis sativa* betrachtet). Den Experten zufolge, die die Arten offiziell klassifiziert haben, ist *Cannabis sativa* die einzige Art von *Cannabis*. Zwar können andere so genannte „Arten“ – vor allem *Cannabis indica* und *Cannabis ruderalis* – aussehen, riechen und schmecken wie *Cannabis sativa*, doch nur weil ihre Blätter anders aussehen und die Wirkung etwas anders ist, macht sie das keineswegs zu einer anderen Art. Trotzdem gibt es für Anbauer und Connaisseure von Marihuana erhebliche Unterschiede zwischen *Cannabis sativa*, *Cannabis indica* und *Cannabis ruderalis*. Diese Unterschiede werde ich hier natürlich zur Sprache bringen.

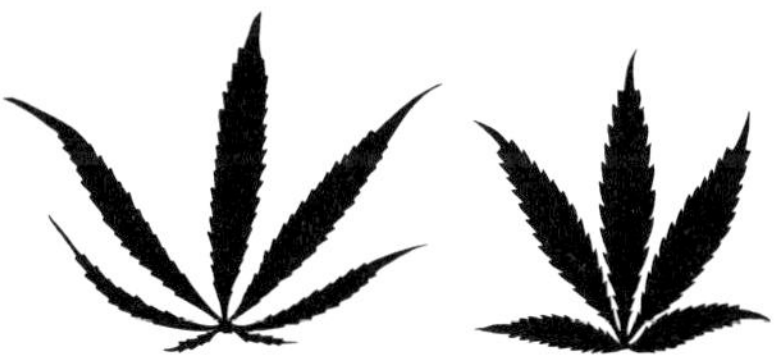

Abb. 121 | Die Blattfinger von ***Cannabis sativa*** *(links) sind schlanker als die von* ***Cannabis indica*** *(rechts).*

Die Varietäten von Cannabis sativa stammten vorwiegend aus Asien, Afrika und vom amerikanischen Kontinent. Die Pflanzen aus jedem Herkunftsgebiet haben spezifische Eigenschaften. Allen ist jedoch Folgendes gemein: eine hochgewachsene Statur mit langen Internodien, ein großes und ausgebreitetes Wurzelsystem, große schmalfingrige Blätter und eher spärliche Blüten, wenn sie im Innenraum unter Kunstlicht angebaut werden. *Sativas* blühen etliche Wochen oder gar Monate später als *Indica*-Varietäten. Während sie im Freien guten Ertrag bringen und oft bis zu 4,5 Meter hoch werden, wachsen sie im Innenraum zu schnell in die Höhe – manche in drei Monaten bis zu drei Meter –, um für den Anbau unter Kunstlicht geeignet zu sein. Mit der Lampe sind hochgewachsene Pflanzen nicht effizient zu bestrahlen. Ihr Ertrag ist pro Watt oder Quadratmeter sehr gering.

Mexikanische, kolumbianische oder jamaikanische Varietäten können sehr potent sein, wobei das hohe Verhältnis von THC zu CBD ein hochfliegendes, energetisches („speedy") High bringt. Es kommt aber auch vor, dass der THC-Gehalt eher gering ist. Das meiste aus Kolumbien, Mexiko und Jamaika exportierte Marihuana hat ein hartes Leben hinter sich. Es wurde auch beim Trocknen und Verpacken nicht sonderlich gut behandelt. Diese miese Behandlung hat einen raschen Zerfall des THC (seine Umwandlung zu CBN) zur Folge. Deswegen wachsen aus Samen von mittelmäßigem Gras oft weit potentere Pflanzen.

Zentralafrikanische Sativa-Sorten, darunter das THC-starke Kongo-Gras, zeigen ein ähnliches Erscheinungsbild wie die kolumbianischen Sorten, nämlich lange Internodien bei hohem Wuchs. Sie erreichen nicht selten über 4,5 Meter Höhe, wobei die Blüten nicht sehr dicht stehen.

Südafrika hat große und bedeutende Seehäfen. Hier brachten Seeleute *Cannabis sativa* aus den verschiedensten Orten der Welt mit und pflanzten es an. Daher gibt es das potente südafrikanische Marihuana mit kleinem und mit hohem Wuchs. Es gibt sowohl buschige wie eher mickrig wirkende Pflanzen. Das berühmte „Durban Poison", die bekannteste Sorte aus Südafrika, liefert früh reifende und potente blassgrüne Buds.

Die *Sativa*-Sorten aus dem asiatischen Raum – Thailand, Vietnam, Laos, Kambodscha und Nepal – haben unterschiedliche Wachstumscharakteristika. Allen gemeinsam ist die hohe Potenz. Der Kunstlichtanbau von Thai-Gras und anderen *Sativas*-Sorten aus diesem Raum ist sehr schwierig. Sie reifen nur sehr langsam. Thai-Sorten bilden während einer vier Monate dauernden Blütezeit nur sehr leichte, dünne Buds. Die großen Zweige bilden kein buschiges Laub. Bei Pflanzen aus Thailand, Vietnam, Laos und Kambodscha kommt es nicht selten vor, dass sie Zwitter herausbilden.

Nepalesische *Sativa*-Sorten können übergroße Blätter auf hohen, schlanken Pflanzen mit spärlichen, spät blühenden Buds bilden, während andere Sorten aus dieser Region sich zu kompakten Pflanzen entwickeln, die früher blühen. THC-Gehalt und Potenz sind oft recht hoch, können aber auch eher mittelmäßig ausfallen.

Was allgemein als Faserhanf bezeichnet wird, ist eine Variante von *Cannabis sativa*. Sie wird aufgrund ihres Fasergehalts angebaut und weist nur einen äußerst geringen THC-Gehalt auf.

Cannabis **indica** stammt ursprünglich aus Afghanistan, Pakistan und Indien. Bei Züchtern und Innenraumanbauern ist die *Indica*-Pflanze sehr geschätzt aufgrund ihrer gedrungenen, buschigen Form, ihres kompakten Wurzelsystems, ihrer robusten Stängel, breiten Blätter und dichten, sehr THC-haltigen und fetten Blütenstände. Ihr Laub ist von einem tiefen Dunkelgrün. Bei manchen Varietäten nehmen die Buds und die Blätter an den Buds eine rötliche bis violette Tönung an. Manche Pflanzen aus diesem Teil der Welt haben schmalere Blätter, lange weiße Griffel und blassgrünes Laub. Bei *Indica*–Varietäten liegt generell ein höherer CBD- als THC-Gehalt vor. Diese Wirkung wird oft als ein schweres, nahezu lähmendes High beschrieben. Die Potenz des High reicht von akzeptabel bis zu betäubend. Manche Varietäten haben einen charakteristischen Geruch, der an Skunk oder an Katzenpisse erinnert, während andere einen angenehmen exotischen Duft verströmen. Sehr harzhaltige Pflanzen sind gewöhnlich am resistentesten gegen Schadpilze und Ungeziefer. Einige *Indica* mit dicht gepackten, schweren Buds sind resistent gegen Grauschimmel. „Afghani" und „Kush" gehören zu den reinen *Indica*.

Cannabis ruderalis wurde erstmals in den 80er Jahren von der Amsterdamer Seed Bank (heute Sensi Seeds) aus Zentraleuropa zur Verbesserung der eigenen Züchtungen importiert.

Cannabis ruderalis ist eine kleinwüchsige, struppige Pflanze, die nur äußerst wenig THC enthält, aber sie blüht früher als *C.indica* und *C. sativa*. Zwar wird sie mitunter mit den potenteren *Indica*-Varietäten verwechselt, ist aber ein waschechtes Unkraut. Statt einem High beschert sie eher Kopfschmerzen. Ihre für die frühe Blüte verantwortlichen Gene haben die Züchter bei den früh blühenden Varietäten eingebracht.

Durch die Ausbreitung der Saatzüchtung und des legalen Samenhandels in den Niederlanden, in der Schweiz, in England, Kanada und Spanien gibt es mittlerweile mehr Cannabisvarietäten, als jemals vorstellbar waren. Die meisten sind Kombinationen aus *Cannabis ruderalis*, *Cannabis indica* und *Cannabis sativa*. Diese hybriden Varietäten wurden unter Kunstlicht entwickelt, um optimale Performanz beim Innenraumanbau zu gewährleisten.

Heißer Tipp

Je besser die Samenqualität, desto besser die Qualität des Ertrags!

Im Samen ist der genetische Bauplan der Pflanze gespeichert. Der Same ist das Produkt geschlechtlicher Vermehrung und enthält Erbanlagen sowohl des männlichen wie des weiblichen Elternteils. Manche Pflanzen – die so genannten Zwitter – tragen sowohl weibliche wie männliche Blüten. Die im Samenkorn gespeicherten Gene entscheiden über die Größe der Pflanze, ihre Krankheits- und Schädlingsresistenz, die Formbildung von Wurzel, Stängel, Blattwerk und Blüte, ihren Cannabinoidgehalt und viele andere Merkmale. Wie gut eine Pflanze unter Hochdrucklampen gedeiht und wie viel THC sie produziert, hängt in allererster Linie von der Erbmasse des Samens ab.

Normalerweise wird jemand, der bei einem vertrauenswürdigen Saatgutlieferanten eine Tüte mit zehn hochwertigen Samen erworben hat, sie alle auf einmal keimen lassen, sie anschließend sorgfältig umpflanzen und heranziehen. Im Großen und Ganzen werden unter den zehn Samen einige männliche Pflanzen sein. Ein paar werden lediglich vor sich hin mickern und aus zwei oder drei Samen werden kräftige, hervorragende weibliche Pflanzen heranwachsen. Eine dieser Pflanzen wird robuster und potenter sein als ihre Schwestern und als Superweib die Mutter zahlreicher Stecklinge werden.

Der Samen besteht aus dem Embryo, der die Erbanlagen enthält und mit einer Nährstoffreserve ausgestattet ist, sowie aus einer schützenden Hülle. Reife Samen haben eine harte, dunkelbraune bis beigefarbene oder gefleckte Schale und keimen am besten. Weiche, blässliche oder grüne Samenkörner sind im Allgemeinen nicht ausgereift. Sie sollten nicht verwendet werden, denn sie keimen weniger gut. Das Resultat ist oft eine schwächliche Pflanze. Voll ausgereifte, trockene Samen, die höchstens ein Jahr alt sind, keimen sehr rasch. Aus ihnen entstehen robuste Pflanzen.

Bei älteren Samen kann es etwas länger dauern und durchaus vorkommen, dass manche nicht aufgehen. Samen sollten immer kühl, dunkel und trocken aufbewahrt werden (z.B. im Kühlschrank). Manche Samen bleiben fünf Jahre oder länger keimfähig.

Keimung

Zum Keimen brauchen Cannabissamen lediglich Wasser, Wärme und Luft. Bei entsprechender Feuchtigkeit und einer Temperatur zwischen 21 und 32 Grad Celsius werden sie in zwei bis sieben Tagen keimen. Höhere Temperaturen wirken sich nachteilig aus. Die schützende Hülle platzt auf. Ein winziger weißer Spross erscheint. Dies ist die Keimwurzel. Als nächstes bilden sich die Keimblätter (Kotelydonen) heraus und dringen auf der Suche nach Licht aufwärts.

Beliebte Keimungstechniken

1. Die Samen weichen über Nacht in einer Tasse Wasser ein. Sie dürfen aber keinesfalls mehr als 24 Stunden weichen, sonst leiden sie an Sauerstoffmangel und es setzt Fäulnis ein. Nach dem Einweichen sind sie bereit zum Keimen. Sie können in einen Pflanzwürfel oder in ein feinkörniges und leichtes bodenloses Substrat gesetzt werden. Sie können aber auch zwischen feuchte Papiertücher gelegt werden.
2. Samen an einem warmen Ort (21 bis 32 Grad Celsius) in ein feuchtes Papiertuch oder Mull legen und dafür sorgen, dass kein Licht drankommt. Das Papiertuch sollte sich in vertikaler Position befinden, damit die Keimwurzel nach unten wächst. Überschüssiges Wasser muss ablaufen können.
3. Täglich wässern, damit das Tuch feucht bleibt, auf gute Dränage achten. So speichert das Tuch genügend Feuchtigkeit, um den Samen binnen weniger Tage zum Keimen zu bringen. Der Samen verfügt zwar über eine Nährstoffreserve, doch beschleunigt das Wässern mit einer leichten Düngermischung sein Wachstum. Bei feuchtem Klima beugt eine milde zweiprozentige Bleiche- oder Fungizidlösung gegen Schimmelbefall vor. Sobald der weiße Spross erscheint, den fragilen Keimling vorsichtig herausnehmen und einpflanzen. Die zarte kleine Wurzel nicht zu lange grellem Licht oder Luft aussetzen! Den Keimling in ein feinkörniges Medium set-

zen, die zarte Wurzel muss nach unten gerichtet sein.

4. Der Samen kann auch direkt ins Beet, in einen großen 4- bis 20-Liter-Topf, in einen Torfquelltopf oder Pflanzwürfel gesetzt werden. Das Pflanzmedium muss gleichmäßig feuchtgehalten werden. Beim Pikieren den Sämling samt an der Wurzel haftendem Substrat mit einem Löffel herausschaufeln. Sämlinge in Torftöpfen oder Pflanzwürfeln nach zwei bis drei Wochen – wenn die ersten Wurzelspitzen durch die Topfwand dringen – samt Topf einpflanzen. Eine leichte, verdünnte Düngerlösung verabreichen.

Ein Folienzelt über dem Keimbehälter sorgt dafür, dass die Keimlinge es schön feucht haben und eine gleichbleibende Temperatur herrscht. Es genügt, eine transparente Plastik- oder Zellophantüte über den Topf zu stülpen. In diesem Fall brauchen die Samen nur anfangs gewässert zu werden. Sobald der Spross erscheint, die Folie entfernen, sonst könnte die Abdeckung zur Umfallkrankheit oder anderen Problemen führen.

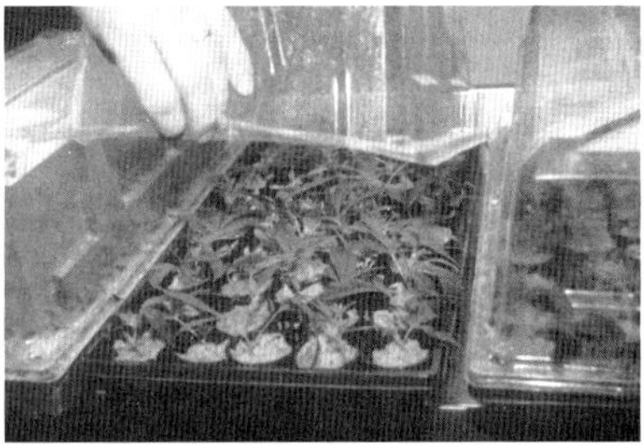

Abb. 122 | Ein Folienzelt sorgt für das richtige Klima bei der Wurzelbildung.

Der eingepflanzte Samen kann auch unter eine Hochdrucklampe gestellt werden, die für trockene Wärme sorgt. In diesem Fall öfter wässern! Auch ein unter dem Substrat platziertes Heizband oder eine Heizdecke werden die Keimung beschleunigen. Marihuanasamen keimen und sprießen am besten bei einer Bodentemperatur zwischen 24 und 26,5 Grad Celsius und einer Lufttemperatur von 21 Grad Celsius.

Das größte Problem bei keimenden Samen ist, dass sie zuviel Wasser erhalten. Der Boden sollte gleichmäßig durchfeuchtet, aber nicht triefnass sein. Pflanzwürfel und Pikierkisten müssen auf einem Rost stehen, damit das Wasser gut ablaufen kann. Eine flache Schale mit einem Heizband darunter muss ggf. täglich gewässert werden, ein hoher 4-Liter-Topf nur alle drei Tage. Bei Keimlingen, die in Steinwollwürfeln auf einem Tablett sprießen, muss alle drei bis fünf Tage gewässert werden. Fühlt sich die Oberfläche in drei Millimeter Tiefe trocken an, ist es Zeit zu wässern. Bedenken Sie, dass die Keimlinge mit ihren winzigen Wurzeln nicht sehr viel Wasser aufnehmen können.

Faustregel

Stecklinge wurzeln rasch, wenn die Temperatur des Mediums bei Tag und Nacht zwischen 24 und 26,5 Grad Celsius liegt.

Warnung

Wenn die Temperatur längere Zeit über 29,5 Grad Celsius steigt, führt dies zu verlängerten Internodien (Geilwuchs). Während der Blüte sollte die Temperatur 35 Grad Celsius nicht übersteigen.

Heißer Tipp

Der ideale Temperaturbereich des Wurzelmediums liegt zwischen 25,5 und 26,5 Grad Celsius, die Lufttemperatur sollte stets 3,5 bis 4,5 Grad Celsius kühler sein (Tag und Nacht). Dies sind die idealen Werte für rasches Wurzelwachstum.

Der Umgang mit dem Sämling

Die ersten zwei Blätter, die sich am Keimling zeigen, sind die Keimblätter, die so genannten Kotelydonen. Der Stängel wächst in die Höhe, und einige Tage später entfaltet sich das erste Paar echter Blätter. Nun ist das kleine Pflänzchen offiziell ein Sämling. Diese Wachstumsphase dauert drei bis sechs Wochen. Nun entwickelt sich vor allem das Wurzelsystem, der Zuwuchs an Grünmasse ist gering. Wasser und Wärme sind in dieser Entwicklungsphase von größter Bedeutung. Die junge Wurzel ist sehr klein und braucht zwar nicht viel, aber ständig Wasser – und auch Wärme. Zuviel Wasser wird sie ertränken und kann zu Wurzelfäule oder Umfallkrankheit führen. Zu wenig Wasser lässt sie vertrocknen. Während die Sämlinge heranwachsen, entwickeln sich manche schneller und wirken generell kräftiger und gesünder als andere. Den Kleinen wird etwas Wärme zu einem besseren Start verhelfen. Manche werden nur schleppend vorankommen und schwächlich und dürr wirken. Kränkelnde und mickrige Pflänzchen sollten Sie aussortieren. Konzentrieren Sie sich auf die kräftigen Exemplare. Dieses Ausdünnen sollte zwischen der dritten und fünften Woche stattfinden. Natürlich fällt Anbauern das Ausdünnen besonders schwer, wenn sie viel Geld für ein paar hochkarätige Samen hingeblättert haben. Meist ziehen sie sämtliche Pflanzen heran.

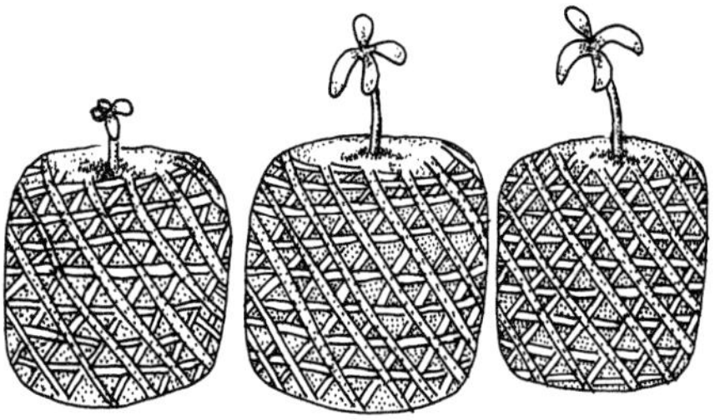

Abb. 123 | Hier ist sichtbar, wie der im Torftopf sprießende Keimling zuerst Kotelydonen entwickelt und anschließend ein Paar „richtige“ Blätter.

Sämlinge brauchen täglich mindestens 18 Stunden Licht. Es muss nicht sehr hell sein, in den ersten zwei bis drei Wochen gedeihen sie gut unter Leuchtstoffröhren. Anschließend brauchen sie helleres Licht.

Die Sämlingsphase ist vorüber, wenn eine rasche Laubbildung einsetzt. Ein rapides Wachstum über der Oberfläche signalisiert den Beginn der vegetativen Phase. Nun braucht die Pflanze mehr Raum, um sich zu entwickeln und wird daher meist in einen größeren Behälter umgepflanzt.

„Feminisierte“ Samen

Im November 1998 stellte der holländische Saatgutlieferant Dutch Passion „Female Cannabis Seed“ vor. Experimente hatten gezeigt, dass aus diesen „feminisierten“ Samen hundertprozentig weibliche Pflanzen hervorgingen.

Bei den meisten Kunden wuchsen in der Tat zu 100 Prozent weibliche Pflanzen heran, abgesehen von ein paar ganz wenigen Fehlentwicklungen (Zwitter bzw. männliche Pflanzen). Jedenfalls beeinflusst die Umgebung das Geschlecht der Cannabispflanze. Weibliche Samen entwickeln sich nicht in jedem Ambiente zu weiblichen Pflanzen.

Umwelteinflüsse beginnen sich auf das Geschlecht auszuwirken, sobald der Sämling drei Paar echte Blätter entwickelt hat (die Keimblätter nicht mitgerechnet). Zu den Umweltfaktoren, die Einfluss darauf haben, welches Geschlecht die Pflanze haben wird, zählen unter anderem:

Stickstoff- und Kaliumlevel im Saatbeet: Ein erhöhter Stickstoffpegel wird zu mehr weiblichen Pflanzen führen, ein herabgesetzter Stickstoffpegel zu mehr männlichen Pflanzen. Ein erhöhter Kaliumlevel wird die männlichen Tendenzen steigern, ein Absenken die weiblichen. Ein höherer Stickstofflevel und ein geringerer Kaliumlevel in den ersten zwei Wochen wird zu mehr weiblichen Pflanzen führen.

Temperatur: Bei niedrigen Temperaturen erhöht sich die Zahl der weiblichen Pflanzen. Bei warmen Temperaturen gibt es mehr männliche.

Luftfeuchtigkeit: Hohe Luftfeuchte erhöht die Zahl weiblicher Pflanzen, niedrige die der weiblichen.

Feuchte des Mediums: Bei geringer Feuchte gibt es mehr männliche Pflanzen.

Lichtspektrum: Mehr Blaulichtanteil erhöht die Zahl weiblicher Pflanzen. Höherer Rotlichtanteil fördert männliche Tendenzen.

Photoperiode: Weniger Tageslichtstunden (z.B. 14 Stunden) erhöht die weibliche Zahl. Bei längeren Tagen (z.B. 18 Stunden) gibt es mehr männliche Pflanzen.

Stress: Jeglicher Umweltstress führt beim Anpflanzen der Samen mit großer Wahrscheinlichkeit zu mehr männlichen Pflanzen.

Henk, der Chef von Dutch Passion Seeds (www.dutch-passion.nl) war so nett, uns den Abdruck dieser Informationen aus seinem Fundus zu gestatten.

9. Kapitel

Vegetatives Wachstum

Hat sich ein kräftiges Wurzelsystem gebildet und nimmt die Blätterbildung rapide zu, beginnt die vegetative Phase. Nun kommt die Chlorophyllproduktion auf Touren. Die Pflanze bildet soviel Grünmasse, wie es ihr die Versorgung mit Licht, Nährstoffen, Kohlendioxid und Wasser ermöglicht. Bei guter Pflege kann sie täglich 12 bis 50 Millimeter wachsen. Verkümmert sie jetzt, dann wird sie wochenlang brauchen, um sich wieder zu erholen. Das Wurzelwerk muss sich ungehindert entfalten können, um der Pflanze die dringend benötigten Nährstoffe und Wassermengen zuzuführen. Eine ungehinderte vegetative Entfaltung ist der Schlüssel zu einer guten Ernte.

Während dieser Phase ändern sich Nährstoff- und Wasserbedarf. Die Transpiration läuft schneller ab, deshalb steigt der Wasserverbrauch. Hohe Stickstoffgaben sind nötig. Phosphor und Kalium, Kalzium, Magnesium, Schwefel und Spurenelemente werden ebenfalls viel rascher verbraucht. Je größer die Pflanze wird und je umfangreicher ihr Wurzelsystem, desto rascher trocknet der Boden aus. Die Pflanze bildet kräftige Seitentriebe aus, die später Blütenspitzen tragen werden.

Heißer Tipp

Ungehinderte vegetative Entfaltung ist der Schlüssel zu einer guten Ernte.

Bei täglich 18 Stunden Hochdrucklampenlicht findet das vegetative Wachstum statt. Manche Anbauer lassen das Licht rund um die Uhr brennen und behaupten, dies beschleunige das Wachstum. Ich selbst habe keinerlei Belege dafür gefunden und glaube, dass bei mehr als 18 Stunden Licht das Gesetz vom abnehmenden Ertragszuwachs greift und das Licht dann nur verschwendet ist. Solange 18 Stunden pro Tag belichtet wird, bleibt Marihuana ein Jahr oder auch länger (theoretisch ewig) in der vegetativen Phase.

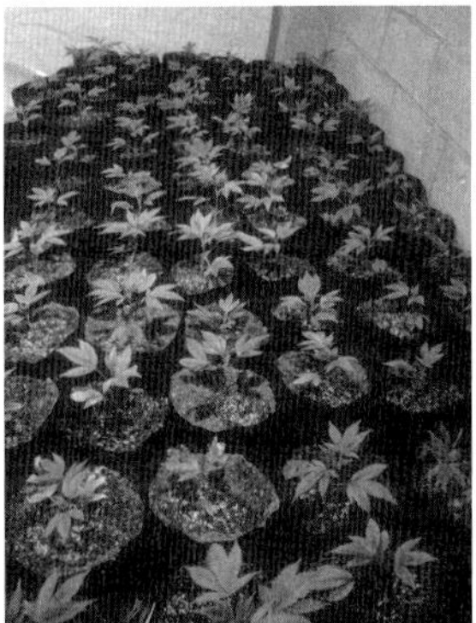

Abb. 124 | Nach dem Umpflanzen strecken sich die Stecklinge nach dem Licht.

Die Entwicklung von Cannabis wird durch Photoperiodismus gesteuert, d.h. durch Dosierung des Lichts im Innenraum kann der Anbauer von der vegetativen Phase zur Blüte überleiten.

Sobald das Geschlecht der Pflanze feststeht, kann sie zur Mutterpflanze oder zum befruchtenden Männchen werden, kann sie zur Erntepflanze und sogar wieder verjüngt werden.

Das Schneiden von Stecklingen, Umpflanzen, Beschneiden und Herunterbinden, all das beginnt nun in der vegetativen Phase.

Stecklinge

Marihuana kann sich geschlechtlich oder ungeschlechtlich vermehren. Samen sind das Produkt der sexuellen (generativen) Vermehrung, Stecklinge das der asexuellen (vegetativen) Vermehrung. Letztere sieht in der Praxis so aus, dass an der lebenden Pflanze eine Astspitze abgeschnitten wird, um sie wurzeln zu lassen. Dieses Verfahren wird bei Zierpflanzen wie Philodendron, Efeu oder Coleus angewendet, deren Stecklinge dann in Wasser oder Sand wurzeln.

Klonieren – wie das Schneiden und Ziehen von Stecklingen auch genannt wird – ist nach wie vor die effizienteste und produktivste Art der Cannabisvermehrung. (Technisch gesehen bedeutet Klonieren, dass der Pflanze eine Zelle entnommen wird, aus der dann eine komplette Pflanze heranwächst.)

Steht das weibliche Geschlecht einer Pflanze fest und ist sie mindestens zwei Monate alt, können Sie bei ihr Stecklinge schneiden.

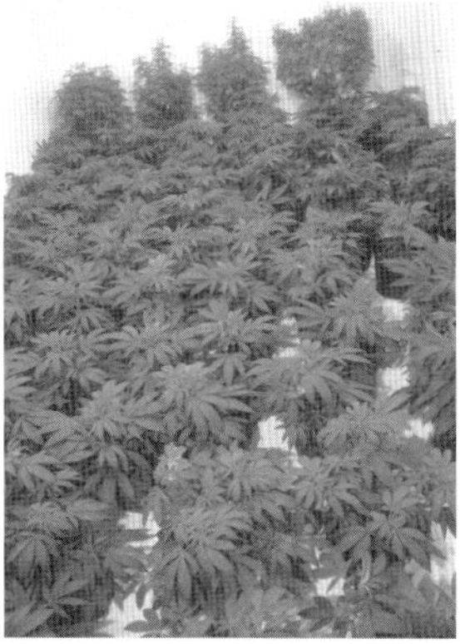

Abb. 125 | Die gleichen Stecklinge vier Wochen nach dem Umpflanzen.

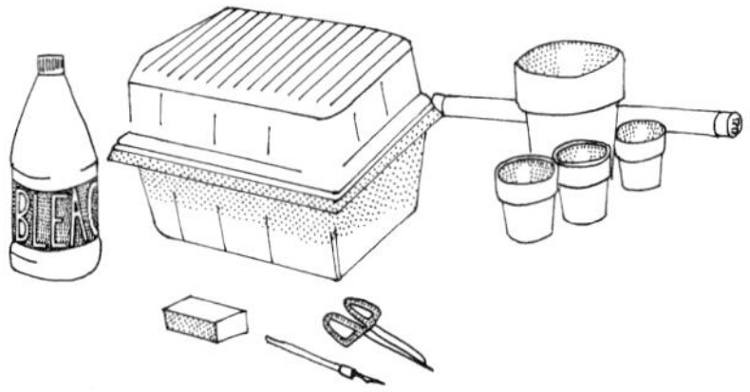

Abb. 126 | Be or Sie anfangen, legen Sie das benötigte Werkzeug bereit.

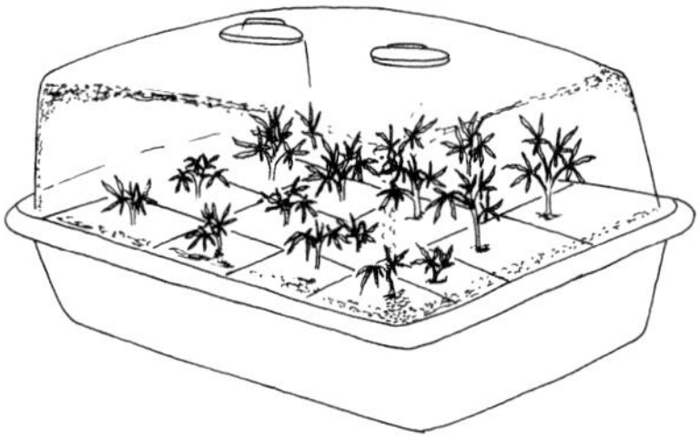

Abb. 127 | Eine Abdeckung sorgt für Feuchtigkeit und schnelle Wurzelbildung.

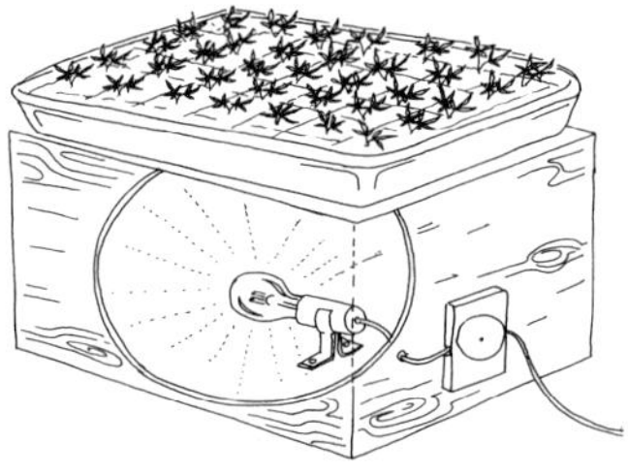

Abb. 128 | Glühbirne mit Rheostat – so dosieren Sie die Wärme von unten.

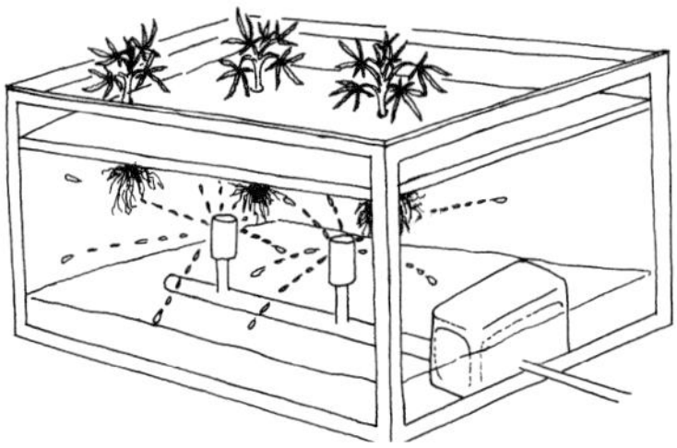

Abb. 129 | Stecklinge hängen frei in einer Umgebung, die das Bewurzeln fördert.

Die Mutterpflanze

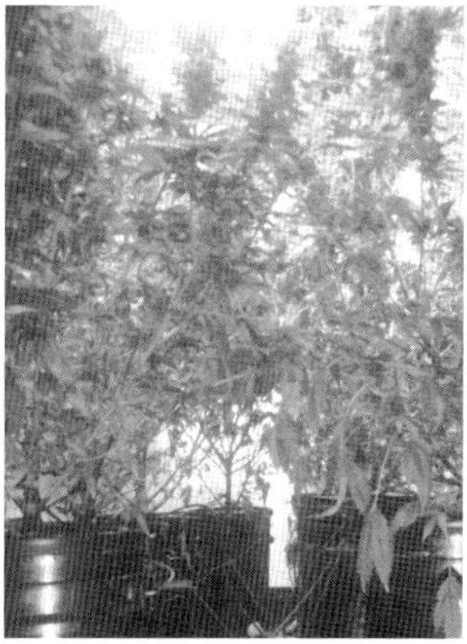

Abb. 130 | Mutterpflanzen in Hydrokultur.

Zum Schneiden von Stecklingen kann jede weibliche Pflanze verwendet werden, einerlei, wie alt sie ist, ob sie aus Samen gezogen oder Klon eines Klons ist. Ich sprach mit mehreren Anbauern, die mit Stecklingen über mehr als 20 Generationen hinweg arbeiteten! Das heißt, die Stecklinge C-1 stammen von einer Originalpflanze, die als Sämling gezogen wurde. Diese ersten Stecklinge wurden ihr in der vegetativen Phase entnommen, dann wurden aus den Stecklingen C-1 die Stecklinge C-2 gezogen. Zwei Wochen später wurde bei C-1 die Blüte eingeleitet. Die C-2 befanden sich mittlerweile in der vegetativen Phase, ihnen wurden nun die Stecklinge C-3 entnommen. Auch bei Stecklingen weit über C-20 hinaus ließ sich ein Verlust weder bei der Potenz noch der Wuchsfreudigkeit feststellen!

Wichtig ist, dass Sie die Mutterpflanze nicht blühen lassen und anschließend zum vegetativen Wachstum zurückführen, denn Stecklinge einer verjüngten weiblichen Pflanze neigen zu geringerer Potenz und genereller Schwächlichkeit.

Einen guten Fundus für Stecklinge haben Sie, wenn Sie sich mehrere Mutterpflanzen in der vegetativen Phase halten. Sie sollten sich jedes Jahr ein paar gute Mutterpflanzen aus Samen ziehen. Stecklinge sind gesünder und kräftiger, wenn die Mutterpflanze nicht durch fortwährendes Schneiden von Stecklingen strapaziert wird.

Mutterpflanzen brauchen mindestens 18 Stunden Licht am Tag, um genetisch fit zu bleiben. Jedesmal, wenn eine Mutterpflanze zur Blüte und wieder zurück zum Vegetativwachstum gezwungen wird, leidet ihre genetische Integrität. Dies ist vergleichbar mit einer Fotokopie von dieser Buchseite, die anschließend nochmals kopiert wird. Diese Kopie wird wiederum kopiert. Der Text ist dann zwar immer noch lesbar, aber seine Konturen sind längst nicht mehr so präzise wie bei der ersten Kopie. Es scheint, als wäre dies ein anderes Dokument. Die Degeneration findet über Jahre hinweg statt, durch allgemeinen Stress und den ganz speziellen, der sich durch Blüte/Verjüngung ergibt. Eine derart mitgenommene Mutterpflanze wird irritiert sein und weniger Ertrag bringen.

Exakte genetische Kopie

Ein Steckling ist die exakte genetische Kopie der Mutterpflanze. Eine weibliche Pflanze liefert weibliche Pflanzen, die der Mutter hundertprozentig gleichen. Wachsen sie in der gleichen Umgebung heran, werden sie der Mutter sogar ähnlich sehen. Wachsen sie jedoch in anderen Räumen unter anderen Bedingungen heran, ist eine Ähnlichkeit seltener festzustellen. Beispielsweise wird ein breitblättriger *Indica*-Steckling, der unterdüngt bei niedriger Luftfeuchte heranwächst, anders aussehen als seine perfekt gedüngte Schwester in feuchter Umgebung. Allerdings kann es auch zu Mutationen kommen, denn Umweltstress kann dazu führen, dass sich auf einer weiblichen Pflanze gelegentlich eine männliche Blüte bildet.

Der einen Monat alte Steckling einer sechs Monate alten Mutterpflanze ist in Wirklichkeit nicht einen Monat, sondern sechs Monate alt wie die Mutter. Dies mag auf den ersten Blick zwar nicht einleuchten, doch vielleicht erinnern Sie sich an das Klonschaf Dolly. Das wurde aus der DNA von Euterzellen eines Schafes geklont (daher auch der Name – inspiriert von Dolly Parton). Es wuchs durch fortgesetzte Zellteilung zu einem Schaf heran. Was die Forscher nicht erwartet hatten: Die Zellen behielten ihr chronologisches Alter, nämlich das ihrer „Mutter" bzw. der DNA-Spenderin.

Eine sechs Monate alte Pflanze produziert natürlich mehr THC als eine einmonatige. Mit dem Steckling pflanzt der Anbauer also eine potente Pflanze, deren THC-Gehalt sich rapide steigert. Ein vier Wochen alter, bewurzelter Steckling verhält sich dann z.B. wie eine vier Monate alte Pflanze und kann durch die zwölfstündige Photoperiode zur Blüte gebracht werden.

Vorzüge bei Stecklingen

Durch Stecklinge reduziert sich die Zeit, die von den Pflanzen zum Heranreifen benötigt wird.

Produktive Anbauer haben zwei Räume. Im ersten wachsen die Stecklinge bzw. alle Pflanzen in der vegetativen Phase. Seine Größe beträgt etwa ein Viertel des zweiten Raumes, der den blühenden Pflanzen vorbehalten ist. Die kleineren Vegetativpflanzen brauchen nämlich weniger Platz als die älteren, blühenden Pflanzen. Im Vegetativraum könnte z.B. eine Halogen-Metalldampflampe von 250 oder 400 Watt hängen, im Blüteraum drei 600-Watt-Natriumdampflampen. Wird im ersten Raum die Halogen-Metalldampflampe abgeschaltet, genügen für die Stecklinge auch Leuchtstoffröhren.

Clevere Anbauer kombinieren einen achtwöchigen Blüte-Ernte-Zyklus mit kontinuierlichem Klonen. So praktizieren sie eine fortwährende Ernte. Alle zwei Tage schneiden sie einen Steckling. Und jeden zweiten Tag ernten sie eine Pflanze. Jedesmal, wenn eine Pflanze geerntet wird, kommt ein bewurzelter Steckling vom Vegetativraum in den Blüteraum und nimmt seinen Platz ein. Bei diesem Plan arbeitet der Anbauer beispielsweise mit 60 blühenden Stecklingen, wobei der Zeitraum vom Schneiden des Stecklings bis zur Ernte 90 Tage beträgt.

Bei den Stecklingen wird die Blüte eingeleitet, solange sie noch klein sind, nämlich bei einer Höhe von 10 bis 30 Zentimetern. Kleinwüchsige Pflanzen verwerten das Licht der Hochdrucklampen am effizientesten. Da die Bestrahlungsstärke mit dem Quadrat der Entfernung zur Lichtquelle abnimmt, erhalten weiter entfernte Blätter extrem wenig Licht. Natürlich werden Blätter, die zu wenig Licht abbekommen oder gar im Schatten bleiben, nur langsam wachsen und nicht sehr üppig gedeihen.

Kräftige Stecklinge, die ausreichendes Licht erhalten, werden schnell heranwachsen und Schädlingen wenig Chancen lassen. In der Tat entwickeln sich schnell wachsende Stecklinge rascher, als sich die Spinnmilben vermehren können. Bis sich eine

Spinnmilbenplage entfalten kann, sind die Pflanzen bereits geerntet.
Auch lassen sich Stecklinge, solange sie klein sind, problemlos in Milbengift tauchen. Wird auf diese Weise vorgebeugt, bevor sie in den Blüteraum kommen, verringert sich das Milbenrisiko erheblich.

Muss der Anbauraum gereinigt oder sterilisiert werden, sind kleinwüchsige Pflanzen in kleinen Behältern viel leichter hin und her zu bewegen als voluminöse und schwere Teile. In regelmäßig desinfizierten Räumen gibt es weniger Probleme mit Ungeziefer und Krankheiten.

Experimente sind bei Stecklingen präziser und konsistenter. Da es sich um erbgleiche Pflanzen handelt, lassen sich verschiedene Stimulanzen (Dünger, Licht, Herunterbinden etc.) an diversen Stecklingen von derselben Mutter testen und zeigen genau, wie der Rest des Bestandes reagieren wird. Ich kenne Anbauer, die schon mit zahlreichen aus Samen gezogenen Pflanzen experimentierten und sich doch nie die Erfahrung aneignen konnten, die nötig ist, um bei einer Sorte das volle Potenzial auszuschöpfen.

Nachteile

Sie sollten stets nur mit dem besten Stecklingsmaterial arbeiten, das zur Verfügung steht. Da von der Mutterpflanze genaue Kopien produziert werden, haben diese auch alle Schwächen der Mutterpflanze. Ist sie nicht resistent gegen Schädlinge oder Krankheiten, sind es die Stecklinge ebenso wenig. Bauen Sie nur eine Sorte an, kann das natürlich besonders fatal sein. Schädlinge und Pilzbefall können dann im Nu den ganzen Bestand hinwegraffen.

Vorbereitende Maßnahmen

Grundsätzlich können Sie aus jeder Pflanze Stecklinge schneiden, gleich wie alt sie ist oder in welcher Wachstumsphase sie sich befindet. Die besten Resultate erzielen Sie bei Mutterpflanzen, die mindestens zwei Monate alt sind. Stecklinge von jüngeren Pflanzen könnten sich ungleichmäßig entwickeln und nur langsam heranwachsen. Stecklinge von blühenden Müttern bewurzeln zwar rasch, brauchen aber vier Wochen oder länger, um zum Vegetativwachstum zurückzukehren. Diese verjüngten Klone blühen mitunter vorzeitig, wobei ihre Buds anfälliger für Schadpilze sind.

Das Klonieren ist für die Marihuanapflanze das traumatischste Erlebnis überhaupt. Im frisch geschnittenen Steckling findet ein ungeheurer Veränderungsprozess statt, seine ganze Chemie wird umgepolt. Will er überleben, so muss der Zweig, der zuvor nur Blätter austrieb, an der Schnittstelle Wurzeln bilden.

Ein dichtes Wurzelsystem wird der Steckling dann entwickeln, wenn im Stängel nur eine geringe Stickstoffkonzentration herrscht, jedoch viele Kohlenhydrate vorhanden sind. Für den Aufbau der Kohlenhydrate sorgen Sie durch Spülen des Substrats mit reichlich Wasser, um die Nährstoffe herauszuwaschen. Das Medium muss natürlich gut dränieren, damit es nach ausgiebigem Spülen nicht total unter Wasser steht. Ein Durchspülen der Blätter (Umkehrung der Blattdüngung) wird die Nährstoffe aus den Blättern waschen, vor allem den Stickstoff. Füllen Sie das Spritzgerät einfach mit frischem, lauwarmem Wasser und nebeln Sie die Mutti drei oder vier Tage lang jeden Morgen tüchtig ein. So wird den Blättern rasch der Stickstoff entzogen. Sobald kein Stickstoff mehr da ist, nehmen die älteren Blätter möglicherweise eine hellgrüne Färbung an und das Wachstum der Mutterpflanze verlangsamt sich. Nun wird es zu einer Akkumulierung von Kohlenhydraten kommen. Der höchste Kohlenhydratgehalt findet sich normalerweise in den tiefer sitzenden, älteren und reiferen Zweigen. Ein gutes Zeichen für hohen Kohlenhydratgehalt ist, wenn Sie einen Zweig biegen und er dabei abknickt, statt sich zu biegen (Verholzung durch Zellulose).

Zum Wurzeln brauchen die Stecklinge ein Minimum an Stickstoff und erhöhte Phosphorgaben. Sie sollten in dieser Zeit keine Sprays einsetzen, da sie den Stress, unter dem die Stecklinge stehen, nur vergrößern. Wer sich an die Regeln hält und sich ein bisschen Erfahrung angeeignet hat, wird meist eine konsistente hundertprozentige Überlebensrate bei seinen Stecklingen erzielen.

Wurzelhormone

Wurzelbildende Hormone beschleunigen die internen Pflanzenprozesse. Um an der Schnittstelle Wurzeln zu bilden, muss sich ein Steckling gewaltig umstellen. Anstelle von Stängelzellen muss er nun zuerst undifferenziertes Gewebe und dann Wurzelzellen bilden. Die Bewurzelungshormone stimulieren das undifferenzierte Wachstum, worauf diese Zellen sich dann rasch in Wurzelzellen verwandeln. Die hier wirksamen Substanzen sind Naphtylessigsäure, Indolbuttersäure und Dichlorphenoxyessigsäure. Viele der im Handel erhältlichen Produkte enthalten entweder einen, zwei oder alle dieser synthetischen Stoffe und zudem oft auch ein Fungizid gegen Umfallkrankheit.

Diese Präparate gibt es flüssig, als Gel oder als Pulver. Die flüssigen sind am vielseitigsten. Sie durchdringen den Stängel gleichmäßig und sind konsistent. Pulverförmige Hormonpräparate haften nicht sehr gleichmäßig am Stängel, dringen nicht richtig ein, bewirken nur ungleichmäßigen Wurzelwuchs und bringen eine geringere Überlebensrate.

Manche Anbauer stellen ihre frischen Stecklinge 24 Stunden lang in eine verdünnte Hormonlösung. Im Allgemeinen enthalten diese Lösungen zwischen 20 und 200 ppm Indolbuttersäure oder Naphtylessigsäure. Die Resultate sind unterschiedlich. Natürlich beeinflussen während dieser 24 Stunden Umweltbedingungen wie Temperatur, Licht und Luftfeuchte die Fähigkeit des Stecklings, die Wurzelhormone in der Lösung aufzunehmen.

Lösungen mit einer höheren Konzentration von Indolbuttersäure und Naphtylessigsäure, also mit 500 bis 20.000 ppm, eignen sich für ein schnelles Eintauchen. Aufgrund der hohen Konzentration werden Stecklinge, die nur 5 bis 20 Sekunden lang eingetaucht werden, die Lösung gleichmäßig aufnehmen. Um die Hormonkonzentration in ppm festzustellen, multiplizieren Sie den vom Hersteller angegebenen Prozentgehalt mit 10.000. Ein Produkt mit 0,9 Prozent Indolbuttersäure enthält demnach 9.000 ppm.

Blüte

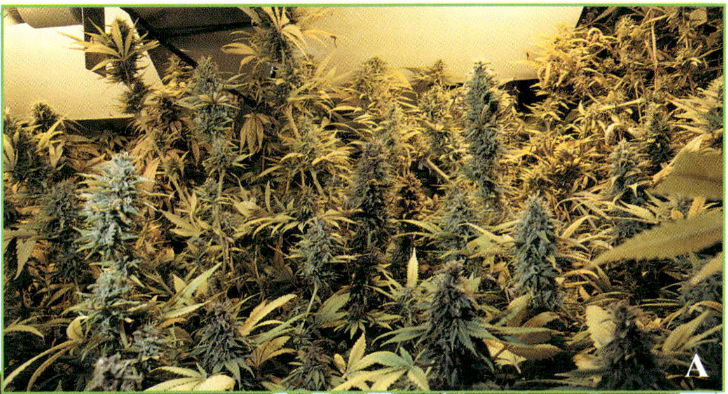

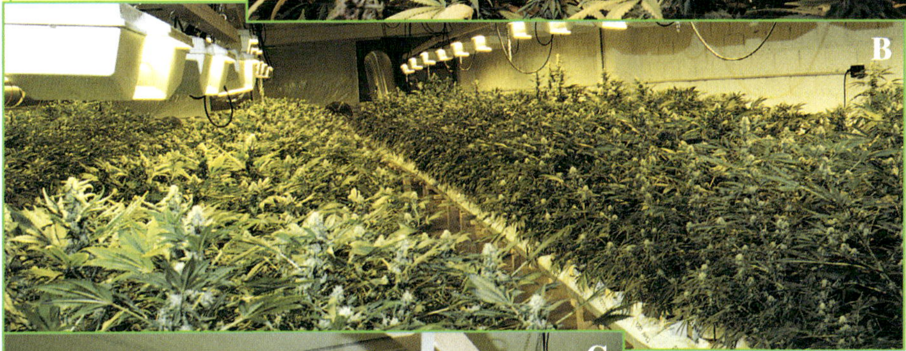

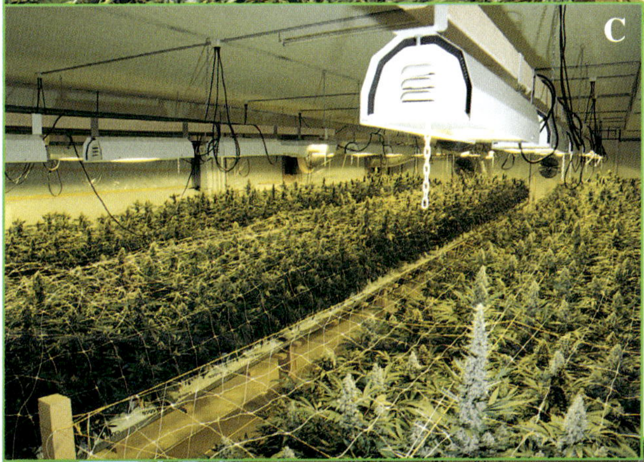

A) Diese überdüngte und von Spinnmilben befallene Plantage brachte monatlich 0,26 Gramm Ertrag pro Watt. B) Schweizer Plantage, Anbau in Canna Coco, vier Wochen vor Ernte. C) Schweizer Anbauraum, der monatlich 0,5 Gramm Ertrag pro Watt bringt. D) Gute Ventilation ist bei ertragreichen Pflanzen unverzichtbar.

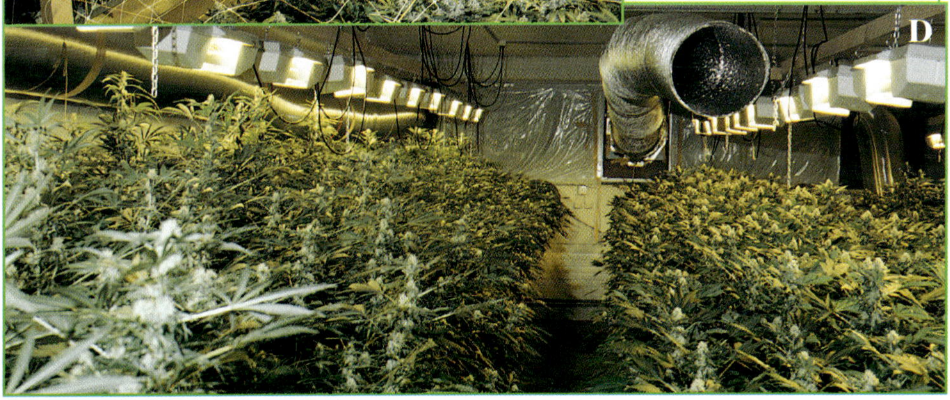

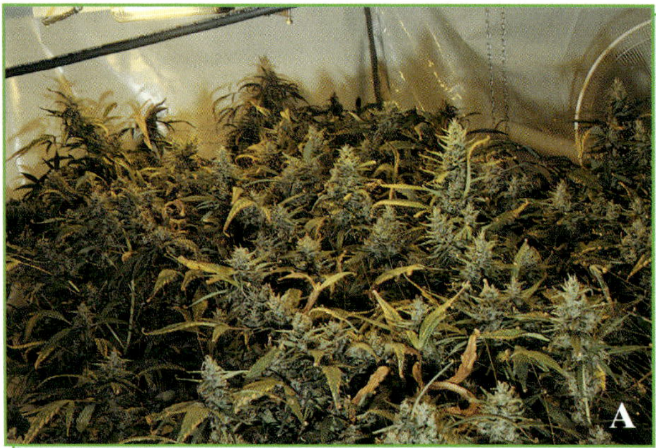

A) Salzanreicherung führte zu Mangel an Kalium (verbrannte Blattränder) und Zink (braune Blätter) u. a. Nährstoffproblemen. B) Dunkelgrüne Blattfärbung weist auf Überdüngung hin. C) Spröde, dunkelgrüne Blätter mit verbrannten Spitzen – durch Salzanreicherung waren etliche Nährstoffe nicht mehr verfügbar. D) Große Blätter vergilben: Klassischer Stickstoffmangel kurz vor Ernte.

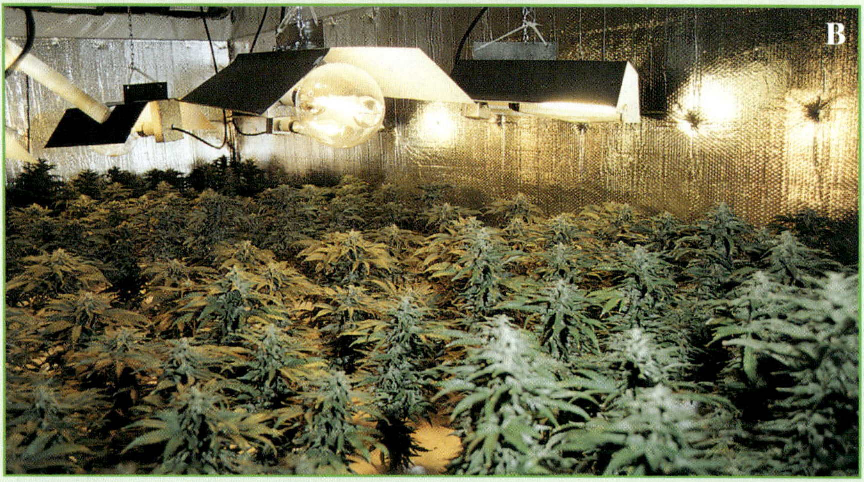

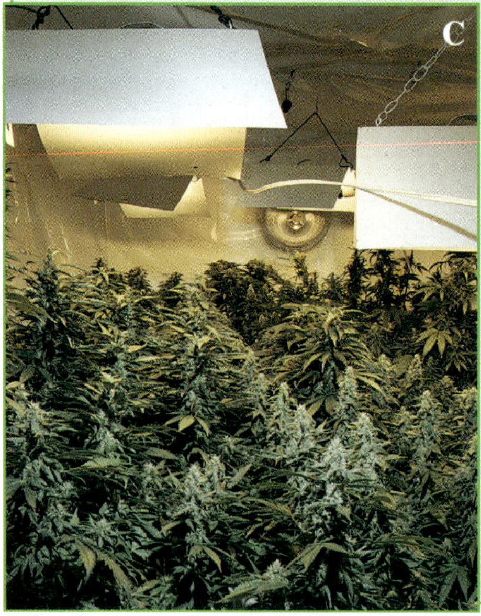

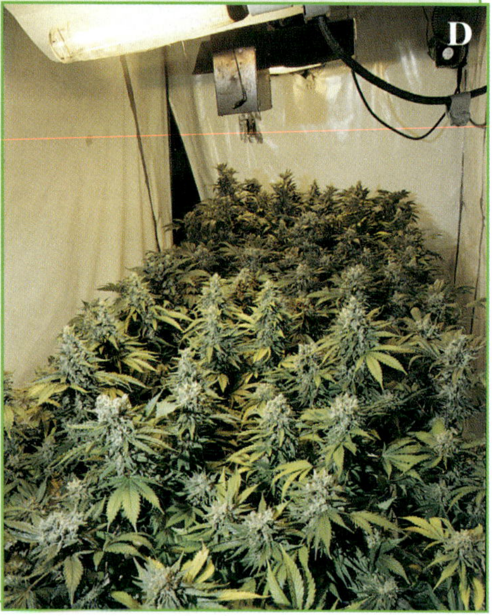

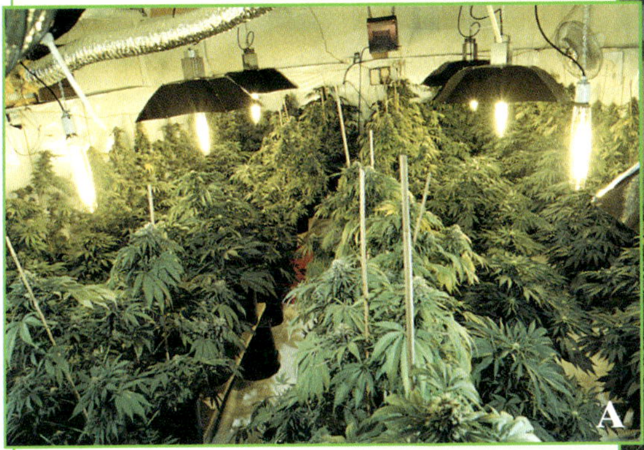

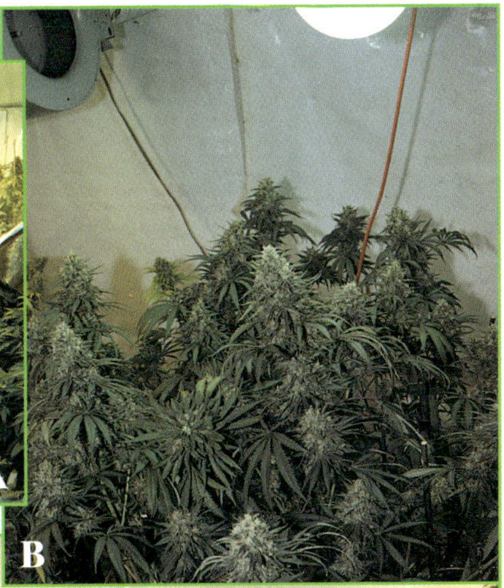

A) Dieser Raum voll „BC Big Bud“ bringt monatlich 0,5 Gramm pro Watt.
B) Bankbeet mit „Burberry“-Pflanzen. C) Milbenbefall auf Blättern, verbrannte Spitzen: da reifen keine fetten Buds. D) Durch Harzbildung und weiße Griffel erscheint dieser Bud wie von Reif überzogen. E) Pilzbefall hat einige Blätter gekillt, sich aber nicht weiter ausgebreitet.

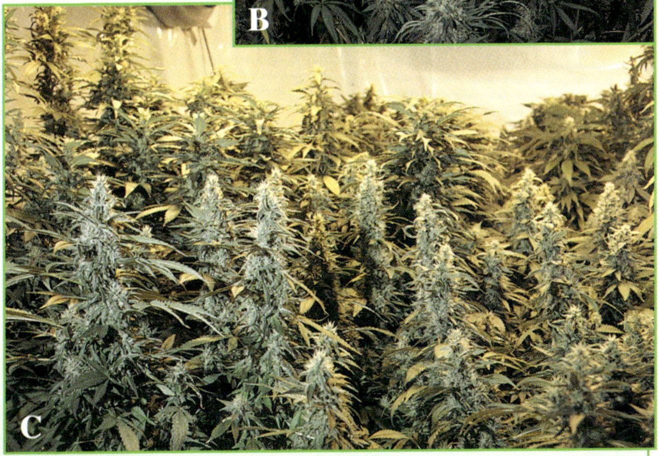

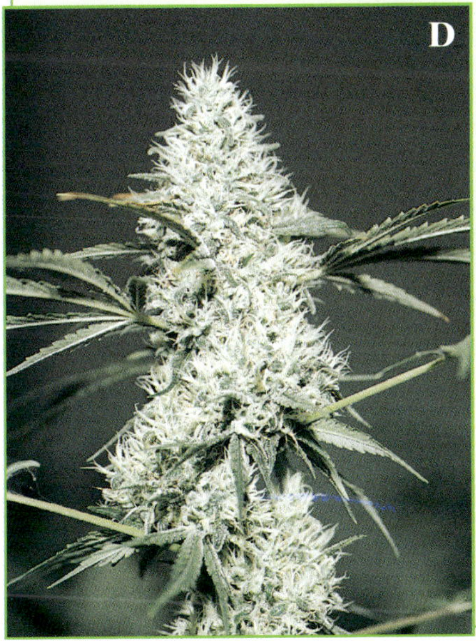

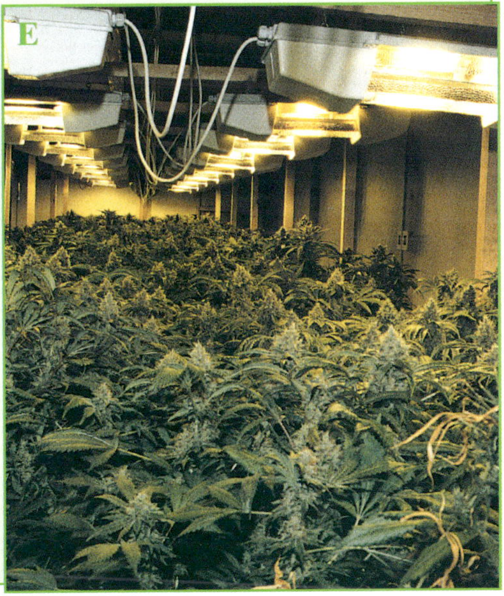

Who's Who

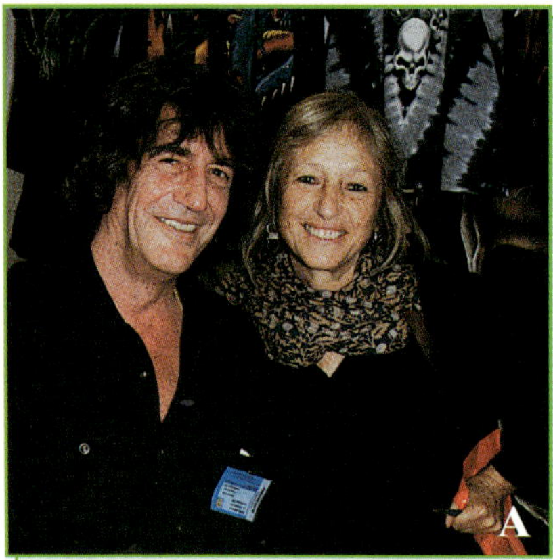

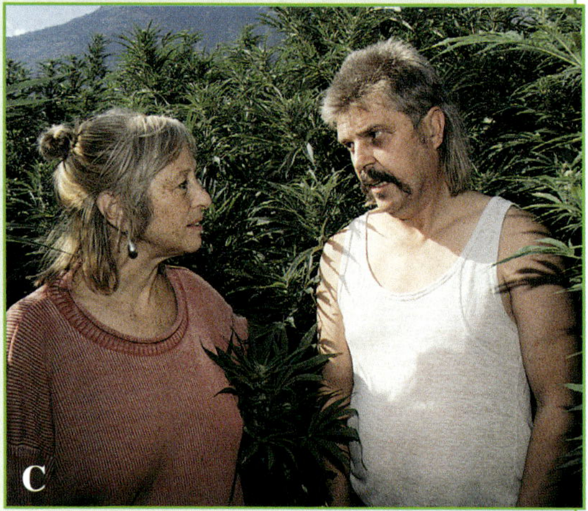

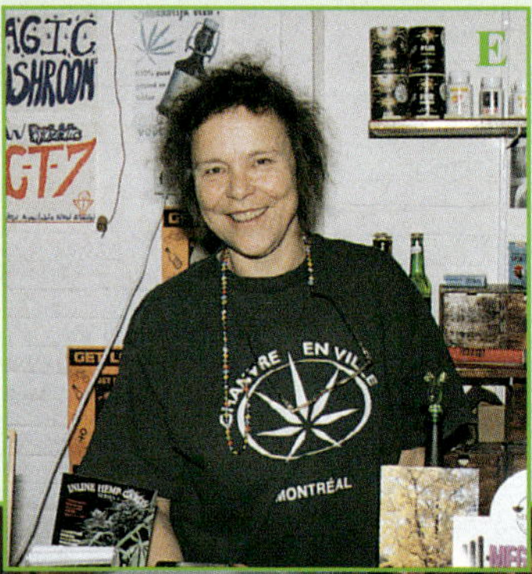

A) Howard Marks („Mr. Nice"), der jahrelang ein Zehntel des Welthaschhandels kontrollierte, neben Michka, einer bekannten Aktivistin und Publizistin aus Frankreich. B) Ben Dronkers, Chef von Sensi Seeds, narrt deutsche Aufsicht bei der Cannabusiness 2000 mit Schokojoint. C) Michka und der Schweizer Aktivist Bernard Rappaz in einem seiner Felder. D) Jaime Pratz am Stand des spanischen Hanfmagazins Cañamo bei der Cannabusiness 2000. E) Mila, bekannte holländische Cannabis-Aktivistin und Chefin des Hemp Hotel in Amsterdam. F) Der Pollinator macht aus Blättern Haschisch – eine Erfindung von Mila.

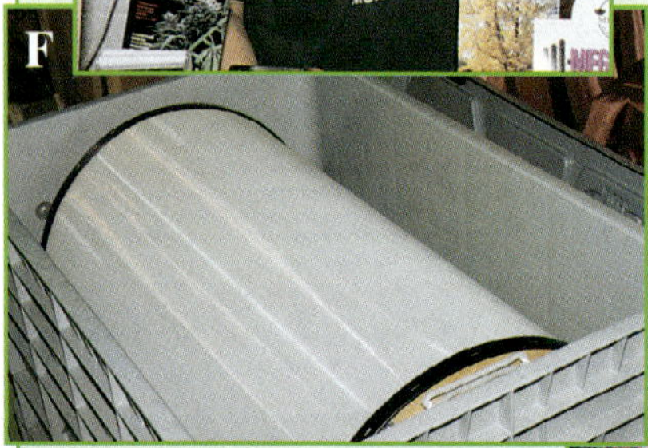

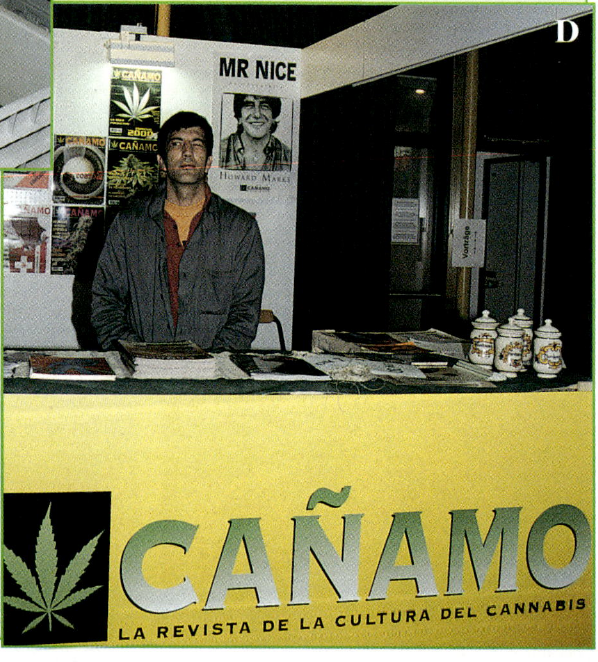

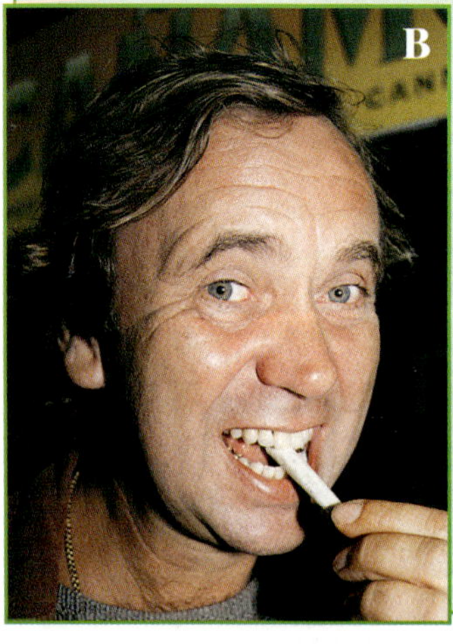

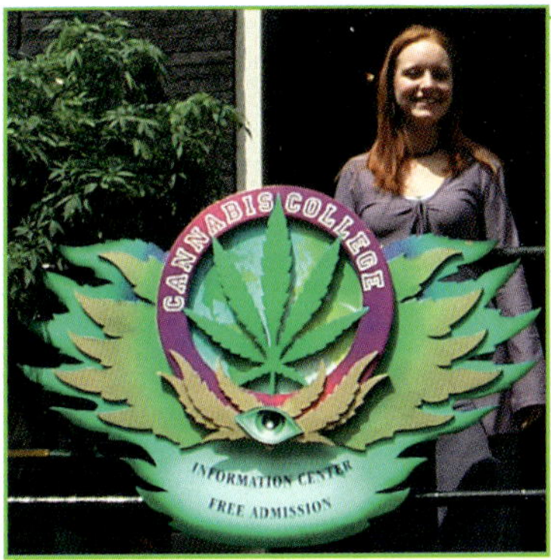

Oben: Lorna, kenntnisreiche Managerin des Amsterdamer Cannabis College, neben dem neuen College-Schild. „Wir sind ein gemeinnütziges Infozentrum, das es sich zur Aufgabe gemacht hat, gratis objektive und wahrheitsgemäße Informationen über die Pflanze Cannabis Sativa zu liefern. Da es in den konventionellen Medien zu viele Falschinformationen und Miesmacherei gibt, bieten wir die Gelegenheit, die Wahrheit über sämtliche Aspekte dieser Pflanze zu erfahren … nämlich auch im medizinischen, wirtschaftlichen und politischen Bereich.“

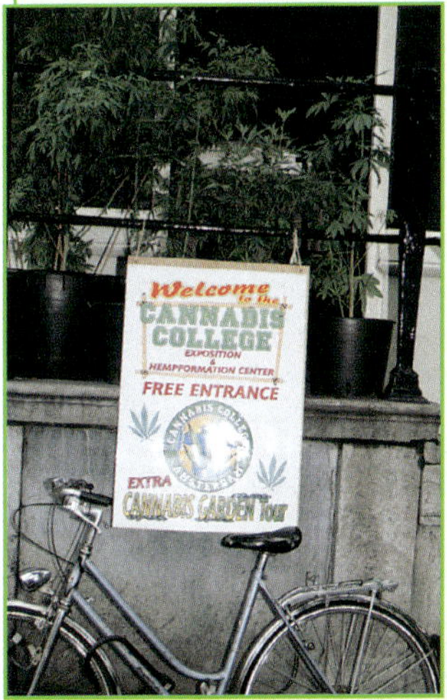

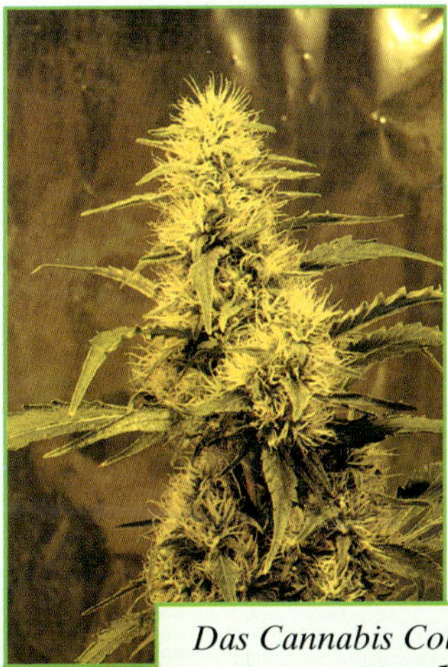

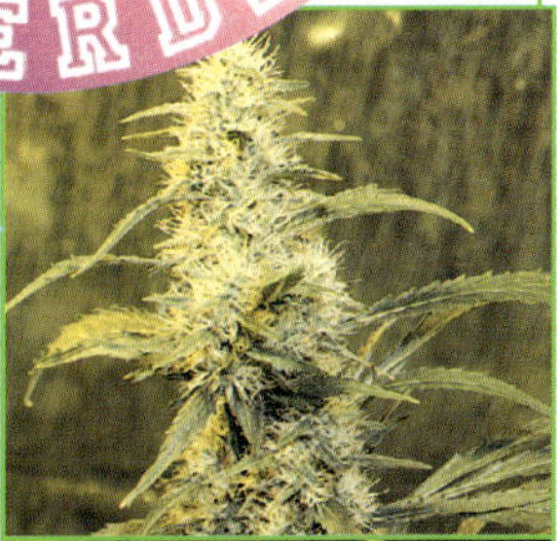

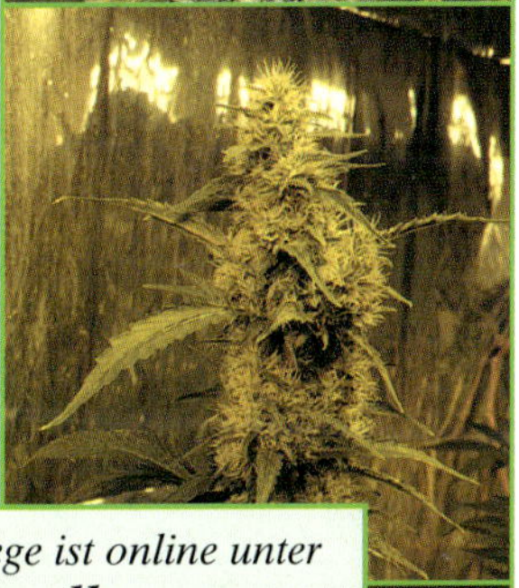

Das Cannabis College ist online unter
www.cannabiscollege.com

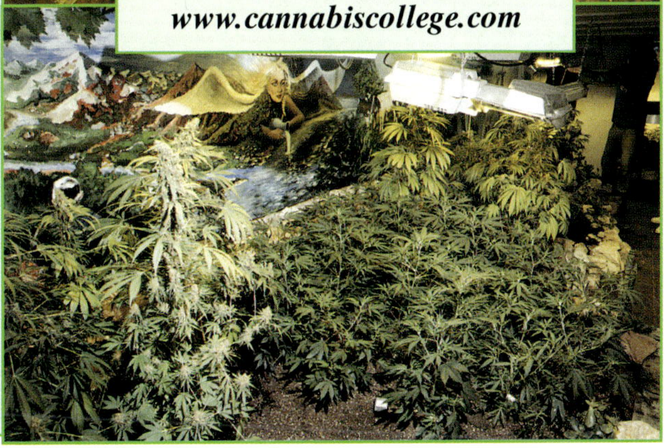

Mein Fahrrad kannte ihn schon, den Weg zum Cannabis College am O.Z. Achterburgwal 124 in Amsterdam. Es liegt nur ein paar Straßen vom Hauptbahnhof entfernt. An diesem öffentlichen Ort demonstriert ein Experte, wie Marihuana angebaut wird! Immer der Gracht folgen, führt der Weg zum berühmten Hash Marijuana Hemp Museum.

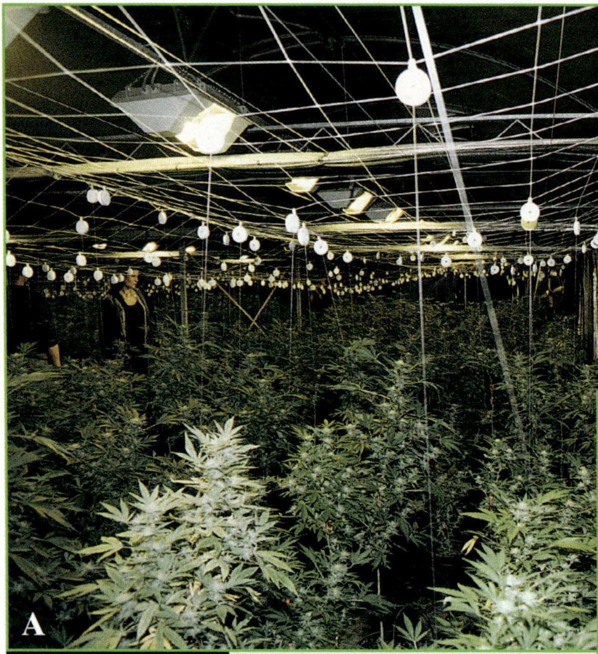

A

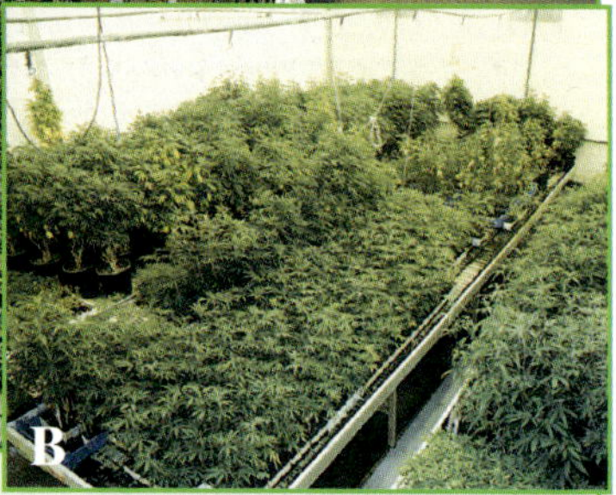

B

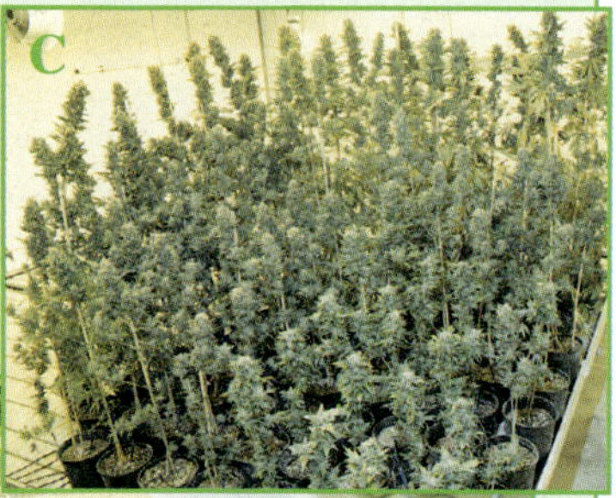

C

(A) Das ehemalige Treibhaus von Sensi Seeds mit verschiebbaren opaken Wänden und einer Batterie von Hochdrucklampen. B) Blick in den Hauptraum für Mutterpflanzen und vegetative Phase. C) Diese Sensi-Buds wurden für ein Coverfoto des Hanfmagazins Cañamo aufgebaut. D) Kopflastige Buds werden mit Holzstäben gestützt; links nimmt jemand einen tiefen Zug.

D

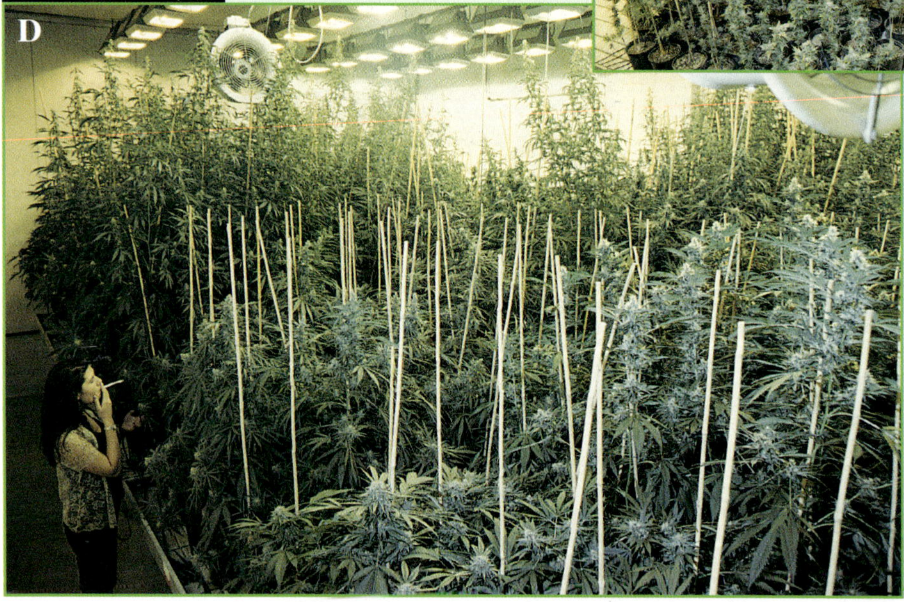

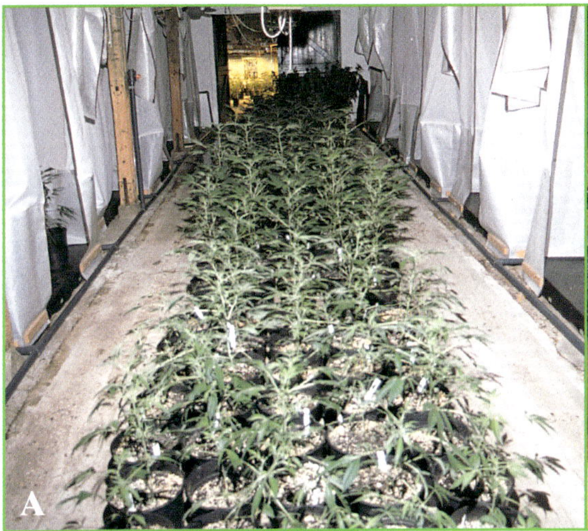

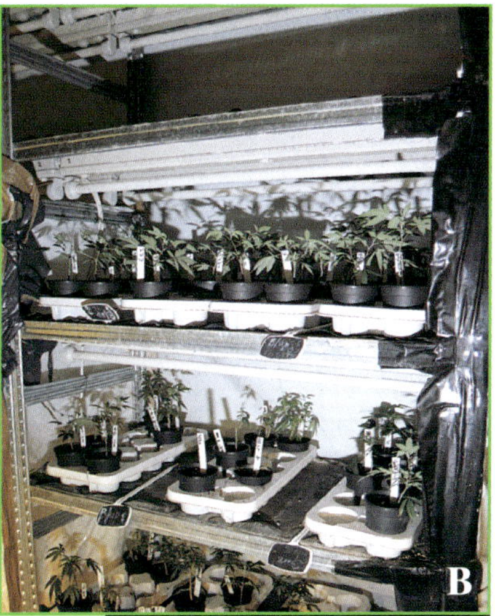

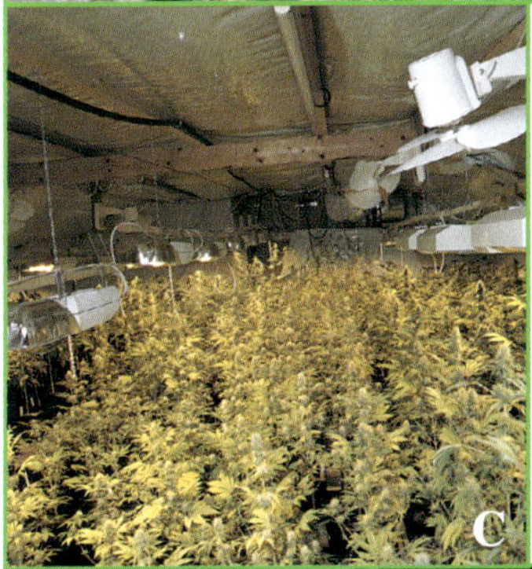

A) Jeder pollensichere Raum zu beiden Seiten der Mutterpflanzen ist mit einer anderen Kreuzung bestückt. B) Penibles Etikettieren ist wichtig, um die Pflanzen auseinander zu halten. C) Hier gedeiht eine experimentelle Kreuzung. D) Der Raum für die Mutterpflanzen bei Green House – wo stets nach verbesserter Genetik gesucht wird.

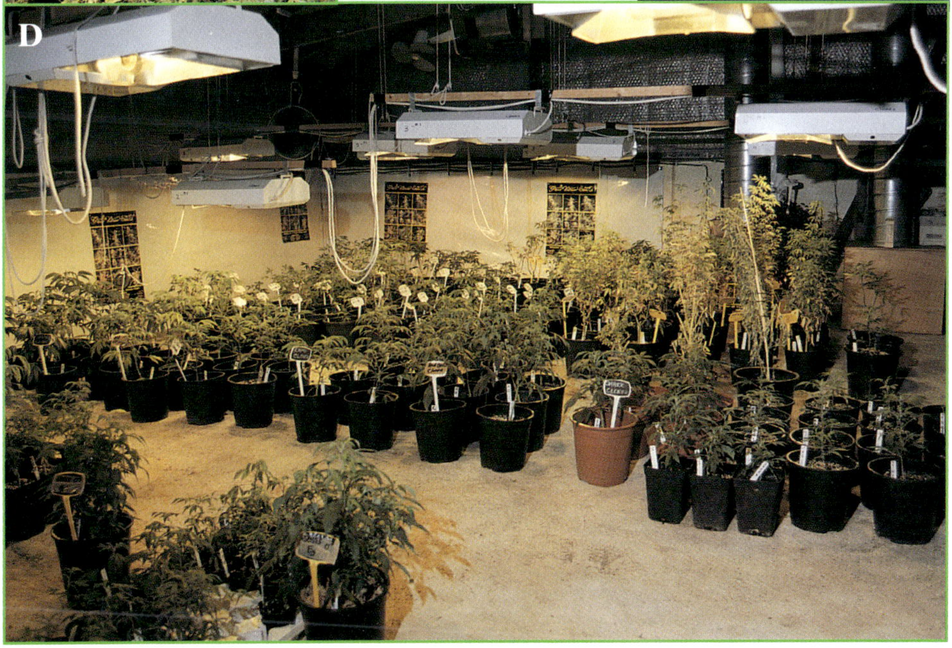

Cannabis-Ansichten

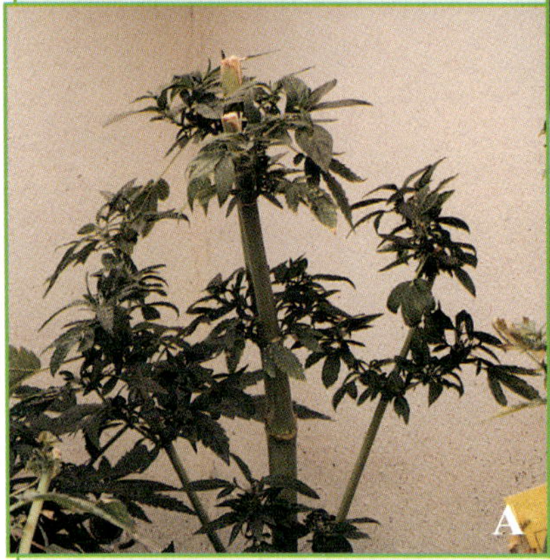

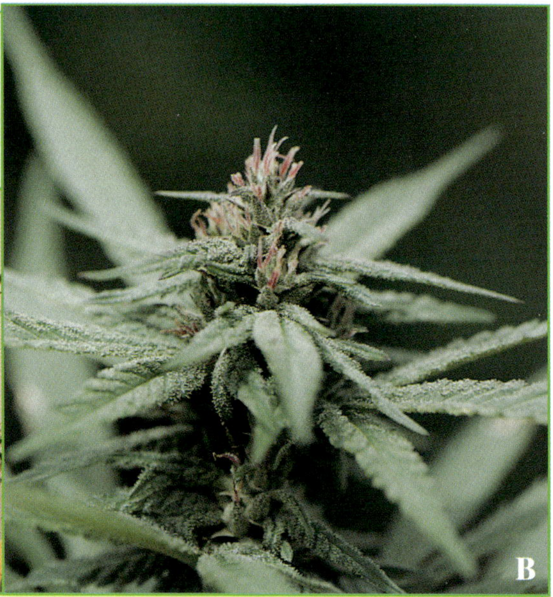

A) Getrimmte Stängel belauben sich erneut an dieser verjüngten Pflanze, bei der eine zweite Ernte möglich ist. B) Hübsche Griffel – ein besonderes genetisches Merkmal. C) Deutsche Kellerplantage mit mobilen Containermodulen. D) Männliche Pflanzen im Verjüngungsraum. E) Harzreicher Bud, die verkümmerten dunkelgrünen Blätter weisen auf Überdüngung hin.

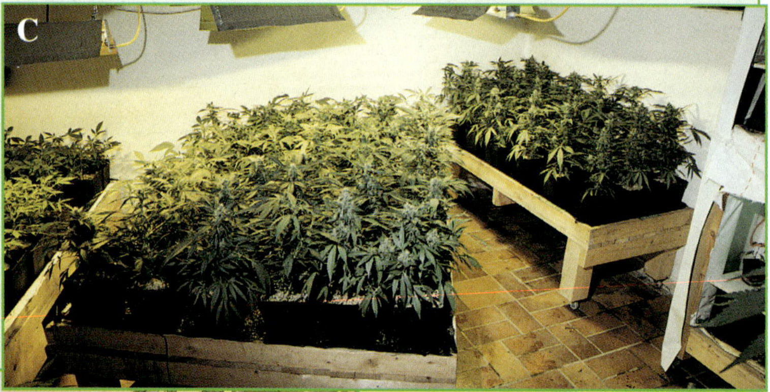

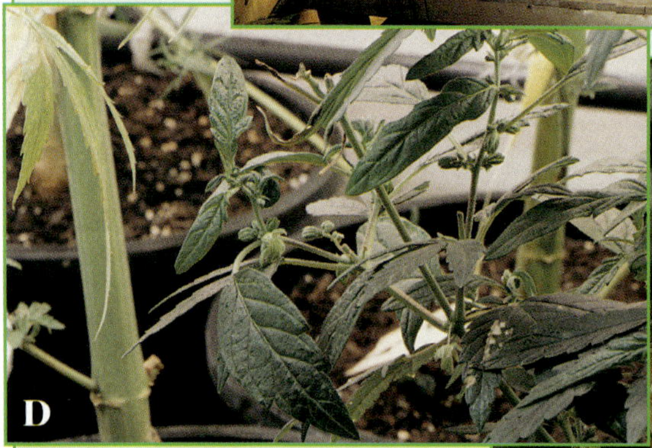

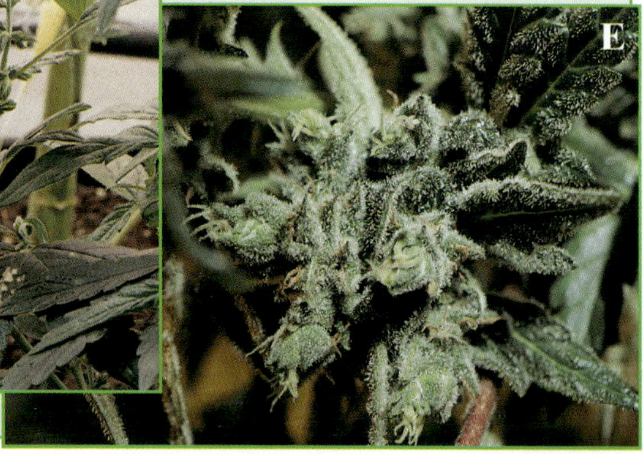

Trichome

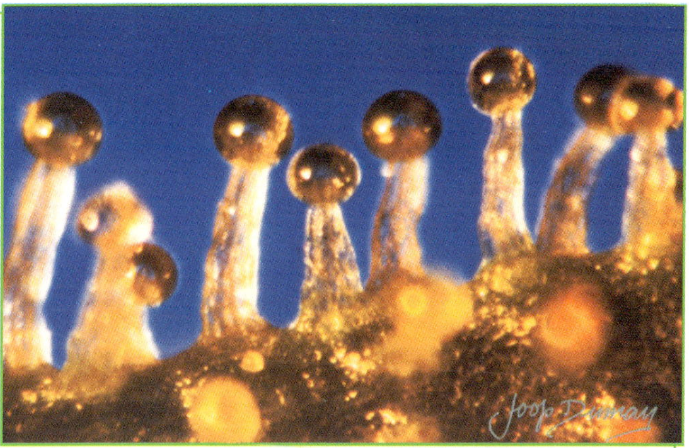

Diese erstaunlichen mikroskopischen Aufnahmen hat der holländische Fotograf Joop Dumay gemacht. Joop sagt, ihn fasziniere diese „innere Welt“ des Cannabis. Er stelle sich manchmal vor, sich in der magischen Miniaturwelt der Harzkristalle zu bewegen. Hier sind eher reife Trichome zu sehen, auf der nächsten Seite sind jüngere Exemplare abgebildet. Alle Fotos Copyright 2001 by Joop Dumay, www.crystalman.nl

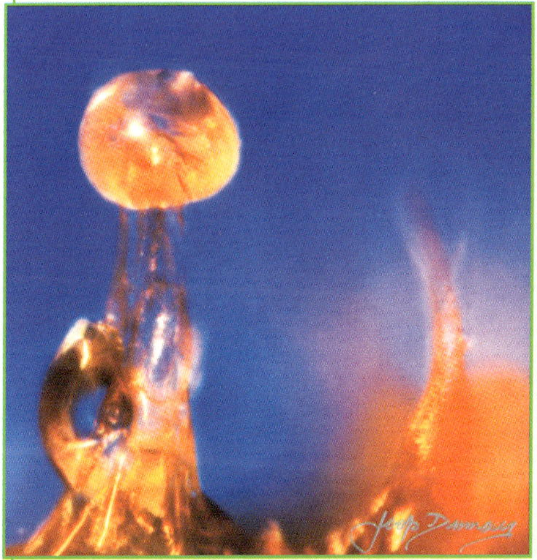

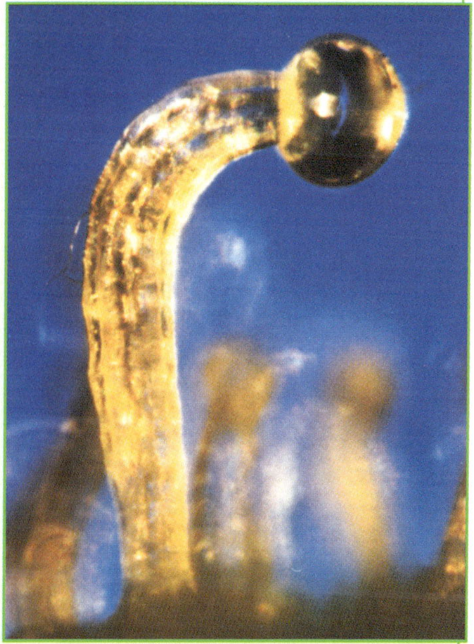

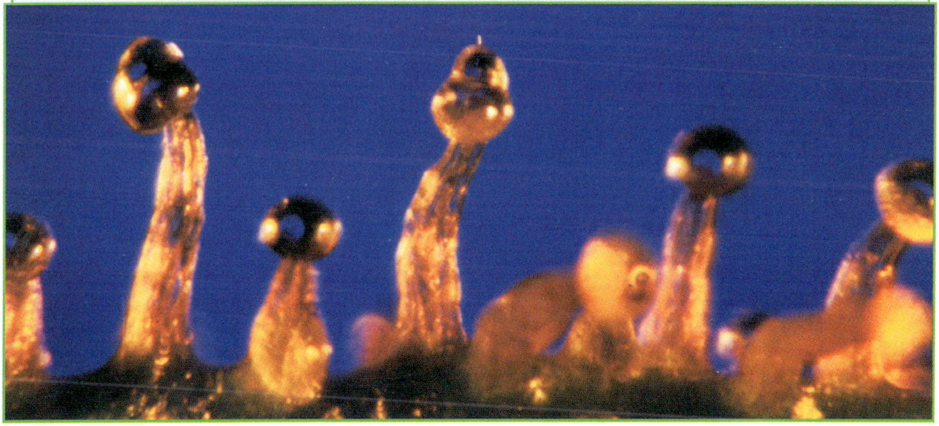

Trichome

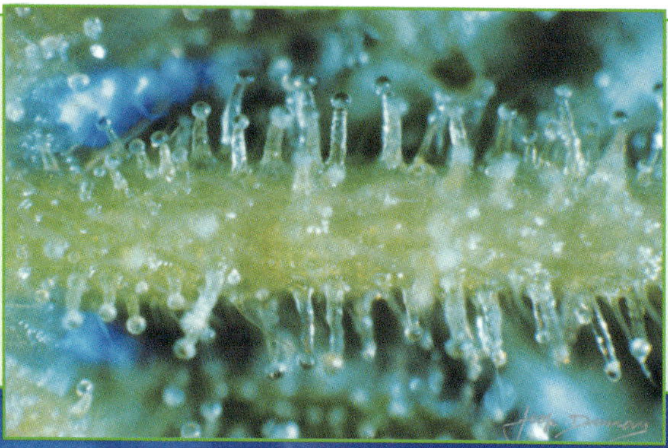

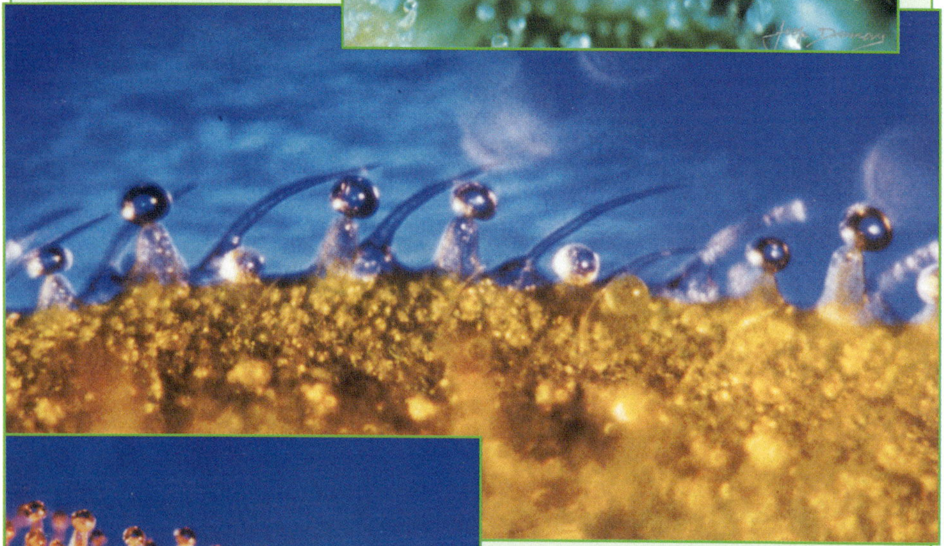

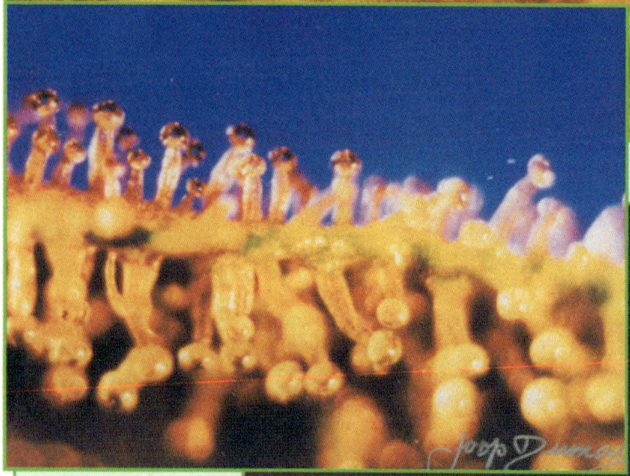

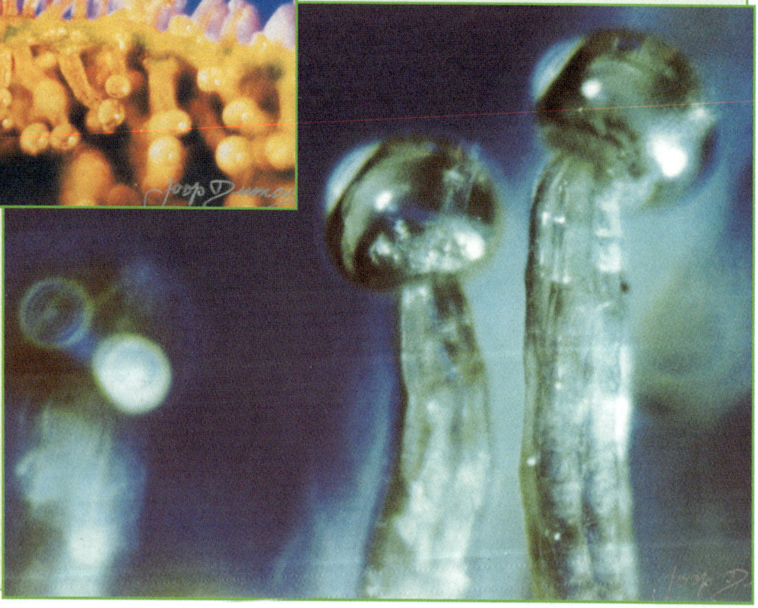

Buds

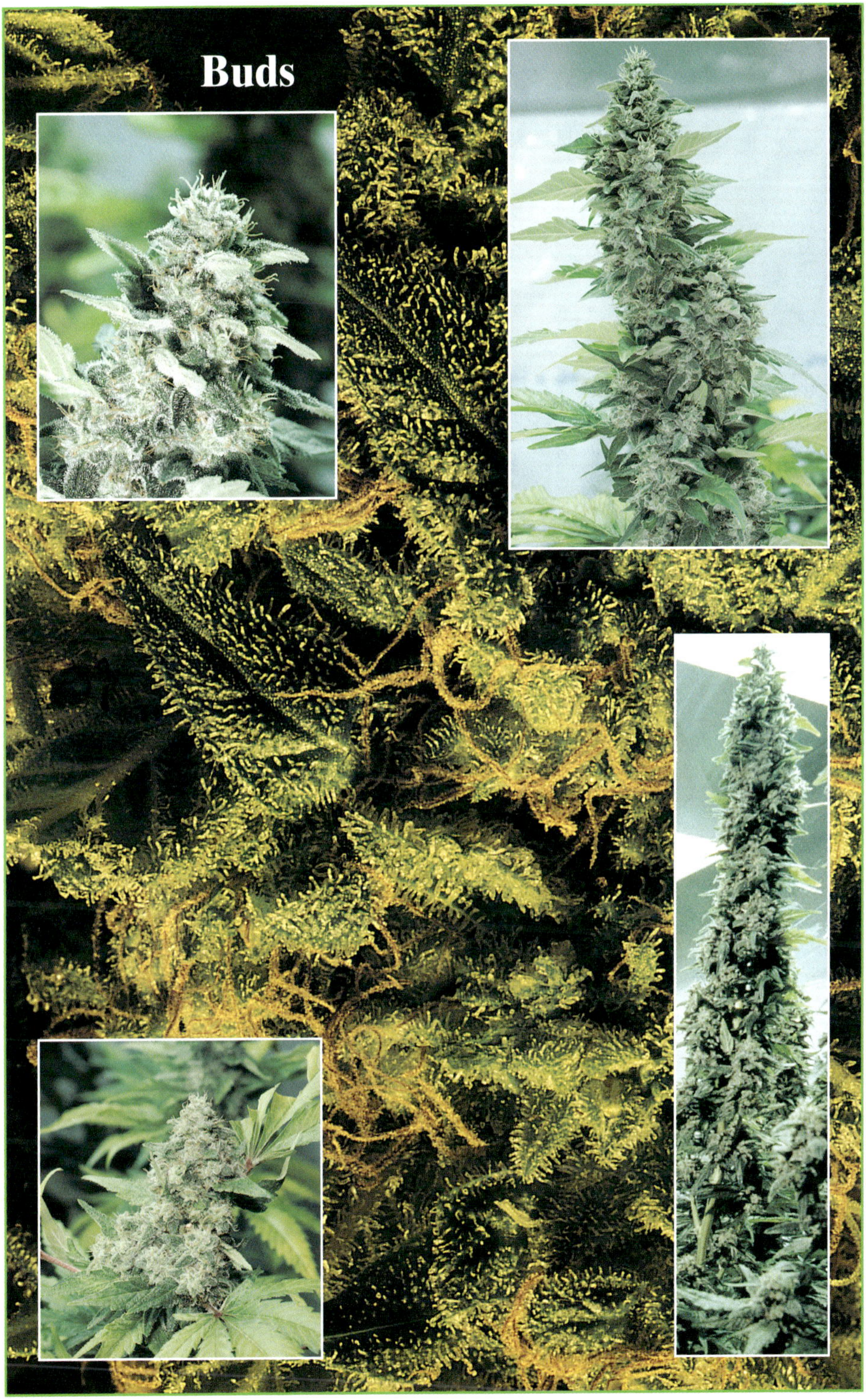

Buds

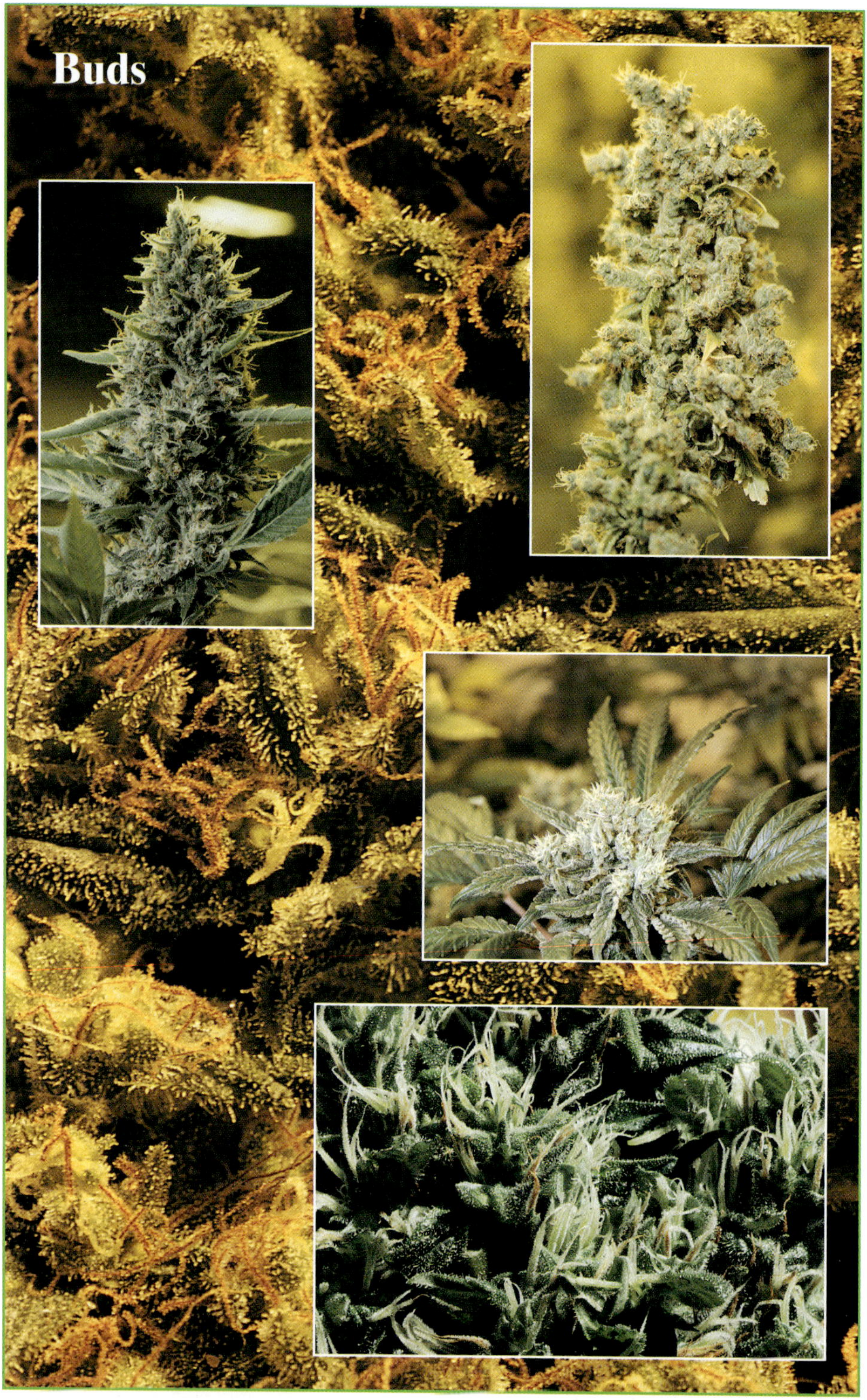

Buds

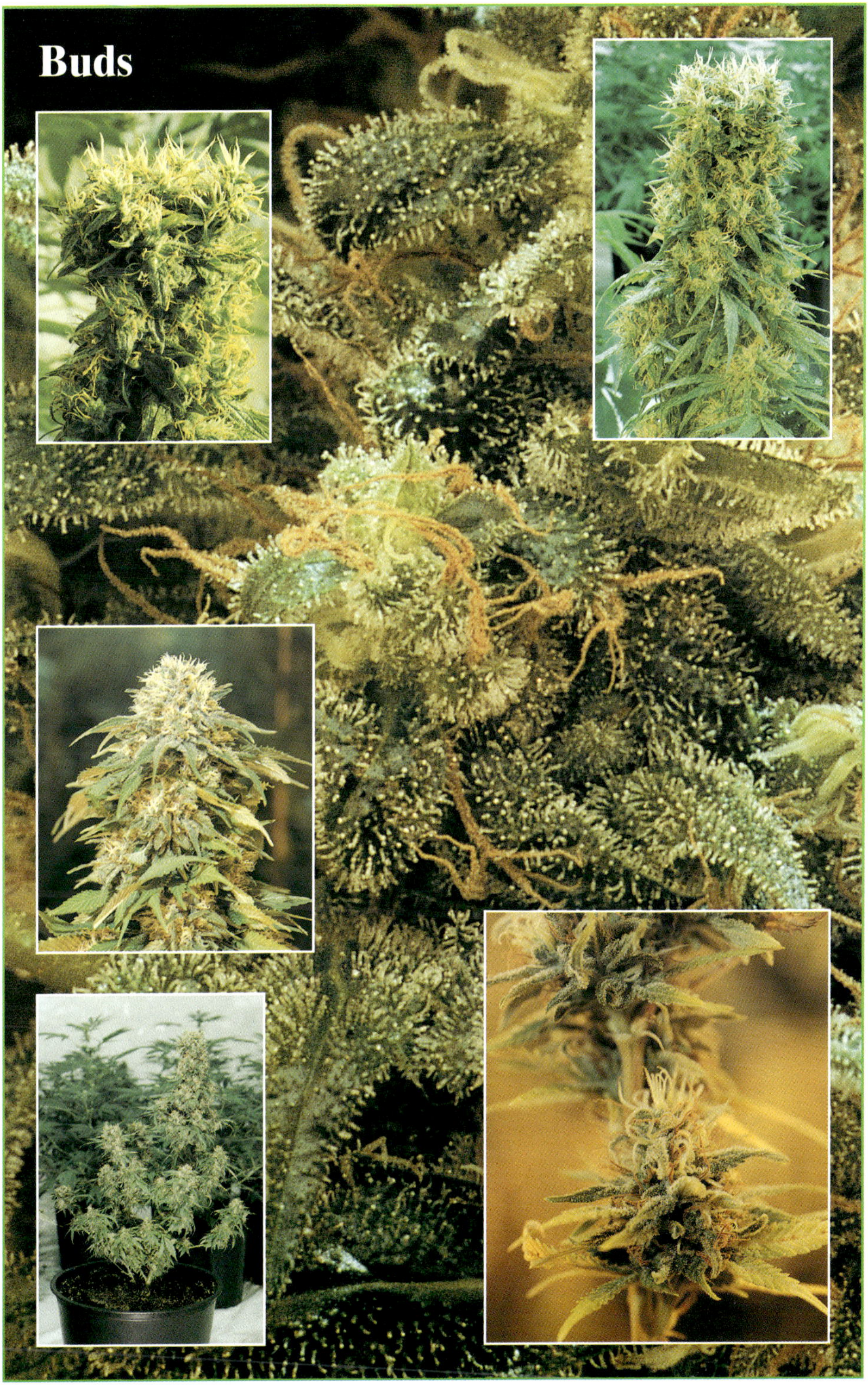

Buds

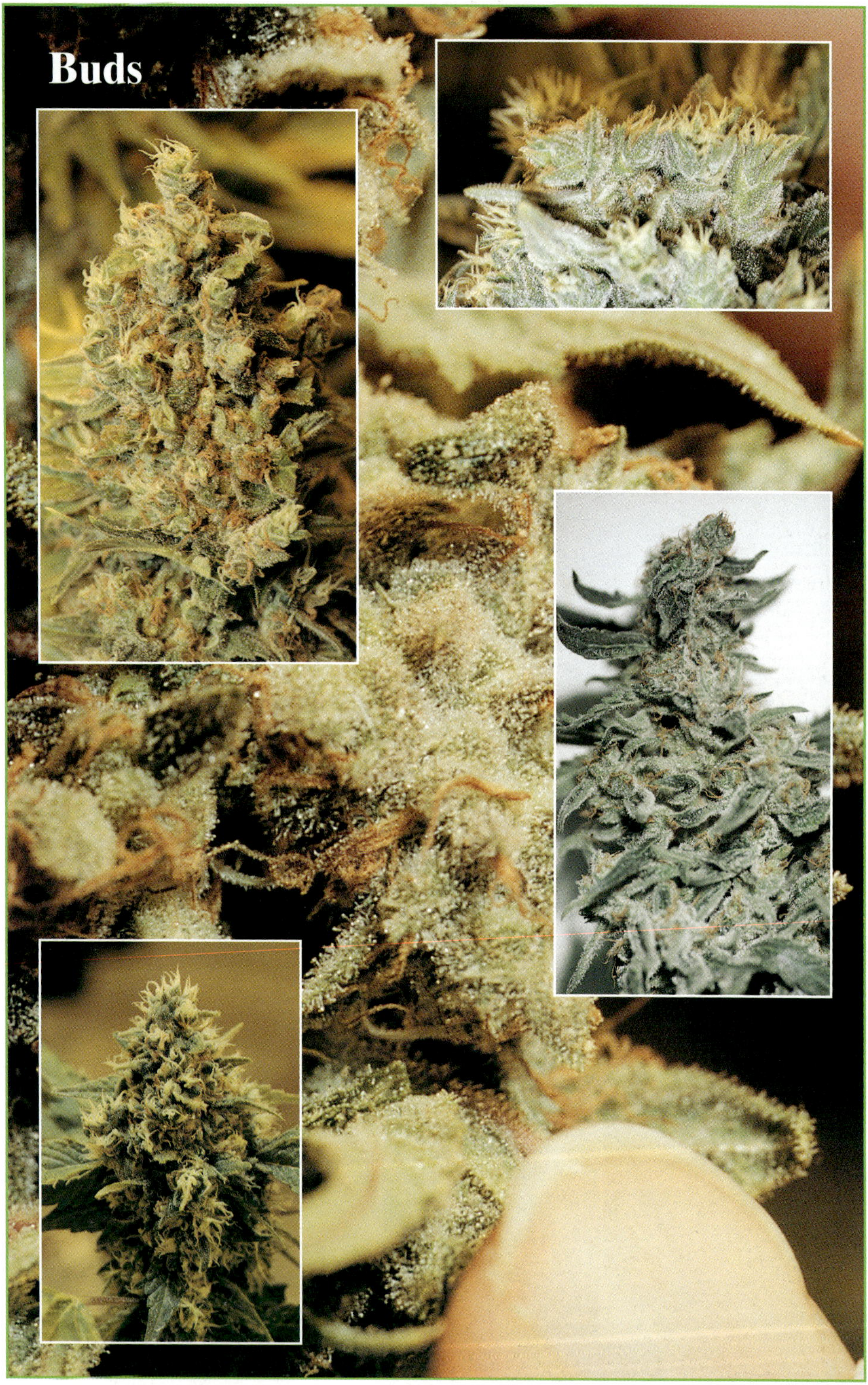

Trocknen

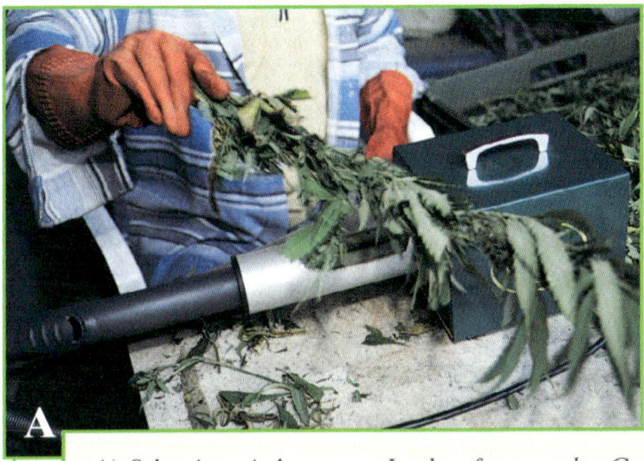
A

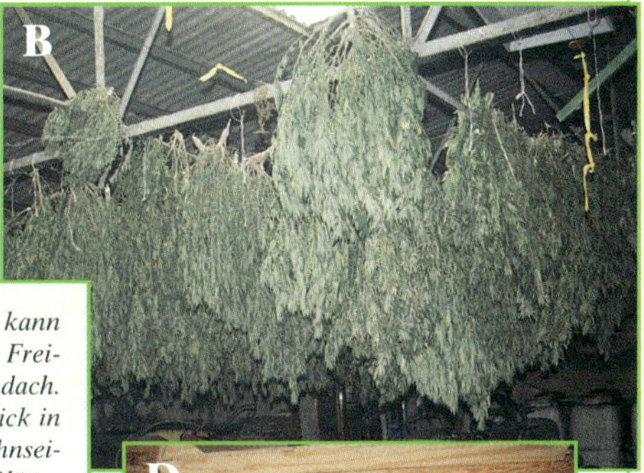
B

A) Schweizer Anbauer am Laubentferner – das Gerät kann etliche Kilo am Tag verarbeiten. B) Über eine Tonne Freilandpflanzen hängen unter diesem Schweizer Scheunendach. C) Eigenbauregal mit herausnehmbaren Tabletts. D) Blick in einen Trockenschrank. E) Karton mit aufgespannter Zahnseide – ein tragbarer Mini-Trockenraum. F) Trocknende Blätter im Pappkarton – täglich wenden! Daraus lässt sich wunderbar Hasch machen!

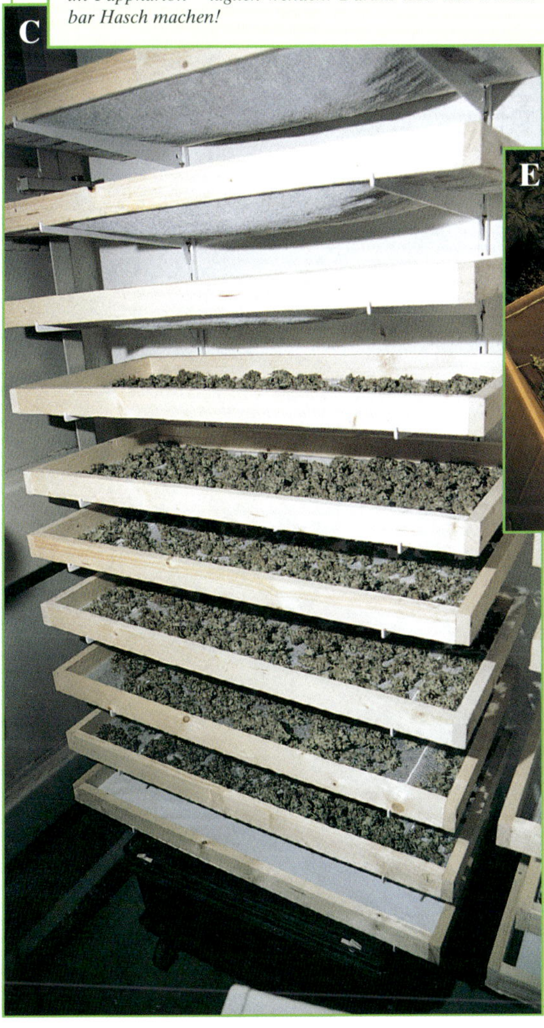
C

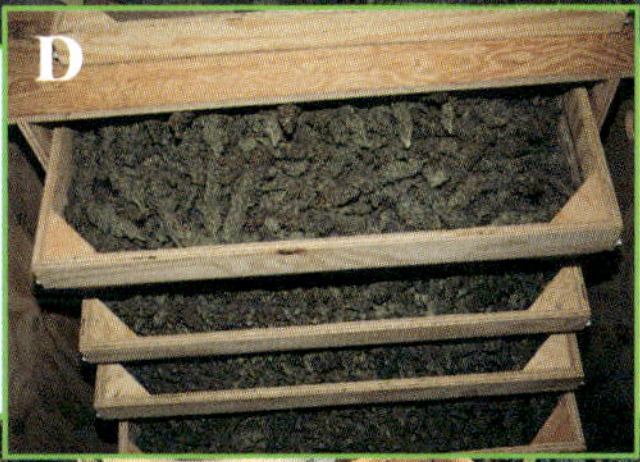
D

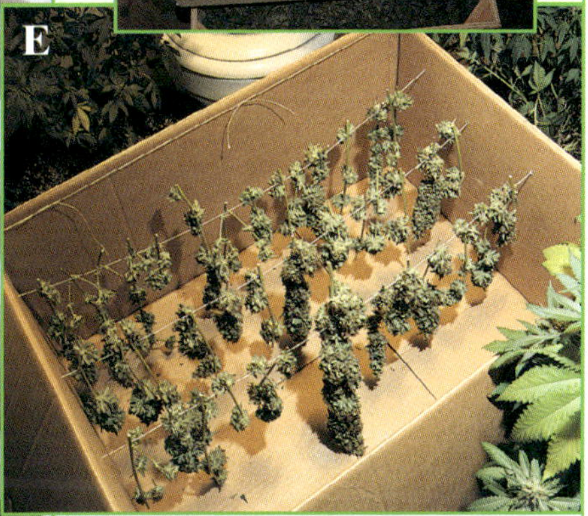
E

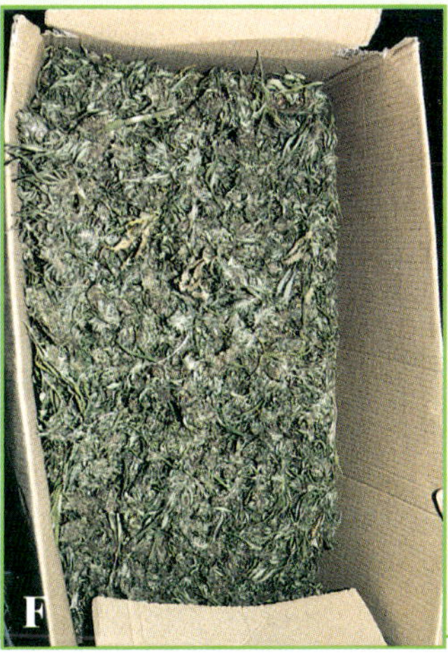
F

Trocknen

A) Hillary Black, Gründerin des Canada Compassion Club, zeigt Marihuana für medizinische Zwecke – vor Gründung solcher Vereine war es für Patienten unerreichbar. B) Blätter, die nicht mit Harz überzogen sind, werden entfernt. C) Buds werden luftdicht verpackt und bleiben so viele Monate lang frisch. D) Wer Platz hat, kann die ganze Pflanze zum Trocknen aufhängen. E) Mit Hilfe eines Seidensiebs wird feines Trichompulver abgesiebt.

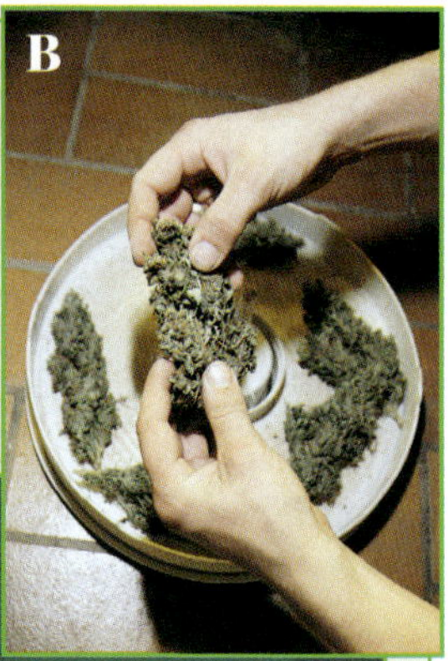

B

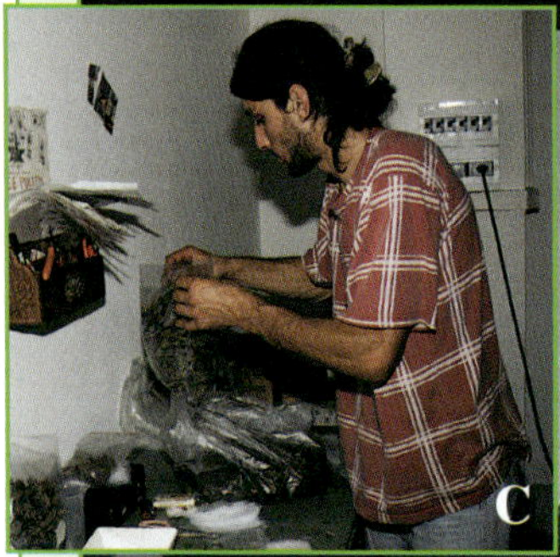

C

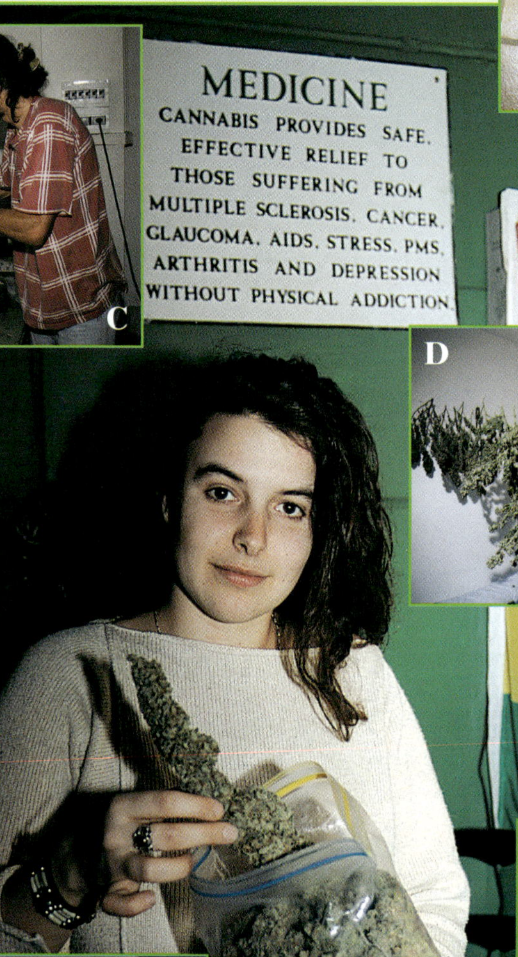
MEDICINE
CANNABIS PROVIDES SAFE, EFFECTIVE RELIEF TO THOSE SUFFERING FROM MULTIPLE SCLEROSIS, CANCER, GLAUCOMA, AIDS, STRESS, PMS, ARTHRITIS AND DEPRESSION WITHOUT PHYSICAL ADDICTION

A

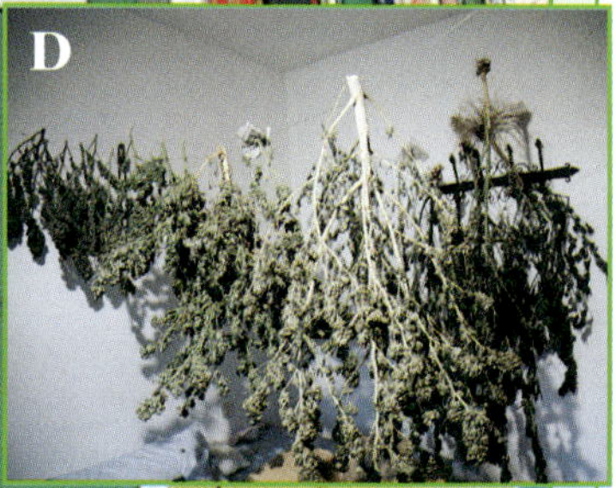

D

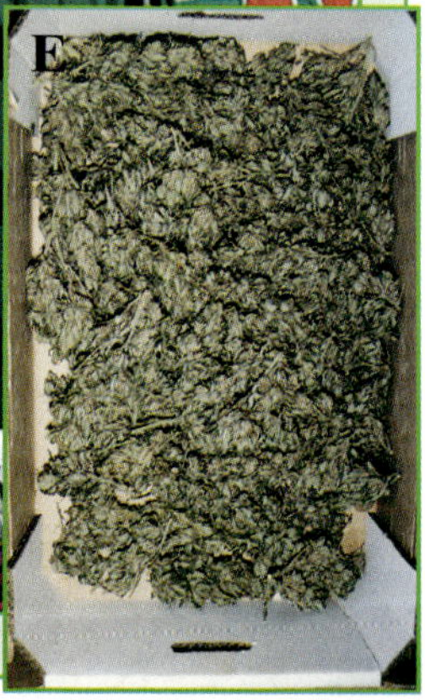

E

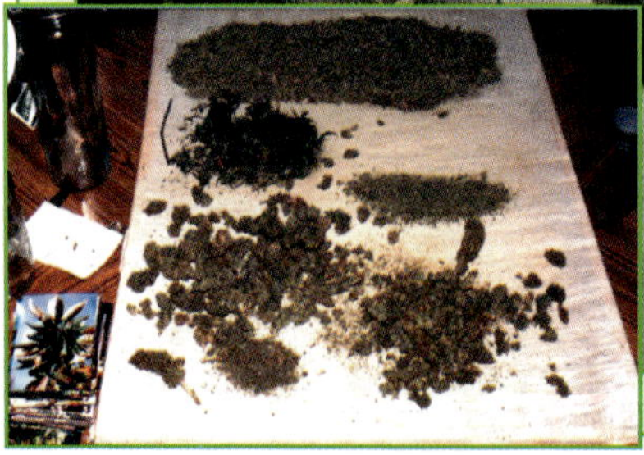

Synthetische Wurzelhormone in Pulverform bestehen aus Talk und Indolbuttersäure oder Naphtylessigsäure. Sie sind billiger als flüssige oder Gel-Form. Rollen Sie das angefeuchtete Ende des Stecklings im Pulver, bis eine dicke, gleichmäßige Schicht an ihm haftet. Wie die flüssigen Hormone, so können auch die Hormone in Pulverform kontaminiert werden. Sie sollten also den Stängel nie direkt in die Packung tauchen, sondern eine kleine Menge in ein Schälchen geben. Den Rest werfen Sie einfach weg. Bleibt zuviel Pulver am Stängel kleben, klopfen oder streifen Sie den Überschuss ab, denn ein Zuviel kann beim Wurzeln bzw. Wachstum hinderlich sein. Das Loch im Wurzelmedium muss natürlich größer als der Stängel sein, weil sonst beim Einführen das anhaftende Pulver abfällt.

Wurzelhormonpräparate

Clonex war das erste Cloning-Gel, das es in Amerika gab. Es enthält sieben Vitamine, elf Mineralstoffe, zwei antibakterielle Wirkstoffe und 3.000 ppm Wurzelhormone. Das Gel verschließt beim Auftragen das Gewebe an der Schnittfläche und reduziert die Gefahr einer Infektion oder Embolie auf Null.

Dip-N-Grow enthält Indolbuttersäure, Naphtylessigsäure, antibakterielle und pilzhemmende Wirkstoffe und ist preiswerter als vergleichbare Produkte.

Earth Juice Catalyst ist ein organisches Produkt, das aus Haferkleie, Kelp und Molasse hergestellt wird. Es enthält Aminosäuren, Hormone und geringe Mengen an Nährstoffen sowie Vitamin-B-Komplex.

Hormex ist ein Pulver auf Indolbuttersäure-Basis und wird in sechs verschiedenen Stärken von 1.000 bis 45.000 ppm angeboten.

Hormodin ist ein Pulver und in drei Stärken erhältlich: 1.000, 3.000 und 8.000 ppm. Hauptbestandteil ist Indolbuttersäure.

Maxicrop ist ein flüssiges Algenpräparat, das weder Naphtylessig- noch Indolbuttersäure enthält. Es gilt als exzellenter natürlicher Wurzelstimulator. Die Stecklinge werden über Nacht in eine Maxicrop-Lösung gestellt (15 Gramm auf 1 Liter Wasser). Nach dem Einpflanzen wird weiter mit dieser Lösung gewässert.

Nitrozyme ist der Extrakt einer algenähnlichen Pflanze (*Ascophylum Nodosum*) und enthält zahlreiche Hormone, darunter Cytokinine, Auxine, Enzyme, Giberelline und Äthylene. Zwei Wochen vor dem Schneiden der Stecklinge Nitrozyme auf die Mutterpflanze sprühen.

NutriRoot ist ein Bewurzelungs-Gel, das zur Gewebekultur, für Stängel- und Blattstecklinge bei Hart- und Weichhölzern verwendet werden kann. Es besteht aus einer ausgewogenen Mischung von Spurenelementen, Glukosen, Vitaminen, Mineralien und Wachstumshormonen.

Olivia's Cloning Solution und **Olivia's Cloning Gel** sind beliebte Produkte in flüssiger Form und als Gel. Gärtner berichten von hohen Erfolgsraten.

PowerThrive enthält Kelp, Vitamin B1, Cytokinin und viele andere Wachstumsstimulatoren, Hormone und Nährstoffe.

Rhizopon AA wird von der weltgrößten Firma produziert, die sich ausschließlich mit der Erforschung und Herstellung von Wurzelprodukten befasst. Lieferbar als Pulver und als wasserlösliche Tabletten in Stärken von 500 bis 20.000 ppm.

StimRoot ist ein flüssiges Hormon, das die Wurzelentwicklung anregt und Naphtylessigsäure und Indolbuttersäure enthält.

Wilson's Roots ist ein Wurzelhormonpräparat, das u.a. Naphtylessigsäure, Indolbuttersäure und ein Fungizid enthält. Es ist als Pulver und Gel erhältlich.

Vita Grow ist ein Flüssigkonzentrat, das Naphtylessigsäure und Indolbuttersäure enthält. User-Kommentar: „Damit würde sogar ein Eiskremstiel Wurzeln schlagen.“

Warnung

Manche Produkte sind nicht zur Verwendung bei essbaren Pflanzen geeignet! Lesen Sie also immer genau das Etikett, bevor Sie sich für ein Präparat entscheiden.

Ein natürliches Mittel, das die Wurzelbildung stimuliert, ist Weidenwasser. Welche in der Weide enthaltene Substanz es nun genau ist, die als Stimulator wirkt, ist nicht bekannt. Wiederholte Experimente haben jedoch gezeigt, dass bei Verabreichung von Weidenwasser 20 Prozent mehr Wurzelsubstanz gebildet wird als bei normalem Wasser.

Zur Herstellung des Weidenwassers suchen Sie zunächst einen Weidenbaum, von dem Sie einige einjährige Äste abschneiden. Laub entfernen und die Äste in 25 Millimeter lange Stücke zerschneiden. Füllen Sie die Stücke – aufrecht übereinander, damit möglichst viele hineinpassen – in ein Einmachglas oder einen Literbecher. Geben Sie reichlich Wasser hinzu. Lassen Sie die Weidenstückchen 24 Stunden ziehen. Anschließend das Weidenwasser abgießen – fertig! Die frisch geschnittenen Stecklinge 24 Stunden im Weidenwasser ziehen lassen, dann ins Medium pflanzen. Bei Anwendung von Hormonpräparaten können Sie zum Verdünnen statt der angegebenen Wassermenge auch Weidenwasser verwenden.

In Produkten der Firma Canna wie auch in etlichen anderen ist *Trichoderma* enthalten. Dieses Bakterium fördert die Wurzelbildung und unterstützt die Nährstoffaufnahme. Jeder Anbauer sollte es verwenden, denn es ist wirklich gut. Infos gibt es unter www.canna.com.

Stecklinge wurzeln besser, wenn der Boden ein paar Grad wärmer ist als die Lufttemperatur. Wärme beschleunigt die chemischen Abläufe im Boden, niedrige Lufttemperatur reduziert die Transpiration. Die ideale Bodentemperatur für Stecklinge liegt zwischen 24 und 26,5 Grad Celsius, die Lufttemperatur sollte knapp drei Grad Celsius darunter liegen.

Eine reduzierte Transpiration erreichen Sie, indem Sie die Blätter durch Einnebeln mit Wasser kühlen. Das hilft den traumatisierten Stecklingen, Feuchtigkeit einzusparen, da sie mangels kaum oder noch gar nicht gebildeter Wurzeln noch kein Wasser aus dem Boden aufnehmen können.

Faustregel

Üben Sie zuerst mit fünf bis zehn Stecklingen, ehe Sie in größerem Umfang klonieren.

Heißer Tipp

Bei wurzelnden Stecklingen sollte die Lufttemperatur 21 Grad Celsius und die Bodentemperatur 24 Grad Celsius betragen.

Warnung

Wenn sich im Stängel ein Lufteinschluss bildet, kann dies zu einer Embolie führen, worauf der Steckling abstirbt. Wird die Schnittfläche sofort nach dem Schneiden mit Gel versiegelt, vermindert dies das Risiko von Embolien und Infektionen, und auch den Schock. Tauchen Sie hierzu den Stängel kurz in das Gel. Gänzlich vermeiden lassen sich Embolien, wenn Sie den Steckling unter Wasser schneiden. Embolien sind nur schwer zu entdecken. Betroffene Pflanzen können innerhalb einer Woche absterben. Sie können vier Wochen oder länger gesund aussehen, bis sie plötzlich umkippen, weil der Stängel auf Bodenhöhe durchgefault ist.

Stecklingszucht – Schritt für Schritt

Erster Schritt: Eine Mutterpflanze wählen, die mindestens zwei Monate alt und 60 Zentimeter hoch ist. Manche Sorten liefern auch dann gute Stecklinge, wenn Sie mit Hydrodünger ein schnelles Wachstum forcieren. Macht eine Sorte beim Klonieren Probleme, sollten Sie vor dem Schneiden der Stecklinge das Substrat eine Woche lang täglich mit Wasser durchspülen (auf 5 Liter Boden 8,5 Liter Wasser). Das Substrat muss gute Dränage haben. Als Alternative können Sie das Laub jeden Morgen mit Wasser einnebeln. Beides hilft, Stickstoff auszuwaschen. Keinen Dünger verabreichen.

Zweiter Schritt: Ältere Zweigspitzen bewurzeln am besten. Suchen Sie gesunde, feste Zweige aus, die drei bis sechs Millimeter dick und fünf bis zehn Zentimeter lang sind. Machen Sie mit einer scharfen Klinge einen Schnitt im Winkel von 45 Grad. Wichtig ist eine saubere Schnittfläche, der Stängel darf dabei nicht gequetscht werden! Schneiden Sie zwei oder drei Paar Blätter bzw. Triebe ab, damit der untere Teil des Stängels frei ist zum Einpflanzen. Über der Erdoberfläche sollte er mindestens zwei Blattpaare, unterhalb ein oder zwei Paar getrimmte Nodien (Blattknoten) aufweisen. Den Schnitt immer genau in der Mitte zwischen zwei Nodien machen! Das abgeschnittene Ende sofort in frisches lauwarmes Wasser tauchen. Das ist sehr wichtig, weil sich sonst in dem winzigen Loch in der Mitte des Stängels eine Luftblase bilden kann. Die Stecklinge im Wasser stehen lassen, wenn noch weitere geschnitten werden sollen.

Dritter Schritt: Steinwoll- oder Oasiswürfel sind etwas teurer als erdloses Substrat, aber pflegeleicht und bequem, vor allem auch beim späteren Umpflanzen. Oder kleine Töpfchen oder Pikierkiste mit grobem, gewaschenem Sand, feinem Vermiculit oder einer erdlosen Substratmischung füllen. Wenn nichts anderes zur Hand ist, können Sie auch Topferde nehmen. Das Substrat gut mit lauwarmem Wasser durchfeuchten. Mit einem Bleistift ein Loch ins Medium bohren, etwas größer als der Stängel des Stecklings. Achten Sie darauf, dass darunter noch eine etwa 1,5 Zentimeter tiefe Substratschicht bleibt, in der der Steckling wurzeln kann.

Vierter Schritt: Ein Wurzelhormon benutzen. Falls eine Lösung verwendet wird, erst kurz vor der Anwendung ansetzen. Bei flüssigem Präparat wählt man das Verdünnungsverhältnis für Weichhölzer. Jeden Steckling fünf bis zehn Sekunden lang in der Hormonlösung schwenken. Den Steckling ins Loch einführen, das Medium sachte ringsum andrücken. Bei Gel oder Pulver muss nichts verdünnt werden. Beim Gel den Stängel gemäß der Gebrauchsanleitung eintauchen. Bei Pulverform einfach das untere Ende des Stängels im Pulver rollen. Beim Einsetzen darauf achten, dass ringsum eine dicke Schicht Hormonpulver oder Gel am Stängel haftet, wenn Sie behutsam das Medium andrücken.

Fünfter Schritt: Leicht wässern mit einer milden Umpflanzlösung, die Vitamin B1 enthält, bis die Oberfläche gleichmäßig feucht ist. Nach Bedarf wässern.

Sechster Schritt: Stecklinge wurzeln am besten, wenn sie täglich 18 bis 24 Stunden unter der Leuchtstofflampe stehen. Gibt es nur Hochdrucklampen, sollten die Stecklinge an der Peripherie platziert werden, damit sie weniger intensives Licht erhalten. Sie können die Stecklinge auch mit einem Tuch oder dergleichen abschirmen.

Siebter Schritt: Stecklinge wurzeln am besten, wenn an den ersten beiden Tagen eine Luftfeuchte zwischen 95 und 100 Prozent herrscht. Im Laufe der folgenden Woche schrittweise auf 85 Prozent reduzieren. Ein Folienzelt sorgt für eine Feuchte von 90 Prozent. Diese Abdeckung kann aus klarer Plastikfolie, aus Glas oder einfach einem übergestülpten Plastikbeutel bestehen. Lassen Sie eine kleine Öffnung für die Frischluftzufuhr. Stattdessen können Sie die Stecklinge auch mehrmals täglich mit einem Sprühnebel versorgen. Totes Laub penibel entfernen.

Achter Schritt: Die Lufttemperatur sollte knapp drei Grad Celsius niedriger sein als die Bodentemperatur, die zwischen 24 und 26,5 Grad Celsius liegen sollte. Platzieren sie die Stecklinge an einem warmen Ort, damit die Lufttemperatur stimmt, und spenden Sie Bodenwärme mit einer Heizdecke, Heizkabeln oder einer Glühbirne unter den Stecklingen (siehe Abb. 128).

Neunter Schritt: Manche Stecklinge werden anfangs angewelkt erscheinen, sich aber nach ein paar Tagen wieder aufrichten. Bis zum Ende der ersten Woche sollten sie sich vollkommen erholt haben. Sind nach einer Woche noch einige welk, werden diese vermutlich so langsam Wurzeln bilden, dass sie kaum mit den anderen Pflanzen Schritt halten können. Diese sollten Sie aussortieren.

Zehnter Schritt: Nach ein bis drei Wochen sollten die Stecklinge Wurzeln gebildet haben. Die Blattspitzen färben sich gelb. Am Wasserabzugsloch werden Sie Wurzelspitzen entdecken. Die Stecklinge beginnen nach oben zu wachsen. Um den Wurzelwuchs zu überprüfen, nehmen Sie behutsam einen Steckling aus dem Topf und schauen nach. Pflanzen Sie den Steckling erst dann um, wenn ringsum am Pflanzwürfel zu erkennen ist, dass sich ein dichtes Wurzelsystem gebildet hat.

Geschlechtsbestimmung per Steckling

Durch Klonieren lässt sich mit hundertprozentiger Sicherheit das Geschlecht der Pflanze bestimmen. Hierzu schneiden Sie von der betreffenden Elternpflanze zwei Stecklinge. Zwei für den Fall, dass einer nicht überlebt. Untersuchen Sie mehr als eine Pflanze, etikettieren Sie jeden Klon und die dazugehörige Elternpflanze. Benutzen Sie wasserfeste Etiketten und Stifte!

Beim Wurzeln erhalten die Stecklinge jetzt zwölf Stunden Licht pro Tag. Die Blüte wird am schnellsten eingeleitet, wenn sie in der ersten Woche unter der Leuchtstoffröhre und danach unter der Hochdrucklampe platziert wird. Nach jeder zwölfstündigen Belichtungsphase stellen Sie die Stecklinge in einen dunklen Schrank, oder stülpen Sie einen Karton drüber. Die Dunkelzeit darf durch keinen Lichtschimmer gestört werden! Nun wird die Blüte ausgelöst. Gewöhnlich werden Sie binnen zwei Wochen das Geschlecht der Pflanzen erkennen. Sortieren Sie alle männlichen Pflanzen aus bis auf jene, die Sie für Zuchtzwecke behalten wollen. Die kleinen weiblichen Pflänzchen lassen Sie blühen, während die Mutterpflanze natürlich wie zuvor ihre 18 Stunden Licht pro Tag erhält.

Umpflanzen

Ist die Pflanze für ihren Topf zu groß geworden, muss sie in einen größeren umgesetzt werden, damit sie im gleichen Tempo weiterwachsen kann. Beengte Wurzeln führen zum Verkümmern der Pflanze. Ihre Wuchsfreudigkeit lässt nach. Sie wirkt dürr und kränklich. Die neuen Seitentriebe am Stängel bildet sie nun in größeren Abständen. In krassen Fällen wächst sie bloß noch vertikal. Lediglich einige Äste werden sich über den Topfradius hinaus ausdehnen. In diesem Fall holen Sie die Pflanze aus dem Topf und prüfen, ob die Wurzeln ein Geflecht am Topfboden bilden oder ob rings an der Topfwand kleben.

Kleinwüchsige Pflanzen, die binnen 90 Tagen ausreifen, brauchen keine Töpfe über 12 Liter. Mutterpflanzen, die sich für ein Jahr oder länger halten, brauchen natürlich einen größeren Topf.

Im größeren Topf die gleiche Art Substrat verwenden, damit die Wurzeln sich nicht lange umgewöhnen müssen. In Pflanzwürfeln oder Torftöpfen gewurzelte Stecklinge sind kinderleicht umzupflanzen. Setzen Sie einfach das Pflänzchen samt Würfel oder Torfpott in den größeren Topf. Drücken Sie das Medium ringsum gut an. Nicht vergessen: Würfel und Substrat anschließend feucht halten, da der Unterschied in der Wasserhaltekraft ggf. das Wurzelwachstum im neuen Medium einschränken kann.

Nach dem Klonieren ist Umpflanzen das zweite große Trauma im Leben der Pflanze. Es erfordert besondere Sorgfalt und manuelles Geschick. Die zarten Wurzelhaare sind sehr empfindlich und können durch Licht, Luft und Tollpatschigkeit leicht Schaden nehmen. Wurzeln wachsen im Dunkeln, in geschützter und stets gleicher Umgebung. Bleiben sie zu lange ohne Substrat, trocknen sie aus und sterben ab.

Beim Umpflanzen jede unnötige Irritation der Wurzeln vermeiden. Wässern trägt auch dazu bei, dass das Medium die Wurzeln dicht umschließt, was sie vor dem Austrocknen bewahrt. Der permanente enge Kontakt zwischen Wurzel und Boden ist lebenswichtig. Nur so kann die Wurzel die Pflanze mit Wasser und Nährstoffen versorgen.

Nach dem Umpflanzen sind Photosynthese und Chlorophyllproduktion reduziert, desgleichen Wasser- und Nährstoffaufnahme der Wurzeln. Topfen Sie spät am Tag um, damit die Pflanze sich über Nacht erholen kann.

Im neuen Topf sollten Sie der Pflanze ein paar Tage lang gefiltertes bzw. weniger intensives Licht zukommen lassen. Ist eine Leuchtstofflampe vorhanden, stellen sie die umgetopfte Pflanze erst unter diese Röhre und später unter die Hochdrucklampe.

Pflanzen, denen das Trauma des Umpflanzens zugemutet wird, sollten so gesund wie möglich sein. Allerdings konnte auch schon so manches kränkelnde, im Wurzelwuchs beengte Pflänzchen durch Umsetzen in den größeren Topf kuriert werden.

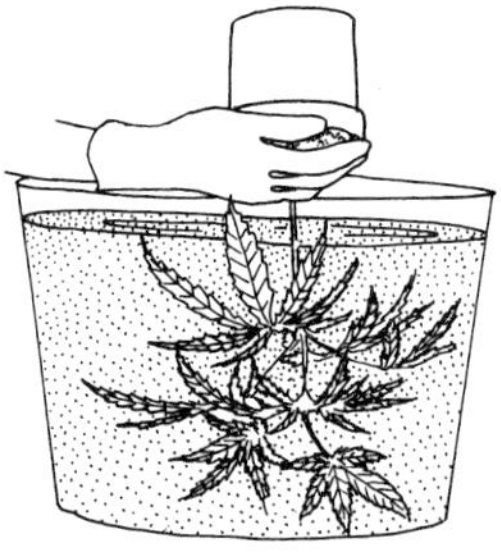

Abb. 132 | Bewurzelte Pflanzen sollten bevor sie ins Gewächshaus kommen und be or sie umgepflanzt werden, kurz kopfüber in Milbengift getaucht werden.

Nach dem Umpflanzen benötigt Cannabis Stickstoff und Kalium in geringerem Maße, aber eine erhöhte Zufuhr von Phosphor. Jedes Präparat, das *Trichoderma*-Bakterien oder Vitamin B1 enthält, trägt zur Linderung des Umpflanzschocks bei. Die Pflanze braucht Zeit zum Eingewöhnen, bis die Wasseraufnahme der Wurzel und der Transport hinauf zu den Blättern wieder funktionieren. Bei behutsamem Umpflanzen werden sich keine Anzeichen von Umpflanzschock oder Welke bemerkbar machen. Sobald umgetopfte Pflanzen im alten Tempo weiterwachsen, sollten sie kurz kopfüber in Milbengift getaucht werden.

Umpflanzen – Schritt für Schritt

Beim nachfolgenden Beispiel handelt es sich um einen Steckling, der einen Monat alt ist, in einem 5-Zentimeter-Topf mit erdlosem Substrat gewurzelt hat und nun in einen 12-Liter-Topf umgepflanzt werden soll.

Erster Schritt: Zwei Tage vor dem Umpflanzen wird der Steckling mit einer viertelstarken Vitamin-B1–Lösung gewässert.

Zweiter Schritt: Den 12-Liter-Topf bis fünf Zentimeter unter dem Rand mit fruchtbarer Topferde oder erdloser Substratmischung füllen.

Dritter Schritt: Das Pflanzmedium mit einer schwachen Hydrodüngerlösung wässern, bis es so gut durchfeuchtet ist, dass der Überschuss unten herausläuft.

Vierter Schritt: Den Stecklingstopf in beide Hände nehmen, zwischen ihnen hin- und herrollen, bis sich rings an der Wand der Boden löst. Legen Sie die Rechte über die Oberfläche des Topfes, wobei der Pflanzenstängel zwischen ihren Fingern ruht. Den Topf umdrehen und den Wurzelballen aus dem Topf gleiten lassen. Nun haben

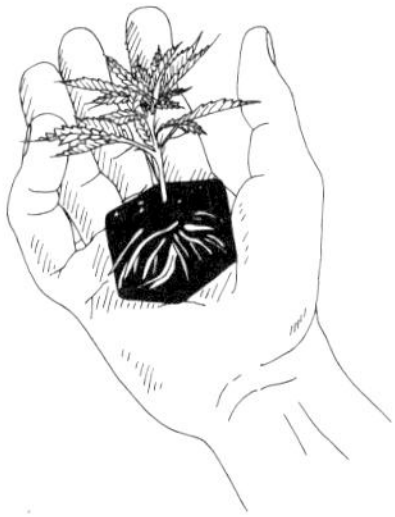

Abb. 133 | Wenn die Wurzelspitzen am Pflanzwürfel erscheinen, ist es Zeit zum Umpflanzen.

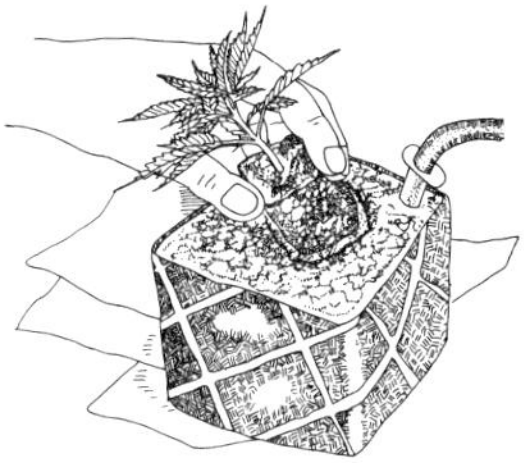

Abb. 134 | Steckling im Pflanzwürfel wird in das vorbereitete Loch im Steinwollwürfel gesetzt.

Sie die Pflanze in der Hand. Vorsicht, den Wurzelballen nicht zerfallen lassen.

Fünfter Schritt: Behutsam den Wurzelballen in das vorbereitete Loch im 12-Liter-Topf gleiten lassen. Achten Sie darauf, dass keine Wurzelspitzen nach oben zeigen.

Sechster Schritt: Den Boden rings um den Wurzelballen auffüllen. Sachte, aber gut andrücken.

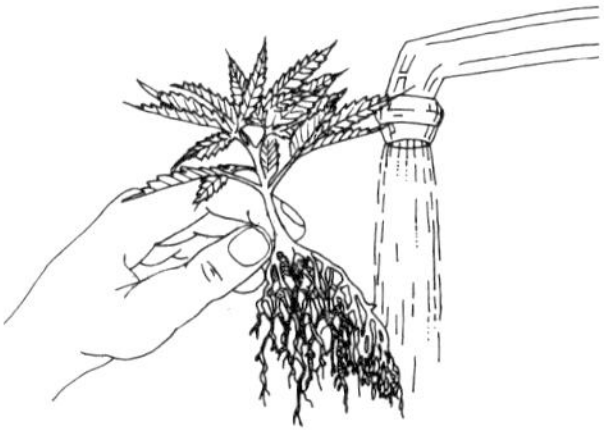

Abb. 135 | Vor dem Umpflanzen ins erdlose Substrat wird die Erde aus den Wurzeln gespült.

Siebter Schritt: Wässern mit einer viertelstarken Düngerlösung, die *Trichoderma* oder Vitamin B1 enthält. Der Boden sollte gut durchfeuchtet, aber nicht aufgeweicht sein. Überschuss muss ablaufen können.

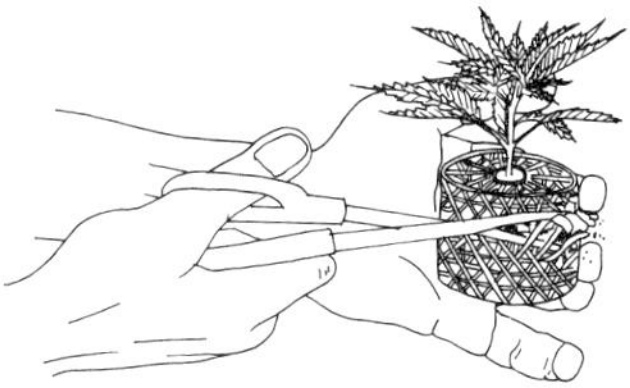

Abb. 136 | Bei Torftöpfen wird vor dem Umpflanzen das Plastikgitter abgeschnitten.

Achter Schritt: Die umgetopfte Pflanze an der Raumperipherie oder unter einem Lichtfilter platzieren. In den ersten zwei oder drei Tagen keinem grellen Licht aussetzen. Macht sie ein oder zwei Tage später einen kräftigen Eindruck, kommt sie unter die Hochdrucklampe.

Neunter Schritt: Bei erdlosen Substraten ist nach dem Umtopfen eine Versorgung mit Hydrovolldünger (der lösliche Nährstoffe in Chelatform enthält) erforderlich. Frische Topferde enthält gewöhnlich genügend Nährstoffe, um die Pflanze einige Wochen lang zu versorgen. Dann wird ergänzende Düngung nötig.

Warnung

Durch Beschneiden werfen die Pflanzen keinen größeren Ertrag ab!

Beschneiden und Herunterbinden

Beschneiden und Herunterbinden sind Eingriffe in das Wuchsverhalten der Pflanze. Ihre physische Gestalt wird verändert, und damit auch der Transpirationsfluss und Hormonhaushalt. **Beschneiden** nimmt die Pflanze ziemlich mit, während Herunterbinden sich eher verhalten auswirkt. Wird ein Zweig beschnitten, wachsen aus den

Nodien unterhalb des Schnittes zwei neue Zweige. Das bedeutet aber nicht, dass die Pflanze nun die doppelte Grünmasse produziert, denn sie kann immer nur in ganz bestimmtem Tempo wachsen. Eine fixe Zweigamputation wird sie keineswegs schneller wachsen oder mehr Laub bilden lassen. Bedenken Sie, dass die Pflanzen beim Innenraumanbau ohnehin zu Höchstleistungen angespornt werden. Trimmen oder Beschneiden führt zu verlangsamtem Wuchs! Der Wachstumszyklus beim Innenraumanbau dauert ja im Allgemeinen höchstens 90 Tage. Da muss die Pflanze ihr Wachstumssoll erfüllen, um Ertrag zu bringen.

Herunterbinden verändert wie das Beschneiden den Hormonhaushalt der Pflanze. Diese simple Prozedur stresst die Pflanze viel weniger als das Beschneiden. Den Zweig einfach in die gewünschte Richtung biegen und ihn festbinden. Die Wirkung des Biegens besteht darin, dass es den Einfluss wuchshemmender Hormone neutralisiert. Die Zweige können einiges Biegen verkraften, bevor sie abknicken oder brechen. Sollte ein Zweig dennoch knicken, binden Sie ihn fest. Das heilt von selbst wieder. Junge Zweige vertragen diese Prozedur besser als ältere, die weniger flexibel sind. Binden Sie den horizontal gebogenen Zweig fest, wachsen seine Blüten nach oben zum Licht. Da sie alle mehr Licht erhalten, wird sich jede einzelne zu einem beeindruckenden Blütenstand entwickeln. Ein Pflanzkübel aus Holz mit seitlich angebrachtem Lattenspalier ist hier gut geeignet, weil sich an diesem die Zweige festbinden lassen.

Draht zum schonenden Anbinden (auf Rolle oder in handlichen Stücken) gibt es im Gartenfachhandel. Er ist mit Kunststoff ummantelt und schneidet nicht ins Gewebe der Pflanze. Sie können auch Verschlussclips (von Zellophanbeuteln), Elektro- oder Telefondraht verwenden. Letztere sind wohl am billigsten. Der Draht muss lose um den Zweig liegen. Strangulieren Sie die Pflanze nicht! Wird der Flüssigkeitsstrom im Innern unterbrochen, stirbt der Zweig ab!

Gehen Sie beim Anbinden behutsam vor, auch wenn Marihuana einiges wegstecken kann. Reißt eine Achsel auf oder ein Zweig ab, können Sie das Malheur beheben, indem Sie die Stelle mit einem kleinen Stöckchen schienen, das Sie entweder mit Verschlussclips oder Klebeband befestigen.

Oft wird auch eine Kombination aus Beschneiden und Herunterbinden angewendet. Beim Beschneiden ist irgendwann Schluss und die Pflanze ruiniert. Beim Herunterbinden wird das kaum je der Fall sein.

Beschneiden führt zu buschigerem Wuchs. Wird die Endknospe entfernt, entwickeln sich die unteren Zweige rascher. Das Beschneiden der Endknospe verändert die Konzentration der wuchshemmenden Hormone, die verhindern, dass die Seitentriebe zu schnell wachsen. Je weiter ein Zweig von den Hormonen der Pflanzenspitze entfernt ist, desto geringer ist ihre Wirkung. Deshalb wächst Marihuana in unbeschnittenem Zustand in der Form eines Tannenbaums.

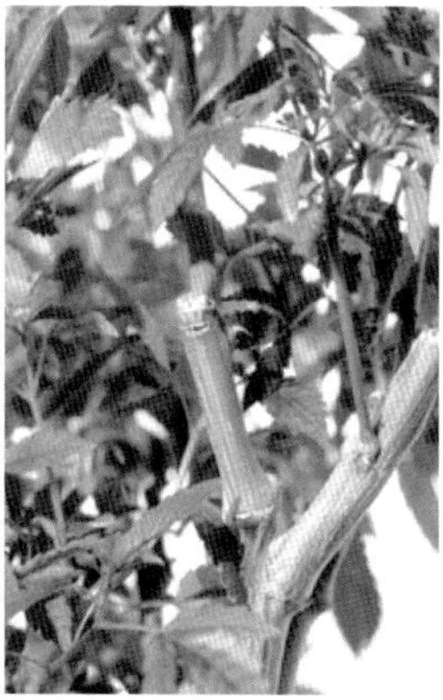

Abb. 137 | Diese Mutterpflanze wurde stark beschnitten und wird unterhalb der Schnittstelle weiterwachsen.

Bei den meisten erfolgreichen Anbauern wird nicht beschnitten. Schon gar nicht bei Stecklingen, die ausgereift nur 60 bis 90 Zentimeter hoch werden. Hier erübrigt sich jegliches Beschneiden, um den unteren Blättern mehr Licht zu verschaffen oder ein einheitliches Gartenprofil zu erhalten.

Beim Beschneiden stets sauberes Werkzeug verwenden. Sie können eine Rasierklinge, eine scharfe Gartenschere oder eine Haushaltsschere nehmen. Wenn Sie im Anbauraum beschneiden, benutzen Sie Ihr Werkzeug nur dort. Mit einer im Freilandgarten benutzten Schere können Sie alles einschleppen, von Spinnmilben bis zu Hundekot. Wenn Sie Werkzeug von draußen benutzen, sterilisieren Sie es zuvor mit Alkohol.

Beim Beschneiden des im Innenraum angebautem Marihuanas gibt es diverse Methoden:

1. Entfernen Sie die untersten Zweige, die nur wenig Licht erhalten. Dies konzentriert die Auxine in den oberen Ästen. Das vertikale Wachstum wird forciert. Die Äste sauber am Stängel abschneiden. Es darf kein Stummel bleiben, der faulen und dann Ungeziefer sowie Krankheitserreger anziehen könnte. Wollen Sie sich unbedingt etwas zum Rauchen abschneiden, sollten Sie sich stets an den unteren Ästen bedienen, denn das schmälert die Ernte am wenigsten.

2. Viele Anbauer beschneiden nicht. Sie pferchen möglichst viele Pflanzen auf engstem Raum zusammen. Da sie so kaum Platz haben, werden sie nicht sehr buschig, sondern streben aufwärts. Nach 1 bis 30 Tagen im Vegetativraum stellen sie die Stecklinge in den Blüteraum, dicht an dicht in ihren 12-Liter-Töpfen. Auf minimalem Raum wird jede Pflanze in kürzestmöglicher Zeit ein Maximum an Marihuana erbringen, denn das Licht kann viel intensiver wirken. Die ganze Pflanze bildet Blütentrauben aus und weist nur wenig Laub auf.

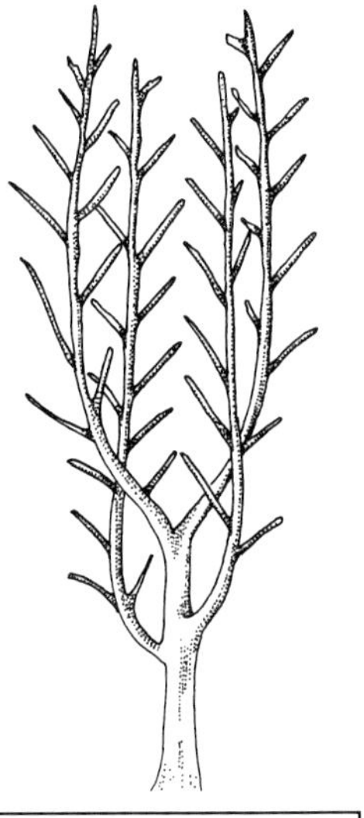

Abb. 138 | Diese Pflanze wurde bis auf vier Hauptäste beschnitten, die dann vier große Blütentrauben bildeten.

3. Knipsen Sie die Spitzen der oberen Zweige ab, zerstreut dies die Blütenhormone und führt zu buschigerem Wuchs. Schneiden Sie hier einfach das letzte Blätterpaar ab – oder auch zwei. Wird die Hauptsprossachse beschnitten, führt dies zu vermehrtem horizontalem Wachstum sowie vermehrtem Wuchs im unteren Bereich. Werden alle Spitzen beschnitten, wird das Wachstum im unteren Bereich zunehmen. Kontinuierliches Zurückschneiden (wie beim Schneiden von Stecklingen) führt dazu, dass sich unter den gekappten Spitzen viele neue kleine Zweige bilden. Dabei nimmt die Pflanze allmählich eine heckenartige Gestalt an. Die meisten Anbauer schneiden nicht zurück, weil es den Ertrag an dichten Spitzen mindert. Vermutlich schmälert es aber nicht das Gesamttrockengewicht des Ertrags.

4. Beschneiden Sie alle Triebspitzen bis auf vier Hauptzweige. Das Meristem wird oberhalb der untersten vier (Haupt-)Äste entfernt. In diesen konzentrieren sich nun die Blütenhormone. Bei geringerer Anzahl werden die Äste kräftiger. Sie bilden mehr dichte und schwere Blüten. An den vier Zweigen keine Blätter entfernen! Wählen Sie hierzu Pflanzen im Alter von sechs Wochen aus, die drei

Ebenen von Seitensprossachsen aufweisen. Beschneiden Sie die letzte. Je nach Sorte stellen Sie die Pflanzen in den Blüteraum, wenn sie maximal 30 Zentimeter hoch sind (bei „Skunk #1“ und ähnlich robusten Sorten kommen sie schon mit 15 bis 20 Zentimeter Höhe in den Blüteraum).

Das Entfernen von allen Zweigen oder über 20 Prozent des Laubs binnen kurzer Zeit würde die Pflanze zu sehr stressen und den Ertrag schmälern. Allerdings schneiden manche Anbauer so lange Stecklinge von der Mutterpflanze, bis sie bloß noch lauter Stummel hat. Erst dann gönnen sie ihr etwa einen Monat Erholung.

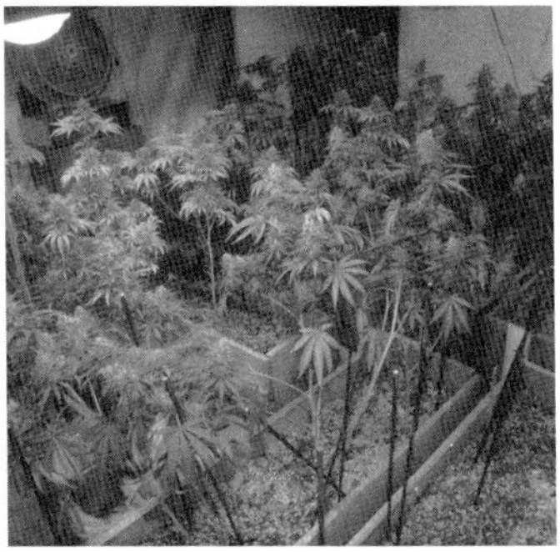

Abb. 139 | Hier wurden die Buds so fett, dass die Pflanzen mit Bambusstöcken gestützt werden mussten.

Ein übermäßiges Beschneiden über längere Zeit hinweg kann den Hormonhaushalt der Pflanze soweit verändern, dass sie nur noch spindeldürr weiterwächst. Das kommt bei Mutterpflanzen oft vor, denen zu viele Klone entnommen wurden. Die Mutterpflanze muss dann erst wieder zulegen, denn Stecklinge mit kleinen dürren Zweigen bewurzeln nicht gut.

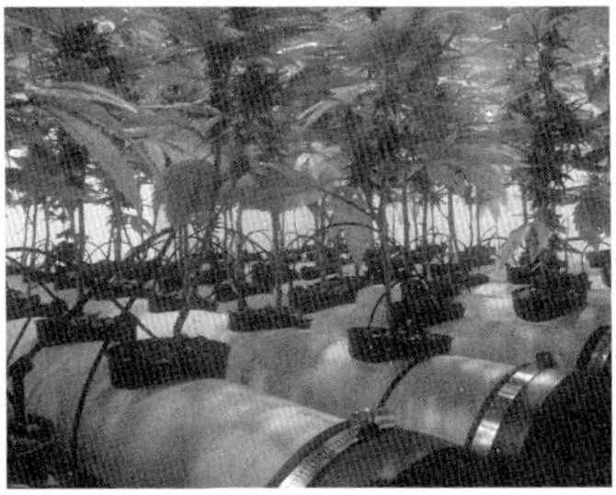

Abb. 140 | Das Beschneiden der unteren Äste erleichtert die Inspektion der Bewässerungsanlage.

Vier Wochen vor Einleiten der Blüte ist (allzu heftiges) Beschneiden zu vermeiden, denn es würde die Konzentration der Blütenhormone zerstreuen und den Blüteprozess verzögern. Wird nach starkem Beschneiden die Blüte eingeleitet, kann es die endgültige Reife um eine Woche oder noch länger verzögern. Die Pflanze braucht nach dem Beschneiden mitunter vier Wochen oder länger, bis die normale Hormonkonzentration wieder erreicht ist.

Lassen Sie die Blätter in Frieden! Das Abschneiden von Blättern ist kein Beschneiden, sondern Zerstörung einer gesunden Pflanze. Falsch informierte Anbauer glauben, dass nach dem Beseitigen großer Blätter die kleineren Zweige mehr Licht erhalten und die Pflanze produktiver wird. Das ist Unsinn! Eine Pflanze braucht jedes Blatt, das sie hat, um möglichst viel Chlorophyll zu bilden. Werden ihr die Blätter genommen, reduziert sich die Chlorophyllproduktion und die Pflanze verkümmert. Das Entfernen einzelner Blätter stresst die Pflanze. Und Stress ist wuchshemmend – vor allem in der vegetativen Phase. Einzelblätter dürfen nur dann entfernt werden, wenn sie eindeutig abgestorben oder zu über 50 Prozent beschädigt sind.

Heißer Tipp

Keine gesunden grünen Blätter abschneiden, auch wenn sie Schatten auf andere werfen! Blätter dürfen nur dann entfernt werden, wenn sie abgestorben oder zu über 50 Prozent beschädigt sind.

Stress

Cannabis gedeiht in einer stabilen Umgebung am besten. Gestresste Pflanzen bringen weniger Ertrag. Ich bin der Ansicht, dass Trauma durch Stress – wie Wasserentzug, fluktuierende Photoperiode, geringe Lichtintensität, UV-Licht, Nährstoffüberschuss oder –mangel, zu kalte und zu warme Medien und Lufttemperaturen, Verstümmeln – sowie die Verabreichung von Wachstumshormonen wie B9, von Giberellin, Cytokinin, Abscisinsäure, Äthylen usw. mehr Probleme bringen, als die ganze Sache wert ist.

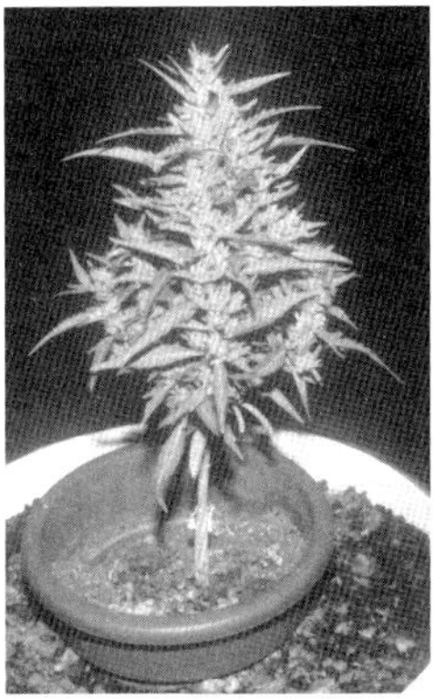

Abb. 141 | Diese kleine Pflanze mit Namen Lola verkümmerte aufgrund von Wassermangel. Der Ertrag betrug dann magere 2,3 Gramm.

Zwar kann Stress die Pflanze veranlassen, mehr Harz zu bilden. Es schränkt aber gleichzeitig ihr Wachstum ein. Felix, ein Schweizer Anbauer, hat ein Cannabisfeld auf 270 Meter Höhe und ein weiteres auf 1.260 Meter Höhe. Wegen der kühleren Temperaturen und der höheren UV-Einstrahlung leidet das höhere Feld unter Stress. Die Pflanzen dort produzieren 25 Prozent mehr THC als die im unteren Feld. Die Pflanzen auf 270 Meter Höhe bringen aber mindestens 25 Prozent mehr Trockengewicht – oft noch mehr – als die in der höheren Lage.

Blätter, die sich teilweise gelb verfärbt haben, werden bei nachlassendem Stress mitunter wieder grün. Werden dünne, schlecht belichtete untere Zweige entfernt, bedeutet das weit weniger Stress für die Pflanze, als wenn oben die Schatten werfenden Blätter entfernt werden. Es beschleunigt in der Tat das Wachstum des oberen Laubs.

Das Verstümmeln der Pflanze, indem z.B. ein Spieß durch den Stängel gebohrt wird, Schläge und andere Brutalitäten – all dies mag zwar die Harzproduktion steigern. Meist verzögert der Stress aber das Wachstum und verursacht andere Probleme. Auch das Zurückhalten von Wasser mag die Harzbildung steigern. Doch werden damit auch Wachstum und Blätter-, Stängel und Blütenbildung gehemmt. Stecklinge werden bei Wassermangel langsamer wurzeln, oder sie hören ganz damit auf. Wenn Stecklinge zu viele Blätter haben und vollauf mit der Transpiration beschäftigt sind, ist das Wurzelwachstum sehr langsam. Umgekehrt ist in einem zu nassen Medium kein Sauerstoff vorhanden. Auch hier wird das Wurzelwachstum verlangsamt.

Bei einer radikalen Fluktuation der Photoperiode wird die genetische Integrität leiden. Herrscht im Anbauraum z.B. mehrere Tage lang völliges Dunkel, werden sich an manchen weiblichen Pflanzen vereinzelte männliche Blüten zeigen. Und die Samen, die aus diesen Pollen resultieren, können instabil sein. Es könnte hier teilweise zu Geschlechtsumwandlungen kommen. Mutterpflanzen, die mehrere Male nach der Blüte verjüngt bzw. zum Vegetativwachstum zurückgeführt werden, verlieren ihre Vitalität und genetische Integrität. Ein verminderter Duft und Geschmack, ein Abfall bei der Potenz sind die ersten Anzeichen für eine geschwächte Genetik.

10. Kapitel
Die Blüte

Um ihren jährlichen Lebenszyklus erfolgreich abzuschließen, muss die Pflanze blühen. Cannabis ist eine diözische (zweihäusige) Pflanze, d.h. entweder sie ist männlich und produziert Pollen, oder sie ist weiblich und produziert Eizellen. Hin und wieder produziert sie auch einen Zwitter – eine bisexuelle Pflanze, auf der gleichzeitig männliche und weibliche Blüten wachsen.

Auf dem weiblichen Blütenstand gibt es eine Vielzahl von Fruchtknoten, jeder enthält eine Eizelle und besitzt zwei emporragende Griffel bzw. Narben. Bei der Bestäubung landet eines der vielen winzigen Pollenkörner aus dem männlichen Pollensack auf dem Griffel einer weiblichen Blüte. Die eigentliche Befruchtung findet statt, wenn das männliche Pollenkörnchen den Griffel hinabrutscht und sich in den Tiefen des Fruchtknotens mit der weiblichen Eizelle vereinigt. Nach erfolgter Befruchtung verfärben sich die Griffel braun. Im Fruchtknoten bildet sich ein Samenkorn. Der Same ist das Ergebnis dieser sexuellen Vermehrung und enthält Erbanlagen von beiden Elternpflanzen. Die Chance, ob sich aus dem Samenkorn eine männliche oder eine weibliche Pflanze entwickelt, liegt in freier Natur bei 50 Prozent. Nach der Befruchtung konzentriert die weibliche Pflanze ihre gesamte Energie auf die Samenproduktion. Stecken die Blüten schließlich voller reifer Samen, stirbt die Pflanze ab. Sie hat ihren Lebenszyklus erfolgreich abgeschlossen. Der Daseinszweck der männlichen Pflanze ist erfüllt, sobald sie ihren Pollen in den Wind gestreut hat.

In freier Natur blüht Marihuana im Herbst, wenn die langen heißen Sommertage vorüber sind. Werden die Tage kürzer und die Nächte länger, ist dies für die Marihuanapflanze das Signal zum Blühen. Das Wuchsverhalten und die chemischen Abläufe ändern sich. Die Stiele verlängern sich. Es werden weniger Blätter gebildet. Die Cannabinoidproduktion wird kurz gedrosselt und dann erheblich beschleunigt. Zunächst ist eine rasche Blütenbildung zu beobachten. Nach einer Weile lässt das Tempo wieder nach. All dies bringt einen veränderten Nährstoffbedarf mit sich. Die Pflanze widmet sich ganz der Blütenproduktion. Das vegetative Wachstum verliert an Bedeutung. Es wird nun mehr Phosphor aufgenommen für die Blütenbildung. Der für die Chlorophyllproduktion benötigte Stickstoffbedarf sinkt.

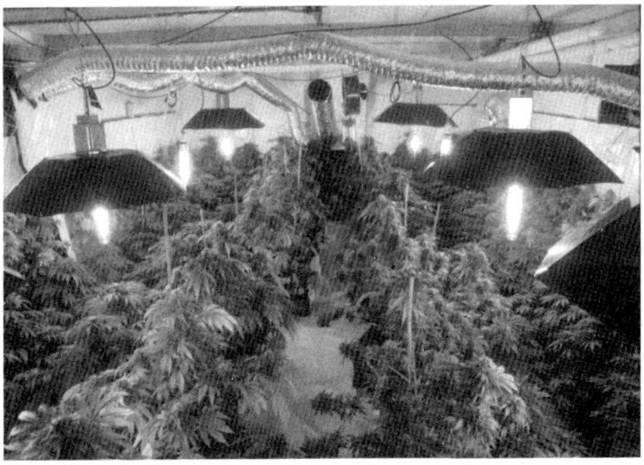

Abb. 142 | „BC Big Bud“ bildet voluminöse Blüten.

Im Innenraum wird die Blüte ausgelöst, indem die Photoperiode von 18 auf 12 Stunden verkürzt wird. Wird die tägliche Brenndauer der Lampen auf zwölf Stunden reduziert, lässt sich nach zwei Wochen die Ausbildung von Blüten beobachten (bei reinen *Sativa*-Sorten kann es länger dauern). Viele Anbauer arbeiten mit zwei Räumen. Einer ist für die vegetative Phase. Hier brennt die Lampe 18 Stunden täglich. Der zweite ist der Blüteraum mit zwölf Lichtstunden pro Tag. So werden Sommer- und Herbstklima simuliert und kann das ganze Jahr über alle sieben bis acht Wochen geerntet werden.

Der Wasserbedarf der blühenden Pflanze ist etwas geringer als in der vegetativen Phase. Ausreichendes Gießen während der Blüte ist wichtig, damit chemische Abläufe in der Pflanze und Harzproduktion reibungslos funktionieren. Wer zu wenig Wasser gibt, weil das angeblich die Harzproduktion steigert, wird nur Schaden anrichten. Eine kümmernde Pflanze bringt weniger Ertrag.

Niemals große Blätter entfernen, weil sie scheinbar jungen Trieben das Licht wegnehmen! Die großen Blätter sind wichtig für die Gesundheit der Pflanze. Nur abgestorbene oder stark angewelkte Blätter dürfen entfernt werden.

Habe ich männliche Pflanzen?

Es gibt diverse Möglichkeiten, bei Sämlingen oder in der vegetativen Phase Hinweise darauf zu erhalten, welche Pflanzen männlichen Geschlechts sind (Chemikalien, genetischer Background, Wuchseigenschaften). Die sicherste Methode ist die in Kapitel 9 beschriebene *Geschlechtsbestimmung per Steckling*. Lösen Sie bei einem Steckling mit der zwölfstündigen Photoperiode die Blüte aus. Warten Sie, bis sich eindeutig identifizierbare Blüten zeigen.

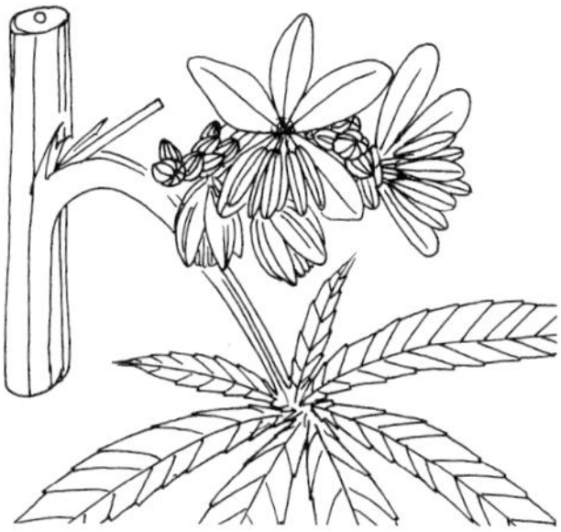

Abb. 143 | Die männliche Blüte ist voll gepackt mit winzigen Pollenkörnern.

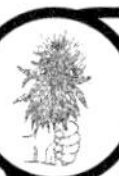

Heißer Tipp

Durch Besprühen mit Wasser wird der männliche Pollen flugunfähig.

Die Blüte der männlichen Pflanze

Die männliche Cannabispflanze ist ein bis zwei Wochen vor der weiblichen reif. Die glockenförmigen Pollensäcke geben nun ihren gelblichen, staubfeinen Pollen ab. Ihre Blütezeit dauert an bis weit in die Blütephase der weiblichen hinein. So wird die Befruchtung gesichert. Männliche Blüten sind etwa zwölf Millimeter lang und zartgrün bis gelblich. Die ersten Blüten bilden sich nahe der Pflanzenspitze und hängen in Trauben an den Achseln der Seitentriebe. Nach und nach breiten sich die Blüten nach unten über die Pflanze aus. Nach zwei bis sechs Wochen zwölfstündiger Photoperiode platzt der fertig ausgeformte Pollensack auf und schüttet den Blütenstaub aus.

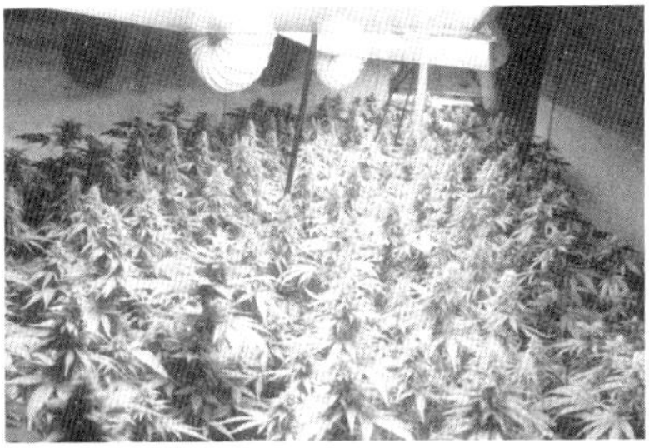

Abb. 144 | Einer von vielen Tausend Anbauräumen, in denen täglich geerntet wird.

Männliche Pflanzen sind gewöhnlich größer als weibliche. Sie haben kräftige Stängel mit sporadischer Zweigbildung, weniger Blätter und weniger Blüten. Ihre Blüten enthalten auch weniger THC und insgesamt weniger Cannabinoide als die weibliche Pflanze. Wind und Schwerkraft sorgen dafür, dass der Pollen zu den meist kleineren weiblichen Pflanzen gelangt.

Wird die weibliche Pflanze befruchtet, fährt sie die THC-Produktion herunter und verlegt sich auf die Samenbildung. Deshalb müssen männliche Pflanzen gleich nach der Identifikation entfernt werden (außer denen, die zur Züchtung benötigt werden). Es gilt zu verhindern, dass sie ihren Samen ausstreuen. Es kann durchaus vorkommen, dass es Frühentwickler gibt, d.h. Pollensäcke, die sich schon sehr früh öffnen. Andere können unter dem Laub unentdeckt bleiben, bis es zu spät ist. Hier müssen Sie also aufpassen.

Die Blüte der weiblichen Pflanze

Die weibliche Cannabispflanze ist allseits begehrt aufgrund ihrer starken Harzproduktion und ihres reichen Blütenertrags. Sie wächst im Allgemeinen gedrungen und buschig, ihre Zweige stehen dicht und sind üppig belaubt. Die ersten Blüten zeigen sich ein bis drei Wochen nach Umstellen der Photoperiode. Die ersten Blüten erscheinen nahe der Endknospe und breiten sich nach unten aus. Die Blüte besitzt zwei sechs bis zwölf Millimeter lange pelzige weiße Haare, die sog. Griffel (Narben). Sie ragen in Form eines V empor und führen am unteren Ende zur Eizelle, die sich in einer hellgrünen Kapsel, dem Fruchtknoten, befindet. Diese Fruchtknoten ballen sich am Stängel zu Träubchen, sog. Buds, die eine dichte, buschige Rispe bilden. Ein solcher Blütenstand wird oft als Spitze oder Cola bezeichnet.

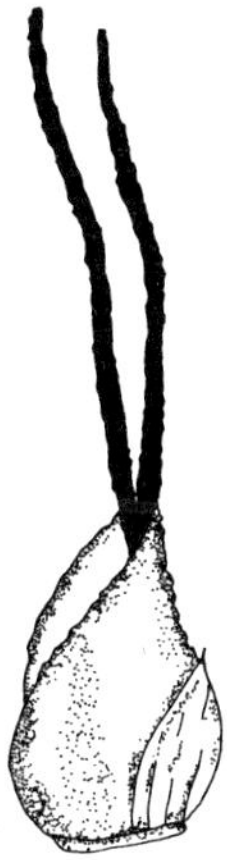

Abb. 145 | Unbefruchteter weiblicher Fruchtknoten mit Griffeln, vergrößert.

In den ersten vier bis fünf Wochen bilden sich die Fruchtknoten sehr rasch, dann langsamer. Die Grünmasse der Buds, die letztlich das Erntegewicht bestimmt, wird in den letzten zwei oder drei Wochen ihres Wachstums gebildet. Reine *Sativa*- und auch manche Thai-Sorten können vier Monate oder länger blühen! Ist die Pflanze befruchtet, hören Fruchtknotenbildung und THC-Produktion allmählich auf, denn nun widmet sich die Pflanze der Samenbildung.

Sinsemilla

Der Begriff Sinsemilla (ausgesprochen *sin-semija*; aus dem Spanischen: *sin* = ohne; *semilla* = Same) bezeichnet weibliche Cannabispflanzen, deren Blüten unbefruchtet bleiben.

Die hoch geschätzten Sinsemilla-Buds sind aufgrund des außergewöhnlich hohen THC-Gehalts bei jeder Sorte der potenteste Teil der Pflanze. Natürlich müssen Sie bei Sinsemilla vor dem Rauchen auch keine Samen herauspulen.

Bleibt das Weibchen unbefruchtet, hält die Blüte unvermindert an, bis die Bildung von Fruchtknoten bzw. die Harzproduktion sechs bis zehn Wochen nach der Umstellung auf die zwölfstündige Photoperiode ihren Höhepunkt erreicht hat. In diesen sechs bis zehn Wochen erscheinen immer mehr und immer fettere Fruchtknoten rings um den Stängel. Dadurch wird ein weit höherer Ertrag an höchst potenten Blütenständen erzielt als bei befruchteten Pflanzen.

Jede weibliche Pflanze lässt sich zur Sinsemilla machen. Das geschieht durch rechtzeitiges Entfernen von sämtlichen männlichen Pflanzen. Dies gewährleistet, dass kein Pollenkörnchen je einen weiblichen Griffel berührt. Doch kommt es mitunter vor, dass einige frühreife männliche Blüten schon vereinzelt Pollenkörner abgeben. Sie finden sich ggf. auch auf einer vorwiegend weiblichen Pflanze, einem Zwitter (siehe unten).

Besteht die Plantage nur aus weiblichen Pflanzen, kann es mitunter Probleme durch Geschlechtsumkehrung geben. Mutter Natur erschafft ja nicht umsonst männliche und weibliche Pflanzen. Werden sämtliche männlichen Pflanzen im Bestand geerntet, führt dies zu Stress und Irritation bei den weiblichen Pflanzen. Ihnen fehlt das männliche Gegenstück zur Arterhaltung. Auf diesen Mangel können sie reagieren, indem sie männliche Blüten bilden – ein Überlebensmechanismus, der für den notwendigen Pollen sorgt, damit sie Samen bilden und ihren Lebenszyklus erfolgreich abschließen können. Dieses Phänomen ist bei manchen Sorten häufiger zu beobachten als bei anderen. Kommt so etwas vor, pflücken Sie die männlichen Blüten gleich nach Erscheinen ab.

Manche Anbauer lassen die weibliche Pflanze vom Pollen dieser männlichen Blüten befruchten. Sie fanden heraus, dass aus den hierbei erzeugten Samen überwiegend weibliche Pflanzen hervorgehen (auch in Folgegenerationen). Doch findet sich unter diesen eine starke Tendenz zur Zwitterbildung. In späteren Generationen kann auch der THC-Gehalt sinken.

Zwitter

Um einen Zwitter handelt es sich, wenn eine Pflanze sowohl weibliche wie männliche Blüten bildet. Es hat schon zahlreiche Diskussionen und Experimente zum Thema Zwitter gegeben. Ein holländischer Züchter, Henk von Dutch Passion Seeds, vertreibt so genannte „feminized seeds". Hier werden Pollen von sorgfältig ausgewählten latenten Zwittern gesammelt und zur Befruchtung echter weiblicher Pflanzen benutzt. Dies ist sehr mühsam und zeitaufwändig, ergibt bei sachgemäßer Anwendung aber hundertprozentig weibliche Pflanzen.
Experimente mit Zwitterpflanzen sind oft schwer zu kontrollieren, Resultate kaum vorhersehbar. Manche Zwitter sind zu 10 Prozent männlich und zu 90 Prozent weiblich, bei anderen ist es genau umgekehrt. Beim Experimentieren sollten Sie immer Samen von überwiegend weiblichen Pflanzen verwenden. Zwitter sind eine Laune der Natur und nicht selten das Resultat von stressigen, unbeständigen Bedingungen im Anbauraum.

Vergessen wir nicht: Beim Innenraumanbau wird die komplette Umwelt der Pflanze künstlich erzeugt und der normale Lebenszyklus des Cannabis verändert. Sommerliche Temperaturen im Dezember. Klonieren. Verlängerung des Lebenszyklus und Durchspülen des Bodens. All die wunderbaren Dinge, die wir im Anbauraum realisieren, können auch die stärkste Pflanze aus dem Gleichgewicht bringen. Verwenden Sie bei all diesem (notwendigen) Stress auch noch unberechenbare Zwittersamen, dürfen Sie sich über verkorkste Resultate nicht wundern. Setzen Sie blühende weibliche Pflanzen einer 48 bis 72 Stunden währenden Dunkelheit aus, werden die meisten einige männliche Blüten entwickeln. Umweltfaktoren wie extrem hohe Luftfeuchtigkeit, übermäßiges Beschneiden und hohes Alter der Pflanzen tragen zum Entstehen von Zwittern bei. Wann immer weibliche Pflanzen großem Stress ausgesetzt sind, neigen sie dazu, einige männliche Blüten zu bilden.

11. Kapitel

Die Ernte

Die Belohnung für all die Arbeit, die finanziellen Investitionen und das Herumexperimentieren, das Risiko und vor allem das lange geduldige Warten ist eine ergiebige Ernte. Ob nun aus Sämlingen oder Stecklingen gezogen – gesunde und kräftige Pflanzen bringen den besten Ertrag. Ein vorzeitiges Abpflücken von Blättern sollten Sie unterlassen (siehe vorne im Abschnitt *Stress*).

Sind die großen Blätter fertig ausgebildet, hat der THC-Gehalt im Allgemeinen seinen Höhepunkt erreicht. Solange die Blätter in frischem Grün stehen, bleibt das Höchstmaß der Potenz erhalten. Sie sollten sie also tunlichst an der Pflanze belassen.

Einzelne Blätter werden nur dann geerntet, wenn sie Krankheitssymptome zeigen bzw. rasch gewelkt sind, ohne dass Düngergaben dies hätten kurieren können. Sobald ein Blatt vergilbt und abstirbt, sinkt der THC-Gehalt. Dies trifft vor allem bei den Blättern unterhalb der Blütenstände zu. Sie vergilben oft kurz vor Ausreifung der Blüten.

Wenn Sie den Ablauf der Ernte richtig organisieren, macht es mehr Spaß und weniger Arbeit. Besonders im stickstoffreichen organischen Substrat bilden manche Sorten mehr Blätter als beispielsweise Hydroponik-Pflanzen, die weniger Stickstoff und mehr Phosphor erhalten. Bei laubreichen Pflanzen kann das manuelle Pflücken der Blätter sehr zeitintensiv sein.

Für das Ernten und Bearbeiten der Grünmasse, die an Ertrag ein knappes Pfund getrocknete Blüten (trocken oder halb getrocknet) erbringt, ist mit einem Arbeitsaufwand von etwa zwei bis vier Stunden zu rechnen. Sorgfältige Anbauer schneiden erst jeden einzelnen Zweig vom Stängel der Pflanze, bevor sie die Spitzen zerlegen und jeden Bud einzeln zum Trocknen aufhängen. Andere reißen die Pflanze mit einem schnellen Ruck aus oder schneiden den Stängel überm Boden ab, um dann die komplette Pflanze kopfüber zum Trocknen auf die Leine zu hängen. Hängen die Buds bei 10 bis 16 Grad Celsius und 50 bis 70 Prozent Luftfeuchte an einem dunklen Ort, brauchen sie höchstens eine Woche zum Trocknen. Überprüfen Sie die Buds täglich! Wie lange das Trocknen dauert, ist abhängig von der Marihuanasorte, der Luftzirkulation, Temperatur und Luftfeuchtigkeit.

Wollen Sie die Potenz der Ernte erhalten und legen auch auf ästhetische Kriterien Wert, werden Sie um das Curing nicht herumkommen.

Die Ernte der männlichen Pflanzen

Schon zwei Wochen nach Umstellen auf die zwölfstündige Photoperiode (zwölf Stunden Licht und zwölf Stunden Dunkelheit) kann die männliche Pflanze Pollen bilden. Achten Sie auf Frühentwickler! Nach Einleiten der Blüte dauert es gewöhnlich drei bis sechs Wochen, bis die Pollensäcke sich öffnen. Nun werden noch einige Wochen lang Blüten gebildet. Der Gipfel der THC-Produktion ist erreicht, wenn die

Blüten deutlich ausgeformt, aber noch nicht geöffnet sind. Dies ist der ideale Zeitpunkt zum Ernten. Sobald der Pollen ausgestreut wird, setzt ein rasanter Zerfallsprozess ein und die Blüten fallen ab.

Beim Ernten – vor allem in der Nähe weiblicher Pflanzen – die Pflanze dicht überm Boden abschneiden und dabei möglichst nicht schütteln. Zur Vermeidung jeglicher Bestäubung durch männliche Blüten, die sich ggf. unbemerkt geöffnet haben, sollten Sie der männlichen Pflanze vor dem Ernten eine Plastiktüte überstülpen und sie am Stängelgrund zubinden. Sind offene Pollensäcke sichtbar, können Sie den Pollenflug auch durch Besprühen mit Wasser unterbinden.

Wer eine männliche Pflanze zur Züchtung benötigt, sollte sie möglichst von den blühenden Weibchen fern halten.

An Lufteinlässen zum Blüteraum sollten Sie feine Gitter installieren, damit kein Pollen von draußen eindringen kann. Befeuchten Sie die Gitter regelmäßig, um fremdem Pollen ein Durchkommen zu erschweren. Die männlichen Pflanzen werden isoliert, bis sie gebraucht werden. Nach einem Monat werden sie zum vegetativen Wachstum zurückkehren, obwohl sie aktive Pollensäcke haben. Sie können männliche Pflanzen auch per Steckling ziehen und sie in einer weniger hellen Ecke aufstellen, bis sie benötigt werden. Drei Wochen, bevor mit ihnen bestäubt werden soll, wird die Blüte eingeleitet. Im Allgemeinen wird das Männchen nach drei bis fünf Wochen jede Menge fruchtbaren Pollen liefern.

Die Ernte der männlichen Pflanzen lässt sich hinauszögern, indem Sie jede Blüte sofort nach dem Erscheinen mit dem Fingernagel oder einer kleinen Schere abknipsen. Umgehend werden neue Blüten gebildet, die Sie weiterhin entfernen sollten bis zwei Wochen vor der Blüte der Weibchen. Diese Methode ist recht zeitaufwändig. Es kann leicht passieren, dass Ihnen die eine oder andere männliche Blüte entgeht.

Am praktischsten ist es, wenn Sie die meisten Zweige abernten und nur ein oder zwei pollentragende an der Pflanze belassen. Da die Pollenmenge einer einzigen Blüte für die Befruchtung vieler Eizellen ausreicht, brauchen Sie nur ein oder zwei Zweige voller Blüten, um genug Pollen für die Zucht zu haben – jedenfalls für den Bedarf der meisten Anbauräume.

Sinsemilla-Ernte

Sinsemillablüten sind sechs bis zwölf Wochen nach Umstellen der Photoperiode auf zwölf Stunden Licht ausgereift. Ernten Sie am besten, wenn die Harzproduktion ihren Höhepunkt erreicht hat und bevor der THC-Gehalt zu sinken beginnt. Bei den Indoor-Sorten haben es Züchter hingekriegt, dass die höchste Potenz in allen Teilen der Pflanze zugleich erreicht wird. Bei tiefer sitzenden Blüten, die weniger Licht erhielten, kann der Harzgehalt geringer ausfallen und die Reife etwas länger dauern. Bei den überall zugleich reifenden Sorten werden vier bis fünf Wochen lang in rascher Folge Blüten gebildet. Dann lässt das Wachstum nach. Hat das Wachstum nachgelassen, ist es nach ein bis drei Wochen Zeit für die Ernte. Bei reinen *Indica*-Sorten und vielen *Indica-Sativa*-Kreuzungen wird sechs bis acht Wochen nach Einleitung der Blüte geerntet, während es bei Indica-Kreuzungen mit dominanteren *Sativas* wie „Skunk #1“ ggf. erst nach zehn Wochen soweit ist. Kommerzielle Gärt-

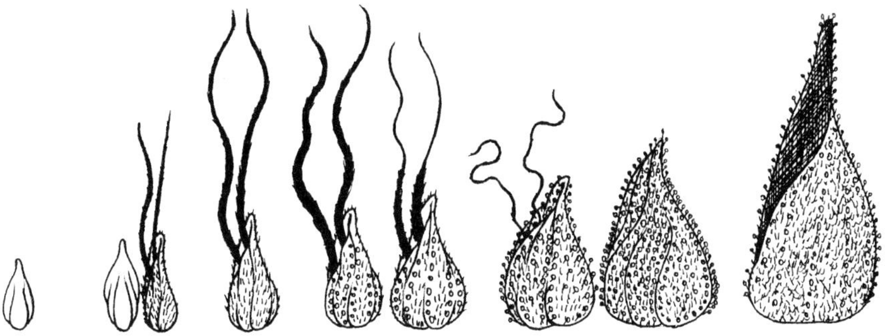

Abb. 146 | Die Reifestadien des Fruchtknotens, chronologisch von links nach rechts.

ner ernten oft unreife, nur sechs Wochen alte Buds, weil sich auf die Weise jährlich eine Ernte mehr erzielen lässt.

Reine *Sativa*-Varietäten – vor allem Thai- und asiatische Sorten, die von einheimischen Samen gezogen wurden – brauchen bei einer zwölfstündigen Photoperiode länger zum Blühen. Bis zum Ende der Blütezeit können vier Monate vergehen. Meist bilden diese Typen während der ganzen Blütezeit in gleichmäßigem Tempo Buds, ohne dass ein Nachlassen der Wachstumsrate zu bemerken wäre. Nur wenige Innenraumanbauer haben die Geduld oder die Zeit, reine *Sativa*-Sorten anzubauen, denn die Blüte dauert sehr lange. Sie wirken dünn und bringen nicht viel Ertrag. Die Buds, die an der Spitze sitzen, erreichen ihre größte Potenz ein paar Tage bzw. einige Wochen früher als die unteren Buds. Bei den lange blühenden äquatorialen *Sativa*-Sorten muss mehrmals geerntet werden.

Wann hat die Pflanze ihre stärkste Potenz erreicht? Dies lässt sich mit verschiedenen Methoden ermitteln: durch Rauchen, Beobachten des abnehmenden Ertragszuwachses oder mikroskopische Untersuchung.

Rauchen ist bei weitem der angenehmste Weg zum Testen der Potenz, aber leider auch der unzuverlässigste. Ernten Sie zu Testzwecken einen Bud von durchschnittlicher Größe. Trocknen Sie ihn im Ofen 10 bis 15 Minuten lang bei 93 Grad Celsius Hitze (oder 30 Sekunden in der Mikrowelle, bzw. bis er getrocknet ist). Rauchen Sie die Probe. Aufgrund des Schnelltrocknens wird der Rauch vermutlich ein bisschen kratzig, aber geschmackvoll sein. Wiederholen Sie den Test während der Blütephase einige Male, und zwar mit klarem Kopf. Hier entscheidet das subjektiv empfundene High über den Erntezeitpunkt.

Abnehmender Ertragszuwachs wird das Phänomen genannt, wenn im unteren Teil der Blütentraube die aus den Fruchtknoten ragenden Griffel rascher absterben (sich braun färben), als im oberen Teil neue wachsen. Dann hat die THC-Produktion gewöhnlich ihren Höchstpunkt erreicht und wird nun allmählich wieder abnehmen. Dies ist die beste Art, mit bloßem Auge den Reifepunkt des Blütenstands festzustellen.

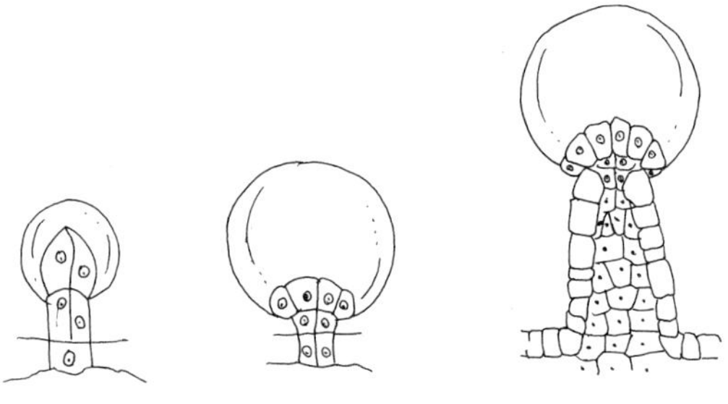

Abb. 147 | Drei Harzdrüsen, wie sie auf Blättern und Buds anzutreffen sind (von links): kugelförmige Trichome, Trichome mit sessilem Drüsenkopf, und Trichome mit gestieltem Kopf.

Eine **präzise Untersuchung** nehmen Sie mit einem Mikroskop vor. Die Beschau der Harzdrüsen in 20- bis 30-facher Vergrößerung stellt die genaueste Methode zur Ermittlung der Potenz dar. Entsprechende Taschenmikroskope gibt es zu erschwinglichen Preisen. Schneiden Sie einen winzig kleinen, dünnen und harzreichen Teil aus dem Bud und legen ihn unters Mikroskop. Mit geringer Vergrößerung betrachten, unter Umständen müssen Sie das Untersuchungsobjekt mit einer Taschenlampe o. ä. bestrahlen, um einen schattenfreien Blick auf die Harzdrüsen zu erhalten. So lassen sich rasch die Harzdrüsen inspizieren, ohne gleich den ganzen Bud zu ernten.

Sie werden vier Arten von Drüsen erkennen:
Trichome mit gestieltem Kopf enthalten das meiste THC. Die müssen Sie vor allem im Auge behalten. Sie sind auf Buds und kleinen Blättern anzutreffen. Hat dieser Drüsentyp einen runden Kopf ausgebildet und ist noch transparent, ist der Zeitpunkt zur Ernte gekommen. Alternde Drüsen verfärben sich braun und schrumpfen. Schließlich beginnen sie zu zerfallen. Der THC-Gehalt schwindet. Ab der sechsten Blütewoche sollten Sie die Buds alle paar Tage überprüfen – und zwar mehrere Buds an verschiedenen Pflanzen –, um den Zeitpunkt zu erkennen, wann die Pflanzen ein Maximum an Drüsen gebildet haben und erntereif sind.
Kugelförmige Drüsen finden sich auf Blättern, gewöhnlich auf der Unterseite, und sind schon früh in der vegetativen Phase zu beobachten. Auf dem Blatt erscheinen sie als winzige durchscheinende Kugel, sie haben keinen Stiel.
Trichome mit sessilem Kopf erkennen Sie an dem sehr kurzen Stiel. Sie sind bis zu dreimal so groß wie die kugelförmigen Trichome und erscheinen zu Beginn der vegetativen Phase.
Cystolithdrüsen haben eine spitze Kuppe, sind länglich und ähneln eher einem Haar. Am häufigsten finden sie sich auf den Blattunterseiten. Sie sondern Substanzen ab, die als Abwehrstoffe gegen Insekten und Milben wirken, u.a. durch Verkleben der Mundwerkzeuge. Sie enthalten kein THC.

Wie man erntet – Schritt für Schritt

Erster Schritt: Zwei Wochen vor der Ernte jegliches Düngen einstellen. Eine latente Anreicherung von Nährstoffen führt zu einem unangenehmen Beigeschmack. Eine Woche vor dem Ernten sollten Sie die Nährstoffe aus dem Boden herausspülen.

Zweiter Schritt: Die Pflanzen ausgiebig mit Wasser besprühen, um unerwünschte Rückstände auf den Blättern abzuwaschen. Keine Angst, dies wird die Harzproduktion nicht beeinträchtigen. Sprühen Sie frühmorgens, damit das Wasser bis zum Abend verdunstet ist. So vermeiden Sie Schadpilzbefall an den Buds. Falls dennoch Grauschimmel auftritt, das Sprühen einstellen.

Dritter Schritt: Ernten Sie entweder die ganze Pflanze auf einmal durch Abschneiden des Stängels knapp überm Boden, oder schneiden Sie mit der Gartenschere Zweig um Zweig dicht am Stängel ab. Das Ausreißen samt Wurzel macht nur Dreck und ist unnötig, denn THC wird nur über dem Boden gebildet. Manche Anbauer entfernen auch das Wurzelsystem aus dem Pflanzmedium.

Vierter Schritt: Ernten Sie immer kurz nachdem das Licht gelöscht wurde, wenn die Pflanzen also einen Tag fleißiger Harzproduktion hinter sich haben.

Fünfter Schritt: Die Pflanzen müssen nicht kopfüber aufgehängt werden, damit sich das Harz in den Blättern konzentriert. Innerhalb der Pflanze findet kein Harzstrom statt! Dennoch ist das Aufhängen eine vernünftige Art, das Kraut zu trocknen. Hängen Sie die intakte Pflanze samt Stängel auf, dauert das Trocknen wesentlich länger. Belassen Sie die größeren Blätter an den Zweigen, schützen sie die Blüten. Die winzigen Drüsenköpfe werden so vor Beschädigung (Zerreißen oder Zerquetschen) bewahrt.

Sechster Schritt: Sie können z.B. auch jeden Ast in etwa 15 bis 50 Zentimeter lange Teile zerschneiden und dann mit der Schere alle Blätter zwischen den Blütenständen entfernen. Die Äste werden zum Trocknen aufgehängt. Nach dem Trocknen die Spitzen von den Ästen schneiden. Die empfindlichen Blüten mit äußerster Vorsicht behandeln.

Siebter Schritt: Sie können auch die ganze Pflanze knapp über dem Boden abschneiden und kopfüber zum Trocknen aufhängen. Anschließend, wenn sie trocken ist, werden die großen Blätter entfernt und die Blütentrauben von den kleinen Zwischenblättern befreit. So wird häufig bei der Freilandernte verfahren, wenn der gesamte Bestand auf einmal geerntet werden muss. Es kann hierbei zu leichten THC-Verlusten kommen, weil die zarten Drüsenköpfe nach dem Trocknen empfindlich sind und leicht beschädigt werden können.

Achter Schritt: Bei der dritten Ernte-Methode werden ein oder zwei Tage vor dem Abschneiden der Pflanze zunächst die größeren Blätter entfernt, damit sie nicht mehr im Weg sind. Dann wird die Pflanze samt Blüten geerntet. Der Aufwand des Zerlegens ist jetzt nicht mehr so groß.

Neunter Schritt: Zerlegen Sie die Pflanze, solange das Laub noch frisch und geschmeidig ist, werden weniger Harzdrüsen beschädigt. Haben Sie die Blüten aussortiert, kommen sie in einen festen Behälter (z.b. Einmachglas), um die Harzdrüsen zu konservieren.

Zehnter Schritt: Planen Sie genügend Zeit ein. Für den gesamten Erntevorgang – Ernte, Zerlegen und Verstauen in Gläsern – sollten Sie mindestens zwei bis vier Stunden pro Pfund ansetzen.

Samenernte

Samen enthaltende Pflanzen (spanisch *con semilla*) werden geerntet, sobald die Samen ausgereift sind. Oft sprengen die reifen Samen den Fruchtknoten. Die blühende weibliche Pflanze bildet so lange empfangsbereite Fruchtknoten, bis es zur Befruchtung kommt. die Samenreife dauert dann sechs bis acht Wochen. Eine befruchtete Pflanze konzentriert ihre ganze Energie auf die Samenbildung. Der THC-Gehalt verliert an Bedeutung. Samentragende Pflanzen können im Grunde so lange stehenbleiben, bis die Samenkörner im getrockneten Fruchtknoten rasseln. Achten Sie auf Insekten, auf Milben und Schimmel, die die erschöpfte Pflanze und ihre reifende Samenfracht heimsuchen könnten.

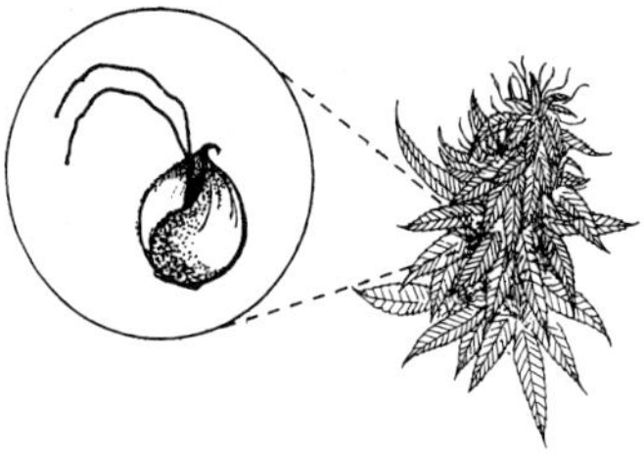

Abb. 148 | Die Samen bilden sich zwei bis vier Wochen nach der Befruchtung.

Innenraumanbauer bestäuben oft nur ein oder zwei Zweige. Auf allen unbefruchteten Zweigen bildet die Pflanze Sinsemillablüten. Diese werden abgeerntet, sobald sie reif sind, während der *con semilla*-Teil noch ein oder zwei Wochen länger reift. Sind die Samen ausgereift, lösen Sie diese heraus, indem Sie die Buds über einem Behälter zwischen den Händen reiben. Lagern Sie die Samen separat, und zwar kühl und trocken. Theoretisch sind sie nach der Ernte keimfähig und könnten sofort eingepflanzt werden – aber vermutlich bekämen Sie nur kümmerliche Pflanzen. Lassen Sie die Samen vor dem Keimen einige Monate trocknen. Trockene Samen haben eine höhere Keimrate und ergeben gesündere Pflanzen.

Zweiternte

Wenn Sie an den abgeernteten Pflanzen ein paar unentwickelte, tiefer sitzende Äste samt Laub belassen, können Sie ohne weiteres ein zweites Mal ernten. Die Zweiternte ist eine tolle Option für Anbauer, die zum allerersten Mal geerntet haben und nun erstaunt feststellen werden, dass sich an den Pflanzen neue Blätter und schließlich auch Blüten bilden.

Bei der Zweiternte können Sie nach zwei Methoden vorgehen. Belassen Sie einige unentwickelte untere Zweige und Blütenstände an der Pflanze. Behalten Sie die zwölfstündige Photoperiode bei. Die Äste werden eher schmächtige Blüten treiben, die dann fetter werden und in ein bis zwei Wochen erntereif sind. Diese Methode empfiehlt sich vor allem bei langsam reifenden *Sativa*-Pflanzen.

Oder lassen Sie beim Ernten an jeder Pflanze einige unreife Blüten sowie belaubte Zweige dran. Stellen Sie die Photoperiode zurück auf 18 Stunden Licht pro Tag. Geben Sie eine erhöhte Dosis stickstoffreichen Dünger. Das fördert die Blätterbildung. Die abgeernteten Stummel werden nach einem Monat zum vegetativen Wachstum zurückkehren, die Pflanze wird neue Triebe an Zweigen und Spitzen bilden. Die verjüngten Pflanzen bis zur gewünschten Höhe wachsen lassen, dann mit der 12-Stunden-Photoperiode die Blüte einleiten. Lassen Sie die Pflanzen bei der Zweiternte zu hoch wachsen, werden sie nur spärliche Blütenstände produzieren, denn mittlerweile sind die Wurzeln eingeengt, was in Verbindung mit dem hohen Wuchs zu spärlicher Blütenbildung führt.

Beispielsweise gab es mal einen Anbauer, der hatte eine hübsche Anzahl weiblicher Pflanzen und jeder sogar einen Namen gegeben. Aber nun musste er ernten. Statt wieder mit Samen zu beginnen, beschloss der Mann, ein paar Blätter und Blüten an den verstümmelten Weibchen zu lassen. Nach der Ernte wurde mit einem Zyklus von 18 Lichtstunden und sechs Dunkelstunden zum vegetativen Wachstum übergeleitet. Einen Monat später wurden viele, viele Stecklinge von den heiß geliebten Weibchen geschnitten, die Mutterpflanzen wiederum einen Monat später zur Blüte gebracht. Die Stecklinge ließ er wurzeln, pflanzte sie um und stellte sie in einen Raum mit 18 Stunden Licht pro Tag. Die erste Ernte fand am 1. Januar statt. Die Zweiternte am 1. April. Sie brachte vom Gewicht her weniger Ertrag, die Buds waren kleiner. Wer Stecklinge von verjüngten Pflanzen schneidet, bringt ihren Hormonhaushalt durcheinander. Dies bedeutet herben Stress für die Pflanze.

Trocknen

Bevor das geerntete Marihuana rauchbar ist, muss es getrocknet werden. Beim Trocknen wird das THC von einer nicht psychoaktiven Säure in die psychoaktive neutrale Form umgewandelt. Der Wassergehalt der frisch geernteten Pflanze (75 Prozent) verdunstet.

Bei der Ernte hört der Wachstumsprozess auf. Von nun an wird der THC-Gehalt vermutlich sinken. Um den THC-Gehalt nicht zu mindern, sollten Sie das Erntegut nicht über längere Zeit hellem Licht aussetzen, auch zuviel Luftfeuchtigkeit und Wärme (32 Grad Celsius) sowie Reibung durch fummelnde Hände sollten Sie tunlichst vermeiden.

THC wird in Blüten und Blättern produziert. Stängel und auch Wurzeln mögen zwar so riechen, als könnten sie geraucht werden, enthalten jedoch – wenn überhaupt – kaum Cannabinoide. Ihr Harz hat keine sonderlich psychoaktiven Eigenschaften. Das Auskochen der Wurzeln ist absurd. Anbauer, die die Pflanze kopfüber aufhängen, tun dies, weil es praktisch ist. Nicht, damit das Harz in die Blüten strömt. Das Aufhängen ist eine arbeitssparende Methode, um eine allmähliche, gleichmäßige Trocknung zu ermöglichen. Trennen Sie die Zweige vom Stängel und hängen Sie diese einzeln unter der Decke auf, wird sich die Trockenzeit um einige Tage verkürzen.

Da gibt es z.B. einen Gärtner, der täglich 30 bis 40 Gramm erntet und sie mit einem Dörrgerät trocknet, wie es zum Dörren von Obst benutzt wird. Auf diese Weise werden die Blüten gleichmäßig dehydriert. Der Rauch ist erstaunlich mild.

Wer es eilig hat, kann eine kleinere Menge auch in die Mikrowelle legen. Das Gerät auf kurze, schwache Hitzestöße von 15 bis 30 Sekunden einstellen. Das Kraut herausnehmen, sobald es getrocknet ist. Benutzen Sie einen Gas- oder Elektroherd, sollten Sie 10 bis 15 Minuten bei 93 Grad Celsius trocknen. Die Temperatur darf nicht höher sein, sonst verflüchtigt sich das THC. Sie dürfen sich allerdings nicht wundern, wenn der Rauch kratzig ist.

Die besten Resultate erzielen Sie, wenn der Trockenprozess allmählich verläuft und bei zirkulierender Trockenluft von 10 bis 15 Grad Celsius erfolgt. Bei langsamer Trocknung über einen Zeitraum von zwei bis drei Wochen wird den Buds gleichmäßig die Feuchtigkeit entzogen. Der THC-Zerfall ist nur minimal. Der Rauch von langsam getrockneten Buds ist mild und hat einen angenehmen Geschmack. Im Gegensatz zu schnellgetrockneten Blüten, die heiß brennen und kratzig schmecken. Sie sollten aufpassen und die trocknenden Pflanzen täglich überprüfen, damit sich kein Grauschimmel ausbreiten kann. Siehe Abschnitt *Grauschimmel* im 7. Kapitel.

Hängen Sie die Blütentrauben mit einer Schnur unter die Decke eines dunklen Raums und stellen Sie am Boden einen Schwenkventilator auf. Immer daran denken: Licht ist einer der schlimmsten Feinde von trocknendem Marihuana. Den Ventilator niemals direkt auf die Pflanzen richten, sonst trocknen sie zu schnell (und ungleichmäßig) aus.

Sie können sich auch eine kleine Trockenkammer bauen, indem Sie einige Rohspanplatten zusammennageln und unter der Decke Schnüre spannen. Sie können auch den Anbauraum für eine Weile stilllegen und ihn zur Trockenkammer umfunktionieren.

Für kleinere Erträge gibt ein Pappkarton eine brauchbare Trockenkammer ab. Fädeln Sie eine Nylonschnur in eine Nähnadel. Ziehen Sie damit nahe der Oberkante die Trockenschnüre ein. Hängen Sie die Buds auf. Verschließen Sie den Deckel des Kartons. Stellen Sie ihn in einen Schrank oder ein leeres Zimmer. Täglich nachschauen und den Trockenvorgang überprüfen. Wenn die Buds zu rasch trocknen, den Karton offen lassen und an einen kühleren Ort stellen.

Eigenbauregale sind auf den Farbseiten zu sehen. Ein Anbauer benutzt fahrbare Brotregale aus einer Bäckerei. Er zimmerte sich passende Screens, die er ins Regal schieben kann, und auf denen trocknet das Pflanzenmaterial.

Abzuraten ist vom Aufhängen der Pflanzen oben im Halbdunkel zwischen Decke und Hochdrucklampe, während Sie darunter die neue Ernte anpflanzen. Anpflanzen und Trocknen erfordern ganz verschiedene Klimabedingungen. Zu warm und schnell getrocknete Blüten ergeben kratzigen Rauch. Es kann Probleme mit Schimmel und Spinnmilben geben, die von den trockenen zu den lebenden Pflanzen wandern. Halten Sie bei wachsenden wie trocknenden Pflanzen stets Ausschau nach Anzeichen für Schimmel, Pilzbefall oder Spinnmilben. Schimmel kann binnen weniger Tage die schönsten Buds restlos ruinieren.

Licht, Wärme und Reibung tragen wesentlich zum biologischen Abbauprozess bei. Es sind die schlimmsten Feinde von trocknendem sowie getrocknetem Marihuana. Lassen Sie getrocknetes Marihuana nie in der Sonne auf dem Armaturenbrett oder in der Nähe von Heizungen usw. liegen. Reibung ist vermutlich der größte Zerstörer der zarten Harzdrüsen. In jeder Minute werden Millionen zarter Drüsenköpfe durch enge Tütchen und fummelnde Hände zerstört! Um getrocknetes Marihuana in tadellosem Zustand zu erhalten, bewahren Sie es in einem luftdicht verschlossenen, braunen Glas auf und stellen es in den Kühlschrank. Für das

Gefrierfach sollten Sie es in Plastikdosen packen. In Gläsern mit Schraubverschluss lässt sich die Ernte bestaunen und ist zugleich geschützt. Glas hat keinerlei Eigengeruch, der sich übertragen könnte (wie es mitunter bei Plastik oder Metall vorkommt). Es kann nichts vom starken Duft des frischen Marihuana nach außen dringen. Eine Orangen- oder Zitronenschale im Glas wird das Bouquet mit einer Zitrusnote abrunden.

Warnung

Licht, Wärme und Reibung mindern den THC-Gehalt. Das Marihuana also nicht befummeln und immer an einem kühlen, dunklen Ort aufbewahren!

Blätter trocknen sehr gut in einer Papiertüte. Einfach alle Laubblätter, kleine Blüten und abgefallene Reste in eine große Einkaufstüte schütten und oben zufalten. Die Tüte an einen trockenen, kühlen Platz (10 bis 15 Grad Celsius) legen, wo sie nicht im Weg ist. Jeden Tag nachsehen und die Blätter manuell wenden. Nach etwa einer Woche sollten sie getrocknet sein. Je wärmer die Tüte liegt, desto rascher trocknet das Gras und um so kratziger ist der Rauch.

Die Herstellung von Haschisch und Öl

Viele Blätter enthalten genug Harz, um daraus ein wenig Hasch herzustellen. Beim herkömmlichen Marihuana braucht es ja ein gewisses Volumen, um ein High zu erzeugen. Beim Hasch hingegen sind die Wirkstoffe so konzentriert, dass ein oder zwei Züge völlig ausreichen.

Hasch kann auf verschiedene Methoden hergestellt werden. Meistens wird das Harz von Buds und Laub abgesiebt oder mit Hilfe von kaltem Wasser extrahiert. Beides funktioniert sehr gut, um den größten Teil des Harzes aus der Pflanze herauszuholen.

Platzieren Sie die Buds auf einem Sieb. Durch das Rütteln des Siebes lösen sich die Harzdrüsen ab und fallen durch die Maschen. Hat sich unter dem Sieb genügend Harz angesammelt, können Sie diese Substanz rauchen. Vorsicht, dieses reine Harz hat eine unglaubliche Potenz!

Eine bessere Haschqualität lässt sich erreichen, wenn Sie die Blätter zunächst einige Stunden ins Gefrierfach oder in die Kühltruhe legen, bis sie gefroren sind. Dann holen Sie sie heraus und zerkleinern sie über einem Sieb. Reiben Sie die Blätter

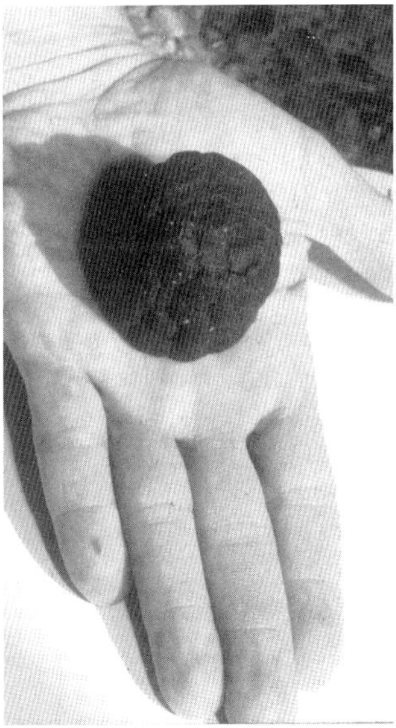

Abb. 149 | Diese feine Haschkugel hat Bernard Rappaz in der Schweiz hergestellt.

leicht über das Sieb. Dabei sollte ein grünliches Pulver durch das Sieb nach unten fallen. Dies wird gesammelt. In Europa wird es oft „Pollen“ genannt, obwohl es nichts mit Blütenstaub zu tun hat. Pressen Sie das Pulver. Mit Hilfe der Reibungshitze erhalten Sie auf diese Weise kleine Haschischklumpen.

12. Kapitel

Samen und Bezugsquellen

Seit der letzten Ausgabe dieses Buches hat sich in der einschlägigen Züchter- und Saatgutbranche sehr viel verändert. Statt eines historischen Überblicks über die Entwicklung der Sorten will ich diesmal eine Übersicht über den gegenwärtigen Markt geben. Die Zahl der Saatgutlieferanten hat erheblich zugenommen. Ehe Sie sich versehen, sind schon wieder ein paar neue aufgetaucht. Die Website www.seedbankupdate.com von Green Man bewertet Samenlieferanten anhand von Verbraucherberichten. Das ist subjektiv, aber ehrlich. Ich schätze, bei dem Pensum an E-Mails, das der Green Man durchackert, hat er mittlerweile einen sechsten Sinn entwickelt für gefakte Kunden-Mails, die neue Firmen gern zwecks Eigenwerbung schicken. Sites wie diese sind so rar wie eine gute Dope-Connection. Jedenfalls meint der Green Man, der seine Website jeden Sonntag aktualisiert: „Auf lange Sicht schafft es ein Rip-Off-Unternehmen genauso wenig am Markt zu bleiben, wie eine gute Samenbank auf Dauer erfolglos bleiben wird.“

Die nachstehende kurze Liste mit den führenden Samenfirmen stellt die Creme der Branche dar, wie sie sich im Sommer 2001 präsentierte. Wenn Sie dieses Buch in Händen halten, gibt es garantiert wieder ein paar neue Firmen, die eigentlich mit auf die Liste gehören. Alle Eigentümer der hier vertretenen Firmen bauen die bestmöglichen Samen an. Entsprechend hoch ist die Qualität ihres Angebotes.

Die Liste ist in alphabetischer Reihenfolge. Wenn eine Samenbank in dieser Liste auftaucht, heißt dies allerdings nicht, dass ich mich für irgendwas verbürge oder dass der Autor oder der Verlag dieses Buches den Kauf illegaler Samen empfehlen.

Auf den Websites der Firmen finden sich Fotos der aktuellen Sorten, Preise und Infos zur Verfügbarkeit. Die Preise reichen von 40 Euro bei mittelmäßigen Sorten bis zu 400 Euro für eine Tüte mit 10 bis 15 hochwertigen Samen. Wer in Amsterdam, London, Barcelona, Vancouver, Montreal oder Toronto vorbeikommt, kann sich dort auch persönlich mit den Leuten unterhalten, die das Gras gezüchtet haben. Bestellungen bei Internetadressen stellen immer ein gewisses Risiko dar. Die Firma könnte pleite machen. Ihre Bestellung könnte verloren gehen oder verlegt werden. Die Samensendung könnte abgefangen werden oder einfach unterwegs bei der Post unter die Räder kommen. Die Samen können unterwegs nass oder womöglich zerdrückt werden. Kleine Samenlieferanten sind gewöhnlich Einmannfirmen. Statt einer straffen oder besonders peniblen Geschäftsführung widmen sie sich hauptsächlich der Zucht. Gern wird dort auch öfters mal einer durchgezogen. Selbst die ehrlichsten und wohlmeinendsten Leute vermasseln mal eine Bestellung, wenn sie stoned sind. Wenn Sie sich Sorgen machen, dass Sie womöglich ein paar Euro verlieren könnten: Bestellen Sie nicht mehr, als Sie schlimmstenfalls als Verlust verschmerzen könnten.

In den USA, in Deutschland und in vielen anderen Ländern ist der Erwerb von Samen illegal, auch per Versand. Ich würde keinem Marihuana-Liebhaber raten, gegen die Gesetze seines Landes zu verstoßen! Freilich ist es sehr schwierig, Samenverbote im Internet durchzusetzen, besonders wenn die Händler in Ländern beheimatet sind, wo der Samenhandel legal ist. Viele kanadische und holländische Firmen vertreiben ihre Samen über Einzelhändler, die gewöhnlich eine große Auswahl anbieten, sich mit der Materie auskennen und über den richtigen Umgang mit ihren Samen Auskunft geben können.

Bevor Sie Samen erwerben, sollten Sie sich Folgendes überlegen:
- *Welches Ziel habe ich mit dieser Sorte?*
- *Maximales Ertragsgewicht in kürzestmöglicher Zeit?*
- *Besondere Geschmacksnote?*
- *Hoher THC-Gehalt?*
- *Vermeiden von Geruchsproblemen?*
- *Niedrige Betriebskosten?*

Haben Sie diese Punkte abgehakt, stehen noch weitere Entscheidungen an betreffs der Sorten, die Sie bestellen wollen. Leider haben THC-reiche Sorten oft auch einen starken Geruch.

Vor dem Bestellen sollten Sie auf Folgendes achten:
- *Geht bei der Samenfirma jemand ans Telefon?*
- *Macht die Website einen professionellen Eindruck?*
- *Was sagen Leute im Internet-Chat über die Firma?*
- *Beim Bestellen nur die absolut nötigen persönlichen Informationen preisgeben. Im Internet ist es sehr leicht, von anderen Computern aus an gewisse Daten heran zukommen. Es besteht das Risiko, dass Polizeibehörden solche Informationen abgreifen und plötzlich ungebetener Besuch vor der Tür steht.*
- *Ich habe noch nie gehört, dass an der kanadisch-amerikanischen Grenze ein Zollhund sachgemäß verpackte Samen herausgeschnüffelt hätte. Das Gesamtvolumen der Briefpost zwischen beiden Ländern ist so enorm, dass der US-Zollbehörde keine Überwachung möglich ist. Anderswo sollten Sie sich über die jeweilige aktuelle Situation kundig machen!*
- *Achten Sie darauf, dass Sie die genaue URL der Firma eingeben, denn im Internethandel gibt es oft Nachahmer, die unter ähnlichen Adressen operieren.*
- *Vermeiden Sie unnötigen Ärger, indem Sie nur bei Firmen mit gutem Ruf ordern. Nicht vergessen: Es ist für den Lieferanten nicht billig, gute Samen zu züchten, zu produzieren und vorrätig zu halten.*
- *Zuerst telefonisch oder per Post/Mail einen Katalog bestellen. Trifft dieser nach rund einer Woche ein, so ist anzunehmen, dass es auch bei den Samen nicht länger dauern wird.*

Saatgutfirmen

Die Liste ist alphabetisch geordnet, die Reihenfolge stellt also keine Wertung dar.
Amsterdam Seed Co. (Kanada): Diese Firma wird von der Blondine Karen und ihren Sativa Sisters gemanagt. Sie prüft persönlich alle Samen und hat die Qualitätskontrolle eisern im Griff. Im Angebot sind Samen von 14 verschiedenen Firmen, Direktimporte von holländischen, kanadischen und schweizer Züchtern. Diese

Firma steht hinter ihren Produkten. Geliefert wird prompt. Telefon 1-604-728-5617, Postadresse: #4253-349 W. Georgia Street, Vancouver, BC, V6B 3Z7. Website: www.theamsterdam.com

African Seeds (Südafrika): Gute Sativa-Sorten. Hervorragend sind das berühmte „Durban Poison“ und „Swazi Skunk“. Die Produkte werden auch von Einzelhändlern anderswo vertrieben. Website: www.africanseeds. com

DJ Short (Kanada): DJ Short hat Jahre damit verbracht, eine von vielen Anbauern geschätzte Standardsorte zu perfektionieren – „Blueberry“! Die potente, ertragreiche und schnell reifende „Blueberry“ ist mein Favorit. Andere Anbauer geben eher „Flo“ und „Blue Moonshine“ den Vorzug. DJ ist ein gewissenhafter Anbauer und absolut integer. Zehn Samen kosten 60 bis 90 Dollar, also echt preiswert! Website: www.theamsterdam.com

Dutch Passion (Niederlande): Der Eigentümer Henk hat „feminisierte“ Samen entwickelt, die mit nahezu hundertprozentiger Wahrscheinlichkeit zu weiblichen Pflanzen heranwachsen. Für den ganz privaten Smoke bevorzugt er „Euphoria“ und „Blueberry“, auch wenn „Passion #1“ (Outdoor) und „Skunk #1“ (Indoor) seine Bestseller sind. Auf der Website www.dutchpassion.nl gibt es Infos über die lieferbaren Sorten. In Henks Shop gibt es mehr Sorten von anderen Saatgutfirmen als sonstwo. Sein Laden heißt Seeds of Passion. Zu finden ist er in der Utrechtsestraat 26 in 1017 VN Amsterdam, bzw. online unter www.seedsofpassion.nl

Federation Seed Company of Canada: Züchtet konsistente Samen von guter Qualität, darunter „Romulan“, einer meiner Favoriten für den späten Abend. Hier kaufen Sie preiswert ein. Ein Dutzend Samen kosten 25 bis 40 Dollar. Achtung: Federation-Samen haben eine ziemlich feste Schale. Es empfiehlt sich ein Anritzen zwecks rascherer Keimung. Federation-Samen gibt es bei www.theamsterdam.com

Flying Dutchmen (Niederlande): Eddie, der Eigentümer, ist ein charmanter Typ und hat sein Business gut organisiert. Hinter seinen feinen Samen stehen Jahre pragmatischer Praxiserfahrung, schließlich züchtet er seit über 15 Jahren. Das rote Backsteinhaus mit dem Shop ist gegenüber vom Amsterdamer Cannabis College am O.Z. Achterburgwal 124 zu finden. Website: www.flyingdutchmen.com (auch vertreten bei www.theamsterdam.com)

Ganjaland (Kanada): Nach anfänglichen Schwierigkeiten hat die Firma nun ihre Nachschub- und Versandprobleme gelöst. Website: www.ganjaland.com

Greenhouse (Niederlande): Die Samen bzw. Buds von Greenhouse haben bei den vergangenen Cannabis Cups in praktisch allen Kategorien abgeräumt. Diese Firma hat sehr hochwertige Samen im Angebot (zehn Samen kosten 110 bis 250 Euro) und wird von Frontmann Arjan geführt. Die Buds können in einem ihrer drei Amsterdamer Coffeeshops getestet werden. Die Samen gibt es auch in anderen Läden (z.B. bei Flying Dutchmen in Amsterdam, bei Amsterdam Seed Co. und Kind Seed Co.). Website: www.greenhouse.org

Heaven's Stairway (Kanada): Diese Firma hat einen guten Ruf und führt Samen von 14 verschiedenen Züchtern. Adresse: Heaven's Stairway, P.O. Box 91, Cartierville Station, St. Laurent, Quebec, H4R 2V7, Canada. Website: www.hempqc.com

Hemp Depot (Kanada): Hat Samen von über 15 kanadischen und holländischen Züchtern im Angebot. Über diese Firma habe ich nur Positives gehört. Es gibt regelmäßig Sonderangebote. Verkauft werden auch andere Hanfprodukte. Adresse:

Hemp Depot, 1430 Prince of Wales Drive #38070, Ottawa, Ontario, K2C 1NO, Canada; Website: www.hempdepot.ca

Homegrown Fantaseeds (Niederlande): Gewinner des Cannabis Cup 2001 in der Kategorie *Best Sativa* mit „Blue Haze", einer Kreuzung aus „Haze" und „Blueberry". Auch davor gab es schon etliche Pokale für diese aufstrebende Samenfirma, die ein breites Angebot und vernünftige Preise hat. Ihr Shop, Fantaseeds Garden, ist in der Mieuwe Nieuwstraat 25, 1012 NG Amsterdam. Die Postadresse lautet Postbus 3204, NL-1001 AA Amsterdam, Niederlande; Website: www.homegrown-fantaseeds.com

Iron Seed Sales (Kanada): Ron hat einen tadellosen Ruf als ehrlicher Händler. Sie können davon ausgehen, dass Sie die Samen, die Sie bestellt haben, auch bekommen. Das Angebot reicht von Billigware bis zu Samen mit Top-Genetik. Seine Geschäftsverbindung mit Quebec Seed Bank sorgt dafür, dass er immer gut sortiert ist. Seine Shop-Adresse: 327 Lakeshore Boulevard West, Toronto, ON, M8W 1N1, Canada; Telefon 1-416-256-3429. Website: www.ironseedsales.com

K.C. Brains (Niederlande): K.C. hat prächtige Gene aus Äquatorialbrasilien mitgebracht, erkennbar zum Beispiel bei der leicht nach Zitrone schmeckenden „Leda Uno". Den kompletten Katalog gibt es auf der Website www.kcbrains.com; Bestellungen nur über Fax 011-31-18-363-6510 oder Telefon 011-31-65-473-0608. Postadresse: K.C. Brains, Postbus 637, NL-4200 AP Gorinchem, Niederlande. Die Samen von K.C. gibt es auch bei vielen anderen Shops. Er hat zivile Preise. Zehn Samen kosten 30 bis 50 Euro.

Kind Seed Co. (Kanada): Große Auswahl an kanadischer und holländischer Qualitätsware. Die eigene Linie heißt Dr. Atomic. Die Firma gibt auf alles Garantie. Es heißt, die Samen gehen zu 90 Prozent auf. Telefonische Bestellung über 1-604-408-1198 oder Mailorder bei Kind Seed, Box 233, 2906 West Broadway, Vancouver, BC, V6K 2G8, Canada. Der Shop in Vancouver ist zu finden in #5, 311 Hasting Street West, gleich nebenan von Blunt Bros. Website: www.kindseed.com

Legends (Kanada): Red, der Besitzer der Firma, hat immer einen Vorrat an ausgereiften, keimfähigen Samen von Spice of Life am Lager, denn schließlich ist ja „Sweet Tooth" seine Lieblingssorte. Postkontakt über Green Karma Inc., P.O. Box 3114, 349 W. Georgia Street, Vancouver, BC, V6B 3X6, Canada. Website: legends-seeds.com

Marc Emery Direct Marijunana Seeds hat über 500 verschiedene Sorten von mehr als 30 Samenfirmen vorrätig. Emery, Cannabis-Aktivist und Verleger des Magazins *Cannabis Culture*, trägt den Spitznamen „Prince of Pot". Im Magazin ist gleich vorn sein Samenkatalog abgedruckt. Über Qualität und Lieferservice ist nur Gutes zu hören. Das Tolle an Emerys Firma ist, dass sie die Samen sämtlicher Züchter vertreibt. Postadresse: M.E., R141-757 West Hastings, Suite 717, Vancouver, BC, V6C 1A1, Canada; Telefon 1-604-681-4690; Fax 1-604-681-4687; Website: www.emery-seeds.com

Mr. Nice (England): Der berühmt-berüchtigte Howard Marks – der einst zehn Prozent des weltweiten Haschhandels kontrollierte – hat sich mit dem legendären Shantibaba zusammengetan, um ein paar Sorten zu kreieren, die zu den besten der Welt gehören: „Super Silver Haze", „Medicine Man", „Critical Mass", „Dreamtime", „Black Widow", „Shark", Shock" und „La Nina". Website: www.seedsdirect.to

Nirvana (Niederlande): Mit Hilfe von Samen anderer Züchter wird hier Saatgut zu Niedrigpreisen von 20 bis 60 Euro produziert. Die Amsterdamer Shopfiliale befindet sich in der Toldwarstraat 24 (Tel. 011-31-20-364-0233, Fax: 011-31-20-671-3745); Postadresse: Nirvana, Postbus 2108, NL-1500 GC Zaandam; Website: www.nirvana-shop.com

Owl Production (Schweiz): Für Felix gibt es nur eins: die Cannabiszucht. „Purpurea Ticinesis", seine Lieblingssorte für den Freilandanbau, perfektioniert er kontinuierlich weiter. Sie hat nun einen THC-Gehalt von über 20 Prozent. Er ist weltweit einer der Hauptzüchter von Marihuana für medizinische Zwecke. „Purpurea Ticinesis" gedeiht sehr gut von 0 bis 1.500 Meter Höhe und ist sehr kälte- und schimmelresistent. Mehr Infos gibt es auf der Website www.ironseedsales.com.

Paradise Seeds (Niederlande): Luc hat immer ein Lächeln auf den Lippen. Kein Wunder. Züchtet er doch großartige Samen, aus denen hervorragendes Dope gedeiht. Mit „Sensi Star" (Cannabis Cup 2000) und seinen neuen Varietäten, wo er „Haze" mit früh blühenden *Indicas* kreuzte, hat er Top-Sorten im Angebot, die den Preis rechtfertigen (zehn Samen kosten zwischen 95 und 110 Euro). Postadresse: Paradise Seeds, Postbus 377, NL-1000 AJ Amsterdam, Niederlande; Telefon/Fax 011-31-20-679-5422; Website: www.paradise-seeds.com

Quebec Seed Bank (Kanada): Alain, dem die Firma gehört, ist die treibende Kraft hinter dem in Montreal stattfindenden Quebec Cannabis Cup (Info unter www.quebecseedbank.com). Im Angebot sind über 300 Samen aus aller Welt. Ein Abkommen mit Iron Seed Sales rundet die Sache ab. Zu Alains Lieblingssorten gehören „Sweet Tooth" (Spice of Life), „Sensi Star" (Paradise), „Silver Haze" (Sensi) und „Blue Haze" (Homegrown Fantaseeds). Seine Adresse: 5751 Monk, Montreal, PQ H4E 3H2, Canada; Telefon 1-514-761-5140.

Sagarmatha Seeds and Psychedelic Gallery (Niederlande): Die Kreation „Yumbolt" gewann 2001 den Cannabis Cup in der Kategorie *Indica Seed*. Firmenchef Tony lässt es sich nicht nehmen, all seine Varietäten persönlich aufzuziehen. Er testet die Samen permanent auf ihre Keimfähigkeit. Im Angebot sind z.B. „Matanuska Tundra" und das schwedische „Stupersonic", das beim Innenraumanbau in 45 Tagen reift. Informative Website: www.highestseeds.com

Sensi Seeds (Niederlande): Dieser Züchter und Lieferant von Spitzenprodukten gehört zu den Pionieren. Er hat bereits sehr viele Cannabis Cups gewonnen, darunter für so beliebte Sorten wie „Northern Lights #5", „Hash Plant" und „Jack Herer", um nur einige zu nennen. Nachdem sich Sensi gezwungen sah, die „offizielle" Züchtungsanlage zu schließen, mussten die Preise um rund 20 Prozent angehoben werden. Sie bewegen sich zwischen 40 und 220 Euro. Eigentümer Ben Dronkers und sein Sohn Alan sind bei jeder Verleihung des Cannabis Cup präsent. Dort beantworten sie auch Fragen betreffs ihrer Sorten. Die Adresse des Sensi-Shop in Amsterdam: Oudezijds Achterburgwal 148 (neben dem Hash, Marihuana, Hemp Museum). Website: www.sensiseeds.com

Seeds Direct (England): Samen sind in England legal. Samenshops schießen wie Pilze aus dem Boden. Postadresse: Gypsy Nirvana, 55 Surbiton Road, Kingston-upon-Thames, Surrey, KTI 2HT, England. Website: www.seedsdirect.to

Serious Seeds (Niederlande): „Cali Mist", eine reine *Sativa* (Cannabis Cup 2000), und die ertragreiche „Chronic" sind nun verbessert! In England ergab ein Doppelblindtest bei der beliebten „White Russian“ kürzlich einen THC-Gehalt von 22 Prozent. Hier kosten zehn Samen zwischen 120 und 140 Euro. Website: www.serious-seds.com

Soma Seeds (Niederlande): „Soma Skunk“, „Reclining Buddha“ und „NYC Diesel“ sind einmalig. Für Cannabis zu medizinischer Anwendung sind auch Samen aus organischem Anbau lieferbar, die zu 100 Prozent weibliche Pflanzen bilden. Genaue Beschreibungen der Sorten sind unter www.somaseeds.nl zu finden.

Spice of Life (Kanada): Züchter Steve hat Sorten wie „Sweet Tooth“ uns „Shishkaberry“ (2. Platz beim Cannabis Cup 2001) immer weiter perfektioniert. Gemeinsam mit anderen Züchtern hat er „Tropicana“, „Joint Project“ und einige andere Sorten entwickelt. Ein Dutzend Samen gibt es für 60 Dollar. Die Samen werden auch von anderen Shops verkauft (Amsterdam Seed Co., Hemp Quebec und Iron Seeds). Website: www.spiceoflifeseeds.com

West Coast (Kanada): Freilandsorten auf Grundlage der robusten „Mighty Mite“. Lieferbar nur während der Saison, da Freilandsamen. Es gibt viele, viele Berichte von zufriedenen Anbauern. Ein Tüte mit zehn Samen kostet zwischen 40 bis 60 Dollar. Die Samen gibt es auf der Website www.theamsterdam.com

Willy Jack (Kanada): Die Samen ähneln den Originalen, von denen sie kopiert wurden. Sie sind jedoch oftmals nicht so stabil. Das Beste ist der erschwingliche Preis. Immer mehr Samenhändler führen diese Samen, z.B. auch die Amsterdam Seed Co., Telefon 1-604-728-5617. Website: www.theamsterdam.com

Worldwide Seeds: Führt Samen von vier holländischen Firmen und auch ein eigenes Label. Hier gibt es auch Salvia divinorum. Website: www.worldwideseeds.com

13. Kapitel

Grundlagen der Züchtung

In diesem Kapitel geht es um die Grundlagen der Zucht von Marihuana, d.h. der selektiven sexuellen Vermehrung. Mit diesen Informationen wird jeder Anbauer in der Lage sein, bestimmte Cannabispflanzen miteinander zu kreuzen, um keimfähige Samen zu produzieren. Die Pflanzen, die aus diesen Samen entstehen, bilden einen Genpool, aus dem die Mutterpflanzen für Stecklinge ausgewählt werden können. Für kleine Anbauer ist es schwierig, bessere Sorten zu züchten als jene, die es bei den Top-Saatgutfirmen zu kaufen gibt.

Bei Cannabis gibt es die asexuelle Vermehrung – mittels Stecklingen – und die sexuelle, bei der sich der männliche Pollen mit der weiblichen Eizelle vereinigt. Die Frucht dieser Vereinigung ist der Samen. Er wächst zu einer Pflanze heran, die Gene beider Elternteile enthält. Die Nachkommen unterscheiden sich oft von den Eltern und auch von einander. Aufgrund dieser Vielfalt können Züchter mittels sexueller Vermehrung neue Cannabisvarietäten entwickeln.

Die sexuelle Reproduktion findet in der weiblichen Cannabisblüte statt. Im Fruchtknoten – am unteren Ende der beiden Griffel – befindet sich die Samenanlage, in der die Eizelle gebildet wird. Hat der männliche Pollen sie befruchtet, entwickelt sich aus ihr der Samen.

Die männlichen Pflanzen sind normalerweise größer als die weiblichen und bilden kleine Pollensäckchen, die an den Blattachseln entspringen. Männliche Pflanzen blühen ein bis vier Wochen vor den weiblichen. Die Pollensäcke erscheinen zuerst im oberen Teil der Pflanze. Weibliche Pflanzen sind im Allgemeinen buschiger. Sie entwickeln Fruchtknoten mit jeweils zwei Griffeln.

Bei der Bestäubung wird der männliche Pollen (Blütenstaub) auf die Griffel bzw. zu der Eizelle in der weiblichen Blüte übertragen. Ist der Pollensack ausgereift, platzt er und verstreut seine Pollen. In freier Natur tragen Wind und Insekten den Blütenstaub zu den wartenden Griffeln. Bei der Züchtung greift der Mensch ein. Er gibt der Sache Präzision, indem er die Pollenverteilung kontrolliert. Manuell überträgt er den Pollen auf die weiblichen Griffel einer bestimmten Pflanze.

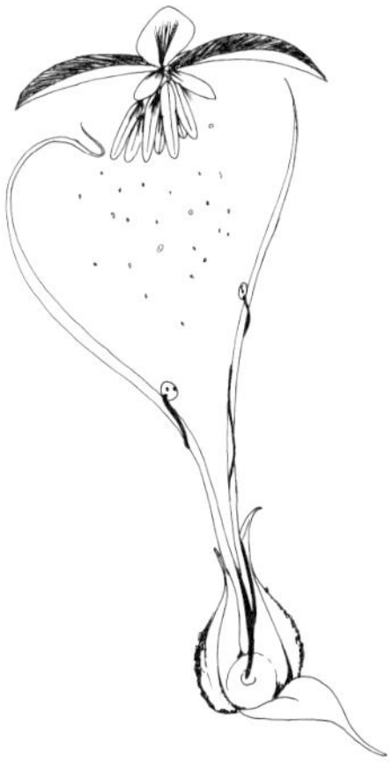

Abb. 150 | Pollenkörner gleiten an den Griffeln abwärts und befruchten im Fruchtknoten die Eizelle.

Cannabispflanzen erben die genetische Veranlagung von ihrem Elternpaar. Die Vererbungsgesetze definieren, warum Nachkommen der gleichen Eltern unterschiedliche Anlagen erben. Mit Hilfe dieser Gesetze kann ein Züchter die Anzahl der Nachkommen vorhersagen, die eine spezifische Anlage erben werden. Ernsthafte Züchter kennen sich gut mit Vererbungsgesetzen aus.

Alle Pflanzenzellen enthalten Chromosomen, sie befinden sich im Zellkern. Chromosomen sind die Bausteine der Gene, und die Gene bestimmen die Eigenschaften der

Pflanze. Jede Cannabiszelle enthält zwei Gene (ein Chromosom) für jede Eigenschaft. Was das Geschlecht angeht, hat jede Pflanze ein weibliches und ein männliches Gen. Cannabis hat 10 Chromosomenpaare, das ergibt eine Summe von 20 Chromosomen.

Die diploiden Pflanzen haben einen Chromosomensatz, in dem alle Chromosomen doppelt vorhanden sind. Dies ist der Normalfall. Bei den polyploiden Pflanzen treten die Chromosomen nicht in Paaren, sondern in Dreier- oder Vierergruppen auf. Bei tetraploiden Pflanzen treten sie vierfach auf. Einst glaubten die Züchter, dass sie über polyploide und tetraploide Pflanzen zu einer erstklassigen, harztriefenden Pflanze kämen. Die polyploide Eigenschaft kann durch die Anwendung von Colchizin herbeigeführt werden. Dabei ist aber zu bedenken, dass Colchizin ein Gift ist und polyploide Pflanzen nicht mehr THC-potentes Harz enthalten.

Wenn sich bei der Befruchtung männliche und weibliche Keimzellen vereinigen, bringt jeder Elternteil für jede Eigenschaft ein Gen ein. Der neu entstandene Samen besitzt also zwei Gene für jede Eigenschaft. Auf diese Weise werden auch die Eigenschaften seiner Nachkommen beeinflusst, ebenso wie die von späteren Generationen.

Durch Inzucht kommt es zur Bildung erbreiner Stämme. Erbreines Cannabis besitzt konsistente Chromosomen. Die genetischen Eigenschaften der Nachkommen sind relativ uniform. Eine erbreine Herkunft ist notwendig, um gemeinsame Wuchseigenschaften aufzubauen. Wer Pflanzen kreuzt, die nicht erbrein sind, verschwendet seine Zeit, denn bei diesen greifen die Vererbungsgesetze nicht. Wie das Resultat von so einer Hybridpflanze aussieht, lässt sich nicht vorhersagen. Nach vier bis sechs Generationen Inzucht dominieren zunehmend negative Attribute wie geringe Potenz, dürrer Wuchs und nachlassende Vitalität.

Durch Inzucht erhält der Züchter eine stabile Ausgangspflanze. Hierzu werden ausgewählte weibliche Pflanzen mit männlichen Pflanzen der selben Varietät zurückgekreuzt. Das erzeugt erbreine Pflanzen mit uniformen Wuchseigenschaften. Diese Pflanzen, deren Abstammung und Eigenschaften genau bekannt sind, werden miteinander gekreuzt, um „hybride“ Samen zu erhalten.

Eine andere Zuchtmethode ist die Erzeugung von Hybridsamen durch Kreuzen nicht verwandter Individuen. So handelt es sich beispielsweise bei einem F1-Hybridsamen um einen Nachkommen der ersten Generation, der einer Kreuzung von zwei erbreinen Pflanzen entstammt. Cannabissamenfirmen mit Qualitätsanspruch verkaufen F1-Varietäten. F1-Samen von zwei verschiedenen erbreinen Elternteilen ergeben die besten Pflanzen, da sich bei ihnen eine besondere Hybridenvitalität bemerkbar macht. Sie wachsen 25 Prozent schneller und größer als Kreuzungen aus nicht erbreinen Elternpflanzen.

Die Nachkommen von F1 werden als F2 bezeichnet, deren Nachkommen als F3 und so weiter. Ab der zweiten Generation gibt es diese Hybridenvitalität nicht mehr. Sie macht sich nur bei F1–Samen bemerkbar. Haben Sie bei einer vertrauenswürdigen Samenfirma F1–Samen gekauft, müssen diese erst zu erbreinen Eltern zurückgezüchtet werden, bevor sie als verlässliches Zuchtmaterial eingesetzt werden können.

Der Schlüssel zur erfolgreichen Züchtung ist die Auswahlmöglichkeit aus einem großen, diversen Pflanzenbestand. Haben Sie nur ein paar Samen zur Auswahl, können Sie als Züchter nicht davon ausgehen, dass alle Pflanzen eine gesunde Vitalität entwickeln, auch wenn es sich dabei um gute Samen handelt. Die nahe liegende Lösung besteht darin, mit möglichst vielen Pflanzen zu arbeiten.

Kaum ein Züchter kann allein dem Augenschein nach die Genetik einer Pflanze beurteilen. Wenn z.B. eine weibliche Pflanze ein Gen für mittlere Statur und eins für kurzen Wuchs besitzt, aber nur das letztere offensichtlich ist, kann der Züchter nichts ahnen vom Gen für die mittlere Statur. Dieses Gen ist in den Zellen verankert und wird an die Nachkommen vererbt. Die werden es weiter vererben. Nach einer Weile werden in dieser Inzuchtreihe dann Pflanzen mit mittlerem Wuchs auftauchen. Durch Beobachtung muss sich der Züchter einen Überblick über die Nachkommen verschaffen. Nur so kann er beurteilen, welche Gene die Elternpflanzen besitzen und wie sie interagieren.

Umweltstress

Cannabis gedeiht am besten in einer stabilen Umgebung, in der die Pflanzen ihren genetischen Eigenschaften gemäß gedeihen können. Leiden Pflanzen unter Stress, so wirkt sich dies auch auf die Genetik aus. Sie bilden dann z.B. kleinere Buds. Unerfahrene „Züchter“ lassen den Raum gerne 48 bis 72 Stunden lang dunkel, um damit die weiblichen Pflanzen zur Bildung männlicher Blüten zu veranlassen. Das funktioniert zwar, kann aber auch zu einer genetischen Instabilität bei den Nachkommen wie auch zukünftigen Generationen führen.

Geschlechtsumwandlung ist oft die Folge von Umweltstress. In diesem Fall bilden weibliche Pflanzen spontan einige männliche Blüten. Diese aufgrund von Umweltstress sexuell desorientierten Pflanzen sind keine natürlichen Zwitter. Unter korrekten Umweltbedingungen wären sie für die Auswahlzucht geeignet. Gestresste Pflanzen mit Zwittertendenz sind generell weniger potent und bringen weniger Ertrag.

Zu den Umweltbedingungen, die zu Geschlechtverirrungen führen, gehören fluktuierende Photoperiode, zu geringe Helligkeit, UV-Licht, Nährstoffmangel oder -überschuss, überhöhte oder zu niedrige Temperaturen in Medium oder in der Luft, Verstümmelungen, das Verabreichen von Abscisinsäure oder Giberellinsäure. Die großen Cannabiszüchter dieser Welt sind versierte Anbauer. Sie arbeiten lieber mit den natürlichen genetischen Anlagen der Pflanzen, als durch Manipulationen der Umweltsphäre ein bestimmtes Verhalten zu forcieren.

Beim Züchten oder Kreuzen von Cannabis sollten Sie auf allgemeine Vitalität achten, auf Eigenschaften wie Potenz und Harzgehalt, das Verhältnis zwischen Blüten und Laub, die Größe der Blütenstände, die Qualität des Highs (lang anhaltend, euphorisch, beruhigend), therapeutische Wirkung, Geschmack und Aroma, auf kurzen Wuchs und frühe Reife sowie Schimmel- und Spinnmilbenresistenz.

Gewöhnlich sind Varietäten mit guter Kunstlichtperformanz nach zwei oder drei Jahren Akklimatisierung auch gut für Freiland- oder Treibhausanbau (unter Sonnenlicht) geeignet. Umgekehrt ist das nicht ganz so oft der Fall. Varietäten mit einer guten Performanz im Freien – vor allem reine *Sativa*-Pflanzen – enttäuschen oft beim Innenraumanbau.

Auswahl der Pflanzen

Ein Züchter sucht diejenigen Cannabispflanzen aus, die erstrebenswerte Eigenschaften aufweisen. Beim Innenraumanbau sind dies kurzer buschiger Wuchs, schwere und dicht stehende Buds, erkennbarer Geschmack, hoher THC-Gehalt und Resistenz gegen Insekten und Krankheiten. Manche Qualitäten, wie der Geruch, sind schwer zu kategorisieren. Anbauer in liberalen Ländern wie Australien, Kanada, Niederlande, Spanien und der Schweiz können es sich leisten, stark duftende Buds anzubauen, da der Anbau dort praktisch straffrei ist. In Ländern, wo der Anbau mit drakonischen Strafen geahndet wird, legen Anbauer großen Wert auf möglichst geringen Harzgeruch.

Die Wahlmöglichkeit aus einem großen Pflanzenbestand ist der Schlüssel zur erfolgreichen Züchtung. Je größer die Auswahl der Samenpflanzen, desto größer die Chance, den tatsächlichen genetischen Ausdruck der favorisierten Pflanzen zu erkennen. Selbst wenn die Samen aus bester Rauchware stammen, ist das noch keine Garantie, dass einige davon auch wirklich keimen und zu kräftigen Pflanzen heranwachsen. Je mehr Samen aufgehen, desto besser.

Wer sich ernsthaft mit Züchtung beschäftigen will, dem sei das beste Buch zum Thema empfohlen: **Marijuana Botany, An Advanced Study: The Propagation and Breeding of Distinctive Cannabis** von Robert Connell Clarke (Ronin Press, 24,95 $). Clarke behandelt in verständlicher Weise und bis in die wissenschaftlichen Details Genetik und Zucht, Anbau mit Stecklingen, Chemie, Klimafragen und vieles andere, was den ernsthaften Züchter interessiert. Als Anbauklassiker schlechthin gilt der **Marijuana Grower's Guide** von Mel Frank (Redeye Press, 19,95 Dollar). Er bietet einen enormen Fundus an Informationen über Potenz, Chemie und einfach alles, was dazugehört. Wenn nicht in Buchhandel oder Growshops erhältlich, können Sie es auch bei www.amazon.de versuchen.

Züchten – Schritt für Schritt

Erster Schritt: Auswahl einer männlichen Pflanze mit wünschenswerten Eigenschaften. Tipp: Mit dem Finger am Stängel reiben. Verströmt er einen starken Harzduft, könnte es sich um eine gute Pflanze handeln. Eine potente männliche Pflanze ist des Züchters wertvollster Besitz.

Zweiter Schritt: Ein Zweig voll männlicher Blüten reicht aus. Die übrigen Zweige entfernen, um das Risiko ungewollter Befruchtung auszuschalten. Sobald eine männliche Pflanze Pollensäcke zeigt, wird sie isoliert, um eine vorzeitige Bestäubung zu verhindern.

Dritter Schritt: Wenn sich die Staubbeutel öffnen, stülpen Sie eine saubere Plastiktüte über den Zweig, um den Blütenstaub aufzufangen. Die Tüte mit einer Schnur oder Blumendraht zubinden und sie einige Tage lang am Zweig lassen, bis sich genügend Blütenstaub angesammelt hat.

Vierter Schritt: Hat sich in der Tüte genügend Pollen angesammelt, wird der restliche Staub aus den Blüten in die Tüte geschüttelt. Der benutzte Zweig wird beseitigt. Der Pollen kann getrocknet und etliche Monate lang im Gefrierfach gelagert werden. Feuchtigkeit und hohe Temperatur wirken sich schädlich auf Pollen aus.

Fünfter Schritt: Die pelzigen weißen Griffel sind drei bis sechs Wochen nach ihrem Erscheinen empfängnisbereit. Stülpen Sie die Pollentüte über den ausgewählten Ast einer weibliche Pflanze. Nun wird die Tüte geschüttelt. (Alternativ können Sie – wenn Sie nur ein paar wenige Samen brauchen – den Pollen auch mit einem kleinen Pinsel auf die Griffel auftragen.)

Sechster Schritt: Die Pollentüte zwei Tage und Nächte über der Pflanze lassen, um sicherzustellen, dass eine Befruchtung stattfindet. Die Tüte vorsichtig entfernen, damit kein Blütenstaub verstreut wird.

Siebter Schritt: Nach der Befruchtung dauert es etwa sechs Wochen bis zur Samenreife. Ernten Sie die Samen, wenn sie hörbar im Fruchtknoten rasseln oder der Blütenkelch vom ausgereiften Samen aufgesprengt wird.

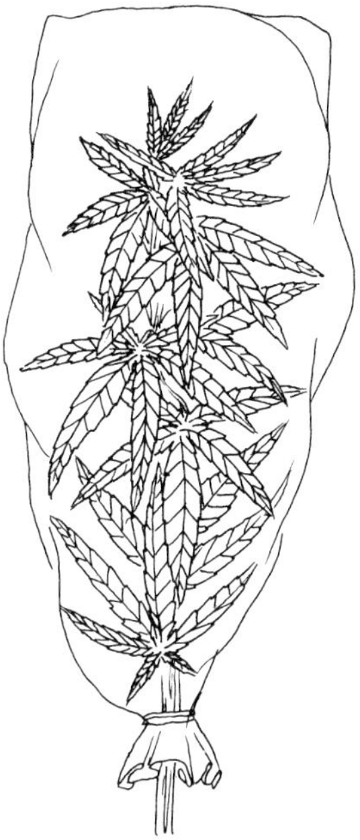

Abb. 151 | Die mit Pollen gefüllte Tüte wird über die weibliche Pflanze gestülpt.

Zwar können die Samen sofort angepflanzt werden, doch wird die Keimrate sehr niedrig sein. Die Keimfähigkeit wird wesentlich verbessert, wenn die Samen ein bis zwei Monate an einem trockenen, kühlen Ort trocknen.

14. Kapitel

Probleme schnell gelöst

Die nachstehende Übersicht bietet Lösungen für 90 Prozent aller beim Innenraumanbau auftretenden Probleme. Dieses Troubleshooting geht natürlich davon aus, dass im Anbauraum Sauberkeit herrscht. Entwickelt wurde die Liste anfangs für einen Artikel in *High Times*. Ich greife teilweise auf die „Problem Identification Keys" in dem Buch *Hemp Diseases and Pests* zurück.

Das Bewurzeln der Stecklinge ist relativ problemlos. Die Erfolgsrate hängt ab vom richtigen Zusammenspiel von Lufttemperatur und -feuchte, Licht, Wurzelhormon und der Feuchte und Belüftung des Pflanzmediums. Je präziser alles abgestimmt ist, desto schneller und kräftiger die Wurzelbildung.

In der vegetativen Phase können die ersten Probleme auftauchen. Nicht selten treten sie auch weiterhin bis in die Blütephase auf. Sie sollten rasch Abhilfe schaffen, bevor sich etwas im ganzen Raum ausbreiten kann. Ist die Krise nicht bis zur Blüte gemeistert, müssen Sie mit einem deutlich reduzierten Ertrag rechnen.

Die Blüte ist die letzte Phase im Lebenszyklus der Pflanze und dauert sechs bis zehn Wochen. Probleme müssen in den ersten beiden Wochen, spätestens in der dritten Woche gelöst sein, sonst wird sich der Ertrag proportional zur Schwere des Problems verringern.

Wichtig: Anbauräume sollten immer penibel sauber gehalten werden. Entdecken Sie Insekten- oder Pilzbefall auf Blättern, sollten Sie diese umgehend entfernen und den Befall anhand der Farbabbildungen hier im Buch identifizieren. Findet sich keine Entsprechung, sollten Sie auf der folgenden Liste nachschauen und ermitteln, ob es sich um Nährstoffprobleme oder Fehler bei der Kultivierung handelt.

Problemlösungen: Eine Übersicht

Symptom	Ursache	Schnelle Abhilfe
Same und Sämling		
Samen keimen nicht	*Umfallkrankheit*	*Neue Samen kaufen und von vorne anfangen*
	Miese Samenqualität	*Geld zurückverlangen!*
	Wurzelmaden	*Boden mit Neem- oder Gartenöl tränken*

Spuren von Beiß- und Sauginsekten am Sämling	*Spinnmilben (Blatt hat silbrige Färbung)*	*Neemöl oder Pyrethrum sprühen*
	Blattläuse (sondern Honigtau ab)	*Pyrethrum, Insektizidseife oder Nikotinsulfat sprühen*
Sämlingsstiel unten dunkel verfärbt Sämling kippt um oder welkt plötzlich	*Umfallkrankheit*	*Boden mit Metalaxyl tränken oder neue Samen kaufen*
	Welkekrankheit	*Bei Stecklingen selten beobachtet*
	Zu viel oder zu wenig Feuchtigkeit	*Entsprechend korrigieren*
Sämlingsblätter haben gelbe, graue, schwarze und/ oder grüne (pilzähnliche) Flecken	*Anthracnose*	*Pflanzen samt Medium entfernen*

Stecklinge

Welken und sterben ab	*Mangelnde Feuchte*	*Folienzelt installieren, 4 bis 6 - Mal täglich einnebeln*
	Medium zu feucht	*Medium dränieren, nicht wässern, ggf. Wasser aus Untersetzer entfernen*
Keine Wurzelbildung	*Medium zu trocken oder zu feucht*	*siehe oben bei „Welken und sterben ab“*
	Inkonsistentes Wurzelhormon	*Zu flüssiger oder Gel-Form wechseln*

Vegetative Phase

Dünner Wuchs, schwächliche Pflanzen	*Lichtmangel*	*Zusätzliche Lampe; Reflektor austauschen, Lampe näher zur Pflanze*
	Mangel an Ventilation	*Absaugventilator einbauen*
	Substrat zu nass	*Weniger gießen*
	Substrat zu trocken	*Mehr gießen*
	Toxische Nährstoff-anreicherung	*Medium durchspülen*), Nährlösung wechseln*
Verkümmerte Pflanzen	*Insektenschäden*	*Pyrethrum sprühen*
	Wurzelfäule	*Weniger gießen*
	Toxische Nährstoff-anreicherung	*Medium durchspülen*
Verbrennungen an Blattspitzen	*Toxische Nährstoff-anreicherung*	*Medium wöchentlich durchspülen*
Violette Verfärbung am Stängel und Flecken auf Blättern	*Kann an einem von vielen Nährstoffen liegen*	*Geringere Nährstoffdosen und Medium wöchentlich durchspülen*
Tupfen auf Blättern, Verbrennungen am Rand, verfärbte oder bleiche Blätter	*Toxische Nährstoff-anreicherung*	*Medium durchspülen, Nährlösung bzw. Dünger wechseln, bei den spezifischen Nährstoff-problemen nachschlagen*
Kleine weißliche Flecken auf Blättern	*Spinnmilbenschäden*	*Pyrethrum**), Neemöl sprühen*
Insektenschäden – Fraßschäden, Insekten/Eier sichtbar (Blattunterseiten mit Lupe 20x überprüfen)	*Weiße Fliege, Blattläuse, Schildläuse Raupen, Larven etc.*	*Pyrethrum**) oder Neemöl sprühen*

Pilzbefall oder Schimmel auf Laub oder Boden	*hohe Luftfeuchte (> 60 %), hohe Lufttemperatur (> 27° C)*	*Absaugventilator einbauen, Boden mit 5%iger Bleiche-Lösung sprühen und am Folgetag wegspülen. Laub mit 10%iger Backpulverlösung sprühen*
Jähes, rapides Welken	*Fusarium oder Verticillium-Welke Wassermangel*	*Pflanze samt Medium beseitigen und entsorgen Wässern, bzw. Medium und Wurzeln in Wasser tauchen*

Blüte

Träger Wuchs, kleine Buds	*Überdüngung, Stress durch unzureichende Versorgung mit Wasser/Licht/Luft, Wurzelschäden*	*Medium durchspülen, Absaugventilator einbauen (ggf. mehrere), Medium muss gleichmäßig feucht sein***)*
Ältere Blätter verfärben sich, sterben ab	*Stickstoff-, Kali-, Phosphor- oder Zinkmangel*	*Beim jeweiligen Nährstoff nachschlagen!*
Junge Blätter verfärben sich, sterben ab	*Mangel an sekundären Nährstoffen oder Spurenelementen*	*Beim jeweiligen Nährstoff nachschlagen!*
Abgestorbene graue Flecken an Buds	*Grauschimmel (Botrytis)*	*Ganzen Bud 2 cm unterhalb Schadstelle abschneiden, Luftfeuchte senken*

Starker Geruch aus dem Anbau-Raum	*Mit zunehmender Reife wird auch der Harzgeruch stärker*	*In großen Räumen Ozongenerator aufstellen, in kleinen genügen Ona, Odor Killer o.ä.*

Trocknen nach der Ernte

Zu schnell getrocknet	*kratziger Rauch*	*Buds in Raum mit 80% Luftfeuchte verlagern*
Schimmel auf Buds	*Mangelnde Luftzirkulation*	*Zirkulation verbessern, bei Grauschimmel nachschlagen!*
Spinnmilben auf Buds und Trockenschnüren	*Nachlässigkeit*	*Die Enden der Schnüre mit Klebfallenharz präparieren*
Buds knistern beim Rauchen	*Zu viel Dünger*	*Diesmal ist es zu spät – bei der Ernte nächstes Mal 10 Tage vor Ernte mit Wasser das Medium durchspülen*

**) Medium mit milder (viertelstark) Nährlösung durchspülen, und zwar mit mindestens der dreifachen Volumenmenge des Mediums*

***) Dreimal im Abstand von 5 Tagen sprühen. Pyrethrum-Spray verwenden, auch Blattunterseiten sprühen. In hartnäckigen Fällen zu Neemöl wechseln und mit Pyrethrum abwechseln.*

****) Je näher die Ernte rückt, desto weniger kann unternommen werden. Hier muss 3 bis 6 Wochen vor der Ernte Abhilfe geschaffen werden.*

Kapitel 15

Fallstudien

Fall 1: Andrew baut in erdlosem Substrat an und benutzt Grow-Bags

Statistik
Ertrag: *322 Gramm*
Kosten:
  1. Ernte: *650 Dollar (1,93 Dollar pro Gramm)*
  2. Ernte: *130 Dollar (0,40 Dollar pro Gramm)*
Raum: *11 Kubikmeter*
Watt: *1.040*
Stecklinge: *60 Exemplare in zehn Zentimeter großen Töpfen mit erdlosem Substrat stehen drei Wochen lang bei 18 Stunden Licht pro Tag unter 40-Watt-Leuchtstoffröhren*
Vegetative Phase: *47 Pflanzen in zehn Zentimeter großen Töpfen stehen zwei Wochen unter einer 1000-Watt-Metallhalogendampflampe*
Blüte: *47 Pflanzen in Grow Bags (12 Liter) stehen acht Wochen unter einer 1000-Watt-Metallhalogendampflampe*
Ernte: *Bei einer Höhe von 45 bis 60 Zentimeter ist der Ertrag 322 Gramm getrocknete Buds*

Andrew ist ein ziemlich intelligenter Bursche. Er hat einen guten Job, ist verheiratet, hat Familie. Wenn er etwas anpackt, hat er Erfolg. Beim Innenraumanbau zieht er feines Marihuana. Er baut seit 25 Jahren an. Für den eigenen Bedarf, aber auch, um etwas Vorrat zu haben, damit er gelegentlich etwas mit ein paar Freunden teilen kann. Er hat 15 Jahre im Freien angebaut, bevor die *Krieg-den-Drogen*-Hysterie und die RICO-Gesetze Amerika eroberten. 1990 hat er dann seinen Anbau in einen Innenraum verlegt, um seine Familie, seinen Besitz und sich selbst vor all diesem Wahn, vor übler Nachrede und Misstrauen zu schützen – und besonders vor den so genannten „peace officers“, die sehr stolz sind, wenn sie einen „Kriminellen“ wie Andrew verhaften können.

Anfang Juni 1990 schneidet Andrew zwei Stecklinge von jeder seiner zehn *Indica*-Pflanzen, die zwischen den Tomaten im Garten stehen und zu diesem Zeitpunkt vier Monate alt sind. Er weiß nicht, welche von ihnen weiblich und welche männlich sind. *Geschlechtsbestimmung per Steckling* zeigt ihm den Weg. Mit einer Schere schneidet er von jeder Pflanze zwei Stecklinge von je zehn Zentimeter Länge. Er vergisst nicht, Mutterpflanzen und Stecklinge entsprechend zu etikettieren. Die Stecklinge lässt er in zehn Zentimeter großen Töpfen in feinkörnigem erdlosen Substrat wurzeln. Andrew beschneidet die unteren Blattpaare, schwenkt die Stecklinge in einer Dip-N-Grow-Lösung, damit sie rascher wurzeln, und wässert mit einer milden Algenlösung, um den Schock der Pflänzchen zu mildern und ein Anwelken zu verhindern. Über jedes stülpt er einen Plastikbeutel, den er unten am Topf mit einem Gummiring fixiert. Die 20 Töpfe stellt er auf ein großes Kuchenblech mit einem zwei Zentimeter hohen Rand.

Dieses Blech stellt er an ein Südfenster. Die Stecklinge bekommen gefiltertes Sonnenlicht. Fremde haben von außen keinen Einblick. Jeden Nachmittag, wenn er von der Arbeit nach Hause kommt, inspiziert Andy seine wurzelnden Stecklinge, bevor er sie mit einem großen Pappkarton abdeckt, um für eine zwölfstündige Photoperiode zu sorgen.

Die Stecklinge machen sich gut, ihre Blätter recken sich horizontal nach dem Licht. In der ersten Woche werden sie einmal gewässert. Andy gießt Wasser aufs Backblech, das vom Substrat durch die Bodenlöcher der Töpfe aufgesaugt wird. Das restliche Wasser bleibt auf dem Blech.

Am Ende des achten Tages sind einige der Stecklinge angewelkt und wirken kränklich. Mit einem Schwamm entfernt Andy das auf dem Blech stehende Wasser und legt ein Handtuch unter die Töpfe, damit es über Nacht noch aussickerndes Wasser aufsaugen kann. Das Pflanzmedium trocknet allmählich. Es trieft nicht mehr vor Nässe. Nach drei Tagen machen die meisten Stecklinge einen gesunden Eindruck. Nur sechs wirken immer noch ein bisschen kränklich. Andrew hat ihnen zu viel Wasser gegeben. Er hat den Fehler gemacht, die Töpfe im Wasser stehen zu lassen. So können die Wurzeln nicht atmen. Doch als das Medium trocknet, wird das Wasser-Luft-Gleichgewicht im Boden wieder hergestellt. Die Plastiktüte, die er als Folienzelt über jedem Topf angebracht hat, reicht aus, um die Pflänzchen feucht zu halten. Andy wässert nun nicht mehr.

Am Ende der dritten Woche hat Andy 18 gesunde Stecklinge. Die Blattspitzen verfärben sich gelblich, unten aus den Wasserabzugslöchern drängen kleine weiße Wurzelspitzen. Er holt die Pflänzchen behutsam aus den Töpfen. Sie haben ein dichtes Wurzelwerk gebildet.

Nach drei Wochen bei zwölf Stunden Licht pro Tag sind die männlichen und weiblichen Pflanzen deutlich zu unterscheiden. Auch nach dem Verlust von zwei Stecklingen bleiben ihm noch sechs weibliche Pflanzen. Die männlichen trocknet er, indem er sie kopfüber in einen Karton hängt. Er passt auf, dass kein Pollen zu den weiblichen Pflanzen gelangen kann. Die weiblichen Stecklinge setzt er in 5-Liter-Töpfe und stellt sie wieder ans Fenster. Strikt hält er weitere sechs Wochen die zwölfstündige Photoperiode ein. Beim Ernten bringen ihm die kleinen weiblichen Stecklinge dann 42 Gramm Blüten.

Von den sechs Freilandweibchen werden nun 50 Stecklinge geschnitten, die Andy wie zuvor in Dip-N-Grow schwenkt, ehe er sie in Töpfe mit erdlosem Substrat setzt. Diesmal bekommen die Klone täglich 18 Stunden Licht unter zwei 1,20 Meter langen 40-Watt-Leuchtstoffröhren.

Andy richtet im Keller sein leerstehendes Gästezimmer her. Aus dem 3 x 3,60 Meter großen Raum entfernt er sämtliche Möbel, reinigt ihn gründlich mit einer fünfprozentigen Bleichelösung und streicht Wände, Decke und Tür mit mattweißer Farbe. Den Boden legt er mit einer Abdeckplane aus, wie sie Anstreicher benutzen. Sie ist groß genug, dass der Rand ringsum etwa 15 Zentimeter an der Wand hochsteht, und den tackert Andy fest. Dies sorgt dafür, dass sich überschüssiges Wasser auf der Plane sammelt und auch sonst nichts den Zimmerboden ruiniert. Andy kauft nun 100 Grow-Bags mit 13 Liter Fassungsvermögen, Hydrodünger, eine Zeitschaltuhr und eine 1000-Watt-Metallhalogendampflampe mit horizontalem Reflektor und separatem Vorschaltgerät. In einem Gartenmarkt holt er sich sechs Sack erdloses Substrat.

Mit langen Schrauben befestigt Andy an der Decke einen 1,8 Meter langen Holzbalken (4 x 2 Zoll), bringt in der Mitte einen Haken an, an dem die Metallhalogendampflampe aufgehängt wird, und zwar so, dass ihre Höhe mit Hilfe einer Kette verstellbar ist.

Andy läßt den Stecklingen drei Wochen Zeit zum Bewurzeln. Von den 50 Stecklingen entwickeln 47 ein kräftiges Wurzelsystem. Nun füllt er die Grow-Bags mit grobkörnigem erdlosen Substrat, packt jeweils sechs in das große Waschbecken im Waschkeller und wässert sie ausgiebig, bis das überschüssige Wasser unten herausläuft. Dann macht er bei jedem mit der Hand ein Loch im Substrat und lässt behutsam den Wurzelballen der Stecklinge hineingleiten. Er drückt das Medium ringsum an, wässert die sechs Bags nochmals mit einer milden Hydrodünger- und Algenlösung. Die Pflanzen kommen dann unter die Hochdrucklampe und erhalten pro Tag 18 Stunden Licht. Nach dem Umpflanzen hat die Lampe zunächst 1,2 Meter Abstand, nach drei Tagen reduziert Andy den Abstand auf 75 Zentimeter.

Nach zwei Wochen sind die Pflanzen 15 bis 20 Zentimeter hoch. Die Lampe hängt Andy immer ein Stückchen höher, die Pflanzen rückt er weiter im Kreis auseinander. In der zweiten Vegetativwoche verbrauchen die Pflanzen rund 75 Liter Wasser. Manche brauchen mehr als andere. Andy weiß nicht so recht, wie viel Wasser er jeder geben soll. Er kauft einen Feuchtigkeitsmesser. Aber nach einer Weile merkt er, dass er bloß den Behälter anheben muss: ist er leicht, braucht die Pflanze Wasser. Er legt einen halbzölligen Schlauch zu dem Wasserhahn, der sich im Waschkeller befindet. Am anderen Schlauchende befestigt er einen Bewässerungsstab mit regelbarer Düse. Nach jedem Wässern verabreicht er eine Hydrodüngerlösung, die er in einem 10-Liter-Eimer ansetzt.

Damit seine naseweisen Kids nicht in den Anbauraum kommen, schließt Andrew die Kellertür ab. Nun hapert es aber an Ventilation. Blätter vergilben und fallen ab. Andy bemerkt, dass auch die übrigen Blätter längst nicht so frisch und robust wirken, wie er es von seinen Freilandpflanzen kennt. Sie fühlen sich schlaff an, ihre Ränder sind leicht gekrümmt. Die Pflanzen sind überwässert. Die Nährstoffaufnahme ist behindert.

Andrew installiert einen 8-Zoll-Absaugventilator mit Thermostat. Die Abluft kann er in den Kamin leiten, der durch den Raum führt. Um das Loch in den Kamin zu hauen, braucht er einige Stunden. Er muss zweimal zum Baumarkt, um Werkzeug et cetera zu kaufen. Andrew bringt außerdem eine Öffnung an, damit von draußen Frischluft in den Raum gelangen kann. Als der Ventilator läuft, sinken Temperatur und Luftfeuchte durch den Luftaustausch. Die Pflanzen wachsen nun wieder normal.

Er reduziert die Photoperiode von 18 auf 12 Stunden Licht pro Tag, um die Blüte einzuleiten. Statt des bisherigen Düngers verabreicht er einen speziellen Hydro-Blütendünger. Das vegetative Wachstum lässt nach, die Stängel verlängern sich um rund 20 Zentimeter, wobei einige Blätter vergilben und die Blütenbildung einsetzt.

Nach sechs Wochen Blütezeit stinkt es im ganzen Haus nach Marihuana. Je mehr Harz auf den Blüten glitzert, desto heftiger riecht es. Zwar schafft der Absaugventilator Abhilfe, aber es kommt vor, dass der Harzgeruch bei entsprechendem Wind zum Nachbarhaus hinübergetragen wird. Andrew kauft sich im Grow-Shop ein Mittel, das den Geruch maskiert.

Nach acht Wochen Blüte sterben die Griffel an den unteren Blütenständen im gleichen Tempo ab, wie oben neue emporwachsen. Eines Abends schneidet Andy einen Bud von einer reifen Pflanze, trocknet ihn profan in der Mikrowelle, und raucht ihn. Nun weiß er: Heute Abend ist es soweit.

Er erntet den ganzen Bestand, in dem er mit der Gartenschere die Stängel knapp über dem Boden abschneidet. Die großen Blätter pflückt er ab und wirft sie in eine Papiertüte. Die Pflanzen hängen kopfüber auf drei Wäscheständern. Er lässt den Absaugventilator rund um die Uhr laufen, denn so wird für Zirkulation gesorgt und der Geruch zerstreut. Da ihm für das Zerlegen abends immer nur eine Stunde Zeit bleibt, ist er erst nach drei Tagen fertig. Nach dem Manicuring hat er 322 Gramm getrocknete Buds.

Drei Wochen später ist das Marihuana getrocknet, der Ertrag beläuft sich auf knapp 200 Gramm harzüberzogener Blütenspitzen und gut 300 Gramm Blätter.

Fall 2: Bob schaufelt Erde aus dem Hinterhof in ein paar Eimer

Statistik
Ertrag: *56 Gramm*
Kosten: *400 Dollar (7,14 Dollar pro Gramm)*
Raum: *3 x 3 Meter*
Watt: *1.000*
Sämlinge: *100 Sämlinge stehen zwei Wochen unter einer 1000-Watt-Metallhalogendampflampe*
Vegetative Phase: *60 Pflanzen in 50-Liter-Kübeln stehen acht Wochen unter der 1000-Watt-Metallhalogendampflampe und erhalten täglich 18 Stunden Licht*
Blüte: *12 Pflanzen in 20-Liter-Eimern stehen acht Wochen unter der 1000-Watt-Metallhalogendampflampe und erhalten täglich zwölf Stunden Licht*
Ernte: *90 bis 120 Zentimeter hohe Pflanzen bringen einen Gesamtertrag on 56 Gramm getrockneter Buds*

Bob kifft schon seit ewigen Zeiten. Sein Gras kauft er immer, Anbau hat ihn nie interessiert. Bob ist schon rein äußerlich ein ziemlich schlampiger Typ, seine Bude ziemlich versifft. Gewiss hat er auch ein paar gute Eigenschaften, vielleicht sollte da mal seine Mutter gefragt werden.

Als Bob am ersten Juni seinen Scheck vom Lohnsteuerjahresausgleich bekommt, kauft er sich nicht wie sonst eine Tüte voll Gras, sondern beschließt, das Geld in eine Halogen-Metalldampflampe zu investieren. Er fährt mit einem Kumpel in die nächste Großstadt. Immerhin ein Trip von drei Stunden. Dort steuern sie einen Hydroponik-Laden an. Nach fünf Minuten verlassen sie das Geschäft mit einer äußerst preiswerten, 1000-Watt starken Halogen-Metalldampflampe plus Vorschaltgerät. Weil sie ohne Reflektor billiger ist, beschließt Bob, selbst einen zu bauen, indem er einen großen Farbeimer entzwei sägt.

Begeistert über die Anschaffung, ziehen sie auf der Heimfahrt erst mal einen durch. Bob will die tolle neue Lampe so schnell wie möglich in Aktion sehen. In der Garage entdeckt er einen Haken, findet aber keine Kette. Den Haken schraubt er in einen Deckenbalken der Garage. Daran hängt er – an einem zurechtgebogenen Drahtkleiderbügel – den selbstgebastelten Reflektor samt Hochdrucklampe auf. Ein Absaugventilator ist in der kalten zugigen Garage nicht nötig, eher schon eine Heizung. Da es in unmittelbarer Nähe keine funktionierende Steckdose gibt, benutzt er ein 15 Meter langes Verlängerungskabel, um an die nächste Steckdose im angrenzenden Haus zu kommen. Als er das Lampensystem anschließt, fliegen ein paar Funken. Nach ein paar Minuten erstrahlt die Lampe in voller Helligkeit. Bob ist schwer beeindruckt! Allerdings wird das Verlängerungskabel ziemlich warm, weil es für diesen Zweck einen zu geringen Aderquerschnitt hat. Nach einer Woche ist es dann dermaßen überhitzt, dass die Sicherung rausfliegt. Bob schraubt ungerührt eine neue ein, was er dann regelmäßig wiederholt, wenn sie das nächste Mal rausfliegt.

Das Geld für eine Zeitschaltuhr will er sich sparen, deswegen läßt er das Licht die meiste Zeit an. Hin und wieder schaltet er die Lampe auch mal aus.

Er geht mit seiner Schaufel in den Hinterhof und füllt zwölf alte, ausgebleichte 20-Liter-Eimer mit Erde. Der lehmige Boden dräniert schlecht. Er steckt voller Schädlinge und Krankheitskeime. Die sonnengebleichten Eimer haben schon einige Risse im Boden. So kann überschüssiges Wasser gut ablaufen. In diese Pötte pflanzt Bob rund 500 aus kolumbianischem, mexikanischem und einheimischem Gras herausgesammelte Samen, jeweils 3 bis 25 Millimeter tief. Nach drei Wochen gibt es 100 schmalwüchsige, dicht an dicht stehende Sämlinge. Und jede Menge Unkraut! Statt den Bestand auszudünnen, damit die Pflänzchen mehr Platz bekommen, sagt sich Bob: Je mehr Pflanzen, desto mehr hab ich zu rauchen!

In den ersten zwei Monaten machen die dicht stehenden Sämlinge erstaunlich gute Fortschritte – in Anbetracht des großen Abstands zur Lampe (1,2 Meter!), des kompakten, sauren Lehmbodens und Temperaturen, die sich zwischen 6 und 26 Grad Celsius bewegen. Für Ventilation ist gesorgt, denn die Wände haben genug Ritzen, dass der kalte Wind nur so durch die Garage pfeift. Glücklicherweise wohnt Bob auf dem Land. Es gibt keine Nachbarn, denen das grelle Licht in der Garage auffallen könnte.

Als Bob eines Tages nichts mehr zu rauchen hat, pflückt er rund 40 spindeldürre Pflanzen. Womit er den restlichen Pflanzen einen Gefallen tut, denn die haben nun Platz, sich zu entfalten. Bob trocknet das Gras in der Mikrowelle. Es bringt knapp 30 Gramm von mieser Qualität. Bob wird ein bisschen stoned, auch wenn sich als Nebenwirkung ein dumpfer Kopfschmerz einstellt.

Die Garagenplantage sieht schlimm aus. Bob weiß nicht, wieso. Als am Sonntagmorgen im Fernsehen eine Sendung für Hobbygärtner läuft, erfährt er, dass Dünger gut für die Pflanzen ist. Bob kauft Dünger für Zimmerpflanzen – dass es sich dabei um ein Präparat für Usambaraveilchen handelt, fällt ihm nicht auf. Auf dem Etikett steht: Einmal monatlich düngen. Weil seine Marihuanapflanzen gut drei Monate alt sind und nie Dünger bekommen haben, gibt Bob die dreifache Dosis. Die Pflanzen werden dunkelgrün. Eine Woche später zeigen sich Flecken am Laub, Ränder und Spitzen weisen Verbrennungen auf. Manche Blätter verbiegen sich und werden braun. Etwa die Hälfte der verbliebenen 60 Pflanzen geht ein. Der Rest sieht sehr krank aus.

Einigermaßen frustriert, schaut Bob bei einem Bekannten vorbei, der auch anbaut. Der Bekannte merkt an Bobs Fragen, dass er hier einen dieser unverbesserlichen Typen vor sich hat. Er redet ihm ins Gewissen und gibt ihm den Rat, den Boden mit Seifenwasser durchzuspülen, falls er noch was von den Pflanzen retten will, und dann schleunigst die Blüte einzuleiten.

Bob kauft eine Zeitschaltuhr. Er stellte sie auf zwölf Stunden und koppelt sie mit der Lampe. Nach zwei Wochen kann er 18 männliche Pflanzen erkennen. Die reißt er aus, trocknet und raucht sie.

Inzwischen ist es Juli. Draußen haben die Insekten Hochsaison. Bis Bob die Blattläuse und Spinnmilben entdeckt, haben sie sich längst ausgebreitet und sich über die Pflanzen hergemacht.

Diesmal fährt Bob in den Laden für Gartenbedarf und verlangt ein Spray gegen die Schädlinge in seinem Gemüsegarten. Er erwirbt Sevin in Pulverform. Das Zeug ist am billigsten. Damit will er nun die befallenen Pflanzen behandeln. Und so bestäubt Bob viermal im Laufe des nächsten Monats die Pflanzen, natürlich nur von oben. Ein paar der Schädlinge gehen ein.

Sieben Wochen nach Einleitung der Blüte erntet Bob ein Dutzend kränkelnder Pflanzen, die ihm 56 Gramm mickriger Blütenspitzen bringen. Was er zuvor an männlichen Pflanzen und Blättern geerntet hat, ist geraucht, bevor irgendwer ans Wiegen gedacht hat.

Bob ist ganz schön enttäuscht. Da hat er nun 400 Dollar für seine Ausrüstung hingeblättert, um sein eigenes Gras zu ziehen. Für das Geld hätte er sich genauso gut das Marihuana kaufen und sich die ganze Scheißarbeit sparen können. Seine Hochdrucklampe tauscht er gegen Marihuana im Wert von 100 Dollar ein. Bob hat 400 Dollar investiert, lächerliche 56 Gramm geerntet und dann seine Lampe für Gras im Wert von 100 Dollar eingetauscht. Alles in allem ein wirklich tolles Geschäft!

Wer nicht schlauer ist als Bob, sollte vom Anbau lieber die Finger lassen.

Fall 3: Charlie und Claire und ihr Ebbe-und-Flut-Tisch

Statistik

Ertrag: *200 Gramm pro Monat*

Kosten:

- ***1. Ernte:*** *600 Dollar (1,48 Dollar pro Gramm)*
- ***2. Ernte:*** *100 Dollar (0,24 Dollar pro Gramm)*

Raum: *1,2 x 1,2 Meter*

Watt: *400*

Stecklinge: *59 Stecklinge bewurzeln innerhalb von zwei Wochen – jede Woche kommen sechs neue Stecklinge hinzu*

Vegetative Phase: *entfällt*
Blüte: *59 Pflanzen in acht erschiedenen Entwicklungsstadien stehen in zehn Zentimeter großen Steinwollwürfeln auf einem Ebbe-und-Flut-Tisch unter einer einzigen Natriumdampf-Hochdrucklampe (400 Watt), die Blüte dauert acht Wochen*
Ernte: *Bei einer Höhe on 45 bis 60 Zentimeter*

Charlie arbeitet bei einer Software-Firma und wohnt mit seiner Frau in Vancouver, Kanada. Er verfügt über ein gutes Einkommen und pflegt einen angenehmen Lebensstil. In den 70er Jahren hat Charlie sich zu einem Marihuana-Connaisseur entwickelt. Charlie ist kein Hobbygärtner, aber seine Frau Claire ist von der Gärtnerei sehr angetan und hat lauter prachtvolle, üppige Zierpflanzen im Haus. Ein Nachbar von ihnen baut seit einigen Jahren zu Hause im Keller erfolgreich Marihuana an. Und weil dieser Bursche immer bestes Gras hat, beschließen Charlie und Claire, das auch mal zu versuchen. Sie wollen demnächst in einen der zahlreichen Hydroponik-Läden fahren, die es in dieser Gegend gibt. In Kanada herrschen andere Verhältnisse als in Kuba oder USA, wo die Bürger eingeschüchtert und dazu nötigt werden, sich gegenseitig zu bespitzeln.

An einem Samstag teilen sie sich beim Morgenkaffee einen kleinen Spliff, worauf sie Heißhunger auf ein opulentes Frühstück bekommen. Den Rest des Tages verbringen sie in vier Hydroponik-Läden. Sie schauen sich alle Gartenprodukte prüfend an, studieren Dünger-, Pestizid- und Fungizid-Etiketten. Sie sprechen mit einigen Experten über die Vorzüge der Hydroponik gegenüber dem Bodenanbau, auch über die diversen Systeme. Sie entscheiden sich dann für einen Ebbe-und-Flut-Tisch.

Die 600 Dollar, die eigentlich für ein Ski-Wochenende gedacht sind, investieren sie nun in eine Natriumdampf-Hochdrucklampe (400 Watt), ein paar spezielle Werkzeuge, einen Vorrat an erdlosem Substrat, einen hochwertigen Hydrodünger und etwas Fachliteratur.

In einem Kellerraum gibt es einen Wandschrank von 1,2 x 1,2 x 2,3 Meter. Hier wird nun ein 1,2 x 1,2 Meter großer und 90 Zentimeter hoher Ebbe-und-Flut-Tisch installiert. Darunter befindet sich der Tank. Über dem Tisch wird die Natriumdampf-Hochdrucklampe aufgehängt.

Ihr Nachbar Dave schlägt ihnen einen Deal vor, als sie alle in seinem Garten sitzen und einen Joint von besten Blütenspitzen rauchen. Nach langer Diskussion über die Freuden und Gefahren des Innenraumanbaus werden sie sich schließlich einig. Dave vermacht ihnen für den Anfang zehn bewurzelte Stecklinge in Steinwollwürfeln. An den Seiten zeigen sich schon die Wurzelspitzen. Sie sind zum Umpflanzen bereit. Und in den nächsten acht Wochen bekommen sie jede Woche sechs ähnliche Stecklinge. Am Ende hat ihnen Dave 58 Pflänzchen überlassen, wofür er nach der Ernte zwei Unzen bester Spitzen erhalten wird. Und in Zukunft will Dave ihnen jede Woche neue Stecklinge liefern im Austausch für eine Unze getrockneter Buds pro Monat.

Claire pflanzt die Stecklinge in Steinwollblöcke um und platziert sie auf dem Ebbe-und-Flut-Tisch.

Sie überlegen sich, ob sie eine CO_2-Begasung installieren sollen, lassen es dann aber sein, weil sie ohnehin schon genug ernten. Nämlich pro Woche fünf bis zehn

Pflanzen von je rund acht Gramm Gewicht. Bei 25 Pflanzen im Monat ergibt das 200 Gramm Buds (Trockengewicht). „Mehr brauchen wir nicht zu ernten“, sagte sich Charlie.

Er installiert einen Sichtschutz am Kellerfenster, wobei dennoch ein Luftaustausch stattfinden kann. Er installiert einen kleinen Radialventilator. Den Ausgang tarnte er mit einer Verkleidung, wie sie von Wäschetrocknern bekannt ist. Er unternimmt nicht viel, um den Geruch zu maskieren. Allerdings bringt er im Abluftrohr einen Knick an, damit kein Licht nach draußen dringt. Dann streut er rings ums Haus Zedernrindenspäne aus. Die Abluftöffnung liegt verborgen hinter einem Rhododendronbusch.

Er koppelt den Ventilator mit einem Thermostat und Feuchtigkeitsregler. Der Ventilator wird eingeschaltet, sobald die Temperatur über 24 Grad Celsius oder die Luftfeuchte über 50 Prozent steigt. Der Ventilator ist so klein, dass er die meiste Zeit läuft. In ruhigen Nächten ist sein Summen zu hören. Aber er befindet sich in einem abgeschlossenen Hinterhof, außer Hörweite der Öffentlichkeit. Schließlich installiert Charlie noch einen Schwenkventilator an einer Raumwand, der rund um die Uhr für Zirkulation sorgt.

Nach einigen Experimenten mit der richtigen Düngerdosis haben Claire und Charlie für ihre Pflanzen das erforderliche Düngerprogramm aufgestellt. Das mit den 10 Zentimeter großen Steinwollblocks gefällt ihnen. Sie lassen sich problemlos umräumen, außerdem speichern sie die richtige Menge an Nährlösung und Luft. Obwohl das Leitungswasser in British Columbia sehr sauber ist, sinkt der pH-Wert bei Zusatz von saurem Dünger. Die Pflanzen verbrauchen und verdunsten viel Wasser, was zu einer stärkeren Konzentration in der Nährlösung führt und ebenfalls den Salzgehalt ansteigen lässt. Sie müssen der Düngermischung pH-UP zugeben, um den pH-Wert bei 6 zu halten. Bei ihrer Nährlösung verwenden sie einen hochwertigen Hydro-Blütendünger. Um Probleme zu vermeiden, wird die Lösung jede Woche ausgetauscht.

Dann müssen Charlie und Claire überraschend für eine Woche verreisen. Bei ihrer Rückkehr sind die Pflanzen welk und brauchen dringend Wasser. Rätselhafterweise hat sich das Ventil verklemmt, das bei sinkendem Lösungspegel im Tank den Frischwasserzulauf öffnet. Die Nährlösung ist erst aus dem Lot geraten und nun nahezu aufgebraucht. Aufgrund des niedrigen Pegels ist die Pumpe durchgebrannt. Seitdem hat keine Bewässerung mehr stattgefunden. Obendrein sind die geschwächten Pflanzen von Spinnmilben befallen. Sie bieten einen traurigen Anblick.

Die Spinnmilben haben sie mit den Stecklingen eingeschleppt. Zwar haben sie die neuen Stecklinge von Dave immer in eine Milbengiftlösung getaucht, doch bei einer Lieferung haben sie es vergessen. Und diese sechs Pflänzchen sind voller Milbeneier gewesen. Nun haben sie die Bescherung.

Charlie gerät in Panik. Claire jedoch weiß genau, was zu tun ist. Sie setzt in einem 20-Liter-Eimer eine Lösung aus Pyrethrum, Neemöl und Gartenöl an. Um jeden Hautkontakt und ein Einatmen des Sprays zu vermeiden, geht Claire mit Maske, Schutzbrille, Mütze und Klamotten, die sämtliche Hautpartien bedecken, ans Werk. Sie taucht jeden der noch kleinen Stecklinge einige Sekunden lang vollkommen ein. Als nächstes sind die Pflanzen dran, die seit fünf Wochen blühen. Die mit dichten Buds taucht sie nicht, um zu vermeiden, dass sich in den feuchten Buds dann Schimmel entwickelt. Die älteren Pflanzen sprüht sie alle einzeln mit Pyrethrum-Spray.

Als nächstes hebt sie jeden Steinwollblock im Winkel von 45 Grad an und sprüht unter die Blätter der Pflanze, wo die Spinnmilben sitzen, bis das Gift herabtropft. Nach zwei Tagen sprüht sie alle Pflanzen mit frischem Wasser, um die Rückstände abzuwaschen. Nach vier solchen Behandlungen im Abstand von jeweils vier Tagen ist der Milbenbefall unter Kontrolle. Von diesem Tag an wird jeder neu in den Raum kommende Steckling zu allererst in Milbengiftlösung getaucht.

An einem Samstag – nach acht Wochen mit täglich zwölf Stunden Licht der Natriumdampf-Hochdrucklampe – ernten Charlie und Claire die ersten zehn Pflanzen. Nach Trocknen und Manicuring beträgt das Gesamtgewicht 94 Gramm. Das Marihuana ist von so hoher Qualität, dass sie die Blätter beiseite legen, um daraus Haschisch zu machen. Das Beste an der ganzen Sache ist natürlich, dass schon in der kommenden Woche erneut geerntet werden kann!

Fall 4: John arbeitet mit Nährfilmtechnik

Statistik

Ertrag: *alle acht Wochen 2,7 Kilo*

Kosten:

  1. Ernte: *3500 Dollar (1,28 Dollar pro Gramm)*

  2. Ernte: *300 Dollar (0,29 Dollar pro Gramm)*

Raum:

  Vegetativ/Stecklinge: *2,4 x 2,7 Meter*

  Blüte: *3,0 x 4,3 Meter*

Watt: *3.960*

Stecklinge: *60 Stecklinge bewurzeln innerhalb von drei Wochen unter vier Vitalite-Lampen mit je 40 Watt, Belichtung rund um die Uhr, Ebbe-und-Flut-Hydroponik*

Vegetative Phase: *60 Pflanzen wachsen zwei Wochen lang unter zwei Natriumdampf-Hochdrucklampen mit je 400 Watt, Belichtung täglich 18 Stunden, Ebbe-und-Flut-Hydroponik*

Blüte: *60 Pflanzen blühen acht Wochen unter drei Natriumdampf-Hochdrucklampen mit je 1.000 Watt, Belichtung täglich zwölf Stunden, Nährfilmtechnik*

Ernte: *Im Winter werden die Pflanzen etwa 120 Zentimeter groß, im Sommer bis zu 150 Zentimeter*

John ist ein Einzelgänger. Der klandestine Anbau von Marihuana passt zu seinem Lebensstil. Er ist Amerikaner, was seine natürliche Paranoia noch etwas verschärft. Um nichts sorgt sich John mehr als um Sicherheit. Um seinen Anbauraum geheim zu halten, lebt er allein, hat keine Freundin und lädt nie jemand zu sich nach Hause ein. Das Single-Dasein erspart ihm alle sozialen Komplikationen. Niemand fragt ihn, was sich hinter der verschlossenen Tür im Keller befindet.

Das richtige Haus für seine Zwecke zu finden, das ist die allererste und wichtigste Entscheidung in Sachen Sicherheit. Für John hängt alles vom richtigen Ort ab, der Größe des Anbauraums, Ventilation, Nachbarn et cetera.

John verbringt zwei Monate mit der Besichtigung von in Frage kommenden Häusern. Er entscheidet, dass das am besten zum Anbau geeignete Haus groß und kostspielig sein müsse, isoliert und dennoch in einer städtischen Wohngegend. Ein Haus, wo die früheren Bewohner viel Strom verbraucht haben. Um den Stromverbrauch früherer Bewohner herauszufinden, erkundigt John sich beim Vermieter oder beim Stromversorger. Er ist erstaunt, wie leicht diese Informationen zu beschaffen sind. Er hält Ausschau nach einem Haus mit möglichst vielen stromfressenden Geräten – elektrischer Whirlpool, Elektroheizung, Elektroboiler und so fort. Als er das geeignete Objekt findet und einzieht, benutzt er diese Geräte allerdings nicht – Johns Stromfresser ist nämlich sein Anbauraum.

„Ich finde, die Persönlichkeit des Vermieters spielt genau so eine Rolle wie das Haus selbst", erklärt John. „Es ist mir wichtig, erst einmal den Hausbesitzer kennen zu lernen und mich genauer mit ihm zu unterhalten. Ich möchte seine Gewohnheiten kennen und sicher sein können, dass er nicht überraschend aufkreuzt, wenn ich als Mieter in seinem Haus wohne. Für mich ist der ideale Vermieter ein viel beschäftigter Mensch, den nichts weiter interessiert, als jeden Monat seine Miete auf dem Konto zu haben."

„Man muss auf jeden Fall darauf achten", fährt John fort, „dass beim Einzug alles im Haus in Ordnung ist, damit nicht plötzlich Handwerker oder Renovierer auftauchen."

Pensionierte Vermieter sind nichts für John. Die haben viel Freizeit und könnten erscheinen, um am Haus herumzuwerkeln. Falls sich nur etwas findet, wo der Vermieter ebenfalls im Hause wohnt, sollte es ein Mensch sein, der viel von anderen Dingen in Anspruch genommen ist. Am besten hat er einen Job, bei dem er viel auf Reisen ist. Auf jeden Fall würde John den Vermieter wissen lassen, dass er zurückgezogen lebt und auf seiner Privatsphäre besteht.

John hat ein Privathaus gefunden. Nachbarn haben von außen keinen Einblick. Natürlich verfügt das Haus über eine automatisch öffnende Garagentür. Das Be- und Entladen des Autos ist absolute Privatsache. John installiert ein zusätzliches, manuell bedienbares Schloss an der Garagentür, um zu verhindern, dass sich Ganoven mit Universalöffner Zugang verschaffen können.

Bei John wird der Rasen regelmäßig gemäht und gesprengt. Im Garten wächst kein Unkraut. Sein Domizil macht einen ordentlichen Eindruck. An der Tür zum Anbauraum hat John ein neues Schloss angebracht. Die Schlösser der Außentüren hat er nicht angerührt. So hat der Vermieter im Notfall mit seinem Zweitschlüssel Zugang ins Haus. Die Tür zum Anbauraum müsste er allerdings erst aufbrechen.

John beschränkt seine Auslagen auf 20 Prozent der jährlichen Brutto-Einnahmen. Ein Pfund Pot wird derzeit für 4.200 Dollar gehandelt. Sechs Ernten im Jahr bringen je sechs Pfund, insgesamt also 36 Pfund oder 151.200 Dollar (umgerechnet: 16,3 Kilo per annum bringen rund 150.000 Euro). Die jährlichen Betriebskosten – Strom, Miete, Dünger et cetera – belaufen sich auf 30.000 Dollar, seine Lebenshaltungskosten (ohne Miete) betragen 20.000 Dollar. John legt jährlich 100.000 Dollar steuerfrei auf die hohe Kante. Als alles eingerichtet ist und er die erste Ernte eingefahren hat, besitzt John genug Geld, um Material für die nächsten drei Ernten zu kaufen. Natürlich bleibt auch etwas für die Lebenshaltungskosten und das Sparkonto übrig. Er will nicht zu viele Vorräte anschaffen. Er kalkulierte immer ein, plötzlich über Nacht verschwinden zu müssen.

Johns Anbauraum

Die oberste Priorität ist bei John: „Kann ich sämtliche Spuren, die auf den Anbau von Marihuana schließen lassen, binnen weniger Stunden beseitigen?“ Was passiert, wenn plötzlich Cops vor der Tür stehen und sich gern mal mit ihm „unterhalten“ möchten? Gewöhnlich kreuzen sie ohne Durchsuchungsbefehl auf und versuchen den Bewohner einzuschüchtern. Wenn Cops vor der Tür stehen, das weiß John, darf er ihnen keinesfalls aufmachen. Sie drehen es gern so hin, dass ihnen die Hausdurchsuchung abgenommen wird. Aber ohne Durchsuchungsbefehl kommt ihm kein Cop über die Schwelle. Falls sie ankündigen, umgehend mit einem Durchsuchungsbefehl wiederzukommen, hat er zumindest etwas Zeit, um die Grow-Show zu beseitigen.

Voraussetzung dafür ist eine Raumkonstruktion, bei der sich die einzelnen Teile rasch und problemlos zerlegen lassen. Aus diesem Grund wird alles verschraubt. Die Schrauben werden elektrisch eingedreht und entfernt. Nägel machen beim Einschlagen viel zu viel Lärm und sind nur schwer wieder zu entfernen.

So genannte Dämmplatten gibt es im Baumarkt. Es können auch Gipsfaserplatten verwendet werden. Dämmplatten lassen sich mit einem stabilen Teppichmesser zurechtschneiden. Bei diesen Platten ist fremde Hilfe nicht unbedingt erforderlich.

Wenn John Zwischenwände einzieht, bringt er zuerst die nötigen Holzstreben (2 x 4 Zoll) an und schraubt dann an der einen Seite mit einem halben Dutzend Holzschrauben die Dämmplatte drauf. Danach kommt eine Schicht Isolierung und wird die Dämmplatte auf der anderen Seite angeschraubt. Mit großformatigen Platten sind auf diese Weise rasch Wände eingezogen. John benutzt bei seinen Dämmplatten mit Formicabeschichtung eine Säge mit feinen Zähnen, damit die Beschichtung nicht splittert.

Nur vier Tage, nachdem er das erste Baumaterial herangeschafft hat, ist ein 2,4 mal 2,7 Meter großer Raum für Mutterpflanzen, Stecklinge und Vegetativwachstum fertig, und einer von 3,0 mal 4,3 Meter für die Blüte.

Die Holzbalken in der Decke macht John ausfindig, indem er mit der Faust dagegen schlägt. Klingt es nach etwas Festem, testet er mit einer Schraube, ob sich hinter dem Anstrich Holz verbirgt. Er verwendet zehn Zentimeter lange Holzschrauben, um an der Decke ein 2,5 x 10 x 20 Zentimeter großes Brett zu befestigen. Dort kann er dann die Haken für die Lampen eindrehen.

Im Vegetativraum installiert er zwei Natriumdampf-Hochdrucklampen mit je 400 Watt über einer Fläche von 1,2 x 1,8 Metern. Er befestigt an jedem Reflektor eine dicke Nylonschnur, führt diese über den Haken und sichert sie an einer an der Wand befestigten Klampe. Im Blüteraum installiert er drei Natriumdampflampen-Armaturen in einer Reihe. Auf beiden Seiten des Blüteareals ist jede Menge Platz. Der Raum ist 3 Meter breit, der Garten nur 1,5 Meter. John hat also genügend Platz zur Gartenpflege. Der freie Raum gestattet auch bessere Zirkulation. John muss mehr Kohlendioxid generieren, um bei der Raumgröße den optimalen Level von 1.500 ppm zu halten, aber der Brennstoff ist ja nicht teuer.

Er installierte ein Rohrventilatorsystem. Tagsüber hält er die Temperatur in seiner Kellerplantage bei 26,5 Grad Celsius und die Luftfeuchte bei 70 Prozent, nachts bei 15,5 Grad Celsius und 50 Prozent.

Im Sommer – bei Außentemperaturen von bis zu 29 Grad Celsius – muss er die CO_2-Begasung einstellen. Die Abluft leitet er in einen Wandschrank, wo sie mit Ozon behandelt wird, die geruchsfreie Luft wird dann ins Freie geleitet.

Der Ventilator ist mit einem Thermostat gekoppelt, der ihn einschaltet, sobald die Temperatur über 29 Grad Celsius klettert. Klugerweise hat er ein Abluftrohr von 12 Zoll installiert. Das ist zwar teurer, hat aber einen größeren Durchsatz und ist geräuscharm.

Ein hochperformantes Nährfilmtechnik-System mit fünf Röhren von jeweils 4,5 Meter Länge und 8 Zoll Durchmesser, im Abstand von 30 Zentimetern installiert, dient als Beet im Blüteraum. In die Rohre hat John entsprechend große Löcher gesägt. Jedes fasst nun 15 Stecklinge, in den fünf Rohren gedeihen also insgesamt 75 Pflanzen.

Johns Eigenbau-NFT-System ist dem AeroFlo-Modell von General Hydroponics nachempfunden. Es hat einen 190-Liter-Tank und Topfeed-Zuführung mit dünnen Zuführschläuchen. Die Nährlösung wird rund um die Uhr an jede einzelne Pflanze herangeführt und fließt durch die Steinwolle der 9-Liter-Töpfe. Die Wurzeln wachsen aus den Löchern im Boden der Töpfe in die 8-Zoll-Rohre. Die Nährlösung ergießt sich in Kaskaden über die Wurzeln. Diese nehmen, da stets genügend Sauerstoff zur Verfügung steht, aus der fließenden Lösung ein Maximum an Nährstoffen auf.

John schwört auf den Dünger von General Hydroponics. Den pH-Wert der Nährlösung hält er bei 6 bis 6,2 und sein Gießwasser behandelt er mit einem Umkehrosmosegerät. Er wohnt nicht weit vom Ozean. Das Leitungswasser hat leider einen hohen Natriumgehalt. Den EC-Wert überwacht John sehr genau. Er überprüft ihn in der Lösung im Tank, im Steinwollmedium und im Ablauf – und er bemüht sich, ihn überall gleich zu halten.

Seine Werte in der Praxis:

Stecklinge:	*5,5*
Vegetative Phase:	*8,75*
Blütenbildung:	*8,1*
Letzte Blütewoche:	*6,5*

Sämlinge, Mutterpflanzen und vegetative Phase

John hat sich bei kanadischen Samenfirmen ein paar gute Samen besorgt. Mit ihnen arbeitet er schon vor dem Einzug ins neue Haus. Er beginnt mit zehn Samen. Alle gehen auf. Als die Pflanzen etwa sechs Wochen alt sind, schneidet er Stecklinge und probiert die *Geschlechtsbestimmung per Steckling*. Er stellt fest, dass sechs von den zehn Pflanzen weiblich sind. Er reißt die Männchen aus. Zwei der sechs Weibchen wirken vielversprechend. Sie werden prächtige Mutterpflanzen abgeben. Als die Mutterpflanzen drei Monate alt sind, lassen sich jede Menge Stecklinge schneiden. John entnimmt jeder dieser beiden Mutterpflanzen 25 Stecklinge. Den anderen weiblichen Pflanzen insgesamt 45. Alles über den Umgang mit Stecklingen steht weiter vorne im Buch.

John zieht seine Stecklinge unter Vitalite-Leuchtstoffröhren. Er gönnt ihnen drei Wochen, um richtig kräftige Wurzeln zu bilden. Anschließend setzt er sie in Steinwollwürfel und platziert sie unter den beiden 400-Watt-Natriumdampf-Hochdrucklampen auf dem Ebbe-und-Flut-Tisch. Hier bleiben sie zwei Wochen. Dann transferiert er sie in 9-Liter-Pötte mit Steinwollflocken. Nun kommen die eingetopften Pflanzen in die Hydroponik-Röhren im Blüte-Raum.

John entfernt die untersten paar Zentimeter Äste und Laub, weil die ohnehin wenig Licht abkriegen und nur der restlichen Pflanze Energie stehlen. Und wenn die Pflanzen unten clean sind, lassen sich auch die Topfeed-Schläuche besser montieren und überwachen. Man braucht bloß kurz einen Blick dort unten zwischen die Stängel zu werfen und sieht sofort, ob überall die Nährlösung aus den Schläuchen läuft.

Johns Blüteraum

Die größten Pflanzen kommen an die Peripherie, die kurzen direkt unter die Lampe. Binnen zwei Wochen holen die Kleinen auf und das Gartenprofil gleicht sich aus.

Im Blüteraum sollte das Wachstum besonders rasch fortschreiten. Nährlösung wird rund um die Uhr zugeführt. John sorgt für ein ideales Klima. Die Nährlösung wechselt er alle zehn Tage aus. Täglich füllt er den Tank mit Frischwasser auf. Wenn der EC-Wert unter die oben genannten Werte sinkt, gibt er die erforderliche Menge an Nährlösung zu. Die Lösung hält er zwischen 18 und 20,5 Grad Celsius, damit Viren sich hier nicht allzu wohl fühlen.

Alle zehn Tage reinigt John gründlich den Tank. Die alte Nährlösung ersetzt er durch frische, natürlich nicht ohne vorher ihren pH-Wert zu justieren. Diesen überprüft er dann täglich und justiert ihn bei Bedarf.

Etwa in der sechsten Blütewoche beginnt John die Buds hochzubinden. Das Hochbinden verhindert, dass sich die Äste verbiegen oder gar unter der Last der Buds abbrechen. Auch wird damit verhindert, dass die Buds mehr als nötig abschatten.

John hält die Räume super clean und hat daher kaum Probleme mit Insekten oder Pilzbefall.

Bereits in der dritten Blütewoche schneidet John Stecklinge für die nächste Plantage. Diese haben binnen drei Wochen Wurzeln gebildet und verbringen zwei Wochen in der vegetativen Phase. Die fünf Wochen alten Stecklinge kommen dann in den Blüteraum und sind nach acht Wochen erntereif.

Von Kohlendioxid hat John stets profitiert. Er erklärt, dass er immer, wenn er mit Kohlendioxid begast, sechs Pfund statt fünf erntet. Im Sommer ist es für die Begasung allerdings zu warm.

Johns Ernte

Um den verdächtigen Geruch loszuwerden, der sich bei der Harzbildung einstellt, hat John einen Ozon-Generator installiert. Der Timer ist so eingestellt, dass sich der Ozon-Generator alle paar Minuten einschaltet und anschließend der Absaugventilator anläuft. Die Abluft muss etwa eine Minute lang in der Ozonkammer bleiben, um den Geruch zu neutralisieren. Genauere Informationen sind im 6. Kapitel im Abschnitt *Ozon-Generatoren* zu finden.

Geerntet wird bei John, wenn über die Hälfte der Griffel an den Fruchtknoten dunkel gefärbt ist. Nun hat die Reife ihren Höhepunkt erreicht. Johns *Indica-Sativa*-Kreuzung ist nach acht Wochen erntereif.

Er zerteilt die Hauptsprossache mit den Ästen so, dass er sie an der Achsel wie an einem Haken aufhängen kann. Die Äste werden also in einem separaten Trockenraum auf Schnüre gehängt. Beim Ernten achtet John darauf, dass er die Pflanzen schonend behandelt. Das Entfernen der großen Blätter erleichtert später das Zerlegen, und die Buds trocknen etwas schneller. Die Blätter kommen in eine große Papiertüte und werden nach dem Trocknen zu Hasch verarbeitet. Ein Schwenkventilator sorgt im Trockenraum für Zirkulation. Je nach Temperatur sind die Buds nach vier bis sechs Tagen trocken genug, um sie zu belesen und verkaufsfertig zu machen.

„Dass die Ware verkaufsfähig ist, merke ich, wenn der Stiel eines Bud bricht. Wenn die Tops so trocken sind, dann lassen sie sich gut rollen und brennen auch gut", sagt John und zündet sich nach unserem langen Interview einen wohlverdienten Joint an. Beim Manicuring trennt er die Buds zunächst vom Stängel. Hernach kommen sie in braune Papiertüten zwecks weiterer Trocknung. Bei diesem Prozess verteilt sich der Feuchtigkeitsgehalt gleichmäßig im gesamten Bud. Zwei- oder dreimal wendet er sie von Hand und geht dabei sehr behutsam vor, um keine Harzdrüsen zu beschädigen.

Gleich nachdem die Ernte aufgehängt ist, wenn die Salze noch nicht angekrustet sind, reinigt John das Hydroponik-System. „Einmal hab ich das ein paar Tage lang stehen lassen. Da war alles total verkrustet. Ich brauchte ewig, um es sauber zu kriegen. Da muss man dann mit Stahlwolle ran."

John versäumt keine Zeit – kaum 24 Stunden sind seit der letzten Ernte vergangen, und schon hat er wieder neue Stecklingspflanzen im Blüteraum. Sie werden nach 56 Tagen die nächsten sechs Pfund abwerfen. Fast könnte die Uhr danach gestellt werden.

Kapitel 16
Kalender und Checkliste

Ein Kalender erinnert rechtzeitig an Dinge, die in Angriff zu nehmen sind. Eine Checkliste sorgt für die nötige Routine. Der nachstehende Kalender gibt einen Überblick über den Lebenszyklus der aus Stecklingen gezogenen Pflanzen, der in der Regel drei Monate dauert. In jeder Lebensphase wird auf die jeweils wichtigen Punkte hingewiesen. Auf der wöchentlichen Checkliste steht alles, was es Woche für Woche zu erledigen gilt. Wer regelmäßig alle Punkte abhakt, kann eigentlich nichts falsch machen.

Täglich sollten mindestens zehn Minuten (pro Lampe im Raum) seine Pflanzen gewidmet werden. Das reicht, um all das zu tun, was im Kalender steht. Beim Gärtnern kommt es vor allem auf eine aufmerksame und genaue Beobachtung an. Jeder ordentliche und produktive Garten erfordert einen gewissen Zeitaufwand. Wer mit CO_2-Begasung oder Hydrokultur arbeitet, muss mit 20 Minuten täglicher Pflege rechnen.

Wöchentliche Checkliste

Die folgenden Punkte abhaken:

- *ausreichende Belüftung*
- *ausreichende Zirkulation*
- *Luftfeuchtigkeit: 40 bis 50 Prozent*
- *Temperatur: bei Tag 21 bis 24 Grad Celsius; bei Nacht 10 bis 15,5 Grad Celsius*
- *Bodenfeuchtigkeit: keine trockenen Einschlüsse, nach Bedarf wässern*
- *Kultivieren der Bodenoberfläche*
- *pH-Wert überprüfen*
- *Pflanzen unter der Lampe rotieren lassen*
- *Blattunterseiten auf Spinnmilbenbefall überprüfen*
- *Ausschau halten nach Pilzbefall*
- *Inspektion der Pflanzen auf Symptome für Nährstoffmangel oder Überdüngung*
- *Zeitplan fürs Düngen einhalten*
- *Überprüfung des Hochdrucklampensystems; feststellen, ob keine Komponenten Überhitzung zeigen (Stecker, Zeitschaltuhr, Vorschaltgerät, Decke)*
- *Den Raum sauberhalten!*
- *Den Raum sauberhalten!*
- *Den Raum sauberhalten!*
- *Wände und Decke auf Schimmelbefall überprüfen*
- *Die Lampe höher hängen; der Abstand sollte immer 30 bis 90 Zentimeter betragen*

Gartenkalender

Unser Kalender beginnt am 1. Januar und hat nur drei Monate, nämlich zwei Wochen für die Bewurzelung der Stecklinge, zwei Wochen für die vegetative Entwicklung und acht Wochen für die Blüte. Der 1. Januar ist ein hypothetisches Datum – natürlich kann zu jedem beliebigen Zeitpunkt begonnen werden, es ist ja niemand vom Wetter abhängig!

Werden ausschließlich Stecklinge mit CO_2-Begasung oder in Hydrokultur angepflanzt, ist der Kalender eine Woche kürzer – je nachdem, wie rasch die Pflanzen wachsen. Und nie vergessen: Bei mehr als 1,20 Meter Abstand zur Lampe verringert sich die Lichtintensität gewaltig!

1. Januar – erste Woche
Stecklinge schneiden und bewurzeln. Sie sollten in ein bis vier Wochen bewurzelt sein.

- *Samen säen; auf genügend Wärme achten, das beschleunigt die Keimung.*
- *Vorm Einpflanzen Dolomitkalk unter die Topferde mischen.*
- *Anbauraum herrichten.*
- *Zeitschaltuhr auf 18 Stunden Tageslicht und 6 Stunden Dunkelheit einstellen.*

15. Januar – dritte Woche
Vergewissern Sie sich, dass im Vegetativraum alles tipptopp ist, bevor Sie die Stecklinge aufstellen.

- *Die bewurzelten Stecklinge bzw. Sämlinge in den Raum bringen, Abstand zur Lampe 60 bis 90 Zentimeter. Die Oberfläche des Bodens immer feuchthalten.*
- *Stecklinge bzw. Sämlinge mit einem Volldünger düngen; Start des regelmäßigen Düngeplans.*
- *Nun vor allem auf die Bodenfeuchtigkeit achten, damit es weder zur Umfallkrankheit, noch zum Verkümmern der Pflanzen durch Wassermangel kommen kann!*

1. Februar – fünfte Woche
Die Pflanzen sollten jetzt 15 bis 30 Zentimeter hoch sein und breite, feste, grüne Blätter haben.

- *Mit regelmäßigem ergänzendem Düngeprogramm fortfahren.*
- *Bei Stecklingen und Sämlingen, die 1 Monat alt sind, sollte der Abstand zur Hochdrucklampe 30 bis 90 Zentimeter betragen.*
- *Sämlinge ausdünnen und in größere Töpfe umpflanzen.*
- *Nach Bedarf wässern.*

15. Februar – siebte Woche
Die Pflanzen kommen nun in den Blüteraum mit zwölf Stunden Licht pro Tag. Umstellen auf speziellen Blütendünger. Die Pflanzen sollten eine Höhe von 30 bis 60 Zentimeter erreicht haben.

- *Falls einzelne Blätter vergilben, die wöchentliche Checkliste überprüfen und ggf. Feineinstellungen vornehmen.*

- *Übergießen könnte jetzt zu Problemen führen. Den Boden mit einem Feuchtigkeitsmesser prüfen.*
- *Erhöhte Zirkulation und Belüftung sind nun von wesentlicher Bedeutung.*
- *Die Pflanzen mit Wasserzerstäuber einnebeln, um die Blätter zu waschen.*
- *Es könnte sich Eisen-, Magnesium- oder Stickstoffmangel bemerkbar machen.*
- *Nun wird es Zeit für die ergänzende Düngung mit Spurenelementen.*

1. März – neunte Woche

Die Pflanzen sind zwei Monate alt und 50 bis 90 Zentimeter hoch.
An den weiblichen Pflanzen sollten sich haarähnliche Griffel bilden. Sobald die Männchen Pollensäcke bilden, die Pflanzen entfernen bzw. sie zum Züchten auf bewahren.

- *Stecklinge für die nächste Pflanzung schneiden!*
- *Sollten sich einzelne Blätter gelblich färben und absterben, die wöchentliche Checkliste überprüfen und ggf. Feineinstellungen vornehmen.*
- *Ventilation, Luftzirkulation und relative Luftfeuchtigkeit sind nun außerordentlich wichtig!*
- *Boden durchspülen, um überschüssige Düngerrückstände auszuwaschen.*
- *Sämlinge, die erst zwei Monate alt sind, müssen noch einen Monat lang wachsen, ehe sie zur Blüte gebracht werden!*
- *Nun ist Geschlechtsbestimmung per Steckling möglich.*
- *Der Boden kann ziemlich rasch austrocknen – auf trockene Stellen (Lufteinschlüsse) unter der Oberfläche achten!*
- *Zu hohe Pflanzen durch Biegen herunterbinden, um ein gleichmäßiges Gartenprofil zu erhalten.*
- *Äste, die den umstehenden Pflanzen Licht wegnehmen, können beschnitten werden.*
- *Sind sehr viele Pflanzen im Raum, wird es nun Zeit für eine zweite Lampe. Sie wird den Ertrag erhöhen.*
- *Nun ist die Harzbildung auf dem Höhepunkt. Während der nächsten ein bis vier Wochen werden die Tops ihre Größe und Potenz verdoppeln!*
- *Möglicherweise verfärben sich untere Blätter gelb. Wenn sich viele Blätter verfärben, anhand der Checkliste eine Feinregulierung vornehmen.*
- *Nach Feinregulierung die vergilbenden Blätter nur dann entfernen, wenn sie eindeutig im Absterben begriffen sind.*
- *Die Pflanzen können immer noch ziemlich viel Wasser vertragen; nicht vergessen, täglich den Wasserbedarf zu überprüfen.*
- *Soll in zwei Wochen geerntet werden, ist jetzt die letzte Gelegenheit zum Sprühen und Düngen. Falls es Probleme mit Nährstoffen, Pilz- oder Schädlingsbefall gibt, ist nun noch ein Spritzmitteleinsatz möglich.*

15. März – elfte Woche

Die Spitzen verlängern sich, wodurch das Gartenprofil um 15 bis 30 Zentimeter höher liegt als zwei Wochen zuvor.

- *Düngung mit Blütendünger fortsetzen.*
- *Ältere Blätter können nun ein wenig rascher abfallen, dies ist auf reduzierten*

Stickstoffgehalt im Blütendünger zurückzuführen (bzw. darauf, dass die Pflanze unter einer Natriumdampf-Hochdrucklampe steht).

- *Alle kritischen Faktoren in der Checkliste überprüfen.*
- *Die Buds – die nun vor Harz geradezu triefen sollten – unbedingt auf Anzeichen von Grauschimmel überprüfen.*
- *Vergilben von Blättern ist normal.*
- *Indica- sowie früh reifende Pflanzen müssten nun nahezu ausgereift sein. Wenn sie soweit sind, wird geerntet!*
- *Nach Bedarf wässern.*
- *Keine Insektizide, keine Fungizide, kein Dünger!*

1. April – zwölfte Woche

Als einzige Veränderung ist die Ausbildung von immer mehr und immer größeren Fruchtknoten zu beobachten.

- *Nach Bedarf wässern.*
- *Aufpassen, dass es nicht zu Schimmelbildung zwischen den dichten Blütentrauben kommt. Ständig überprüfen!*
- *Jetzt oder innerhalb der nächsten zwei Wochen ernten.*
- *Der THC-Gehalt lässt nach, wenn die Harzdrüsen sich gelbbraun verfärben.*
- *Falls es auf die Samen ankommt – die Pflanze erst dann ernten, wenn sie ausge wachsen ist.*
- *Ernten und alles reinigen.*
- *Und schon werden die bewurzelten Stecklinge für die nächste Ernte unter die Lampe gestellt!*

Glossar

Absaugventilator – Ventilator, der die Luft aus dem Raum heraussaugt; effizientester Ventilatortyp
absorbieren – Aufnahme, z.B. von Wasser oder Nährstoffen
Adapterlampe – neu entwickelte, flexible Leuchtmittel; z.B. kann eine Adapterlampe, die ein der Natriumdampflampe gleichendes Spektrum emittiert, in einem Halogen-Metalldampflampen- oder einem Quecksilberdampflampen-System betrieben werden.
Aeroponik – Wurzelsprühkultur; Nährlösung wird fein verteilt an die Pflanzenwurzeln gesprüht
alkalisch – ein Boden ist alkalisch, wenn der pH-Wert höher als 7 ist
Ampere (A) – Einheit der elektrischen Stromstärke
Atmung – Wurzeln nehmen aus dem Boden Sauerstoff auf; Stomata nehmen aus der Luft Kohlendioxid auf
ausdünnen – kränkliche, schwachwüchsige Sämlinge beseitigen
Auxine – in den Vegetationspunkten der Pflanze gebildete Wuchsstoffe, die für das Längenwachstum von Stängel, Ästen und Wurzeln verantwortlich sind
Bakterien – einzellige Mikroorganismen, die als Erreger von Infektionskrankheiten gefährlich werden können
Befruchtung – Vereinigung des männlichen Samens mit der Eizelle
beschneiden – Form und Wuchsverhalten der Pflanze wird durch Beschneiden an Stängel und Trieben verändert
Bewurzelungshormon – Substanz, die die Wurzelbildung fördert (z.B. Naphtylessigsäure, Indolbuttersäure und Dichlorphenoxyessigsäure)
Bimsstein – Vulkangestein, sehr porös, speichert gut Wasser, Nährstoffe und Luft; idealer Zuschlagstoff
biologisch abbaubar – auf natürlichem Weg durch Bakterien zersetzbar
Blatt – die Laubblätter erfüllen drei wichtige Aufgaben: Photosynthese, Gasaustausch und Transpiration; das Laub der Pflanze sollte immer frisch und kräftig wirken, schlaffe Blätter weisen auf mangelnde Ventilation oder miserable Bedingungen im Anbauraum hin
Blattdüngung – Flüssigdüngung auf das Blatt (Nährstoffspritzung); die gelösten Nährstoffe werden durch Mikroporen auf Blattober- und -unterseite aufgenommen
Blattläuse – Schädlinge (Pflanzensauger), bis drei Millimeter groß, Körper weichhäutig, mit meist dünnen, langen Schreitbeinen
Bleiche – normale Wäschebleiche; wird in Wasser gelöst als Bodenfungizid eingesetzt
Blütendünger – Düngerpräparat mit hohem Phosphoranteil, steigert Blütenertrag
Blütenstand – bei Cannabis besteht die weibliche Blüte aus einer Masse sehr dicht sitzender Fruchtknoten
Bor – von der Pflanze benötigtes Spurenelement; am Aufbau der Zellwände beteiligt, fördert Blütenbildung
Cannabinoid – Kohlenwasserstoffverbindung, die nur bei Cannabis vorkommt
Cannabis – wissenschaftlicher Gattungsname der Pflanze, aus der Marihuana

gewonnen wird
CBD – Cannabidiol; Cannabiswirkstoff, der gewöhnlich das High verlängert
CBN – Cannabinol
Chlor – durch Behandlung mit Chlor wird Trinkwasser keimfrei gemacht
Chlorophyll – grüner Blattfarbstoff, der die Pflanze befähigt, aus der Lichtstrahlung der Sonne die Energie zu entnehmen
Chlorose – krankhafte Verfärbung der Pflanze; verursacht durch Nährstoffmangel oder falschen pH-Wert
CO_2-Begasung – Anreicherung der Luft mit Kohlendioxid zwecks Förderung des Pflanzenwachstums
Cola – aus dem Spanischen (wörtlich: Schwanz); amerikanischer Slangausdruck für Marihuana-Blütentraube
Consemilla – spanisch, bedeutet: mit Samen
diözisch – zweihäusig; Cannabis ist zweihäusig; es gibt männliche und weibliche Pflanzen (bei einhäusigen Pflanzen befinden sich männliche und weibliche Blüten auf derselben Pflanze)
Dochtsystem – Hydrokultursystem, bei dem die Nährlösung über einen herabhängenden Docht hinauf in den Pflanzbehälter gelangt
Dolomitkalk – vermahlenes Kalkgestein, reich an Kalzium und Magnesium, beim Einpflanzen zur Erhöhung bzw. Stabilisierung des pH-Werts eingesetzt; die Nährstoffe werden sehr langsam freigesetzt
Dränage – ein Boden oder Substrat hat gute Dränage, wenn das Gießwasser gleichmäßig hindurchsickern kann; schlechte Dränage bedeutet, das Wasser bleibt im Boden, die Wurzeln bekommen keine Luft
Dung – Exkremente von Rind, Hase, Huhn etc.; wird als organischer Dünger und zur Bodenverbesserung verwendet; Dung muss verrottet und frei von sauren Salzen sein
Durchlüftung des Bodens – ausreichende Sauerstoffversorgung im Boden ist Voraussetzung für das Gedeihen der Pflanze
durchspülen – ein Durchspülen des Bodens wird die löslichen Komponenten auswaschen, z.B. Düngerrückstände
einjährig – einjährige (annuelle) Pflanzen durchlaufen ihre gesamte Entwicklung in einer Vegetationsperiode; im Jahr der Aussaat erfolgt auch die Blüte, nach der Samenbildung sterben sie ab; Cannabis ist eine einjährige Pflanze
Einleitung der Blüte – eine Tagesdosis von zwölf Stunden Kunstlicht veranlasst Cannabis zur Blütenbildung
Eizelle – befindet sich im Fruchtknoten und enthält die Erbanlagen der weiblichen Pflanze; nach der Befruchtung entsteht aus der Eizelle ein Samen
Elektroden – stromleitende Teile, die dem Aufbau eines elektrischen Feldes dienen
Encarsia Formosa – Schlupfwespe; Parasit, der als Nützling zur Bekämpfung der Weißen Fliege eingesetzt wird
Epsomer Bittersalz – hydriertes Magnesiumsulfat in Form weißer Kristalle; mit Epsomer Bittersalz wird dem Boden Magnesium zugeführt
erdloses Substrat – steriles Medium, z.B. Bimsstein, Vermiculit, Perlite, Sand oder Sphagnum-Torfmoos; hat weniger Gewicht als Topferde, eine gute Struktur und normalerweise den pH-Wert 7, enthält keinerlei Nährstoffe

Ergänzungsdüngung – dient zur Ergänzung der Grunddüngung
Farbindikator – handelsübliche Dünger enthalten mitunter Farbzusätze, damit der Gärtner weiß, dass seine Lösung Dünger enthält; Peters verwendet z.B. einen blauen Farbindikator
Farbspektrum – Bandbreite der Farben, die eine Lichtquelle abgibt, gemessen in Nanometer (nm)
Feuchtigkeitsmesser – elektronisches Gerät, mit dem sich der Feuchtigkeitsgehalt des Bodens messen lässt
Florfliege – ca. 15 Millimeter großes, grünes Insekt mit auffallend großen Flügeln, als Nützling zur Bekämpfung von Wollläusen und Thripsen eingesetzt
footcandle – amerikanische Einheit für die Beleuchtungsstärke, 1 footcandle = 1 lm/sq.ft. = 10,76391 lx
Fungizid – Präparat, das Schimmelbildung verhütet oder beseitigt
Gartenfachhandel – dort gibt es nicht nur viele Dinge, die der Anbauer braucht, sondern auch nützliche Informationen!
Gebrauchsanweisung – der gute Rat zur Tat: Vor der Anwendung von Dünger, Sprays, Lampen etc. immer zuerst die Gebrauchsanleitung lesen!
Geilwuchs – Stängelabschnitte zwischen einzelnen Blättern werden lang und dünn (verlängerte Internodien), in der Regel auf Lichtmangel zurückzuführen
Gene – Teil eines Chromosoms, das die Entwicklung und die Potenz einer Pflanze bestimmt; Gene werden durch sexuelle Vermehrung vererbt
genetische Veranlagung – die Erbanlagen sind der entscheidende Faktor, was Vitalität und Potenz der Pflanze angeht
Glühlampe – die altbekannte Glühlampe, deren Glühfaden nur mäßig Licht, aber reichlich Wärme erzeugt, eignet sich gut als Wärmequelle
Griffel – die zwei aus dem Fruchtknoten der Cannabisblüte ragenden Griffel (Narben); sie fangen den Pollen auf und leiten ihn weiter zur Eizelle, wo die Befruchtung stattfindet
Guano – Vogelkot, reich an Nährstoffen; Seevögel-Guano ist sehr stickstoffreich
Halogen-Metalldampflampe – Hochdruck-Entladungslampe mit einer Lampenfüllung aus Metallhalogeniden
Halogene – die Elemente Fluor, Chlor, Brom, Jod und Astat; bei der Halogen-Glühlampe wird heute meist das Halogen Brom als Füllung verwendet
Hauptsprossachse – Stängel bzw. Haupttrieb, der im Boden wurzelt, von ihm zweigen alle Seitentriebe ab
Hauptwurzel – entwickelt sich aus der Keimwurzel und wächst pfahlgleich in den Boden, von ihr zweigen die Seitenwurzeln ab
Helligkeit – das Maß für die Helligkeit des Lichts ist die Beleuchtungsstärke
Herunterbinden – das Wuchsverhalten eines Astes verändert sich, wenn er herabgebogen und angebunden wird
Hochdrucklampe – Lichtquelle, deren Licht durch elektrische Entladung in Gasen oder Metalldämpfen erzeugt wird; durch den hohen Betriebsdruck verbreitern sich die erzeugten Spektralbereiche
Honigtau – klebrige Substanz, die von Woll-, Blatt- und Schildläusen aufs Blatt abgesondert wird
Hormon – chemische Substanz, die Wachstum und Entwicklung der Pflanze steuert

Humus – fruchtbare, teilweise verrottete pflanzliche oder tierische Stoffe; Humus bildet die organische Substanz des Erdbodens
Hybride – Nachkomme zweier erbmäßig unterschiedlicher Pflanzen bzw. zweier verschiedener Sorten
Hydroponik – Hydrokultur; Anbau in erdlosen Substraten, wobei regelmäßig Nährlösung zugeführt wird
Hygrometer – Messinstrument für die relative Luftfeuchtigkeit; kann dem Anbauer viel Frust ersparen
Insektizid – Insektengift, zur Vorbeugung oder Bekämpfung
Internodium – Stängelabschnitt zwischen zwei Blattknoten
Inzucht – Paarung von verwandten Individuen bzw. Erzeugen von Nachkommen mit Pflanzen gleicher Sorte
Kalium (K) – eines der drei Kernnährelemente, welche die Pflanze benötigt (sorgt u. a. für die Regulierung des Wasserhaushalts, Resistenz, Standfestigkeit)
Kalk – als Dolomitkalk oder als Löschkalk zum Heben und/oder Stabilisieren des pH-Werts eingesetzt; fördert durch Verkittung der Bodenteilchen die Krümelbildung und verbessert so die Bodenstruktur
kaustisch – ätzend
Kernnährelemente – die Nährstoffe Stickstoff, Phosphor, Kalium (NPK)
Kilowattstunde – Maßeinheit für den Stromverbrauch pro Stunde; eine 1000-Watt-Hochdrucklampe verbraucht pro Stunde 1 Kilowatt
Knochenmehl – organischer Dünger, reich an Phosphor; unter die Topferde gemischt fördert es den Wurzelwuchs bei Stecklingen und Sämlingen
Kohlendioxid (CO_2) – farb- und geruchloses Gas, fördert die Photosynthese der Pflanze (CO_2-Konzentration der Luft: 0,03 Prozent)
Kohlenhydrate – organische Stoffe; sie bestehen aus den Elementen Kohlenstoff, Wasserstoff und Sauerstoff, werden von Grünpflanzen bei der Photosynthese gebildet und dienen als Stützsubstanzen (Zellulose), Energielieferanten (Zucker), bzw. Reservestoffe (Stärke)
Kompost – Dünger, meist aus mit Erde vermischten pflanzlichen oder tierischen Wirtschaftsabfällen; hoher Nährstoffgehalt; Kompost muss mindestens ein Jahr alt sein; ist er zu jung, entzieht er dem Boden Stickstoff; bei abgeschlossener Kompostierung setzt er Stickstoff frei
Kotyledonen – Keimblätter; das erste Blattpaar, das vom Keimling ausgebildet wird
Kronentraufe – der äußere Umfang der belaubten Äste; im Boden wachsen die Wurzeln nur selten über diese Zone hinaus
kultivieren – Anbau von Pflanzen unter Berücksichtigung sämtlicher Faktoren, die das Wachstum fördern; den Boden bearbeiten
Kümmerwuchs – eine durch beengte Wurzeln oder andere Faktoren verkümmerte Pflanze wird sehr lange brauchen, um wieder zu normalem Wachstum zurückzukehren
Kupfer – Spurenelement, fördert Chlorophyllaufbau und Photosynthese
Kurztagpflanzen – Pflanzen, deren Blütenbildung von einem täglich Licht-Dunkel-Wechsel mit einer bestimmten Höchstdauer der Lichtperiode (zwölf Stunden oder kürzer) abhängig ist (z. B. Reis, Hanf, Kartoffel)
Lackmuspapier – Indikatorpapier zur groben Bestimmung des pH-Werts, das sich in

sauren Lösungen rot (bei pH 5) und in alkalischen blau (bei pH 8) verfärbt
Langtagpflanzen – Pflanzen, die zur Blütenbildung eine längere Lichtperiode (etwa 14 Stunden) benötigen (z.B. Möhre, Erbse, Spinat)
lauwarmes Wasser – bei Pflanzen immer lauwarmes Wasser (21 bis 26 Grad Celsius) benutzen, vermeidet Schockwirkung und beschleunigt chemische Prozesse
Lebenszyklus – besteht aus drei Phasen, die Cannabis bei natürlicher Entwicklung durchläuft: Sämling, vegetative Phase und Blüte
Lehm – kalkarmer Tonboden, der aus sehr feinen organischen und mineralen Partikeln besteht; nicht für Topfpflanzen geeignet
Leuchtstoffbeschichtung – an der Innenseite des Glaskolbens einer Lampe, beeinflusst die Farbe des emittierten Lichts
Leuchtstofflampe – elektrische Lampe mit gasgefüllter, leuchtstoffbeschichteter Glasröhre, wenig Lumen, wenig Wärme, sehr gut zum Bewurzeln von Stecklingen geeignet
Lichtausbeute – Maß für die Wirtschaftlichkeit einer Lampe; gibt an, wie viel Lichtstrom pro Watt erzeugt wird (lm/W)
Lichtintensität – siehe Helligkeit
Löschkalk – sofort löslicher Kalk; zum Erhöhen oder Senken des pH-Werts verwendet
Lufteinschluss – wenn beim Gießen trockene Stellen im Boden bleiben; Abhilfe: durch Zugabe von Flüssigseife entspanntes Wasser kann den Boden besser durchdringen
Luftfeuchtigkeit (relative) – Wasserdampfgehalt der Luft, angegeben als Prozent des bei der herrschenden Temperatur maximal möglichen Wasserdampfgehalts
Lumen – der Lichtstrom ist ein Maß für die ausgestrahlte Lichtmenge bzw. Lichtleistung, die Einheit ist das Lumen (lm)
Makronährstoffe – Sammelbegriff für die Kernnährelemente Stickstoff (N), Phosphor (P), Kalium (K) und die Sekundärnährstoffe Magenesium (Mg) und Kalzium (Ca)
Manicuring – das Entfernen von Blättern und Stängelteilen an den Buds mit Hilfe einer Schere
männlich – die männliche Pflanze produziert Pollen (Blütenstaub) zur Befruchtung der weiblichen Eizelle
Marienkäfer – Nützling zur Bekämpfung von Blattläusen; wird von hellem Licht magnetisch angezogen
Marihuana – illegale Droge, beliebt wegen ihres THC-Gehalts
Mattweiß – weiße Farbe mit dem höchsten Reflexionsgrad
mehrjährig – ausdauernde (perennierende) Pflanze, deren Leben nicht nach der Blüte endet; Überwinterung in Form von Knollen, Zwiebeln oder Wurzelstöcken
Meristem – Bildungsgewebe; Zusammenschluss embryonaler Zellen, die zeitlebens teilungsfähig bleiben; sie bilden die Vegetationspunkte von Spross und Wurzel
Mikronährstoffe – Spurenelemente, hierzu gehören Schwefel (S), Eisen (Fe), Mangan (Mn), Bor (B), Molybdän (Mb), Zink (Zn)und Kupfer (Cu)
monochromatisch – einfarbiges Licht eines sehr schmalen Spektralbereichs (Natriumdampf-Niederdrucklampe)
Mulch – beim Mulchen (Flächenkompostierung) wird der Boden mit (kleingehäck-

selter) organischer Substanz, Laubkompost o. ä. bedeckt; wird gern bei Freilandanbau angewendet – im Haus nicht zu empfehlen, da Mulch den Boden zu feucht hält und Schimmelbildung begünstigt
Mutter Natur – draußen im Freien waltet Mutter Natur; wer in den eigenen vier Wänden anbaut, übernimmt ihre Rolle, und zwar mit allen Konsequenzen!
Mutterpflanze – weibliche Cannabispflanze, von der Stecklinge (Klone) geschnitten werden; kann aus Samen oder als Steckling gezogen sein
Nährfilmtechnik (NFT) – erdloses Kulturverfahren; die nackten Wurzeln hängen in einem dünnen, ständig zirkulierenden Nährlösungsfilm, wobei die Rinnen oder Röhren ein leichtes Gefälle von ca. zwei Prozent aufweisen
Nährstoffe – Elemente, von denen sich die Pflanze ernährt; außer den Kernnährelementen NPK auch Sekundärnährstoffe und Spurenelemente
Nanometer – 1 nm = 0,000001 mm; Maßeinheit für die Wellenlänge des Lichts; das Farbspektrum einer Lampe wird in Nanometer angegeben
Natriumdampf-Hochdrucklampe – Entladungslampe mit Natriumdampffüllung, Entladungsgefäß von Hüllkolben umgeben; Lichtfarbe im warmweißen Bereich
Natriumdampf-Niederdrucklampe – Entladungslampe mit Natriumdampffüllung, Entladungsgefäß mit einem Infrarotstrahlung reflektierenden Hüllkolben umgeben; monochromatisches, gelbes Licht
Nekrosen – Verbrennungen an Blättern, hervorgerufen durch erhöhte Salzkonzentration im Boden
Netzmittel – reduziert die Oberflächenspannung des Wassers, so dass es besser das Substrat durchdringen kann; Flüssigseife ist ein gutes Netzmittel, sofern ohne chemische Zusätze und biologisch abbaubar
Nodien – Blattknoten bzw. Ansatzstellen der Blätter; sie unterteilen den Stängel in sog. Internodien
Nützlinge – Lebewesen (Insekten, Bakterien u. a.), die Pflanzenschädlinge vernichten
Parasit – Schmarotzer; Organismus, der sich von einem Wirtsorganismus ernährt, z.B. Schimmelpilze
Perlite – vulkanisches Gestein, durch Erhitzen auf 1.100 Grad Celsius aufgeschäumt, wobei es sein Volumen auf das 10- bis 20-fache vergrößert; Perlite verbessert die Luftkapazität der Substrate
Persistenz – Wirkungsdauer
pH-Wert – kennzeichnet die saure, neutrale oder alkalische Reaktion des Bodens (oder anderer Stoffe); die Skala reicht von 0 (sauer) bis 14 (alkalisch). Cannabis gedeiht am besten bei einem pH-Wert zwischen 6,5 und 8. Messung des pH-Werts mit Lackmuspapier, Flüssigindikatoren oder Soil-Tester
Phosphor (P) – eines der drei Kernnährelemente der Pflanze, (fördert Wurzel- und Blütenbildung)
Photoperiode – tägliche Lichtdauer bzw. das Verhältnis zwischen Licht- und Dunkelphase im 12-Stunden-Rhytmus; die Abhängigkeit des vegetativen und generativen Wachstums von der täglichen Lichtdauer wird als Photoperiodismus bezeichnet
Photosynthese – aus Kohlendioxid, Wasser und Lichtenergie produziert die Pflanze mit Hilfe des Chlorophylls Traubenzucker und Sauerstoff
Phototropismus – vom Licht ausgelöste Krümmungsbewegung der Pflanze; Spross

wächst zur Lichtquelle hin (positiver Tropismus)
phytotoxisch – Schädigung der Pflanze, zu den Symptomen gehören Verbrennungen an den Blättern, Welken oder verminderte Wuchsfreudigkeit
Pilze – niedere Pflanzen, die kein Chlorophyll bilden und Grünpflanzen als Parasiten befallen können: z.B. Schimmel, Rost, Mehltau
Pollen – Blütenstaub; winzige gelbe Mikrosporen, in denen die Erbinformationen der männlichen Pflanze gespeichert sind
Pollensäcke – Teile der männlichen Pflanze, in denen die Pollenkörner gebildet werden
Pot – amerikanisches Slangwort für Marihuana
Potenz – potentes Marihuana ist reich an THC, das die erwünschte psychoaktive Wirkung (High) liefert
ppm – parts per million, eine in der Umweltanalytik übliche Konzentrationsangabe: 1 ppm = 1 Teil auf eine Million Teile oder 1/1000 Gramm (also 1 Milligramm) auf 1 Kilo, bzw. 0,0001 Prozent
primo – aus dem Spanischen (Cousin); amerikanischer Slangausdruck für Spitzenqualität beim Marihuana
Puffer – Substanz, welche die Schockwirkung mildert und Schwankungen auffängt bzw. ausgleicht; viele Dünger enthalten Pufferstoffe
Pufferung des Bodens – Fähigkeit des Bodens, zu hohe Nährstoffkonzentrationen aufzufangen oder auszugleichen; humusreicher Boden hat z.B. hohe Pufferkapazität
Pyrethrum – Insektengift, das aus Chrysanthemenblüten gewonnen wird; Pyrethrum ist das wirksamste Gift gegen Spinnmilben
Quecksilberdampflampe – veralteter Hochdrucklampentyp; Entladungslampe mit Quecksilberdampffüllung
Refractometer – Gerät zur Messung des Brix- bzw. Zuckergehalts in den Blättern
Resistenz – Widerstandsfähigkeit der Pflanze gegenüber Krankheitserregern oder Schädlingen
Samen – aus der befruchteten Eizelle im Fruchtknoten entstandenes Samenkorn, bestehend aus Embryo, Nährstoffreserve und schützender Hülle
sauer – bei saurem Boden liegt der pH-Wert unter 7
Sauerstoff (O_2) – farb- und geruchloses, gasförmiges Element; muss auch im Boden vorhanden sein, wenn die Pflanze gedeihen soll
Schildläuse – winzige, runde Insekten, haften wie kleine Muscheln fest an der Pflanze; saugende Schädlinge
Schock – jähe, empfindliche Störung der physiologischen Vorgänge in der Pflanze; zum Schock kommt es beim Schneiden von Stecklingen, Umpflanzen oder bei unsachgemäßer Behandlung
Seife – flüssige, biologisch abbaubare Seife ohne chemische Zusätze dient beim Gartenbau als Netzmittel, auch als Insektizid (hier gibt es spezielle Präparate im Handel)
Sekundärnährstoffe – Kalzium (Ca) und Magnesium (Mg)
Sinsemilla – aus dem Spanischen: ohne Samen; amerikanische Bezeichnung für weibliche Cannabispflanze, die bei der Blüte unbefruchtet bleibt
Soil-Tester – pH-Messgerät mit Einstichelektroden, die in den Boden gesteckt werden

Sorte – Zuchtform einer Pflanzenart, die auf einen bestimmten Standardtyp hin gezüchtet ist
Spalier – Gitterwerk aus Latten, zum Stützen bzw. Anbinden von Pflanzen
Spinnmilben – Spinnentiere, ca. 0,5 Millimeter groß, können mit ihren Spinndrüsen dichte Netze bilden, ihre Entwicklung wird durch trockenwarmes Klima gefördert; Befall dieser Schädlinge führt zu Nekrosen an den Pflanzen
Sporen – Pilze vermehren sich durch Sporen, die bei entsprechender Temperatur und Feuchtigkeit keimen
Spross – frisch gekeimter Same; eigentlich der gesamte oberhalb des Bodens wachsende Teil der Pflanze
Stärke – von der Pflanze gebildetes Kohlenhydrat
Stängelgrund – der Bereich des Stängels unmittelbar über der Bodenoberfläche
Steckling – von der Mutterpflanze zwecks asexueller (ungeschlechtlicher, vegetativer) Vermehrung abgeschnittener Seitentrieb (Ast), auch als Klon bezeichnet
sterilisieren – keimfrei machen durch Erhitzen auf 100 Grad Celsius, um Bakterien abzutöten
Stickstoff (N) – gehört zu den drei Kernnährelementen der Pflanze (u.a. Aufbau von Eiweiß, Chlorophyll)
Stomata – Spaltöffnungen an der Blattunterseite, dienen der Transpiration (Verdunstung) und dem Gasaustausch; die Größe des Spaltes kann durch Schließzellen reguliert werden; verschmutzte Stomata können ihre Aufgabe nicht erfüllen!
Stress – entsteht, wenn die Pflanze durch physikalische oder chemische Faktoren strapaziert wird; eine gestresste Pflanze gedeiht weniger gut
Substrat – Pflanzmedium
Tagundnachtgleiche – Äquinoktium; wenn die Sonne den Himmelsäquator schneidet, sind Tag und Nacht gleich lang; zweimal jährlich (Frühlings- und Herbstanfang)
Teflonband – wunderbar zum Abdichten von Rohrverbindungen geeignet
Terminalknospe – auch End- oder Gipfelknospe genannt; Endvegetationspunkt; die oberste Spitze der Pflanze
THC – Tetrahydrocannabinol
Thermostat – Gerät zur Temperaturregelung; mit ihm lassen sich Heizung oder Ventilator steuern
Thripse – auch Blasenfüße oder Fransenflügler genannt; Schädlinge, die Blätter und Blüten befallen und aussaugen
Topferde – sterilisierter Boden, gibt es abgepackt im Gartenfachhandel; Topferde ist in den meisten Fällen von Krümelgefüge (Struktur), pH-Wert und Nährstoffgehalt her ideal für den Innenraumanbau
Torf – teilweise kompostierte Vegetation, gewöhnlich Moos; u. a. als Zuschlagstoff zur Bodenverbesserung
Transpiration – Verdunstung; Pflanze gibt Wasserdampf über die Stomata ab
Trichom – Drüsenhaar einer Pflanze; bei Cannabis harzabsondernd
Trockeneis – weiße, kalte Substanz, die sich beim Komprimieren und Gefrieren von Kohlendioxid (CO_2) ergibt; bei Raumtemperatur verwandelt sich Trockeneis zurück in Kohlendioxid
Tröpfelbewässerung – sehr effizientes Bewässerungssystem; von einem Hauptschlauch zweigen kleinere ab, die das Wasser tropfenweise abgeben

überdüngen – zu viel des Guten kann schädlich sein: überhöhte Düngergaben bekommen den Pflanzen schlecht
übergießen – bei übermäßigem Wässern ist der Boden zu feucht und die Wurzeln bekommen keinen Sauerstoff, dies kann zum Absterben der Pflanze führen
Umfallkrankheit – schwarze Verfärbung des unteren Stängelteils, Zerstörung des Wurzelsystems; durch Staunässe (Übergießen), falsche Düngung usw. wird die Pflanze anfällig für den Schadpilz Pythium
umpflanzen – die Pflanze samt Wurzelballen von einem Topf in einen anderen setzen, für die Pflanze eine traumatische Erfahrung (Schock)
UV-Licht – Licht mit kurzer Wellenlänge, im nicht sichtbaren Spektrum
vegetativ – in der vegetativen Wachstumsphase – dem Zeitraum zwischen Keimphase und Blüte – bildet Cannabis sehr rasch Grünmasse
Verbrennung – von Verbrennung wird gesprochen, wenn sich bei übermäßiger Düngung oder Salzkonzentration im Boden die Blattspitzen dunkel färben
Verdunstung – siehe Transpiration
Verjüngung – eine ausgereifte Pflanze, die mit der Blüte ihren Lebenszyklus vollendet hat, kann durch Umstellen der Photoperiode auf 18 Stunden Licht pro Tag zu neuem vegetativen Wachstum veranlasst werden
Vermehrung – sexuell: Samenproduktion durch künstliche Befruchtung (manuelle Pollenübertragung zwischen ausgewählter männlicher und weiblicher Pflanze); asexuell: Klonieren, durch Schneiden und Bewurzeln von Stecklingen
Vermiculit – zu den Hydroglimmern zählendes Mineral, dehnt sich beim Brennen auf das 25- bis 50-fache seines Volumens aus; gut als Zuschlagstoff zur Bodenverbesserung und als Medium zum Bewurzeln von Klonen geeignet
Versalzung – überhöhte Anreicherung von Salzen im Boden, vor allem durch zu starke mineralische Düngung; Symptome: Nekrosen an Blättern, stockendes Wachstum, Welken, vorzeitiger Blattfall
Vitamin B1 - wird von der Wurzel aufgenommen und mildert Umpflanzschock
Volldünger – Dünger, der die drei Kernnährelemente Stickstoff (N), Phosphor (P) und Kalium (K) enthält; wird von den meisten Anbauern in der vegetativen Phase eingesetzt
Vorbeugemaßnahmen – im Anbauraum Klimaverhältnisse schaffen, in denen sich Schädlinge nicht wohlfühlen; auch Sauberkeit gehört dazu
Wanderlicht – die Leuchte hängt an einer Vorrichtung, die sie auf einer Schiene, an einem Schwenkarm o. ä. hin- und herbewegt; ihr Licht wird gleichmäßig verteilt
Watt (W) – Einheit der elektrischen Leistung; Leistung (Watt) = elektrische Spannung (Volt) mal Stromstärke (Ampere)
weiblich – die weibliche Cannabisblüte besitzt Griffel (Narben) zur Aufnahme des männlichen Samens, der die im Fruchtknoten wartende Eizelle befruchtet; aus der Eizelle wächst der Samen
Windblütigkeit – Windbestäubung; d.h. Pollen der Pflanze werden durch Wind verbreitet
Wurzel – der licht- und luftempfindliche Teil der Pflanze, mit dem sie im Boden verankert ist und Wasser und Nährstoffe aufnimmt
Zeitschaltuhr – mit ihr lassen sich Photoperiode (Brennzeit der Lampen) und Belüftung (Ventilator) steuern; darf in keinem Anbauraum fehlen!

Zelle – Grundbaustein aller Lebewesen; die drei Hauptbestandteile einer Pflanzenzelle sind Zellwand, Protoplasma und Vakuolen
Zellulose – von der Pflanze im Stängel eingelagerte Kohlenhydratverbindung, dient zur Versteifung
Züchtung – kontrollierte sexuelle Vermehrung
Zucker – bei der Photosynthese produziert die Pflanze u. a. Traubenzucker (Glukose), er liefert ihr die zur Aufrechterhaltung ihre Lebensvorgänge notwendige Energie und dient als Baustoff zum Aufbau von Zellulose, Stärke, Fetten und Eiweißen
Zuschlagstoffe – Stoffe, die dem Substrat zur Verbesserung der physikalischen Eigenschaften zugegeben werden
zweijährig – zweijährige (bienne) Pflanzen durchlaufen ihre Entwicklung in zwei aufeinanderfolgenden Vegetationsperioden
Zweitpflanze – bei Marihuana werden Zweitpflanzen wie Ringelblumen oder Knoblauch mit eingepflanzt, um Insekten zu vertreiben
Zwitter – wenn eine Pflanze gleichzeitig männliche und weibliche Blüten bildet; Zuchtresultate mit Zwittersamen sind kaum kalkulierbar

Index

A

B

C

D

E

F

G

H

I

K

L

M

N

O

P

T

U

V

Z

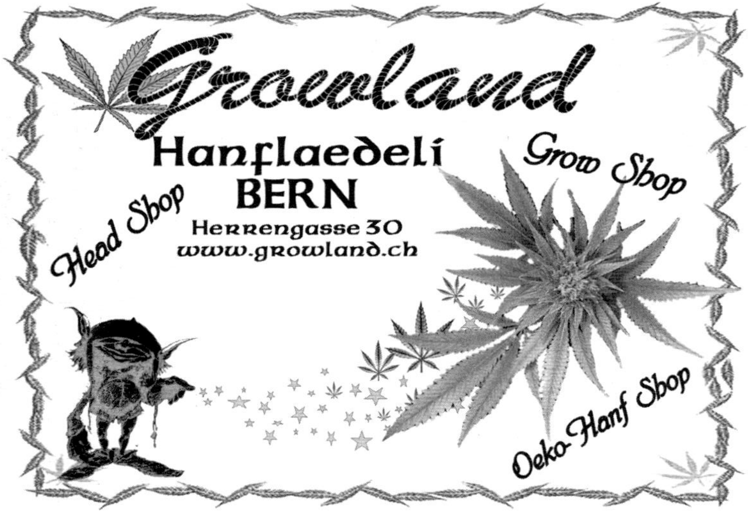
Growland
Hanflaedeli
BERN
Herrengasse 30
www.growland.ch
Head Shop
Grow Shop
Oeko-Hanf Shop

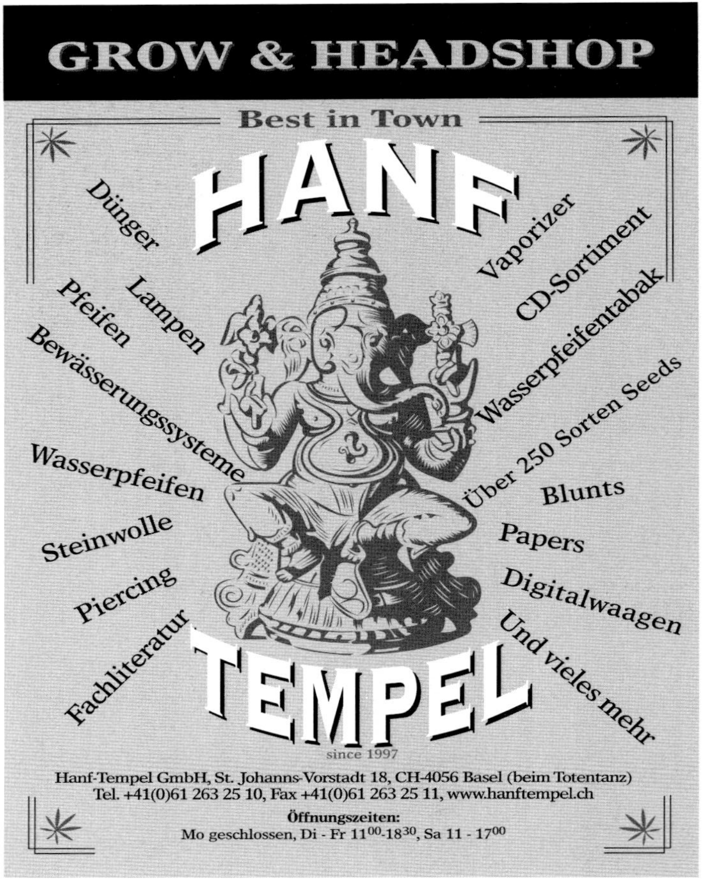
GROW & HEADSHOP
Best in Town
HANF
TEMPEL
since 1997
Dünger
Lampen
Pfeifen
Bewässerungssysteme
Wasserpfeifen
Steinwolle
Piercing
Fachliteratur
Vaporizer
CD-Sortiment
Wasserpfeifentabak
Über 250 Sorten Seeds
Blunts
Papers
Digitalwaagen
Und vieles mehr
Hanf-Tempel GmbH, St. Johanns-Vorstadt 18, CH-4056 Basel (beim Totentanz)
Tel. +41(0)61 263 25 10, Fax +41(0)61 263 25 11, www.hanftempel.ch
Öffnungszeiten:
Mo geschlossen, Di - Fr 11⁰⁰-18³⁰, Sa 11 - 17⁰⁰

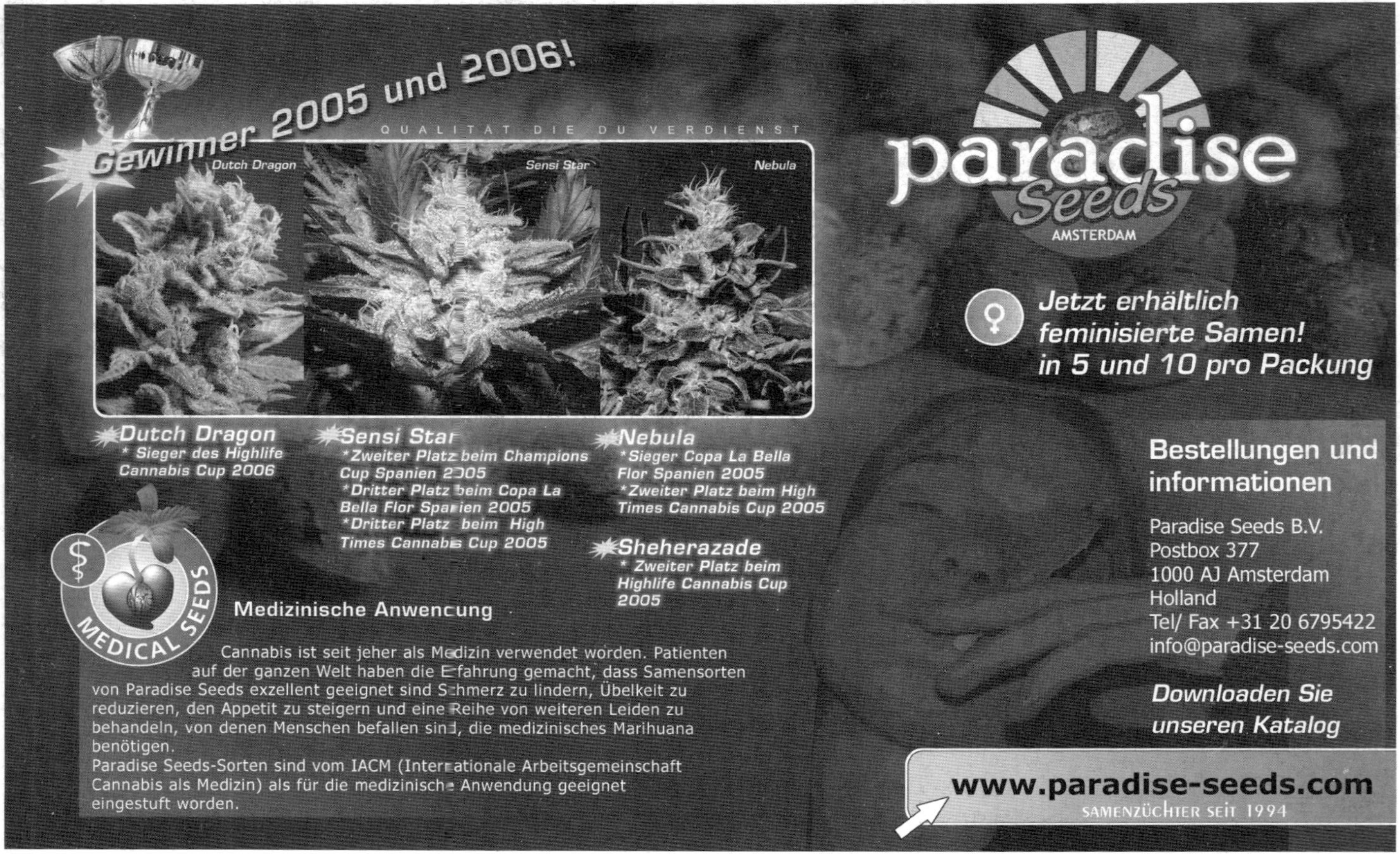